DUPONT,

PARIS, 10, rue Hautefeuille

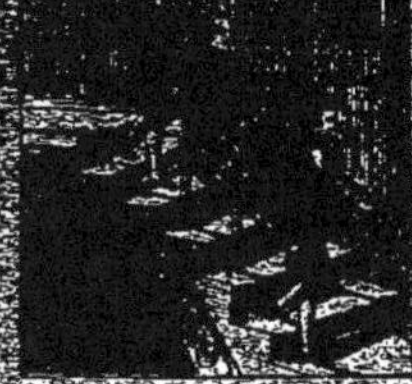

PORTOIRS ARTICULÉS de tous Systèmes

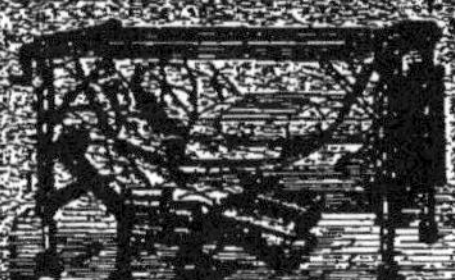

Transport du lit au fauteuil.

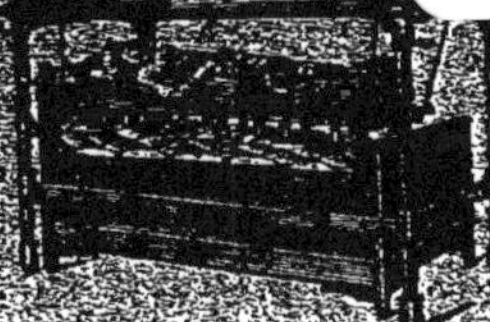

Lit mécanique avec gouttière pour fracture ou coxalgie

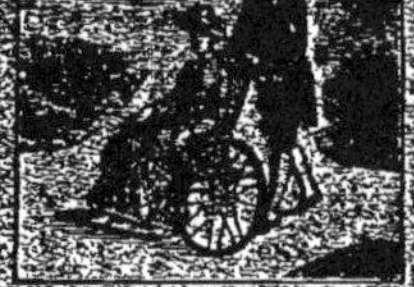

FAUTEUIL ROULANT pour Jardins.

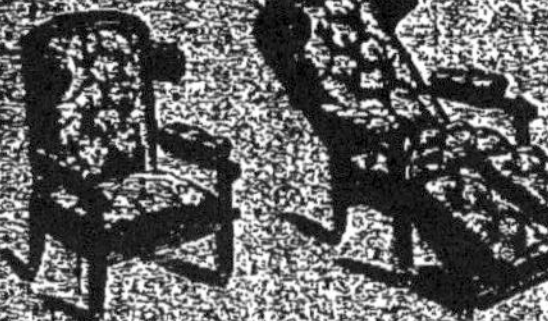

FERMÉ — OUVERT

VOLTAIRE ARTICULÉ

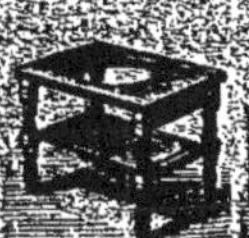

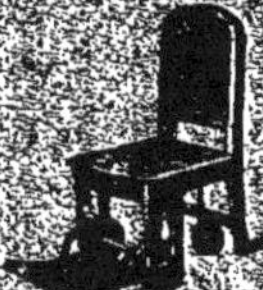

Développé — *Dans sa gaine*

Siège articulé portatif, dessus de vase

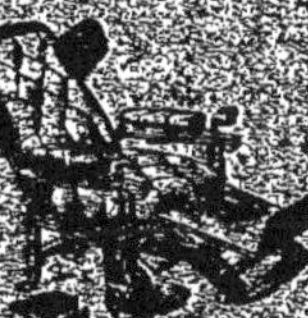

CHAISE à roues et porte-pieds

Voltaire articulé, à 3 manivelles

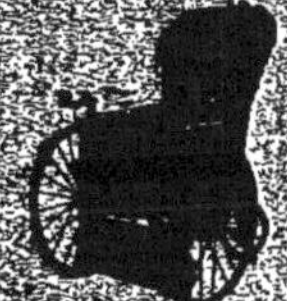

FAUTEUIL avec grandes roues caoutchoutées, mû par 2 manivelles.

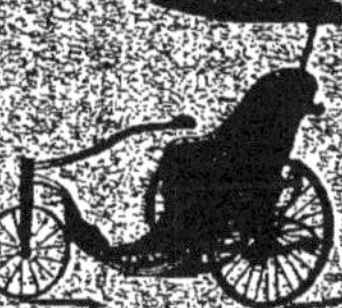

VOITURE DE PROMENADE en tous genres, Parasol articulé

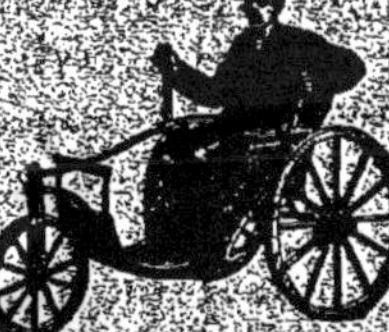

VOITURE mue au moyen de 1 ou 2 leviers

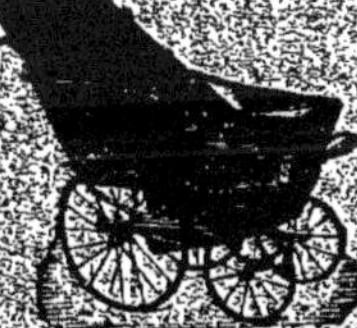

VOITURE pour enfants malades de 3 à 10 ans.

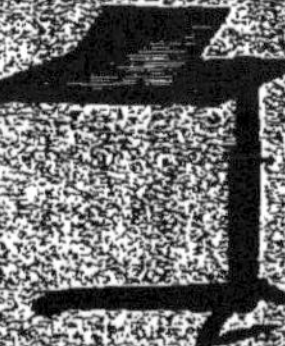

Table-Pupitre pied à crémaillère.

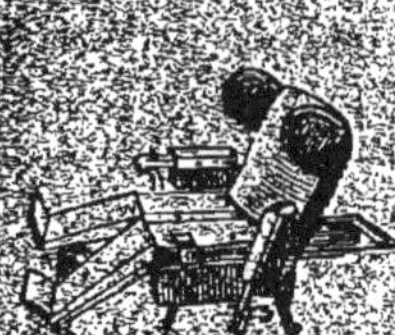

AUTOMOTEUR avec Garde-Robe

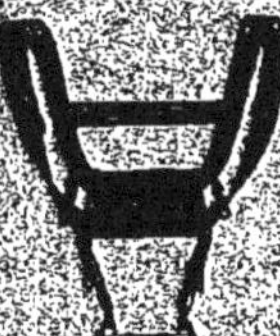

PORTOIR en sangles, avec banderolles et porte-pieds.

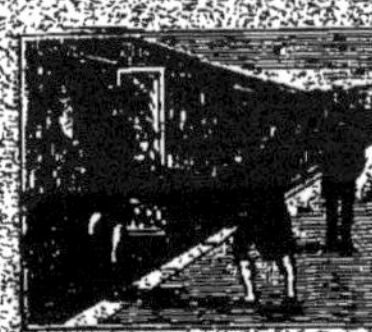

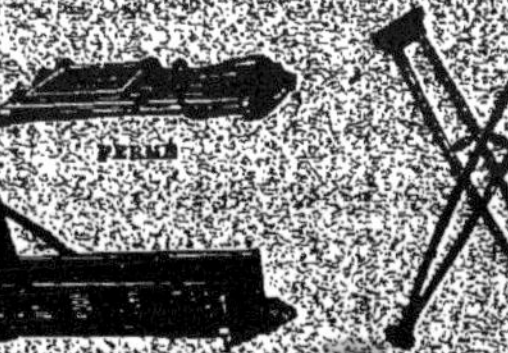

FERMÉ — OUVERT

CADRE DE TRANSPORT pour landau et wagon. Rampes et dossier mobiles.

BÉQUILLES sabots caoutchoutés

FAUTEUILS ET TABLES DE MÉDECINS POUR CABINETS, CLINIQUES ET HOSPICES

CHAISE-LONGUE POUR CABINET

Élévation du bassin par manivelle, patins à écartement graduel.

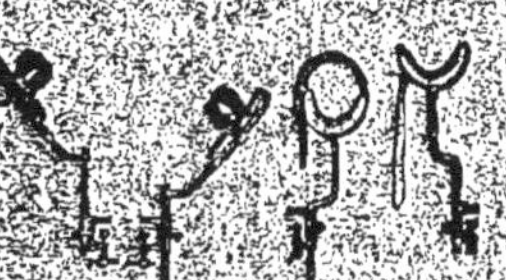

Patins et Croissants s'adaptant à toutes tables au moyen d'étaux.

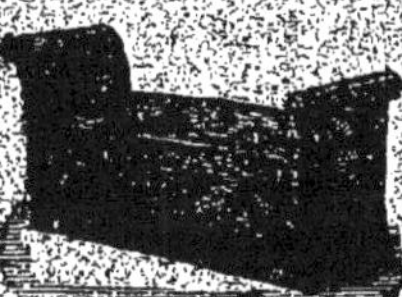

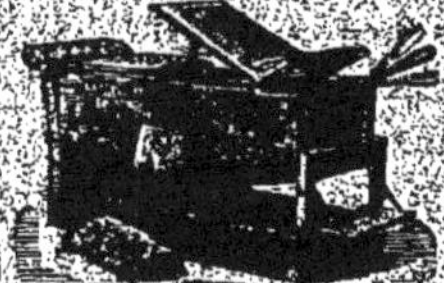

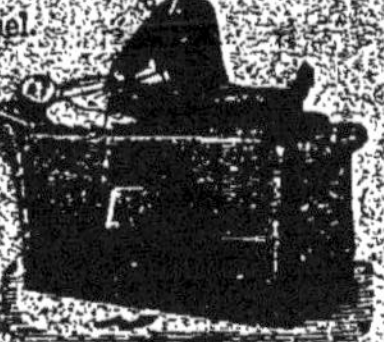

Fermée — Ouverte pour speculum — Développée pour opérations

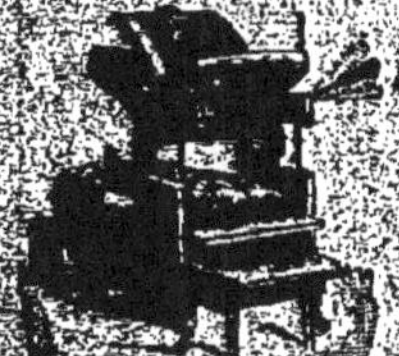

OUVERTE — FERMÉE

CHAISE-LONGUE À SPECULUM

Patins en fer, 2 tiroirs, double marche.

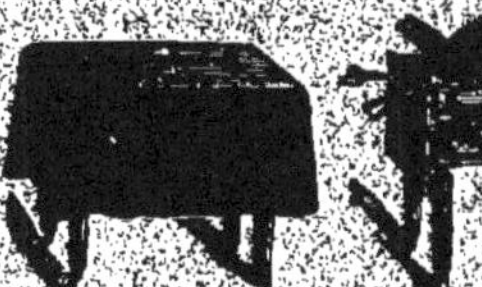

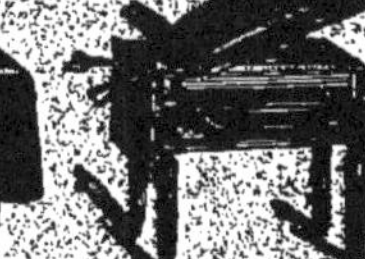

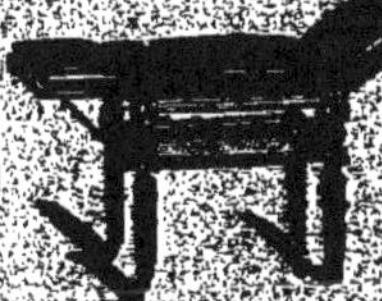

fermée et dissimulée — *ouverte pour speculum* — *développée pour opérations*

TABLE POUR CABINETS, CLINIQUES OU HOSPICES

Sur demande, envoi franco du grand catalogue illustré avec prix — TÉLÉPHONE

DICTIONNAIRE-MEMENTO DE THÉRAPEUTIQUE MÉDICALE ET D'HYGIÈNE THÉRAPEUTIQUE

ABCÈS CHAUDS. — 1re *période ou d'induration.* Bains locaux, dans une solution antiseptique chaude. acide phénique 2/100, acide borique 4/100, bichlorure de mercure 0,50/1.000 ; pulvérisations sur les parties qui ne peuvent être immergées (tête, cou, tronc) ; compresses, avec ces solutions antiseptiques, recouvertes de toile imperméable. Huile phéniquée à 1/10, onguent napolitain belladoné. — 2e *période ou de suppuration.* Inciser (le plus souvent au bistouri,— quelquefois au thermo-cautère si l'on redoute une hémorrhagie) parallèlement au tronc vasculaire et nerveux. Lavage antiseptique : acide phénique 1/20, sublimé 2/1000, chlorure de zinc 3/100-1/12. Drain ; sutures espacées de façon à favoriser l'écoulement ; pansement antiseptique, en comprimant doucement les parois de la cavité.

ABCÈS FROIDS. — Si la collection purulente siège à la face ou au cou, si elle est étendue, profonde et la suppuration peu abondante : vider l'abcès, au moyen d'une ponction aspiratrice, puis, injections d'éther iodoformé : quelques grammes d'une solution à 10 0/0, si la cavité est petite ; 4 à 20 gr. à 5 0/0 et même moins, si la cavité est grande ; 2 à 4 injections, à 3 semaines d'intervalle. — Bouchard a préconisé la solution alcoolique de naphtol pour remplacer l'éther iodoformé : naphtol β, 5 à 15 ; alcool à 90°, 1 litre ; eau distillée bouillante, 10 litres ; dans les autres cas (collection circonscrite, superficielle), au lieu de la méthode précédente, inciser largement la poche, gratter et désinfecter le foyer (solution de chlorure de zinc à 5 0/0). Le thermo-cautère sera employé lorsque le mauvais état des tissus, l'étendue et la situation de l'abcès contre-indiqueront la méthode sanglante (Demelin). *Traitement général* de la tuberculose.

ABCÈS PÉRINÉPHRÉTIQUE. — Sangsues. Incision : soit, dans l'espace qui sépare la dernière côte de la crête illiaque, en dehors de la masse sacro-lombaire, et sur le point où l'empâtement est le plus considérable ; soit au-dessus de l'arcade crurale, lorsque le pus a pénétré dans la fosse illiaque. Quelquefois, l'abcès s'ouvre dans le côlon.

ABSINTHE. — Artemisia absinthium (Composées). Amer, aromatique, toni-stimulant, apéritif, emménagogue, diurétique, anthelmintique. Infusion 5-10/1000. Extrait 1-4 grammes. Vin (blanc) 30/1000, dose, 30 à 125 grammes. Essence X gouttes. *Absinthine cristallisée* (glucoside) 0,10, avant chaque repas.

ABSORBANTS. — Substances qui fixent les gaz (charbon de bois) et qui s'imbibent des liquides, soit épanchés, soit sécrétés en trop grande quantité, soit fermentés. Pour l'usage externe, on se sert d'amadou, de charpie, de sous-nitrate de bismuth pulvérisé, de lycopode, de talc, etc. A l'intérieur, on administre les alcalins, la magnésie (pour absorber les liquides acides de l'estomac), le sous-nitrate de bismuth (diarrhée).

ACAJOU (noix d'). — *Huile* caustique (verrues), révulsif.

ACÉTAL. — Mauvais hypnotique, 10 gr.

ACÉTANILIDE (Antifébrine, phényl-acétamide).— Antithermique puissant (3 ou 4 fois plus que l'antipyrine) et nervin précieux, capable de remplacer le bromure de potassium (Weil). L'antifébrine paraît paralyser successivement les éléments de la moelle. Elle produit de la cyanose et détruit l'hémoglobine. 0,25 à 2 gr., en cachets. *Acétanilide monobromée* 0,05 à 0,50 (Helbing).

ACÉTATES. — Voy. les bases de ces sels. Les acétates sont brûlés dans l'organisme et éliminés à l'état de bicarbonate de chaux.

ACÉTIQUE (Acide). — *cristallisable.* Antiseptique, caustique faible (végétations), vésicant (vésicatoire de Beauvoisin). Le *vinaigre* n'est que de l'acide acétique étendu. *Acide acétique concentré* (vinaigre radical). Propriétés de l'acide acétique cristallisable. L'irritation produite sur la pituitaire par les vapeurs du vinaigre radical, est utilisée contre les syncopes. Les flacons de sels anglais contiennent du sulfate de potasse imbibé d'acide acétique. *Acide acétique du bois* (vinaigre de bois, acide pyroligneux, acide acétique du commerce) : propriétés de l'acide acétique cristallisable. *Acide acétique trichloré.* Voy. Trichloracétique (acide).

ACÉTOPHÉNONE. — Voy. Hypnone.

ACHE DES MARAIS (Apium graveolens). — Aromatique, eupeptique, carminatif, diurétique. Infusé 15-30. *Ache des Montagnes.* (Levisticum off.). Excitant délaissé à tort. (Gubler).

ACHRAS SAPOTA. — Diurétique.

ACHROMIES. — Atrophies pigmentaires du tégument cutané. Outre les fards, on a conseillé les injections de pilocarpine, l'ichthyol, l'acide pyrogallique, les bains sulfureux, les révulsifs. *Achromie du système pileux.* Pour teindre les cheveux, on emploie le nitrate d'argent, l'acide pyrogallique 1/42, différentes préparations de plomb et de fer. La formule suivante colore les cheveux en noir : nitrate d'argent 5, acétate de plomb 1, eau de roses 100, eau de Cologne 1 (Kaposi).

ACIDES. — *Acides concentrés.* Voy. Caustiques (acides). *Acides dilués.* Suffisamment dilués, les acides sulfurique, azotique, chlorhydrique peuvent être administrés à l'intérieur, comme astringents légers, tempérants, diurétiques. *Limonade sulfurique* : 875 grammes d'eau, 125 gr. de sirop, pour 2 grammes d'acide sulfurique (dilué à 1/10). Cette limonade est prescrite quelquefois par 1/4 de verre, dans la fièvre typhoïde, la diarrhée, le scorbut, les hémorragies. *Les limonades nitrique, chlorhydrique, phosphorique,* se préparent de même. La plupart des boissons rafraîchissantes, limonades, sirop de fruits, eau de seltz, etc., contiennent un acide.

ACNÉ. — Affection des glandes sébacées de la peau. *Acné inflammatoire.* Éviter la cause : alimentation vicieuse, excitants externes, maladies des voies digestives et génito-urinaires, excès vénériens. Le traitement se résume dans l'antisepsie gastro-intestinale et cutanée (Barthélemy). En outre : savon noir ; lotions chaudes et alcoolisées, boriquées, ou avec une solution de borate de soude 1/50, lotions d'alcool salicylé 1/30, ou avec la solution de sublimé (jusqu'à 1/250) ; pommade au biiodure de mercure, 0,30-0,40 p. 30. Emplâtre de Vigo, pendant la nuit, dans les cas rebelles. Sulfureux : savons, lotions, bains (acné du tronc), poudre, pommade 2-8/40. On associe fréquemment au soufre, l'acide salicylique au 1/50, le naphtol à 1/10 ou à 1/20, la résorcine à 1/20 ou à 1/40. Quelle que soit la préparation employée, il faut la suspendre momentanément quand survient l'irritation de la peau. Dans les cas tenaces, Unna a préconisé les frictions avec une solution d'ichthyol : ichthyol, 5 à 50 gr., alcool à 90°, éther ââ 50 grammes. Parmi les autres topiques, nous citerons la teinture d'iode (qui peut faire avorter les pustules au début), l'emplâtre à l'acide salicylique, l'emplâtre résorciné. Ouverture des pustules et des abcès, suivie de lotions au sublimé à 1/1000. Quand les autres moyens échouent: grattage, scarification. *Acné rosacée* (couperose). S'observe surtout chez les arthritiques. Les moyens indiqués contre l'acné inflammatoire conviennent aussi contre l'acné rosacée, mais ils doivent être employés plus énergiquement. Unna conseille des lotions et des savonnages avec un savon à l'ichthyol. Dans les cas rebelles : scarifications linéaires (préférables, d'après Brocq, à l'électrolyse). Contre *l'acné hypertrophique* : ignipuncture, scarifications. *Acné ponctuée* (comédons). Evacuer le comédon. Lotions antiseptiques ou alcalines, alcooliques (eau de Cologne, alcool camphré), sublimé 1/1000, microcidine (1-5/1000 Berlioz), borate de soude 3-5/100, eau oxygénée (Brocq), eaux sulfureuses ; savons à l'ichthyol. *Acné miliaire*. Savonnages avec savon mou de potasse, additionné de 1/40 d'acide salicylique. Enucléer les grains qui résistent (Brocq).

ACONIT. — Les faibles doses sont analgésiques et antipyrétiques. Les doses toxiques atteignent les nerfs moteurs, dont elles paralysent les extrémités nerveuses, à la façon du curare. **Thérapeutique**. Névralgies congestives du trijumeau, affections spasmodiques ou catarrhales (congestives) des voies respiratoires, maladies pyrétiques (rhumatisme, pneumonie), bourdonnements d'oreille (Sibérie). Les enfants supportent très bien l'aconit, aussi, chez eux, peut-il souvent remplacer l'opium. **Pharmacologie**. Les racines sont les parties les plus actives. Les doses doivent être très faibles au début, et espacées. On suspendra quand apparaîtront les picotements dans le nez, etc. *Alcoolature de racine*. Alcool, racine d'aconit ââ. Chez les enfants, V gouttes par jour (J. Simon); chez les adultes, X XX gouttes par jour, en commençant par V gouttes (Rabuteau). D'après P. Vigier, les teintures seraient deux fois plus actives que les alcoolatures. Teinture de racine X-XXX gouttes. Extrait alcoolique 1 à 4 centigr. (P. Vigier).

Aconitine. L'aconitine cristallisée est la seule adoptée par le Codex. D'après ce dernier, chaque granule doit contenir 1/4 de milligr., mais cette dose a déjà occasionné des accidents ; aussi, convient-il de réduire le dosage à 1/10 de milligram. seulement, pour rendre ces préparations plus maniables. La dose est de 1/4 de milligram., au maximum, par jour, en plusieurs fois (Dujardin Beaumetz et Yvon); Grasset conseille de ne pas dépasser d'abord la dose de 6/10 de milligram., et de ne l'élever que progressivement. *Napelline*. Trouvée, par Laborde, dans les eaux-mères d'où l'on a extrait l'aconitine cristallisée. Il ne faut pas la confondre avec la napelline ou aconitine anglaise. Antinévralgique, narcotique (comme la narcéine). Moins active, et, par suite, moins dangereuse que l'aconitine cristallisée : 2 à 5 centigram.

ACTINOMERIS HELIANTOIDES. — Diurétique. Teinture éthérée (8/16), 4-6 gr.

ACUPUNCTURE. — Opération qui consiste à introduire dans les tissus, sans les diviser, de très fines aiguilles, longues de 8-10-15 centimètres. Si à l'acupuncture on ajoute l'électricité, c'est *l'électropuncture* ou la *galvanopuncture*; si on la pratique avec de l'eau, c'est l'*aquapuncture* ; avec des aiguilles rougies, c'est l'*ignipuncture*. L'acupuncture est surtout employée comme moyen de révulsion, contre les névralgies (sciatique, faciale). On s'en est servi aussi pour le traitement des anévrysmes (aiguilles filiformes, laissées en place dix à quinze minutes, C. Paul). L'acupuncture, très en faveur en Chine et au Japon, est abandonnée en France.

ADÉNIE. — Voy. Leucémie.

ADÉNOPATHIE TRACHÉO-BRONCHIQUE. — Dans la plupart des cas, comme il s'agit de tuberculose, on instituera le traitement de la phtisie bronchique : révulsifs, reconstituants, séjour au bord de la mer (Comby). La dyspnée sera combattue par les narcotiques, le bromure de potassium, les inhalations de pyridine ou d'iodure d'éthyle.

ADONIS VERNALIS (Renonculacées). — Succédané de la digitale; il s'élimine plus rapidement que celle-ci et ne produit pas d'effets cumulatifs. Infusion 4-8/200, à prendre en vingt-quatre heures. Teinture 2-5 grammes. Extraits aqueux et alcoolique 1 gramme. *Adonidine* et tannate d'adonidine : 5-15 milligr. à 2 centigr., en pilules.

ADRAGANTHE (Gomme). — Emollient, employé surtout pour préparer des mucilages.

ÆGLE MARMELOS. — Le fruit desséché (bela) est stimulant, antidyssentérique. Pulpe 50 ; extrait fluide 30-50 grammes.

AÉROTHÉRAPIE. — C'est l'utilisation thérapeutique de l'air atmosphérique, modifié dans sa composition ou sa densité (pression). *Air comprimé. Bain*. Le malade étant placé sous une espèce de cloche, où la pression est augmentée de 1/2 à 1/5 d'atmosphère, on observe les effets mécaniques et chimiques suivants : inspiration plus profonde, accroissement de la capacité et de l'élasticité pulmonaires, compression des capillaires du poumon, réduction de leur calibre, diminution de l'hypérémie des muqueuses, ralentissement des mouvements respiratoires et du pouls, hématose plus parfaite (par suite de la pression et d'un air plus riche en oxygène), activité plus grande de la nutrition et de la diurèse (Kelman), sédation nerveuse, accroissement des forces (Bert, Moeller, Fonssagrives, Kelman). Le bain d'air comprimé est utile dans l'emphysème, l'asthme, les bronchites chroniques, les maladies par ralentissement de nutrition, l'anémie, l'obésité, les épanchements pleurétiques. *Douches d'air comprimé* (5 atmosphères). Elles produisent d'abord un abaissement de température, puis une réaction, un massage, une flagellation des tissus. La douche fraîche est indiquée dans la chloro-anémie, la sciatique, les atrophies, les paralysies, etc. ; la douche chaude dans le rhumatisme (Dupont). *Air raréfié*. Ses effets se rapprochent de ceux des hautes altitudes (A. Ferrand). *Inhalations*. La méthode dite des milieux différents, consiste à inspirer dans l'air comprimé et expirer dans l'air raréfié. Elle nécessite ainsi très peu d'efforts de la part du malade, quoique l'ampliation du poumon atteigne son maximum. Ces inhalations donnent de bons résultats dans les bronchites chroniques et les pleurésies anciennes. (Voy. *Oxygène, Azote.*)

AGALAXIE. — Voy. Allaitement.

AGARIC BLANC. — Drastique, antisudorifique. Poudre 0,20 à 1 gramme. Extrait alcoolique 0,20. *L'acide agaricique*, improprement appelé *agaricine*, constitue le principe actif de cet agaric. 5 à 10 milligrammes, en pilules. *Agaric du chêne* (polyporus ignarius), moyen mécanique d'hémostase. *Agaric moucheté* (agaricus muscarius), narcotique : épilepsie.

La *muscarine*, alcaloïde retiré de l'agaric moucheté, est antagoniste de l'atropine et de la digitaline. Dose : 1 à 20 milligr.

AIL. — Allium sativum. Rubéfiant, stimulant (fébrigène) anthelmintique, vermifuge (lavements contre les oxyures).

AILANTE GLANDULEUX. — Vésicant, laxatif, anthelmintique, 15-20 grammes.

AIMANTS. — Voy. Hystérie (magnétothérapie).

ALBUMINURIE. — La présence de l'albuminurie dans l'urine n'est pas toujours l'indice d'une lésion rénale (albuminurie physiologique) ; inversement, toute lésion rénale ne produit pas l'albuminurie, car on peut, à certains moments, ne pas rencontrer d'albuminurie chez des malades atteints de néphrite interstitielle. Toutefois, en pratique, *néphrite* et *albuminurie* (1) sont deux expressions qui peuvent, généralement, être confondues sans inconvénients. Quant au mot *mal de Bright*, il sert, le plus souvent, à désigner un syndrome: l'albuminurie persistante et l'hydropisie accompagnant une lésion rénale. En France, on réserve généralement cette dénomination aux néphrites chroniques ; parmi celles-ci, ce sont les néphrites mixtes ou diffuses qui présentent la forme la plus commune du brightisme. *Traitement.* On évitera, par dessus tout, l'anémie, qui favorise l'asthénie cardio-vasculaire et les hydropisies. On maintiendra intactes et, au besoin, on stimulera les fonctions digestives (eupeptiques), respiratoires (air de la campagne, inhalations d'oxygène) et cutanées (climat chaud et sec). A la moindre recrudescence (œdème, diminution de l'urine) : repos au lit et purgatifs doux, digitale, révulsifs sur la région lombaire (ventouses, pointes de feu, pas de vésicatoires cantharidés). Le régime lacté exclusif (2) s'impose dans la néphrite aiguë, pendant les périodes inflammatoires. Après amélioration, on permettra les féculents en purée, les légumes verts bien cuits, les fruits en compote. Nourriture substantielle dans les périodes terminales. Aux aliments précédents, on joindra du lait, de la crème, du beurre, du fromage (peu avancé), des œufs cuits (l'œuf cru doit seul être proscrit, dit G. Sée). Le poisson ne sera permis que si les fonctions digestives sont intactes (G. Sée). On recommandera les viandes blanches, mais on interdira les viandes noires (qui augmentent la proportion d'albumine. G. Sée), le gibier, les mollusques, les crustacés, les poissons (les toxines de poisson putréfié sont les plus nocives, suivant Dujardin-Beaumetz), le bouillon (sels de potasse et ptomaïnes), les noix (G. Sée). Comme boisson : lait, bière, extrait de malt (Dujardin-Beaumetz). Quelquefois, lorsque le malade est fatigué, vin rouge (tannin) coupé. Interdire les alcools. On recommandera le repos du corps et de l'esprit (Strumpell). Aux obèses, on conseillera l'exercice, mais sans fatigue.

Les médicaments n'ont qu'un rôle à peu près nul dans le traitement des néphrites; ils sont même généralement mal supportés (Dujardin-Beaumetz)

(1) Le régime est inutile dans l'albuminurie physiologique, il suffit de préserver les malades contre l'action du froid et d'interdire les exercices musculaires exagérés (G. Sée). L'albuminurie cardiaque ne nécessite pas non plus le régime lacté : il faut en général se contenter de relever l'énergie du cœur, car l'albuminurie est causée par la congestion passive du rein.

(2) Le lait est nutritif : de plus, comme diurétique, il entraîne les débris épithéliaux accumulés dans les tubes rénaux et élimine les produits excrémentiels.

par défaut d'élimination. — Dans les cas aigus et dans les poussées secondaires chroniques, on prescrira les dérivatifs intestinaux, pour soulager le rein et suppléer, dans certains cas, à l'insuffisance de l'élimination rénale. On peut prescrire des purgatifs salins (surtout s'il y a de l'anasarque ou des accidents urémiques) mais il ne faut pas soustraire trop de liquides, pour ne pas diminuer la formation de l'urine (Dieulafoy). Prescrire des lavements tièdes, répétés plusieurs fois par jour (Dieulafoy), car le danger des néphrites réside dans l'insuffisance de la dépuration urinaire; les évacuations intestinales ne suppléent que dans une très faible mesure à cette dernière. Quant au calomel, il produirait chez les chiens, d'après Silva, une glomérulite aiguë. – Les diurétiques doux, le lait, les alcalins sont utiles contre l'hydropisie, pour rejeter au dehors les liquides épanchés, les déchets organiques et débarrasser le rein des débris épithéliaux, qui sont autant d'obstacles à la circulation rénale; ils sont nuisibles au début (période congestive). A la période ultime, la digitale, puis la caféine 0,50-1-2 grammes (lorsque le cœur est devenu graisseux), le café vert, la spartéine, peuvent lutter contre la faiblesse du cœur et rejeter au dehors les liquides épanchés et les déchets organiques. — Les astringents ont été conseillés pour modifier l'état moléculaire de l'albumine, empêcher sa filtration, décongestionner le rein : acides tannique et gallique, ergotine, perchlorure de fer, tartrate de fer. Les ferrugineux, les toniques sont plus utiles, pour combattre la cachexie hydrocardiaque, l'hydroanémie. — L'iodure de potassium (surtout en cas de syphilis), ou de sodium, les sels de strontium, auraient été utiles quelquefois. — Traitement hydrothermal : eaux minérales salines et alcalino-salines (Salins, Royat).

Urémie. — Insuffisance de la dépuration urinaire. **Prophylaxie.** Réduire au minimum la formation des toxines : interdire le gibier, les viandes faisandées, l'alcool; recommander les viandes très cuites, le régime végétarien, le lait, les laxatifs. Eviter le froid et toute fatigue physique ou intellectuelle.

Traitement. Recommander le régime lacté absolu, l'antisepsie intestinale et stimuler les autres émonctoires, pour suppléer momentanément (malheureusement dans une très faible mesure) à l'insuffisance rénale. **Diurétiques** : digitale 0 gr. 10, 0 gr. 30 (s'il existe des troubles cardiaques et si la maladie n'est pas trop avancée), quelquefois, la caféine 0,50 à 1 gramme, la lactose, le muguet, la spartéine. Lavements froids, boissons fraîches, bains chauds (favorisent aussi la diurèse). En général, les sudorifiques doivent être évités. La dérivation intestinale est plus recommandable : lavements laxatifs. *Forme convulsive* (éclampsie). Saignée, chez les sujets vigoureux (Strumpell). On emploiera, avec circonspection, le bromure, le chloral, 1-3 gram., les inhalations de chloroforme; on évitera l'opium, qui s'élimine mal. *Forme comateuse* Renaut conseille, avant tout, de décongestionner le rein (saignée générale, puis locale, sangsues), lavements d'eau pure, inhalations d'oxygène (Renaut), bains tièdes, avec affusions froides sur la tête (Strumpell). *Forme dyspnéique.* Ventouses sur le thorax, inhalations d'oxygène, de nitrite d'amyle; nitro-glycérine, à l'intérieur. *Forme gastro-intestinale.* Les vomissements et la diarrhée urémiques sont des soupapes de sûreté (Strumpell); on ne les arrêtera que s'ils deviennent un danger (Delpeuch). Pour modérer les vomissements, le meilleur traitement est le lavage de l'estomac. Quelle que soit la forme d'urémie, on cherchera à produire une révulsion sur la région lombaire (ventouses, sinapismes, frictions sèches).

ALCALINS. — En médecine, on désigne sous le nom d'*alcalis* les oxydes des métaux alcalins, sodium, potassium, ammonium, lithium, rubidium (voy. Caustiques), tandis qu'on réserve celui d'*alcalins* pour les carbonates de ces métaux. Ce mot s'applique même plus spécialement aux bicarbonates de soude, de potasse. Du reste, causticité à part, (elle n'existe pas dans les bicarbonates), toutes ces substances ont des propriétés générales communes (diurétiques, antiacides, fluidifiantes, antiphlogistiques, antilithiques). **Action physiologique des alcalins.** Les alcalins sont transformés (avec dégagement d'acide carbonique) et absorbés à l'état de chlorures et de lactates, dans l'estomac, s'ils ne sont pas ingérés en grande quantité. A faibles doses, 1 à 5 gr. avant les repas, ils excitent les sécrétions gastrique et pancréatique, favorisent la digestion (et, par suite, l'assimilation), augmentent l'alcalinité du sang, activent l'hématose (absorption de l'oxygène par le sang) et rendent les oxydations organiques plus parfaites, ainsi que l'attestent l'augmentation de l'urée (1) et la diminution de l'acide urique. Les doses élevées produisent des effets opposés : elles neutralisent l'acidité du suc gastrique, diminuent la sécrétion de la bile (Bouchard) et, par suite, entravent la digestion. De plus, lorsque la proportion de soude du plasma est trop considérable,

(1) L'augmentation de l'urée n'est pas constante; elle peut même faire place à une diminution (Rabuteau, A Robin, etc.) « Les alcalins doivent avoir une action variable suivant le mode de nutrition des sujets, suivant les doses et, vraisemblablement, suivant la réaction des humeurs. » (Manquat Thérap. 1895).

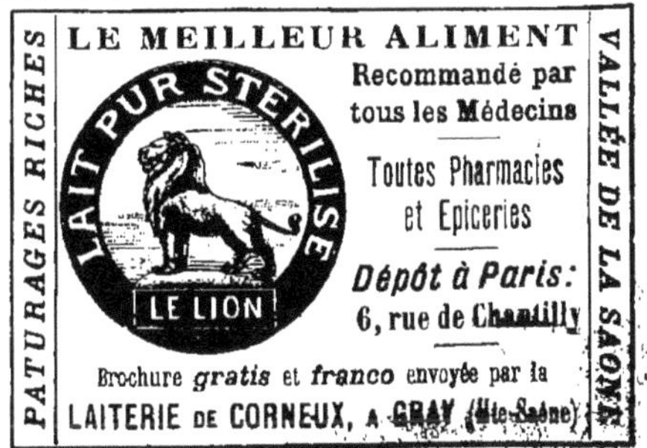

l'activité des globules tombe au-dessous de la normale et leur destruction peut s'en suivre : d'où le ralentissement du pouls et la chute de la température qu'on observe après l'administration des alcalins à hautes doses, ou après leur usage prolongé. Les alcalins sont hydrémiants : ils diminuent le nombre des globules, par rapport au plasma. Ils s'éliminent : par l'urine, qu'ils augmentent ; par la bile, qu'ils fluidifient ; par les muqueuses respiratoires dont ils dissolvent le mucus. **Thérapeutique**. *Muguet*. Le bicarbonate de soude, en collutoire, détruit l'oïdium albicans, qui ne se développe que dans un milieu acide. *Dyspepsies*. Dans l'hypochlorhydrie, il faut administrer le bicarbonate de soude, avant les repas, pour exciter l'estomac et la sécrétion gastrique ; dans l'hyperchlorhydrie, on doit le donner après les repas, pour neutraliser l'excès d'acide chlorhydrique ou les acides produits par des fermentations anormales. *Obésité*. Les alcalins favorisent la désassimilation (1) la combustion de la graisse.

Arthritisme (goutte, gravelle urique, etc.). Les alcalins s'opposent à la formation de l'acide urique en rendant les oxydations plus complètes et en favorisant, par diurèse, son élimination. Comme altérants, ils peuvent combattre les engorgements articulaires, les catarrhes. *Maladies du foie*. En rendant les combustions plus complètes, les alcalins diminuent la quantité de bile, car les choléates ne sont que des déchets ; ils fluidifient, en même temps, cette dernière et préviennent ainsi la formation des calculs. D'autre part, ils ralentissent la formation de la matière glycogène, car c'est du dédoublement des matières albuminoïdes que proviennent les acides biliaires et le sucre ; la diminution des premières entraîne celle du sucre, car leurs variations sont parallèles. *Gravelle urique*. Les alcalins augmentent la quantité d'urine qui entraîne mécaniquement les graviers ; de plus, ils déterminent la formation d'urates solubles. Il ne faut pas trop alcaliniser les urines, car on substituerait la gravelle phosphatique à la gravelle urique. *Catarrhes bronchiques* : Les alcalins liquéfient les mucosités ; ils sont détersifs. *Maladies inflammatoires*. Les alcalins à hautes doses (10-20 gr. de bicarbonate de soude) ont été employés comme tempérants, fluidifiants, dans la pneumonie, etc.

Pharmacologie. Les carbonates sont surtout employés à l'extérieur (bains, pommades avec carbonate de soude 10/50 contre les maladies de peau) à l'intérieur, on prescrit les bicarbonates.

Bicarbonate de soude. 1 à 5 gr., comme eupeptique et eutrophique (maladies de l'estomac et du foie, diabète, gravelle, etc.) 10-20 gr. comme anti-acide, fluidifiant, tempérant, antiphlogistique. Les eaux minérales alcalines renferment du bicarbonate de soude : Vals, Vichy 5-6 grammes, Châteauneuf 3 gr. 78, Saint-Nectaire 3 gr., La Bourboule 1 gr. 90, Royat 1 gr. 80, St-Alban 1 gr. 20.

Bicarbonate de potasse plus toxique que le précédent. Dose moitié moindre. Les sels à acides organiques, acétates, malates, tartrates (cure de raisins), lactates de potasse et de soude (cure de petit lait) et les fruits qui en contiennent (Bouchardat) agissent comme les alcalins, car ils se transforment dans l'organisme en carbonates alcalins. On les administre aux mêmes doses que le bicarbonate 2 à 10 gr.

ALCOOL. — L'alcool a une *action locale* irritante, hémostatique, antiseptique faible. Ses *effets généraux* diffèrent suivant les doses : à doses modérées, il stimule les centres nerveux (c'est pour la cellule nerveuse que l'alcool a le plus d'affinité), le cœur et la respiration, sans élever la température ; à doses toxiques, il déprime les forces, la circulation, la température, provoque le coma, l'algidité, l'asphyxie. L'abaissement de la température provient : de la vaso-dilatation périphérique ; d'une action sur les hématies (l'alcool emprunte au globule son oxygène, pour se transformer en acide acétique (Dujardin-Beaumetz). De cette dernière, résulte un ralentissement des combustions, une épargne. — Les alcools sont d'autant plus *toxiques* que le groupe moléculaire C. H^2 entre un plus grand nombre de fois dans leur composition. Les alcools supérieurs, c'est-à-dire les plus élevés, sont les plus nocifs : l'alcool méthylique (esprit de bois), l'est moins que l'éthylique (esprit de vin) et celui-ci moins que l'amylique (huile de pomme de terre) — En *thérapeutique*, on n'utilise que l'action stimulante de l'alcool, mais non ses propriétés antipyrétiques ou hyposthénisantes, car, pour obtenir ces derniers effets, il faudrait aller jusqu'aux doses toxiques. On le prescrit surtout contre l'adynamie des maladies infectieuses (fièvres typhoïdes, fièvres éruptives, pneumonie, érysipèle, diphtérie, la syncope, le choléra). Dans ces maladies, l'alcool agit comme aliment respiratoire, anti-déperditeur, **tonique** (Dujardin-Beaumetz). Dans les cas de délire qui accompagne les phlegmasies aiguës des alcooliques, il suffit souvent de donner l'alcool pour faire disparaître ce délire. Au contraire, on défendra l'alcool dans les cas où le délire résultera d'une saturation (Lyon). Dans les dyspepsies atoniques, l'alcool, à petites doses (3-10 gr.) favorise la digestion (à hautes doses, il l'entrave), moins par action directe sur les substances contenues dans l'estomac (l'alcool dissout les graisses) que par stimulation de celui-ci et par excitation nerveuse générale (P. Bert). A l'extérieur, l'alcool est employé en frictions contre le rhumatisme ; comme antiseptique et excitant, pour le pansement des ulcérations ; en injections dans des cavités kystiques. L'alcool de vin doit seul être employé en médecine. On le donne : soit sous forme de vins de Bordeaux, Malaga, Banyuls, Champagne, (surtout s'il y a des vomissements) ; soit en nature : thé au rhum, grogs, potion. *Potion de Todd*. Eau-de-vie vieille ou rhum 40 grammes, sirop simple 30 gr., teinture de cannelle 5 gr., eau distillée, 75 gr. (Codex).

ALCOOLISME. — *Alcoolisme aigu. Ivresse*. Vider l'estomac (titillation de la luette, boissons chaudes et non ipéca ou tartre stibié, qui peuvent provoquer du collapsus), pour empêcher l'absorption de l'alcool. Si l'ivrogne vomit, on le placera sur le côté pour que les matières vomies puissent s'écouler facilement. Lorsque l'excitation de la période ébrieuse a fait place à la dépression (coma, stertor, faiblesse du pouls, hypothermie), on stimulera l'organisme avec le thé, le café, l'ammoniaque (VIII à X gouttes dans de l'eau sucrée ou XXX à XL gouttes en lavements) l'acétate d'ammoniaque 4 grammes, la teinture de capsicum (Monin). Au besoin, on combattra les congestions cérébrale ou pulmonaire. *Alcoolisme chronique*. Suivant les cas, supprimer ou diminuer plus ou moins graduellement l'usage des spiritueux ; améliorer la nutrition générale, par les stimulants digestifs (noix vomique, amers, alcalins), les toniques et les reconstituants (fer, quinquina, kola, phosphore), l'hydrothérapie ; instituer un traitement symptomatique (dyspepsie, gastrite, cyrrhose, néphrites, paralysie générale). *Delirium tremens*. En général, il vaut mieux ne pas mettre la camisole de force, car il est essentiel que le malade puisse se mouvoir et briser en quelque sorte son délire, par des mouvements respiratoires

(1) D'après Worthington, la liqueur de potasse favorise l'élimination des matières grasses, en excitant la sécrétion sébacée.

actifs, la sudation et un exercice violent (Bra). On favorisera les sécrétions, particulièrement la sécrétion rénale (limonade citrique). On combattra l'agitation, l'insomnie, car une dépense nerveuse excessive peut être suivie de mort à bref délai (Lyon) : 5 à 10 centigr. d'extrait thébaïque en 24 heures (Dieulafoy), injections de morphine (Lancereaux), chloral 4 à 6 gr. (Lancereaux), sulfonal, uréthane, hyoscine, bromure (inférieur au chloral). S'abstenir des opiacés quand le délirium est fébrile ; du chloral, du bromure, en cas d'affections cardiaques. Dans ce dernier cas, si le pouls est faible et irrégulier, on aura recours à la digitale. Quand, après l'agitation du début, le malade tombe dans l'épuisement nerveux : toniques, stimulants diffusibles (alcool, acétate d'ammoniaque 4-10 g.), aliments de facile digestion (lait, jus de viande).

ALETRIS FARINOSA. — Tonique amer, à petite dose ; éméto-cathartique, à dose élevée. Duncan l'a préconisé comme tonique utérin, contre la dysménorrhée. Extrait fluide X gouttes, 2 fois par jour.

ALEXIPHARMAQUES OU ALEXITÈRES. — Médicaments sudorifiques, excitants, toniques, etc., qu'on administrait pour neutraliser les venins, les poisons et les miasmes. En réalité, autrefois comme aujourd'hui, on cherchait à éliminer, par les voies d'excrétion, les substances nuisibles et à soutenir l'organisme dans sa lutte contre les causes morbigènes.

ALGIDITÉ. — Couvertures, bouillottes, sachets, étuve, bains chauds sinapisés, bains de vapeur à la chaux. Frictions avec un gant de laine ou de crin, un liniment ammoniacal ou térébenthiné : sinapismes, flagellation, urtication. Inhalations d'oxygène. *A l'intérieur*, boissons chaudes et stimulantes : infusion d'espèces aromatiques 5-10 p. 1000, de menthe, de mélisse, thé au rhum, potion cordiale (vin et teinture de cannelle) madère, xérès, alcool de menthe, chartreuse. Si l'algidité est causée par une fièvre pernicieuse : sulfate ou chlorhydrate de quinine.

ALLAITEMENT. — Jusqu'à 6 mois, le lait doit constituer l'unique aliment de l'enfant ; après ce temps, jusqu'à 18 ou 20 mois, il restera encore la base de l'alimentation.

Le lait de femme (**allaitement naturel**) et surtout celui de la mère, est préférable à tout autre : avec lui, la mortalité ne dépasse pas 15 0/0 et, dans certaines conditions, même 5 0/0 ; tandis qu'avec le biberon, elle atteint 30, 50, 60 et 80 0/0 (J. Simon). Si la mère ne peut allaiter elle-même (âge, maladies des seins, conditions sociales), on choisira une *nourrice* : de 29 à 35 ans, bien portante, brune, non primipare et ayant déjà allaité ; avec des seins de volume moyen, piriformes, présentant de nombreuses veinules, visibles à travers une peau fine et des nodosités, sensibles à la palpation, formées par les glandes mammaires ; des mamelons souples, saillants de 1 centimètre à 1 centim. 1/2, sans excoriations et laissant échapper, lorsqu'on presse la glande, de petits jets de lait ou de colostrum. La succion au moyen d'une pipe ou d'une ventouse, peut remédier à l'insuffisance du mamelon. L'âge du lait sera en rapport avec celui de l'enfant : il aura moins de 3 mois et plus de 4 semaines (J. Simon). Le nombre des *tettees* sera de 7 ou 8 par 24 heures (6 le jour, 1 ou 2 la nuit), et leur durée de 5 à 10 minutes ; on les raccourcira si l'enfant vomit. Après chaque tettée, on lavera le bout des seins.

Les nourrices éviteront une alimentation trop azotée (lait trop gras), les épices, les oignons, l'ail, les asperges, les choux, la salade, qui peuvent modifier la saveur du lait ou diminuer sa quantité ; elles ne boiront ni alcool (diminution du lait), ni vin pur, ni café. On leur recommandera les farineux, l'eau rougie, la bière (Comby). Parmi les autres moyens employés, avec plus ou moins de raison, pour favoriser la sécrétion lactée, nous citerons le galega, le ditana, le tasi (morrenia brachystephana, 30/200 en infusion), l'anis, le fenouil, le sel marin. — Dans le cas où elles deviendraient enceintes (la grossesse diminue la quantité du lait, mais ne le rend pas mauvais), on opérera peu à peu le sevrage (Comby). *Pesées*. Les pesées constituent le meilleur moyen de s'assurer de la qualité et de la quantité du lait.

D'après Tarnier, l'enfant doit prendre : le 1er jour (1) 30 gr de lait, (3 gr. par tétée) ; le 2e jour 150 gr. (15 gr. par tétée) ; le 3e jour 400 gr. (40 gr.) ; les 4e et 5e jours 550 gr. (55 gr.) ; jusqu'à 1 mois, 600 gr. par 24 heures (60 gr. par tétée) ; les 2e et 3e mois 700 gr. par jour (70 gr. par tétée) ; les 4e et 5e mois, 700 à 800 gr. (100 gr. par tétée) ; le 6e mois, 800 gr. (120 gr.) ; le 7e mois et au-delà, 900 gr (150 gr.). On s'assure, par des pesées, que l'enfant boit la quantité de lait nécessaire. Le poids initial à la naissance est, en moyenne, de 3 k. 250. Généralement, pendant les 2 premiers jours, l'en-

(1) Si c'est une nourrice mercenaire qui donne le sein à l'enfant dès le premier jour, il ne faut pas qu'il tette aussi souvent que si c'était la nouvelle accouchée qui lui donne le sein, car le lait est plus riche que le colostrum de la mère, dont la montée de lait n'a lieu qu'après trois jours. — Il peut en résulter des vomissements, de la diarrhée ; aussi, pour aider à la digestion de ce lait, on donnera à l'enfant quelques gouttes d'eau alcaline (Comby). L'enfant peut être mis au sein quelques heures après l'accouchement, mais il peut très bien attendre une demi journée. Il est donc inutile de lui donner du lait de vache, en attendant la nourrice.

fant perd 200 gr. au total (Budin). Le 7e jour, il revient à son poids initial (Nogué), puis il augmente à partir de ce moment : de 25 gr. par jour, pendant le 1er trimestre ; de 20 gr. pendant le 2e ; de 15, pendant le 3e ; de 10, pendant le 4e. Ce qui fait : 5,250 gr. d'augmentation, à la fin du 1er trimestre ; 7.000, à la fin du 2e ; 8.500, à la fin du 3e ; 9.500, à la fin du 4e. — Après 6 mois, l'enfant a doublé de moitié son poids initial ; à 1 an, il l'a triplé (Nogué). A 6 mois, on commencera à donner à l'enfant, outre le lait, de la panade très claire ou des bouillies avec quelques cuillerées à café de farine de froment, d'avoine ou de crème de riz ; on épaissira peu à peu les bouillies. A un an, l'allaitement maternel n'est plus nécessaire (Mercier) ; toutefois, il y a souvent avantage à le continuer jusqu'aux 15e-18e mois. On devra alors procéder graduellement au sevrage (tétées de plus en plus éloignées) qui sera définitif à 2 ans. A cet âge (après l'évolution complète de la dentition temporaire), on se rapprochera de plus en plus de l'alimentation commune, tout en donnant beaucoup de lait (Mercier). Pour déshabituer l'enfant du sein, on humecte le mamelon avec un liquide amer (quinine, gentiane).

Allaitement mixte (sein et biberon). — Ce mode d'allaitement est encore préférable à l'allaitement artificiel. On n'y aura recours que si le lait de la nourrice est insuffisant et, autant que possible, après les six premières semaines. On donnera la préférence au lait d'ânesse ou de vache étendu d'eau (Nogué). Tarnier conseille de couper le lait de vache avec de l'eau contenant 50 grammes de sucre pour 1.000. On met d'abord 3 parties de cette eau sucrée, pour 1 de lait ; puis, de moins en moins jusqu'à six mois, époque à laquelle le lait de vache peut être donné pur. Lorsqu'on n'est pas certain de la pureté du lait, mieux vaut faire usage de lait stérilisé ou humanisé (lait auquel on a enlevé de la caséine). On se servira d'un *biberon sans tube* et on l'aseptisera par l'eau chaude, chaque fois qu'on s'en sera servi. Le biberon sera préférable au verre ou à la cuiller (à moins de faiblesse congénitale) car le liquide arrive moins brusquement dans la bouche de l'enfant. **Allaitement artificiel** Une ânesse peut allaiter un nourrisson, pendant les cinq premiers mois ; après ce temps, son lait n'est plus assez riche. Si on a recours à une chèvre, il faudra la nourrir avec des végétaux frais, si on ne veut pas que son lait soit trop caséeux (Comby). Si on emploie le biberon, on coupera, jusqu'à six mois, le lait (bouilli ou stérilisé) avec 1/4 ou 1/5 d'eau bouillie sucrée, et on règlera les prises du lait comme pour l'allaitement naturel (un biberon de 150 gr. toutes les deux ou trois heures). Quelquefois, par suite des coupages et de la moins grande digestiblité du lait (dont une partie non digérée est rejetée), il faut donner 1 litre, 1 lit. 1/2 et même 2 litres de lait, en vingt-quatre heures (Comby).

ALLAMANDA CATHARTICA, purgatif, émétique.

ALLYLE (tribromure d'). — Analgésique, hypnotique ; X à XXX gouttes en capsules (contenant chacune V gouttes) ou en potion éthérée.

ALOÈS. — 5-15 centigr. avant les repas : tonique, apéritif (comme les amers), laxatif, emménagogue. A dose plus élevée 0,25-1 gr.-2 gr. : purgatif drastique. Il congestionne le système porte et stimule les organes du petit bassin. Contre-indications : hémorroïdes, métrorrhagies.

ALOPÉCIE. — C'est la chute de cheveux ; lorsqu'elle est complète et définitive, elle constitue la calvitie. Supprimer ou traiter les causes, pyrexies, arthritisme, lymphatisme, syphilis, diabète, alcoolisme, séborrhée, pelade, etc. *Alopécie syphilitique.* Cette alopécie est temporaire et sa cure spontanée a été la cause du succès de bien des spécifiques très vantés. 1° Couper les cheveux ras ; 2° Le matin, pommade : acide salicylique 2 gr., soufre précipité 10 gr. lanoline, vaseline ãã 50 gr. ; 3° Le soir, frictions avec : alcool de romarin, 100 gr., teinture de cantharides 10 gr. (Besnier). *Alopécie de la convalescence des maladies aiguës, des cachexies.* Outre le traitement général en rapport avec la pyrexie, applications excitantes : rhum, alcool camphré, alcoolat de Fioraventi, sulfate de quinine, chloral, soufre, teinture de capsicum, jaborandi; en alternant les lotions et les pommades (P. de Molènes). Voici une formule assez souvent employée : chlorhydrate de pilocarpine 1 gr., teinture de cantharides 10 gr., eau de Cologne 200 gr., en applications tous les soirs en se couchant. *Alopécie prématurée idiopathique, pityriasique* (Leloir, Vidal) *pityriasis-capitis* (Devergie). Outre les préparations précédentes, on pourra encore employer les suivantes : vaseline 60, turbith minéral 3 gr., essence de citron XX gouttes (Vigier), ou des frictions avec l'alcool absolu additionné de 1 p. 0/0 de naphtol (Lassar).

ALSTONIA SCHOLARIS. — Tonique, antipériodique, anthelmintique. Poudre 10-20 gr. Alcoolé (100/500) 2-5 gr. Infusion d'écorce (15-20 p. 300) 30-60 gr.

ALTÉRANTS. — Médicaments qui, lentement et silencieusement, modifient d'une manière persistante, le sang et les humeurs, sans activer la nutrition de celles-ci, comme les reconstituants. Ces médicaments doivent toujours être donnés à petites doses répétées, dites altérantes. La question posologique a d'autant plus d'importance, que beaucoup de ces agents constituent des poisons très énergiques. — Les altérants comprennent les principaux antisyphilitiques, antiscrofuleux, fluidifiants, résolutifs : mercure, iode, arsenic, antimoine, alcalins. Bon nombre de spécifiques ne guérissent qu'en détruisant les organismes inférieurs pathogènes, c'est-à-dire comme parasiticides (Bouchard). — Mercure, iode, arsenic. La médication altérante a disparu de beaucoup de classifications.

ALUMNOL (sulfonaphtolate d'aluminium). — Soluble dans l'eau. — Antiseptique.

Lavages 0,50-20 p. 100. Injections uréthrales 1-2 p. 100 (Chotzen). Pommades 3-5 p. 100. Vernis 10-50 p. 100 (dermatoses).

ALUN (sulfate d'alumine et de potasse). — Astringent puissant, qui doit ses propriétés à ce qu'il coagule l'albumine. Il n'est guère employé que comme topique : injections uréthrales 10/200, vaginales 5-15/1000, collyre 1/60 (abandonné), gargarisme 1-10/300, collutoire 5/30. Insufflations dans l'angine tonsillaire. Lavements 8-10/500. A l'intérieur 0,10-4 grammes en potion. *Pilules alunées d'Helvétius* : alun 0,10, sang dragon et miel 0,50. Dose 2-10 : métrorrhagie. *Eau de Pagliari* hémostatique. Benjoin 1 partie, alun 2 parties. Hémostatique.

Lorsque certaines eaux contiennent un excès de chaux, on le précipite avec l'alun : 4 gr. pour 30 litres.

ALVELOS. — (Euphorbia iterodoxa). Le suc, escharotique et analgésique, serait, en outre, doué d'un pouvoir digestif comme la papaïne. On l'emploie en badigeonnages contre l'épithélioma et le cancroïde.

AMÉNORRHÉE. — Avant tout, il faudra obéir à l'indication causale : imperforation de l'utérus ou du vagin, lésion des ovaires, hygiène défectueuse (vie trop sédentaire), refroidissement, maladies fébriles, chloro-anémie et misère physiologique, diabète, alcoolisme, diathèse, obésité, influences morales (crainte ou espoir d'une grossesse), grossesse, lactation, hémorrhagies. *Traitement.* Les emménagogues, la rue, la sabine, le safran, l'armoise, l'apiol (4 à 6 capsules de 0,05) sont peu efficaces. Quelques jours avant l'époque présumée des règles, on peut prescrire : les excitants diffusibles (alcooliques, acétate d'ammoniaque) ; les drastiques (aloès), dans certains cas ; les sinapismes, à la face interne des cuisses et sur l'hypogastre ; les bains de siège, les pédiluves chauds, les injections vaginales tièdes (Auvard) L'électricité galvanique, en appliquant le pôle négatif dans la cavité cervicale, peut aussi être utile dans l'aménorrhée liée à des causes nerveuses (Auvard). Dans les cas graves (phénomènes congestifs du côté des organes pelviens), il faut recourir aux scarifications ou aux sangsues sur le périnée, les cuisses, le col utérin (Cheron).

Nous rappelons qu'il faut toujours être en garde contre la possibilité d'une grossesse.

AMERS. — *Amers purs.* Quassia, gentiane, colombo: apéritifs. *Amers astringents ou tannants* (tannin). Certains conviennent dans les hypercrinies, spécialement les diarrhées; d'autres, comme le quinquina, sont fébrifuges. *Amers aromatiques* renferment une huile excitante, outre leur principe amer ; ils stimulent les centres nerveux : absinthe, armoise (emménagogue) labiées amères. *Amers spastiques* ou *hypercinétiques* (Gubler). Apéritifs et toniques, à petites doses ; convulsivants, à hautes doses. Ils doivent leurs effets à la strychnine ; aussi, la noix vomique peut-elle remplacer tous les médicaments de ce groupe, fève de St-Ignace, strychnos tieuté, hoang-nan. A doses excessives, tous les principes immédiats doués d'amertume produiraient les phénomènes caractéristiques de l'empoisonnement par les strychnos. En général, les amers sont : apéritifs (améliorent l'état général et tonifient le système nerveux); toniques vasculaires (antidéperditeurs et fébrifuges : quinquina, cassia occidentalis, doudanké, écorces de certaines salicinées) ; anthelmintiques (absinthe, quassia) et faiblement antifermentescibles. Ils trouvent leur indication principale contre la dyspepsie atonique.

AMMONIAQUE. — On n'emploie en médecine que l'alcali volatil ou solution dans l'eau du gaz ammoniaque, solution qu'on désigne sous le nom d'*ammoniaque liquide*. **Action locale**. Rubéfiante, caustique. Les vapeurs irritent les muqueuses. **Action générale**. Pure, l'ammoniaque se comporte comme les corrosifs (douleur épigastrique, vomissements, convulsions). Diluée et à dose modérée, elle provoque une vive stimulation des systèmes nerveux et vasculaire, ainsi que du pouvoir réflexe ; c'est un des plus puissants stimulants de la thérapeutique (A Ferrand). — Les doses toxiques produisent un ralentissement du pouls. — L'élimination a lieu par les voies respiratoires (dont elle provoque et fluidifie les sécrétions), la peau, etc. **Usages externes**. *Méthode endermique*. Vésication instantanée par l'ammoniaque, pour faire absorber, à la peau dénudée, des substances médicamenteuses. Tombée en désuétude. *Pommade de Gondret.* Axonge, suif, ammoniaque ãã. Vésicant. *Baume Opodeldoch* (savon blanc, ammoniaque, alcool camphré, essence de thym et de romarin). Frictions contre le rhumatisme. *Eau sédative* (sel marin, camphre, ammoniaque). Compresses sur le point douloureux (migraine, etc.). *Liniment ammoniacal* 1/10. Révulsif: rhumatisme. On se sert quelquefois de l'huile camphrée pour le préparer (liniment volatil camphré). — Les *inhalations* d'ammoniaque sont utiles dans la syncope et dans le cas de secrétions bronchiques visqueuses.

Usages internes L'ammoniaque rend des services comme alcalin (acidité de l'estomac, météorisme), diaphorétique, stimulant nerveux ou vasculaire (ivresse, fièvres éruptives, algidité, dysménorrhée), diurétique, expectorant.

Ammoniaque liquide. stimulant, diaphorétique: V-X-XV-XX gouttes dans une potion gommeuse. *Esprit ammoniacal anisé ou liqueur ammoniacale anisée* : X à XXX gouttes, en plusieurs fois. *Carbonate*, stimulant diffusible : bronchites, fièvres éruptives ; 2-10 gr. en potion. A dose élevée, effets des caustiques. *Acétate ou esprit de Mindererus* stimulant diffusible, 2-10-20 gr. dans une potion. *Benzoate*, 1-10 gr. (catarrhe des vieillards) *Chlorhydrate (sel ammoniac chlorure d'ammonium)* 0,25-0,50, stimulant emménagogue, alcalin, diurétique, résolutif, fluidifiant congestion torpide du foie). En nature, c'est un irritant local, comme tous les composés ammoniacaux. *Valérianate d'ammoniaque*, antispasmodique. 0,10-1 gr. en potion ; 0,50/300 en lavements **Ammoniaques composées**. La *propylamine*, la *tryméthylamine* et leurs chlorhydrates ont été employés contre le rhumatisme. La médication salicylée a des effets plus constants ; aussi, a-t-elle remplacé complètement les ammoniaques composées.

AMYGDALITE. — Voy. Angines

ANAGYRIS FŒTIDA. — Légumineuses. Purgatif analogue au séné, 8-16 grammes.

ANALEPTIQUES. — Agents qui, par l'intermédiaire du sang, réparent les forces déprimées (convalescence, etc.) Ce sont surtout des aliments très nutritifs sous un petit volume. *Analeptiques hygiéniques* : consommés, pulpe et poudre de viande, lait, crème, œufs, huîtres. huiles comestibles, tapioca, chocolat.

Analeptiques médicamenteux : chlorure de sodium et autres éléments constitutifs du sang.

ANALGÈNE (orthooxyéthyl anamonoacéthylamido quinoline). Antithermique : fièvre typhoïde, rhumatisme articulaire aigu ; 1 gr. en cachets.

ANALGÉSINE. — Synonyme d'antipyrine.

ANALGÉSIQUES OU ANODINS. — Agents qui suppriment ou diminuent la sensibilité à la douleur. Voy. Anesthésiques.

ANAPHRODISIAQUES. — Voy. *Blennorrhagie* (érections)

ANAPHRODISIE. — Traiter la cause : diabète, alcoolisme, spermatorrhée, abus des plaisirs vénériens, érections artificielles et inutiles, onanisme, timidité, préoccupation. Les moyens les plus préconisés sont la noix vomique, le phosphore, les liquides organiques, les douches froides, les frictions sur la colonne vertébrale, l'électricité, un régime tonique et surtout les poissons, les condiments, les aromates.

ANASARQUE. — Voy. *Hydropisies*.

ANDA-ASSU (Huile d'). — Purgative, XL-L gouttes; toxique à 1 gr.

ANDIRA INERMIS. — Légum. L'écorce passe, aux Antilles, pour un vermifuge puissant. (décoction 30/1000. 4 cuillerées à bouche aux adultes). Elle est aussi purgative et légèrement narcotique.

ANÉMIE. — Traiter la cause qui l'engendre : chlorose (anémie spontanée de la puberté), troubles de l'hématose ou vices d'assimilation (dyspepsie), hémorragies, albuminurie, diabète, suppuration, diarrhée

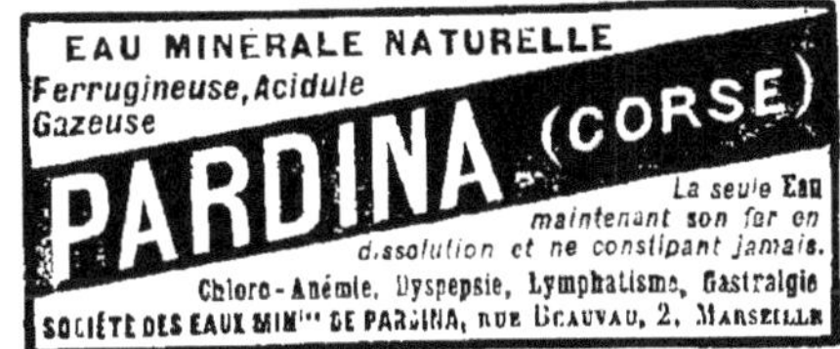

prolongée, lactation, surmenage, fièvres, tuberculose, cancer, intoxication (saturnine, mercurielle, arsenicale, phosphorée, alcoolique, etc.), paludisme, syphilis, maladies typhiques, etc. (Voy. Chlorose). *Traitement.* Préparations et eaux ferrugineuses, arsenicales. Huile de foie de morue, quand elle peut être tolérée, Séjour à la campagne ou, le plus possible, au grand air. Exercice musculaire. Travail intellectuel modéré, distractions. Alimentation tonique (mais appropriée toutefois à l'état de l'estomac), variée et, autant que possible, conforme aux goûts du malade. Ablutions, bains froids très courts, hydrothérapie. Bains salés. Aérothérapie (bains d'air comprimé, inhalations d'oxygène. Jaccoud). Suivre les indications symptomatiques relatives aux troubles digestifs (anorexie, constipation, dyspepsie, vomissements, gastralgie. Voy ces mots) et nerveux (sanguis moderator nervorum); prescrire, suivant les cas, la strychnine, le phosphure de zinc ou, au contraire, les sédatifs, chloral, bromure, aconit. **Anémie aiguë** (Vanlair). injections réitérées d'éther (1 gr. à la fois), ou d'huile camphrée (2-4 seringues d'une solution à 1/4). Inhalations de nitrite d'amyle (2 gouttes). Transfusion de 200 à 300 grammes de sang humain, complet et non défibriné (Hayem), en se servant des appareils de Roussel, de Dieulafoy ou de Collin. Injection de sérum artificiel : 7 gr. 50 de sel pour 1.000 grammes d'eau distillée. On injecte 500 ou 1.000 ou 1.500 gr. de cette solution; soit, dans les veines en se servant d'un transfuseur ordinaire; soit (chez les très jeunes enfants, où l'introduction d'une canule dans la veine est très difficile) dans le tissu cellulaire ou le péritoine (Luzet). Vanlair conseille aussi l'autotransfusion, qui consiste à concentrer le sang vers les organes qui en ont le plus besoin (cœur, cerveau). Elle comprend plusieurs procédés : « ligature des extrémités, après en avoir refoulé le « sang vers le tronc ; massage des membres, en re-« montant des extrémités vers le tronc ; compression « de l'abdomen ». (Vanlair, path. interne). **Anémie pernicieuse.** Au début, le fer peut donner de bons résultats, mais il devient inefficace à une période avancée de la maladie, c'est alors à l'arsenic qu'il faut avoir recours (Hayem, Padley). L'oxygène peut être employé comme adjuvant (Luzet). Le phosphore, la strychnine, le sulfate de quinine, échouent contre cette maladie. Si l'on veut tenter la transfusion, il ne faut pas attendre à la fin de la maladie ; trop tard elle ne procure qu'une amélioration passagère (Luzet). (A. Gilbert). On a proposé aussi les injections sous cutanées de sang humain défibriné (V. Ziemssen), celles de sérum sanguin artificiel, de liquide de Brown-Séquard.

Anémie des mineurs et ankylostomasie. L'anémie des mineurs n'est pas fatalement liée à la présence de l'ankylostome duodénal ; en tous cas, si le microbe décèle la présence du parasite, on doit expulser celui-ci. Le meilleur vermifuge est la fougère mâle, sous forme de bols (Perroncito). *Prophylaxie* (ventilation des galeries de mines) filtrage de l'eau, lavage soigneux des légumes. Ne pas admettre d'ouvriers atteints d'ankylostomasie (Perroncito). Voy. Apéritifs. Dyspepsie.

Anémie cérébrale. Voy. *Syncope*.

ANÉMONE PULSATILE. — Renonculacées. Son action se rapproche de celle de l'aconit. Infusé 2-4/1000. Teinture XX-XXX gouttes. *Anémonine.* 2 à 5 centigr. en pilules de 1 centigr.

ANESTHÉSIE. — L'anesthésie est la perte de la faculté de sentir le contact des objets ou la douleur ; l'analgésie, la perte du sentiment de la douleur (Bouchut et Desprès). **Anesthésie générale.** L'*anesthésie générale* est l'abolition complète et provoquée de la sensibilité, accompagnée de résolution musculaire.

La connaissance de l'anesthésie générale comporte : l'étude des agents capables de la produire, ou *anesthésiques* (voir les articles chloroforme, éther, etc.), les phénomènes généraux de l'anesthésie ; la direction de l'anesthésie, les accidents de l'anesthésie et les précautions à prendre pour les éviter ; le traitement des accidents de l'anesthésie ; la comparaison entre les anesthésiques ; les contre-indications à l'anesthésie.

Phénomènes généraux de l'anesthésie. — L'abolition de la sensibilité n'est pas un phénomène isolé dans l'anesthésie. Cl. Bernard a démontré que les anesthésiques sont susceptibles d'agir sur tous les éléments organiques sans exception, mais cette action n'est pas simultanée, elle s'étend progressivement sur les divers systèmes. Une anesthésie bien conduite devra se maintenir dans une certaine zone, en deçà de laquelle l'abolition de la sensibilité serait insuffisante, tandis qu'au delà l'atteinte portée à l'organisme serait dangereuse. Ce sont les éléments nerveux qui sont les premiers atteints par l'anesthésique ; et cela, dans l'ordre suivant : suspension des fonctions du cerveau seul (sommeil) ; abolition des fonctions conductrices de la moelle pour la sensibilité (anesthésie); abolition des fonctions des parties de la moelle qui président à la motilité (résolution musculaire). Là s'arrête la zone thérapeutique. Si l'action anesthésique est plus intense, le bulbe est atteint, les fonctions du cœur et de la respiration sont menacées; à la phase thérapeutique a succédé la phase toxique.

La plupart des anesthésiques produisent une série de phénomènes qu'on peut classer en deux groupes, correspondant à deux périodes de l'action de l'agent anesthésiant (Dastre) :

1re période. a) *Excitation cérébrale* pendant laquelle le patient présente souvent des phénomènes d'angoisse et cherche à se soustraire aux inhalations, puis il accuse des bruissements dans les oreilles et parfois des hallucinations de l'ouïe (bruits de cloche, de vagues) ; les idées ont perdu leur netteté, l'agitation redouble ; il survient un véritable délire, plus ou moins violent, accompagné de loquacité, avec paroles incohérentes, et souvent des hallucinations. La pupille est dilatée.

b) *Disparition de la sensibilité.* — L'agitation cesse, l'insensibilité est atteinte, mais la résolution musculaire fait défaut ; les muscles sont comme tétanisés ; la pupille est dilatée, le sommeil n'est pas durable.

2e période. *Anesthésie et résolution musculaire.* — La résolution musculaire s'établit, la pupille se contracte et s'immobilise ; le réflexe palpébral est aboli : c'est l'anesthésie chirurgicale ou phase utilisable.

Ces différentes périodes ont une durée variable suivant l'anesthésique employé.

Lorsque l'on arrête les inhalations, le sommeil cesse au bout de 5 à 30 minutes, mais la tête reste lourde et douloureuse. Il y a parfois des nausées et des vomissements, surtout avec le chloroforme.

Direction de l'anesthésie. — Quelle que soit l'anesthésique préféré, *il faut éviter de surprendre le patient*, car les accidents les plus graves consistent dans l'arrêt réflexe du cœur et de la respiration, consécutif à l'irritation des nerfs sensibles des premières voies respiratoires (impression naso-laryngée). C'est donc avec une dose très faible de l'anesthésique (quelques gouttes) que l'on doit commencer l'anesthésie, en ayant soin d'en interrompre l'action si la respiration s'arrête ou se précipite ; en même temps on rassure le malade en lui parlant doucement et avec intérêt sans le questionner.

Si l'on fait usage du chloroforme, on verse quelques gouttes sur une compresse qu'on approche avec précaution de l'entrée des voies respiratoires, en ayant soin d'empêcher les vapeurs d'irriter la muqueuse oculaire au moyen d'une compresse qui recouvre les yeux.

Si l'on fait usage de l'éther, substance beaucoup plus diffusible, on est obligé d'avoir recours à un appareil quelconque (cornet, vessie de porc, etc.) qui condense le plus possible les vapeurs anesthésiques. A mesure que l'accoutumance se produit et que la respiration se régularise, on force légèrement les doses et l'on atteint ainsi la période d'excitation. A ce point de l'opération, la pratique des chirurgiens diffère. Les uns, avec Sédillot, augmentent brusquement la dose de l'anesthésique afin de couper court à la période d'excitation, quitte à suspendre l'arrivée du chloroforme, s'il survient quelque phénomène anormal (spasme ou gêne respiratoire, accélération du pouls, turgescence de la face, etc.). Les autres, avec M. Labbé continuent le chloroforme à doses faibles, mais continues, jusqu'à production de l'anesthésie. Ces préceptes s'appliquent surtout au chloroforme.

Quand la résolution musculaire, l'insensibilité de la peau, le rétrécissement de la pupille et l'abolition du réflexe cornéen indiquent que l'anesthésie est complète, il suffit de l'entretenir avec une dose moindre, dite *dose d'entretien.*

Dangers de l'anesthésie. — Les deux principaux écueils de l'anesthésie sont : l'*arrêt du cœur*, *l'arrêt de la respiration.*

L'arrêt du cœur est généralement un phénomène de début ; il résulte d'une action réflexe consécutive à l'irritation exercée par l'anesthésique sur la muqueuse des premières voies respiratoires, d'où excitation du bulbe et du pneumogastrique (nerf modérateur). C'est la *syncope primitive* ou *laryngo-réflexe.* D'autres fois l'anesthésique produit une vive accélération du cœur par suite d'une action sur les centres accélérateurs de la moelle, puis à cette excitation succède la paralysie en même temps que l'action des pneumogastriques continue ; « le ralentissement est médullaire, la syncope est bulbaire » (Dastre) : C'est la *syncope secondaire* ou *syncope bulbaire* (Duret). Enfin le cœur peut s'arrêter par paralysie du bulbe, si l'anesthésie est poussée jusqu'à l'intoxication (*syncope toxique*).

L'arrêt de la respiration peut se produire par le même mécanisme (arrêt respiratoire laryngo-réflexe, syncope respiratoire secondaire, apnée toxique), mais il est moins important parce qu'on peut le combattre par la respiration artificielle et les tractions rythmées de la langue.

Les autres accidents sont moins graves; ils se produisent surtout pendant la période d'excitation ; c'est parfois une toux rebelle, une agitation excessive, un ronflement laryngo-pharyngé accompagné de difficulté de la respiration qu'on fait cesser d'ordinaire en tirant la langue hors de la bouche à l'aide d'une pince spéciale (pince tire-langue à crochets de Lucas-Championnière ou de Berger). Le pincement de la langue avec des pinces ordinaires ne doit jamais être brutal sous peine de produire des excoriations et même une glossite.

Pour éviter les accidents cardiaques et respiratoires réflexes, on a vu qu'il suffit le plus souvent de diriger l'anesthésie avec prudence au début. On conçoit de même qu'il faut éviter l'intoxication par une dose trop élevée, une fois l'anesthésie obtenue. Mais on a cherché à faire mieux. Puisque le danger le plus grand consiste dans l'excitation du pneumogastrique et de son organe bulbaire, excitation capable de provoquer l'arrêt du cœur, on a proposé l'emploi préalable de l'atropine (Dastre et Morat), qui a pour effet de détruire l'excitabilité des filets cardiaques du pneumogastrique et de leur noyau bulbaire (Meuriot); puis, comme l'atropine peut produire des phénomènes excessifs d'excitation, Dastre et Morat ont proposé d'associer à l'atropine la morphine, et qui, en outre, a l'avantage de favoriser l'action anesthésique (Ch. Bernard, Rabuteau) et de diminuer l'excitabilité des premières voies respiratoires, c'est-à-dire d'écarter le danger de syncope laryngo-réflexe. Néanmoins cette méthode d'anesthésie mixte ne s'est pas généralisée. On l'a accusée (peut-être un peu sévèrement) de favoriser la syncope respiratoire (Fr. Franck) et l'hypothermie post-opératoire (Poncet). Les doses employées sont les suivantes :

Chlorhydrate de morphine....	0 gr. 10 centigr.
Sulfate d'atropine............	0 gr. 005
Eau distillée..................	10 gr.

On injecte 1 centimètre cube 1/2 de cette solution, douze à trente minutes avant l'opération.

D'autres chirurgiens ont cherché à pallier les inconvénients du chloroforme en l'associant à l'éther et à l'alcool. Cette association est très employée en Allemagne dans les proportions suivantes (mélange de Billroth) : chloroforme, 3 parties — éther, 1 partie — alcool absolu, 1 partie. On emploie souvent aussi le mélange A. C. E. comprenant 1 partie d'alcool, 2 de chloroforme et 3 d'éther. Ces mélanges ont l'avantage de diminuer l'action irritante du chloroforme sur les premières voies respiratoires, de diminuer la durée de la période d'excitation et d'atténuer le malaise et les vomissements qui sont la règle après la chloroformisation. Les statistiques faites en Allemagne sont favorables à l'emploi de ces mélanges.

Enfin, on peut avoir recours avec avantage à l'appareil de Juncker, très employé à l'étranger et très recommandable; ou aux appareils qui permettent l'emploi des mélanges titrés (de Saint-Martin, Dubois).

Traitement des accidents de l'anesthésie. — Au début de l'anesthésie, le cœur s'arrête avant la respiration; dans l'anesthésie profonde, au contraire, la respiration s'arrête avant le cœur. Dans le premier cas (syncope cardiaque), tous les procédés connus sont infidèles. Le *renversement du sujet* la tête en bas (Nélaton) aurait donné quelques succès. Il est assez rationnel dans l'anesthésie chloroformique, mais cesse de l'être avec l'éther qui hyperémie les centres nerveux. *Les inhalations de nitrite d'amyle*, qui ont pour conséquence une vaso-dilatation générale et par suite le soulagement du cœur, toujours surdilaté dans les cas de ce genre, sont d'un emploi judicieux et ont donné un succès (Bryant). Enfin, on pourrait essayer la faradisation du segment cervico-dorsal de la moelle, dans le but de ranimer l'action des accélérateurs cardiaques (Dastre). En même temps que celui de ces moyens qu'on aura choisi, on pratiquera la respiration artificielle et les tractions rythmées de la langue pour éviter l'asphyxie. Dans le cas de syncope respiratoire, la *respiration artificielle*, aidée s'il y a lieu de *l'ablation mécanique des mucosités* qui obstruent la glotte, les tractions rythmées de la langue sont d'une efficacité incontestable.

En même temps, les excitations cutanées (flagellation de la face avec des compresses d'eau froide, contribueront à ranimer le patient).

Comparaison des anesthésiques — Le chloroforme est plus irritant que l'éther; il est plus dangereux que ce dernier et laisse, après l'anesthésie, des sensations plus durables et plus désagréables; il s'accompagne plus souvent de vomissements, il exige donc plus de prudence. Par contre, il anesthésie plus vite et fait contracter le réseau vasculaire périphérique, ce qui économise le sang des opérés.

Les vapeurs d'éther sont moins irritantes, mais l'anesthésie par l'éther est plus longue à obtenir. La période d'excitation est souvent prolongée. L'éther dilate le réseau périphérique, il est par suite préférable chez les sujets très impressionnables et ceux à forte tension vasculaire. Ses vapeurs sont inflammables ce qui en contre-indique l'emploi à la lumière artificielle.

Contre-indications. Elles ne sont que relatives. Ce sont, d'après Duret : le delirium tremens, l'hypothermie et le choc traumatique prononcé, l'anémie aiguë suite d'hémorrhagie, l'adynamie profonde, la faiblesse du cœur, la dégénérescence graisseuse de cet organe, les états congestifs du cerveau et des poumons.

Anesthésie locale. On l'obtient soit par les moyens réfrigérants : glace, vaporisation d'éthers ou de sulfure de carbone; soit avec des substances douées de propriétés anesthésiques locales : cocaïne, acide carbonique, etc. *Glace* mélange de glace (2 parties) et de sel marin (1 partie). *Ether sulfurique* pulvérisations au moyen de l'appareil de Richardson. *Éther bromhydrique ou bromure d'éthyle* n'est pas inflammable comme l'éther (qui ne permet pas d'opérer avec le thermocautère), mais il a l'inconvénient de dégager des vapeurs irritantes. *Chlorure d'éthyle* (éther chlorhydrique). On le conserve dans de petites ampoules qu'on ouvre, soit en brisant l'extrémité effilée, soit en enlevant un bouchon à vis. La chaleur de la main suffit pour vaporiser le chlorure d'éthyle et déterminer un jet qu'on dirige sur la partie à insensibiliser. Chez les sujets à peau délicate, on recouvrira celle-ci de vaseline ou de glycérine. Lorsque le chlorure d'éthyle d'un tube n'a pas été entièrement utilisé, on referme celui-ci soit avec de la cire, soit avec un capuchon de caoutchouc et on le conserve dans une position verticale, de préférence dans de l'eau (Terrier et Péraire). *Chlorure de méthyle ou éther méthylchlorhydrique*. Le liquide étant contenu dans un siphon, on dirige obliquement (pour éviter la vésication et les eschares) le jet sur le parcours du nerf et la région douloureuse. Les pulvérisations durent 5 à 6 secondes, au plus : la sensation est celle d'une brûlure, puis la peau durcit et blanchit. Il faut s'arrêter dès que la peau est congelée et qu'apparaissent des vésicules et la pigmentation. La peau se décongèle ensuite très rapidement : elle présente quelquefois une légère vésication, mais jamais d'eschares. Le chlorure de méthyle est utilisé contre les névralgies et particulièrement la sciatique. Pour éviter la congélation des tissus, le Dr Bailly a eu l'idée de projeter du chlorure de méthyle sur un tampon de coton, qu'on applique ensuite sur la peau, pendant quelques secondes, c'est le stypage. *Cocaïne*. (Voy. ce mot.)

ANETH. — Fruits aromatiques, stimulants, digestifs, carminatifs.

ANÉVRYSME DE L'AORTE. — Les méthodes de traitement tendent à favoriser le dépôt des caillots et l'oblitération plus ou moins complète du sac. *Méthode d'Albertini et de Valsalva.* Le malade devait rester au lit, pendant 40 jours et dans un repos absolu. On lui faisait d'abord 2 saignées; puis, on réduisait l'alimentation au minimum et on arrivait ainsi à ne donner par jour, que 125 gr. d'aliments solides et 250 gr. d'eau. En outre, le malade était fréquemment purgé. Cette méthode est abandonnée. *Diète sèche* (Tuffnell). A aussi pour but de diminuer les liquides du sang et de rendre celui-ci plus coagulable.

Coagulants et vaso-constricteurs. L'acétate de plomb 0 gr. 15 à 0 gr. 75 (Delsol, Legroux), l'alun ont été proposés, mais sont abandonnés. Il en est de même de l'ergot de seigle. La digitale (ralentit la circulation) est plutôt utile contre certains troubles cardiaques que contre l'anévrysme lui-même. *Iodure de potassium* (Bouillaud 1859, Chukerbuty 1862) 0 gr. 60 à 2 gr. et progressivement 4-6 gr. par jour. Ce médicament, unanimement recommandé, donne d'heureux résultats, soit qu'il augmente la plasticité du sang (comme le chlorure de sodium), soit qu'il ralentisse le cours de celui-ci (Œttinger).

Applications de glace (Goupil) peuvent être utiles quand la tumeur anévrysmale est chaude, rouge et animée de battements intenses (Potain).

Compression (au-dessus du sac). Elle est surtout applicable aux anévrysmes de l'aorte abdominale.

Méthode de Moore. Introduction dans le sac, d'un corps étranger, fil d'acier fin (Moore), ressort de montre (Baccelli) etc, pour obtenir la coagulation du sang.

C. Paul a préconisé l'acupuncture. On se sert d'aiguilles japonaises, en or, fines comme des cheveux. On en implante 4 à 5 dans la tumeur anévrysmale, à une distance d'environ 1 centimètre les unes des autres et on les laisse en place environ un quart d'heure. Ces aiguilles amènent une inflammation de la paroi du sac, qui s'épaissit et offre une plus grande résistance à la rupture.

Electropuncture (Ciniselli). Convient surtout pour les anévrysmes aortiques peu volumineux et facilement accessibles. Les aiguilles qui plongent dans la cavité anévrysmale, ne doivent être mises en contact qu'avec le pôle positif.

Hygiène. Eviter tout ce qui peut augmenter la tension artérielle : recommander le repos, une sobriété extrême (Delpeuch), la diète lactée (J. Renault). Protéger la tumeur contre les traumatismes (ouate et même plaques métalliques). *Traitement symptomatique.*

Calmer la douleur et la dyspnée : injections de morphine, antipyrine, phénacétine, acétanilide ; trachéotomie, en cas de suffocation subite par spasme glottiques. Combattre les hydropisies (purgatifs, diurétiques, thoracentèse), les hémorrhagies (repos absolu, diète, compression). Ces dernières sont souvent foudroyantes.

ANEXOSMOTIQUES. Voy. Hypocriniques.

ANGINES NON SPÉCIFIQUES 1° **ANGINES AIGUES.** *Prophylaxie et thérapeutique générale.* Antisepsie buccale et pharyngée : acide borique 4 0/0, sublimé 1/2000, grands lavages très chauds à l'aide d'un irrigateur ou d'un clysoir, avec une solution antiseptique faible, acide salicylique 1/1000 ou acide borique 3 0/0. Antisepsie intestinale : évacuants, benzonaphtol 2 à 3 gr. salol 4 gr. (A. Ruault). La quinine peut rendre aussi des services comme antiseptique général et antipyrétique On aura recours à l'antipyrine, à la glycérine cocaïnée 1/30, à l'huile mentholée 1/20, en cas de douleur vive ; à l'alcool, au vin, au café et à l'extrait de quinquina, s'il y a de l'adynamie. **Angine catarrhale aiguë simple.** Se présente, le plus souvent, sous la forme d'angine tonsillaire ou amygdalite. **Amygdalite aiguë.** Le traitement abortif, cautérisations au nitrate d'argent, insufflations d'alun, pastilles de résine de gaïac (Morel-Mackenzie), vésicatoire de 2 centimètres à l'angle de la mâchoire (Mandl), échoue le plus souvent (Cadier). Habituellement, on emploie, dans la période aiguë, les collutoires alcalins, les gargarismes émollients et antiseptiques (borate de soude 2-3 : 100; acide borique 4 : 100 ; chlorate de potasse, acide borique 1/2 à 1 pour 100 ; sublimé 1 : 2000) ; les douches chaudes, les badigeonnages avec la solution de chlorhydrate de cocaïne 1/20-1/10 ; quelquefois, les scarifications et les sangsues. On prescrit, en même temps, des révulsifs aux extrémités inférieures ; souvent, un vomitif (ipéca 1 gr. 50 en 3 paquets) ou un laxatif, s'il y a de l'embarras gastrique (1).

Après les 5e ou 6e jours, on emploie, s'il ne survient pas d'abcès, les topiques astringents : alun, borax, acides faibles, citron, vinaigre. Si la résolution est lente, pratiquer des badigeonnages avec la solution iodurée d'iode métallique. **Amygdalite et périamygdalite phlegmoneuse.** Le 5e jour est le jour critique, dans les angines aiguës : c'est celui où peut se former l'abcès. En cas d'abcès : cataplasmes chauds, onguent napolitain sur la région angulo-maxillaire, pour atténuer l'adénite concomitante cause principale de la constriction de la mâchoire (A. Ruault). On doit, lorsqu'on peut sentir la fluctuation, favoriser l'évacuation du pus, au moyen d'une incision, avec un bistouri enveloppé de diachylon, sauf à sa pointe ; mais, comme souvent la fluctuation est presque impossible à percevoir, on intervient rarement (Cadier). Après l'ouverture de l'abcès, irrigations boriquées à 1/100 (Rendu). **Angine herpétique** (angine pseudo-membraneuse, angine couenneuse commune). En cas de poussées successives : alun, borax ; jus de citron, solution d'acide citrique 1/8, 1/4, glycérine phéniquée 3/100, perchlorure de fer, teinture d'iode, solution de soude caustique 1/10, dans de la glycérine (Roger). 2° **ANGINES CHRONIQUES NON SPÉCIFIQUES.** Traiter la cause, s'il y a lieu : rhinite hypertrophique, dyspepsie, métrite, etc. Eviter les efforts vocaux. **Angine granuleuse ou glanduleuse ou folliculeuse.** S'abstenir de tabac, d'alcool ; éviter les fatigues de la voix ; suivre les indications diathésiques. Dans les cas légers, prescrire les astringents ; dans les cas rebelles, on cautérisera les granulations avec : le crayon de nitrate d'argent ; une solution de nitrate d'argent à 1/15 (Percepied), de teinture d'iode plus ou moins pure, de perchlorure de fer, de chlorure de zinc 0,01-4 gr. : 100 ; de sublimé 1 gr., alcool 4, eau 100. Douches gutturales chaudes (avec un irrigateur), eaux sulfureuses (en pulvérisations et aussi à l'intérieur). Au besoin, toucher les granulations avec la pointe du thermo-cautère ; puis, avec des gargarismes à l'eau glacée, calmer la douleur consécutive (H. Bourges). **Amygdalite chronique, hypertrophie des amygdales.** Toucher les amygdales, soit avec la nitrate d'argent, la teinture d'iode, l'acide chromique, ou le doigt mouillé et imprégné de poudre d'alun, soit avec la solution suivante : iode métallique 0,50, iodure de potassium 1 gr., glycérine 10. Le traitement médical reste souvent inefficace et on est obligé de pratiquer : soit, la discission (introduction d'un crochet mousse dans les orifices des cryptes malades, puis, rupture, par traction, du pont placé en avant de l'instrument) ; soit des cautérisations ponctuées, avec la pointe du thermo-cautère ou mieux avec le cautère galvanique, soit l'ablation. Pratiquée avec le bistouri ou l'amygdalotome, cette dernière opération est dangereuse, surtout chez l'adulte, à cause des hémorragies qu'elle produit ; aussi, à l'opération sanglante, doit-on préférer le procédé par l'anse galvanique. — M. Ruault a préconisé un procédé d'ablation par morcellement : l'amygdale étant saisie entre les mors d'une pince, on en enlève (en 3 ou 4 fois) la plus grande partie. Il n'est pas nécessaire que l'ablation soit totale car le moignon se rétracte. Avec ce procédé, la douleur et la perte de sang sont insignifiantes.

(1) Classification des Angines 1° *aiguës simples* : catarrhale, phlegmoneuse ; 2° *aiguës spécifiques* : diphtérique, herpétique (M. Ruault la range dans les angines aiguës non spécifiques). angine du muguet, angines rhumatismale, érysipélateuse, angine de la scarlatine, de la variole, de la dothienentérie, angines toxiques (mercure, etc.) ; 3° *chroniques* : glanduleuse, scrofuleuse, tuberculeuse, syphilique.

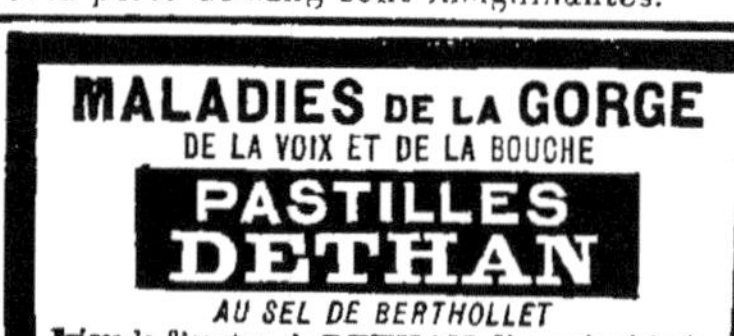

ANGINE GANGRENEUSE (gangrène du pharynx). Généralement consécutive aux fièvres éruptives et typhoïde, ou constitue une complication des formes graves de l'angine diphtérique. Exceptionnellement, elle peut apparaître chez les sujets très débilités, cachectiques (Ruault). *Traitement.* Traiter l'état général. Gargarismes au chloral 1/100, irrigations avec une solution salicylée 1/1000, ou même de permanganate de potasse 1/1000. Applications de chlorure de chaux sec, cautérisations avec l'acide chlorhydrique ou le thermo-cautère.

ANGINE DIPHTÉRIQUE. Voy. *Diphtérie.*

ANGINE DE POITRINE. *Prophylaxie.* — Eviter ou combattre les causes occasionnelles ou efficientes : émotions, marche rapide, efforts, excès, repas copieux, tabac, alcool, thé, café, constipation, dyspepsie, diathèses (goutte, rhumatisme, syphilis), lésions cardiaques ou aortiques. *Traitement de l'accès.* Injection sous-cutanée de 1 centigr. de morphine; élever graduellement la dose, s'il y a lieu, car la douleur, dit Huchard, est le contre-poison de la morphine. Inhalations de nitrite d'amyle : III à IV gouttes seulement, au début; plus tard, après accoutumance, VI ou VIII gouttes. Le nitrite d'amyle favorise l'action du cœur, en dilatant les artérioles et en diminuant les résistances périphériques; de plus, il active la circulation intra-myocardique et remédie à l'oblitération ou au spasme des coronaires (Huchard). Si l'accès se prolonge, injection de 1/4 ou 1/2 seringue de Pravaz avec : solution de trinitrine, au 1/100, XL gouttes, eau de laurier cerise 10 gr. (Huchard). Sachets de glace sur la région précordiale (recommandés par Dieulafoy). Au besoin : ventouses scarifiées; sangsues, sur la région douloureuse; saignée (insuffisance rénale. Péter). Le chloral, le sulfonal, l'éther, le chloroforme. l'antipyrine, l'exalgine, la belladone, l'aconit, les inhalations d'oxygène sont infidèles ou dangereux (Huchard); de même que les courants continus (G. Lemoine). *Dans l'intervalle des accès*: révulsifs (vésicatoires, cautères, pointes de feu), en cas de poussées aortiques. Sachets de glace, quelquefois pendant plusieurs jours (Dieulafoy), en cas de douleurs. Iodure de potassium (abaisse la tension artérielle. Huchard) ou de sodium (moins efficace) 0,50 (Potain) 1-3 grammes (Huchard), pendant des mois et même des années; suspendre toutes les trois semaines et remplacer, pendant dix jours, par IV à X gouttes d'une solution de trinitrine au 1/100, Pour faciliter la tolérance du traitement ioduré, administrer beaucoup de lait ou associer l'iodure à l'arsenic (G. Lemoine); si, malgré cela, il était mal supporté, on le remplacerait par la teinture d'iode (X gouttes, au commencement de chaque repas). En cas d'état syncopal : injections d'éther, de caféine, de camphre (une seringue de Pravaz de la solution suivante : huile d'olives stérilisée 10 gr., camphre 2 gr. (A.-F. Plicque), marteau de Mayor, frictions excitantes.

ANGUSTURE fausse. — Ecorce du vomiquier (nux vomica). Elle contient de la strychnine et surtout de la brucine. Action et indications de la noix vomique : dyspepsies atoniques, paralysies. Très toxique. **Vraie** *galipea cusparia.* Tonique (diarrhées, dyspepsies atoniques, fièvres) et fébrifuge. Poudre 1-2 gr. Inusité.

ANILINE. — Narcotique: Sulfates, 0,05-0,30,: chorée, épilepsie. **Aniline** (Couleurs d'). *Methyle violet.* Antiseptique : ulcérations de la cornée; solution 1/1000 (Stilling). *Bleu de méthylène.* Analgésique, 1 à 5 centigr. *Aniline* (camphorate d'). Antiseptique, antispasmodique. 0,50 d'une solution éthérée à 1/4.

ANIS ÉTOILÉ (badiane). — Carminatif, comme l'anis vert (pimpinella anisum) 1-5 gr.

ANISATE DE SOUDE. — Succédané du salicylate de soude : antipyrétique, antirhumatismal; 1 gr. et plus, en potion (Curci).

ANISIQUE (acide). — Succédané de l'acide salicylique. Antiseptique énergique, employé pour saupoudrer les plaies.

ANKYLOSTOMASIE. — Voy. Anémie (des mineurs).

ANOREXIE. — Teinture de badiane 1 gr.50, teint. d'écorce d'oranges amères, teint de gentiane, āā 5 gr.; gouttes amères de Baumé 5 gr. ; teinture de cardamome 1,50 ; eau de menthe 5 gr.; eau 125 gr. Une cuillerée à soupe un quart d'heure avant les repas (Huchard). Voy. *Apéritifs.*

ANSERINE VERMIFUGE (*Chenopodium anthelminticum*). — Vermifuge 1,50 — 2,50, plusieurs jours de suite.

ANTHELMINTIQUES. — Voy. Helmintes.

ANTIFEBRINE. — Voy. Acétanilide.

ANTIMOINE ET ANTIMONIAUX. — Suivant la dose et le mode d'administration, les antimoniaux (émétique, kermès, oxyde blanc d'antimoine) sont vomitifs, purgatifs, diaphorétiques, expectorants, contro-stimulants (méthode razorienne). Ils sont d'autant plus actifs qu'ils sont plus solubles. **Emétique** (tartre stibié, tartrate d'antimoine et de potasse). Appliqué sur la peau (pommade stibiée, emplâtre stibié), l'émétique produit une éruption. Administré à l'intérieur, à des doses thérapeutiques et fractionnées, c'est un éméto-cathartique et un contro-stimulant ; à doses toxique ou massives, il agit comme irritant, corrosif (ulcération des muqueuses gastro-intestinales) et comme poison musculaire, *Vomitif* 5 à 10 centigr., dans une potion de 150 gr., à prendre en 3 fois, à dix minutes d'intervalle. On favorise les vomissements par l'ingestion d'eau tiède. *Purgatif* 0.50-0,10, dans 1 litre de tisane, à prendre par quart de verre, dans la journée (émétique filé ou en lavage). *Contro-stimulant.* A doses fractionnées, on arrive à supporter 50 centigr. à 1 gr. de tartre stibié, tandis que, suivant Tayler, 0,10 à 0,12 en une fois peuvent amener la mort (choléra stibié). *Méthode razorienne*, 0,20 et plus dans une potion de 150 gr , à prendre dans la journée. Si les vomissements et les coliques sont trop violents, on éloigne les prises, jusqu'à la tolérance (cessation des vomissements). On observe alors une espèce de collapsus profond, avec dépression du système circulatoire (parésie des ganglions et du muscle cardiaques), de la respiration (parésie du pneumogastrique) et du système nerveux ; ces phénomènes constituent le *contro-stimulisme.*

L'effet le plus constant de l'émétique, est le vomissement. Celui-ci résulte de l'irritation gastrique produite par le tartre stibié sur les filets sensitifs du nerf vague ; l'irritation est transmise au bulbe, qui la réfléchit sur l'estomac. Lorsque l'émétique est injecté dans les veines, il produit le vomissement par le même mécanisme, mais plus tardivement : au moment où l'émétique arrive au contact de la muqueuse digestive, qui est une de ses voies d'élimination.

Dans certains pays, on considère l'émétique comme un modérateur de la nutrition et on le donne aux animaux comme moyen d'engraissement.

Usages internes. L'émétique est le vomitif le plus énergique ; il doit être préféré dans les cas d'empoisonnement, où il faut agir vite et énergiquement.

L'émétique est quelquefois employé comme cholagogue (il s'élimine en partie par la bile), expectorant (de même que les autres antimoniaux, il s'élimine aussi par la muqueuse bronchique). On a abandonné ce médicament comme contro-stimulant (pneumonie), hypocinétique (chorée),purgatif (émétique en lavage). On l'associe quelquefois au sulfate de soude, pour obtenir un effet *éméto-cathartique* : émétique 5 à 10 centigr., sulfate de soude 15 gr. dans un litre de tisane, à boire par verre, tous les quarts d'heure. **Usages externes.** On emploie rarement l'émétique comme révulsif: pommade stibiée 1/3; emplâtre stibié (emplâtre de poix de Bourgogne saupoudré d'émétique); suppositoires 0,15-0,30 (pour rappeler les hémorroïdes) **Kermès.** Sulfure d'antimoine (partie essentielle) mélangé avec de l'antimonite de soude et du sulfure de sodium. Expectorant 5 à 20 centigr.; antiphlogistique 0,10-1 gr.

Au-dessus de 0,30, le kermès est vomitif et purgatif. On emploie le kermès contre les laryngo-bronchites, avec expectoration difficile. Dose 0,50. Les pastilles contiennent 1 centigr. Dose 1 à 10. **Oxyde blanc d'antimoine**. Possède, mais affaiblies, les propriétés de l'émétique. On le prescrit surtout comme expectorant, 1-5-8 gr., dans une potion avec un looch. **Arseniate d'antimoine** modificateur de la nutrition du cœur. **Soufre doré d'antimoine** (polysulfure d'antimoine) 0,20-1 gr. Plus infidèle que les précédents. **Chlorure d'antimoine,** caustique énergique.

ANTIPERIODIQUES. — Voy. Antipyrétiques. Paludisme,

ANTIPHLOGISTIQUES. — Moyens qu'on oppose à l'inflammation : froid (applications réfrigérantes, affusions, bains froids, glace), fébrifuges et contro-stimulants (quinine, digitale, vératrine, colchique, émétique à doses fractionnées, acidules); agents de spoliation et dérivatifs (vomitifs, purgatifs, sudorifiques, diurétiques, vésicatoires, émissions sanguines); émollients (mucilagineux, huileux, cataplasmes); narcotiques; révulsifs; antiplastiques et parasiticides (alcalins, mercure, iodure de potassium, etc.). Dans les cas d'inflammations locales : déclivité (élévation du membre), immobilité, occlusion, compression, astringents.

ANTIPYRÈTIQUES. — Agents qui abaissent la température chez les fébricitants. L'action des antipyrétiques (abstraction faite des spécifiques, qui s'adressent à la cause elle-même, au microbe, comme la quinine à l'hématozoaire du paludisme) consiste surtout en une influence sur le centre nerveux, régulateur de la chaleur (antipyrine, etc.). Les *antithermiques* ne font que soustraire de la chaleur (bains froids et procédés de réfrigération). Les *antipériodiques*, plus spécialement appelés *fébrifuges*, empêchent le retour des accès de fièvre intermittente ou une cause morbifique intermittente (développement des organismes inférieurs, cause de la périodicité. Les deux meilleurs antipériodiques sont la quinine et l'arsenic. Ce dernier est indiqué dans les empoisonnements palustres frustres, qui se manifestent par des névralgies et des troubles nerveux ou digestifs. plutôt que par des accès fébriles francs (Lauder-Brunton. **Classification des antipyrétiques d'après Lauder Brunton.** *Antipyrétiques qui diminuent la production de la chaleur* 1° en modifiant les échanges organiques : quiniques, acides benzoïque, phénique, salicylique, kairine, eucalyptol et autres essences, alcool; 2° en modifiant la circulation A générale : antimoniaux, aconit, digitale, vératrine; B locale : ventouses, sangsues, vésicatoires, cataplasmes, antiphlogistiques. *Antipyrétiques qui augmentent la deperdition du calorique* 1° en dilatant les vaisseaux : alcool (qui diminue aussi les oxydations), antipyrine; 2° en augmentant l'évaporation de la sueur : antimoniaux, ipéca; 3° par soustraction de chaleur: procédés de réfrigération; 4° mode d'action inconnue : purgatifs et saignées.

ANTIPYRINE. ANALGÉSINE (oxyméthyl-quinizine méthylée, diméthylphénylpyrazolon). — Antiseptique, hémostatique, analgésique, antithermique (chez les fébricitants), mais non antipériodique. L'abaissement de la température est accompagné de sueurs et indépendant du nombre des pulsations.

L'antipyrine agit principalement sur le système nerveux et c'est vraisemblablement, par l'intermédiaire de celui-ci qu'elle produit la plus grande partie de ses effets : diminution de la perception sensitive et de l'excitabilité nerveuse, ralentissement des oxydations. Tandis que les doses thérapeutiques dépriment le pouvoir excito-moteur de la moelle et du bulbe, les doses élevées l'exagèrent (contrairement à la strychnine (Pibre) et déterminent des symptômes tétaniques et paralytiques. L'antipyrine a peu d'action sur le sang. Elle s'élimine par le rein, dont elle ralentit la sécrétion (diminution de la quantité d'urine, d'urée et d'acide urique). *Usages externes.* Injections uréthrales 1/10 : blennorrhagie. Hémostatique : épistaxis (insufflations), métrorrhagie (tampons). *Usages internes.* L'antipyrine est un aussi bon antiseptique que l'acide phénique, la résorcine, la kairine; elle est moins toxique que ces substances. Comme antithermique, elle est inférieure à l'antifébrine. Administrée contre les manifestations fébriles rémittentes des affections respiratoires (tuberculose, pneumonie, pleurésie, fièvre typhoïde, typhus, érysipèle, rhumatisme), elle atténue les symptômes liés à l'élévation de la température, mais reste sans influence sur l'évolution et la durée de la maladie. L'action hypothermique de l'antipyrine ne présente plus, du reste, qu'un intérêt secondaire, depuis qu'on a découvert ses effets analgésiques.

Actuellement, on prescrit surtout l'antipyrine comme médicament inhibitoire de la douleur et comme dépresseur du pouvoir excito-moteur de la moelle épinière : migraine et névralgies, rhumatisme blennorhagique, douleurs fulgurantes, tranchées utérines, asthme, chorée, coqueluche, hystérie. Dans le diabète, elle calme les névralgies et diminue la quantité de sucre. On l'a préconisée aussi contre le goitre exophthalmique. L'albuminurie est une *contre-indication* à son emploi. *Posologie.* Il ne faut pas dépasser 6 gr. et on doit le plus souvent se borner à 1-2-4-5 gr., pour éviter l'adynamie et les sueurs. A dose élevée, l'antipyrine produit aussi de la constriction pharyngée, des vomissements, de l'enchifrènement, des exanthèmes. On administre ce médicament par fractions de 0,50 à 1 gr. Par la voie hypodermique, la dose est 2 ou 3 fois moindre.

ANTISCORBUTIQUES.— Ce mot sert à désigner les aliments ou remèdes employés contre le scorbut : amers (pissenlit, trèfle d'eau), aromatiques (rue, sabine), acidules (oseille, acides minéraux) et aussi plus spécialement le cresson, le cochléaria et autres crucifères. Le *sirop antiscorbutique* ou de *raifort composé*, préparation amère et stimulante, doit surtout ses propriétés apéritives à l'écorce d'oranges amères, à des crucifères (huiles volatiles excitantes) cochléaria, cresson, raifort et à la cannelle qui stimulent les fonctions digestives. C'est en agissant sur celles-ci (et non par une action dépurative, comme le croit encore le vulgaire) qu'ils fortifient l'organisme et font disparaître certaines manifestations scrofuleuses, etc. *Sirop de raifort iodé* 0,02 d'iode par 20 gr. (Codex) : scrofule (engorgements ganglionnaires).

ANTISEPTIQUES. — On donne ce nom à des agents qui préviennent ou arrêtent la décomposition des substances organiques, en détruisant les microbes (germes, bactéries, etc.) qui se développent aux dépens des éléments (oxygène, azote etc.) qu'elles renferment *Les désinfectants* détruisent les produits de la putréfaction commencée et neutralisent ou masquent les odeurs (désodorisants) qui en résultent (P. Lefort). On les emploie pour tuer les germes morbides contenus dans les selles, les crachats, le mobilier, les vêtements, les locaux (Lauder Brunton). Toutefois, en thérapeutique, on appelle souvent indifféremment antiseptiques ou désinfectants les agents qui stérilisent les germes pathogènes (Hayem).

Les ferments n'ont pas une origine spontanée : leurs germes sont contenus dans l'air qui leur sert de véhicule ; aussi, pour conserver sans altération les matières putrescibles, faut-il les préserver de tout rapport avec l'air impur (filtrage, nettoyages minutieux, etc.) ou déterminer, au moyen de la chaleur et des antiseptiques, la mort des ferments. L'ensemble des procédés de stérilisation physiques et mécaniques, employés pour mettre l'organisme à l'abri des germes infectieux, constitue l'*asepsie*. Celle-ci est indispensable, non seulement en chirurgie, pour empêcher l'inoculation des plaies par les germes nocifs, mais aussi en médecine, en cas de maladies contagieuses : fièvres éruptives, diphtérie, tuberculose, etc. Voy. *Asepsie. Désinfection.* **Principaux antiseptiques.** Acétique (acide), acides, aération, alcool, alun, amers, aniline, asaprol, aseptol, argent (azotate d'), aristol, aromatiques, aseptol, baumes naturels, benjoin, benzine, benzoïque (acide) et benzoate de soude, benzonaphtol, bismuth (salicylate de), bleu de méthylène, borax, borique (acide), brome (vapeurs), café torréfié. (charbon et huile essentielle), camphre (bien déchu), carbone (sulfure de) chaleur (1) (l'air chaud et humide est le meilleur destructeur des germes), charbon, chaux, chloral, chlore et ses composés, chloroforme, chrysophanique (acide), cinnamique (acide), coaltar, créosote, crésalol, crésylique (acide), cuivre (sulfate), diiodoforme, eau oxygénée (désinfectant et antiseptique très énergique, non toxique, inodore), essences, fluorhydrique (acide), formaldéhyde, formique, (acide), froid (congélation), gaïacol, girofle (eugénol), goudron (phénol et composés aromatiques), hydronaphtol, hypochlorites alcalins, hyposulfites, ichthyol, iode, iodoforme, iodol, lactique (acide), lumière (Ledoux-Lombard), lysol (créoline), menthol, méthylène (bleu de), mercure (chlorure et iodures de), microcidine, myrtol, naphtaline, naphtols, permanganate de potasse, pétrole, phénylborique (acide), phénique (acide), picrique (acide), pipéronal, pyoktanine, pyrogallique (acide), quinquina et quinine, quinoline, résines, résorcine, rétinol ou rosinol, saccharine, acide salicylique et salicylates, salinaphtol ou bétol, salol, sodium (chlorure de), solutol, solvéol, soufre et ses composés (acide sulfureux, sulfates de cuivre et de fer) sozoïodol, styracol, styrone, sublimé corrosif, sulfaminol, sulfates de cuivre et de fer, tannin (ozène), térébène, térébenthine, terpine, terpinol, thymique (acide), toluène ou toluol, touraillon, trichlorophénol, trichloracétique (acide), trichlorure d'iode, xylène ou xylol, zinc (chlorure de).

(1) *Chaleur*. D'après Vinay, le plus grand nombre des germes pathogènes (celui de la tuberculose, entre autres, fait exception), à l'état adulte meurent quand on les soumet, pendant 10 minutes, à une température de 62° à 64°. Les spores résistent davantage mais par la méthode des chauffages discontinus, (Tyndall Koch), on parvient à les détruire : elles germent, passent à l'état adulte et deviennent ainsi vulnérables (Manquat). En réalité, il faut 115° de chaleur humide et 150° de chaleur sèche pour obtenir une stérilisation certaine.

Valeur comparée et choix des antiseptiques. — Le nombre considérable des antiseptiques impose au praticien l'obligation de faire, parmi eux, un choix réfléchi, basé sur leur valeur. Or, cette valeur doit être appréciée à deux points de vue : la valeur expérimentale et la valeur clinique. La valeur expérimentale est la puissance microbicide, en un temps donné, déterminé *in vitro*. Elle a été fixée par un grand nombre d'auteurs et particulièrement par Tarnier et Vignal. La valeur clinique réside dans les conditions multiples que doit posséder l'antiseptique pour exercer sa puissance microbicide au contact des tissus. Ces conditions font qu'un antiseptique de première valeur expérimentale peut n'avoir qu'une valeur clinique nulle, dans un cas donné. C'est ainsi que le bichlorure de mercure, le premier des antiseptiques *in vitro*, est presque inutilisable pour le lavage de la vessie, en raison de la douleur qu'il provoque. Les conditions principales que la clinique réclame sont : 1° l'absence de *toxicité* (1) ou du moins

(1) *L'équivalent toxique* est la quantité nécessaire d'une substance pour tuer 1 kilogr. d'animal. *L'équivalent antiseptique* est la quantité de cette substance capable d'empêcher le développement d'un microbe spécifique dans 1 kilogr. de matière nutritive. La dose toxique de l'antiseptique doit être supérieure à la dose infertilisante (Bouchard).

Les résultats obtenus avec la quinine dans le paludisme, avec le mercure dans la syphilis, avec l'acide salicylique dans la fièvre rhumatismale, prouvent qu'il n'est pas impossible d'arriver à *tuer l'agent infectieux ou à empêcher sa pullulation sans nuire au malade* (Hallopeau).

D'après Trouessart (La thérapeutique antiseptique, p. 112) les antiseptiques complexes, empruntés à la chimie organique, sont ceux qui conviennent le mieux pour l'antisepsie interne ; car, suivant la loi de Bouchard, le mélange de plusieurs substances antiseptiques n'augmente pas leur pouvoir toxique, tout en additionnant leur pouvoir antiseptique.

« Les composés sont peu toxiques et d'autant plus antiseptiques « que leur molécule (toutes choses égales d'ailleurs) est plus com- « pliquée. C'est à cette complication même qu'ils doivent, suivant « l'expression de M. Bouchard, d'être, comme le naphtol, plus nui- « sibles pour la cellule végétale parasitaire que pour la cellule « animale. »

« C'est parmi ces composés de la série aromatique et surtout « parmi les essences, qu'il convient de chercher de nouveaux anti- « septiques propres à réaliser l'antisepsie générale, sans danger pour « l'organisme » (Trouessart).

une toxicité aussi faible que possible pour éviter les chances d'intoxication, tant pour le malade que pour son entourage (enfant). Les cas d'empoisonnement mortel, par le sublimé ou le phénol, sont nombreux, aussi doit-on éviter de s'en servir dans le lavage des grandes cavités : péritoine, plèvre, intestins. Les enfants sont particulièrement sensibles au phénol. Les composés les moins toxiques, tout en étant suffisamment antiseptiques, sont le naphtol, le thymol avec lesquels il est à peu près matériellement impossible de s'empoisonner. 2° L'absence de *causticité*. Beaucoup de substances microbicides sont inutilisables en raison de leur causticité. Tels sont les acides sulfurique, azotique, chlorhydrique; les bases : soude, potasse, ammoniaque. Si on dilue ces corps au point de faire disparaître leur causticité, ils perdent par le fait même, leur puissance germicide. Le bichlorure de mercure, le phénol sont utilisables dans la plupart des cas; les essences de cannelle, d'origan, de vespetro, le thymol, le naphtol ne sont pas caustiques, mais produisent une sensation de cuisson. Par l'addition d'huile ou de glycérine, on diminue dans une très forte proportion la causticité. 3° Puissance *microbicide* (1) aussi grande que possible. Elle doit être assez grande pour que les microbes soient tués dans le temps pendant lequel ils sont en contact avec l'antiseptique. C'est pourquoi, dans les régions où les pansements permanents sont inapplicables, le médicament doit être assez fort pour être microbicide pendant le temps très court (quelques minutes) que dure le lavage. Le bichlorure, le biiodure de mercure, le naphtol, le thymol, le crésol, le permanganate de potasse, etc., sont utilisables dans ces cas. Les essences, l'acide borique, les sulfates de cuivre, de zinc ne donnent aucune sécurité. 4° *Solubilité dans l'eau* aussi grande que possible. Cette condition a pour but de simplifier la pratique de l'antisepsie, de la mettre à la portée de tous et de diminuer le prix du médicament en supprimant l'emploi de l'alcool. Les sels mercuriels, le benzoate, le salicylate de soude, le permangate de potasse sont suffisamment solubles; mais les essences, le thymol, le naphtol, la créosote, le phénol exigent l'emploi de l'alcool. Toutefois, dans certains cas, on recherche les antiseptiques difficilement solubles : pansement permanent des plaies, des abcès cavitaires, des oreilles. L'antiseptique ne se dissolvant que lentement dans les humeurs secrétées, entretient l'antisepsie. C'est également dans ce but qu'ils sont indiqués pour l'antisepsie du tube digestif. Pour les plaies, l'iodoforme, le salol, l'aristol, l'iodol

(1) On a cherché à établir une échelle, une hiérarchie des antiseptiques, et, pour cela, on a dressé des listes de ceux ci, par séries décroissantes, suivant leur activité. C'est ainsi que Miquel, en recherchant la dose minima de quelques antiseptiques nécessaire pour empêcher la putréfaction d'un litre de bouillon de bœuf neutralisé a établi la classification suivante :

1° *Substances éminemment antiseptiques* : eau oxygénée, bichlorure de mercure, azotate d'argent.

2° *Substances très fortement antiseptiques* : iode, chlorure d'or, bichlorure de platine, acide cyanhydrique, brome, sulfate de cuivre.

3° *Substances fortement antiseptiques* : cyanure de potassium, bichromate de potasse, gaz ammoniac, chlorure d'aluminium, chloroforme, chlorure de zinc, acide tymique, chlorure de plomb, azotate de cobalt, sulfate de nickel, azotate d'urane, acide phénique, permanganate de potasse, azotate de plomb, alun, tannin.

4° *Substances modérément antiseptiques* : bromhydrate de quinine, acide arsénieux, sulfate de strychnine, acide borique, arsenite de soude, hydrate de chloral, salicylate de soude, sulfate de protoxyde de fer, soude caustique.

5° *Substances faiblement antiseptiques* : protochlorure de manganèse, chlorure de calcium, borate de soude, chlorhydrate de morphine, chlorure de strontium, chlorure de lithium, alcool.

6° *Substances très faiblement antiseptiques* : chlorure d'ammonium, arséniate de potasse, iodure de potassium, sel marin, glycérine, sulfate d'ammoniaque, hyposulfite de soude.

Koch, Buchholtz, Pflugge, Nothnagel et Rossbach, Jalan de la Croix, Arloing, Cornevin et Thomas, Marcus et Pinet, Pilatte, Versin, Duclaux ont aussi dressé des tableaux du même genre.

Pour compléter ces indications, nous devons ajouter certaines remarques : 1° La température a une très grande influence sur les principaux microbes pathogènes (la chaleur peut les tuer si elle est assez élevée et assez prolongée) : telle substance agit plus énergiquement en solution chauffée.

2° Une substance antiseptique peut être active contre un microbe et inefficace vis-à-vis d'un autre ; le biiodure de mercure, par exemple, est inférieur à l'ammoniaque, au polysulfure de potassium, à la créosote, à l'iodoforme et au salol, contre le bacille de Koch (Villemin).

3° Avec des doses progressives, on peut aguerrir certains microbes vis-à-vis d'antiseptiques qui leur sont cependant particulièrement défavorables (Kossiakoff).

« Le mélange de plusieurs substances antiseptiques est plus antiseptique que chacune d'elles prise en particulier » (Bouchard).

sont recommandés; pour le tube digestif (1), le naphtol et le salol méritent la préférence. Indépendamment de ces conditions inhérentes à l'antiseptique lui-même, il en est d'autres qui sont imposées, soit par le microbe pathogène, soit par la région du corps à traiter. Ainsi, le nitrate d'argent est l'antiseptique qui réussit le mieux contre le gonocoque. En ce qui concerne le choix de l'antiseptique suivant la région, nous pouvons dire d'une façon générale que, pour la peau et les muqueuses, les antiseptiques alcalins : microcidine, benzoate, salicylate de soude, conviennent mieux que les acides parce que, dissolvant les matières grasses et ne coagulant pas les mucosités, ils se mettent en contact plus intime avec les microbes et les tuent plus sûrement. En résumé, la valeur d'un antiseptique n'est pas absolue et le choix du médecin doit s'inspirer des diverses considérations que nous n'avons indiquées que très sommairement.

(1) Pour réaliser l'antisepsie intestinale, on a recours aux évacuants (purgatifs, lavages de l'estomac et de l'intestin) et à une hygiène spéciale (lait, œufs, régime végétarien), outre les antiseptiques insolubles, salicylate de bismuth, benzonaphtol (mieux toléré que le naphtol), soufre (Semmola).

ANTISEPTOL, iodo-sulfate de cinchonine. — Contient 50 0/0 d'iode. Succédané de l'iodoforme, dont il n'a pas l'odeur désagréable.

ANTISPASMODIQUES. — Ce sont des agents qui diminuent l'excitabilité nerveuse (1) lorsque celle-ci est exagérée (Dujardin Beaumetz). Ils conviennent contre l'éréthisme cérébral ou sensoriel et l'ataxie. D'après Fonssagrives, ils ont un caractère commun, l'*odoréité* ou la *volatilité*, plus ou moins marquée suivant les substances : éther, chloroforme (antispasmodique à petites doses), camphre, huiles essentielles, gommes fétides, eau de laurier cerise et cyaniques, musc, castoreum, valériane et valérianates, oranger, tilleul, ambre gris, huile de papier, huile de Dippel et stupéfiants pyrogéniques, etc.

Par suite de cette volatilité, les antispasmodiques agissent rapidement, surtout par la voie pulmonaire; par contre, leur action est fugace.

Ils produisent, dit Fonssagrives, une série graduée de phénomènes généraux, qui peuvent se résumer ainsi : 1° excitation primitive plus ou moins marquée, 2° sédation de l'éréthisme nerveux ; 3° action anesthésique et amyosthénique. Il est rare que l'action anesthésique se produise, mais elle pourrait cependant apparaître pour le plus grand nombre de ces agents, si la dose était assez élevée. En résumé, les antispasmodiques sont des *stupéfiants diffusibles* qui ne diffèrent des stupéfiants ordinaires ou fixes (opiacés, etc.) et des anesthésiques, que par la rapidité, le peu d'intensité et la fugacité de leur action (Fonssagrives). — Beaucoup d'auteurs considèrent comme très artificiel le groupe des antispasmodiques.

ANTIZYMOTIQUES.— Agents qui arrêtent les fermentations. Ils se subdivisent en antiseptiques et en désinfectants (Lauder-Brunton).

AORTIQUE (lésions de l'orifice). — Voy. Cœur.

AORTITE. — Voy. Artérite.

APÉRITIFS. — Aujourd'hui, le mot apéritifs sert à désigner les stimulants de l'appétit. *Régime apéritif*. Exercice, changement d'air (littoral et air des montagnes, en été), condiments salés, abstention de sucre (Fonssagrives). *Apéritifs médicamenteux*. Amers et excitants, pilules anti cubum, gouttes amères, quassine, absinthine, eaux minérales, ferrugineuses, acidules gazeuses, alcalines, arsenicales.

APHRODISIAQUES. — Agents qui produisent une excitation génitale : cantharides, musc, phosphore, essences, stimulants généraux (vins généreux, emménagogues). Régime toni-stimulant.

APHRODISIE. — Exagération des désirs génésiques. Hydrothérapie, lotions froides sur les organes génitaux, gymnastique. Bromure de potassium 1-4 gr., lupulin (voy. Blennorrhagie-érections). Exercice musculaire, travail intellectuel, traitement moral.

APHTES. — Voy. Stomatites.

APIOL. — Voy. Persil.

APIONE. — Propriété de la pyoktanine. Solution 1/100 : ulcères de la cornée, kératites (Galezowski).

APOCYNUM CANNABINUM. — Diurétique, purgatif : goutte. Poudre 1-2 gr. Décoction 4/200. Emétique à haute dose.

APOMORPHINE. — A petites doses, 0,01 à 0,04 en potions, lavements et surtout en injections hypodermiques, elle agit, en quelques minutes, comme un émétique puissant. Les hautes doses n'ont pas d'effet émétique et amènent le coma. Les injections émétiques peuvent rendre des services chez les aliénés, ou dans les empoisonnements. On emploie de préférence le chlorhydrate d'apomorphine, qui doit être administré avec une extrême prudence, car aucun vomitif

(1) Le mot *spasme* était autrefois synonyme de convulsions ; aujourd'hui, on l'applique de préférence aux contractions musculaires localisées et d'ordre réflexe (Dictionnaire usuel des sciences médicales).

n'occasionne autant de tendance à la syncope et au collapsus (Bourneville et Bricon) même seulement avec 3-4 milligr. (Prévost et David). On se sert d'une solution à 1/100 soit 1 centigr. pour 1 gr. d'eau.

APOPLEXIE. — On a appliqué ce mot aux hémorrhagies interstitielles non seulement du cerveau, mais du poumon et autres viscères (apoplexie cérébrale, pulmonaire). Mieux vaut lui conserver sa signification clinique et le réserver pour les ictus avec perte de mouvement et de connaissance (cessation brusque de l'action cérébrale). L'apoplexie est souvent produite par une hémorrhagie, mais il peut y avoir apoplexie sans hémorrhagie cérébrale et hémorrhagie cérébrale sans apoplexie, c'est-à-dire sans perte de connaissance. L'apoplexie peut être produite par une tumeur, une embolie, l'ischémie, la thrombose et l'hémorrhagie cérébrale. On songera aussi, dans le diagnostic, à la possibilité de l'urémie ou du diabète (coma diabétique). Les phénomènes congestifs seront traités par les mêmes moyens que l'hémorrhagie cérébrale (voy. ce mot). En cas de ramollissement apoplectiforme, la saignée est presque toujours contr' indiquée. Mieux vaut employer la médication stimulante : injections d'éther et de caféine, potion avec éther, ammoniaque. S'il s'agit de syphilis cérébrale, on instituera, sans perdre de temps, le traitement spécifique mixte.

APOZÈME. — Tisane active (médecine noire, décoction blanche).

APPENDICITE, — Voy. Typhlite.

ARAROBA (poudre de Goa). — On la recueille dans les fentes de l'angelim amargosa. Elle contient de l'acide chrysophanique et sert aux mêmes usages que celui-ci. Pommade 2-4/30 (ajouter de l'acide acétique 1-2) : psoriasis, herpès circiné.

ARBUTINE. — Voy. Uva Ursi.

ARENARIA RUBRA. — Diurétique. Décoction 20/100, extrait aqueux 2-4 gr.

ARENATION. — Voy. Bains de sable chaud.

ARGENT. — L'argent pur est inerte. Les sels sont styptiques, caustiques et altérants. Ils auraient, en outre, sur le système nerveux (particulièrement la moelle allongée, qu'ils paralyseraient. Rouget) une action encore mal connue (Gubler et Labbée). *Nitrate d'argent.* astringent ou cathérétique (suivant qu'il est en solution plus ou moins concentrée) et modificateur des foyers virulents. Collyres 0,10-0,20/30 ; immédiatement après, laver les parties avec de l'eau salée : ophthalmie purulente. Lavements 0,10-0,15 : diarrhée. L'utilité de l'administration interne de l'azotate d'argent (0,01 à 0,05, en pilules de 0,01, avec de la mie de pain) contre l'épilepsie, la chorée, l'ataxie locomotrice. etc, n'est pas démontrée.

ARISTOL. — Thymol-biiodé. Succédané inodore et non toxique de l'iodoforme. Il peut aussi remplacer la chrysarobine, dans le traitement du psoriasis et du lupus. On l'emploie en poudre, en pommade 3-10/100 (vaseline aristolée) collodion 10/100, crayons 0,10 à 0,50 (par crayon) ovules vaginaux 0,50- 1 gr.

ARISTOLOCHIA CYMBIFERA. — Guaco (Butte). Eméto-cathartique, analgésique, paralysant (paralysie des centres nerveux, de la sensibilité et de la motricité) toxique. Décoction 20/1000 contre le prurit et à l'intérieur contre les névralgies (Butte).

ARMOISE. — Artemisia vulgaris. Stimulant, emménagogue. Peu actif. Infusé 10-20 gr.

ARNICA MONTANA. — Synanthérées. D'après Gubler, les propriétés âcres et contro-stimulantes de l'arnica seraient en opposition avec les vertus stimulantes que lui prête le vulgaire. Peut-être, s'agit-il d'une question de dose : à doses moyennes, il stimule l'axe cérébro-spinal, tandis qu'à doses élevées (2 gr. d'après Jorg, 30 gr. d'après Barbier) il provoque des vomissements, des défaillances. La médecine populaire l'emploie : à l'intérieur, dans le cas de commotion, de somnolence, de paralysie ; à l'extérieur, comme résolutif, contre les contusions. Infusion 4/1000 (passer dans un linge). Teinture 1-2 gr. L'alcoolé pur, en compresses, produit souvent la vésication.

AROMATIQUES. — *Série aromatique.* Tous les dérivés de la série aromatique sont plus ou moins analgésiques et antiseptiques (Dujardin-Beaumetz et Égasse). Tels sont : l'acide salicylique, le salol, le salinaphtol, les anilides (acétanilide, phénacétine) dans les composés à noyau benzique ; l'antipyrine dans les composés à noyau pyridique.

Aromatiques végétaux. Antiputrides (embaumement), eupeptiques (absinthe, angélique) excitants du système nerveux, hyperthermiques (essences). Ce sont les agents hypersthéniques de Gubler, en réalité, des stimulants ; aussi, les emploie-t-on surtout contre l'adynamie, l'algidité. Les huiles volatiles s'éliminant par les voies respiratoires, les urines, la sueur, elles sont anticatarrhales (poumons, voies urinaires), sudorifiques (Martin-Damourette).

ARSENIC.— **Physiologie et toxicologie. Action locale.** L'arsenic est antiputride (les cadavres des individus empoisonnés se décomposent très lentement) irritant ; caustique, sur la peau ulcérée. (Voy. Caustiques.) **Action générale.** *Absorption et élimination.* Les corps gras retardent son absorption. Il s'élimine par les reins (voie principale d'élimination), les glandes salivaires, le foie, la peau, les muqueuses. Dans l'intoxication chronique, la localisation a lieu surtout dans les centres nerveux ; puis dans le foie, les muscles, les os spongieux. *Action sur l'appareil digestif.* A petites doses, il favorise les fonctions digestives ; à fortes doses, il produit une irritation gastro-intestinale. *Circulation.* A doses un peu élevées, il ralentit la circulation. *Sang.* L'arsenic se fixe sur les globules sanguins. Pour Gubler, l'acide arsénieux agit sur les globules rouges, comme sur les organismes inférieurs : il les tue (Berlioz). D'après Delpeuch, il diminue le nombre de ceux-ci et leur pouvoir absorbant pour l'oxygène. *Respiration.* Il accélère, puis ralentit la respiration, diminue le besoin de respirer (diminution de la capacité physiologique du globule sanguin pour l'oxygène). Les hautes doses paralysent les centres respiratoires. *Système nerveux.* Diminution de la sensibilité (mais non anesthésie véritable), paralysie d'origine centrale provenant de l'accumulation de l'arsenic dans les centres nerveux. La paralysie débute assez souvent par les membres inférieurs (myélite). *Nutrition.* L'arsenic favorise l'embonpoint (augmentation de l'appétit, épargne par diminution des combustions) et produit une dégénérescence graisseuse du cœur, du foie, des reins. Sur les os, il agit comme le phosphore : il favorise leur développement. Dans le foie, il diminue la matière glycogène : la piqûre du plancher du 4e ventricule ne produit plus la glycosurie. **Intoxication.** La dose toxique est 0,03 à 0,15 (Manquat). *Intoxication aiguë.* Chaleur, constriction de la gorge, douleurs épigastriques, coliques, vomissements, diarrhée (d'odeur alliacée), crampes, aphonie, pâleur, petitesse du pouls, cyanose, anurie, prostration, pétéchies ou éruptions vésiculeuses, délire, convulsions, mort. Si l'empoisonnement n'a pas une terminaison fatale, il laisse, après lui, du catarrhe gastro-intestinal, des paralysies avec atrophie. Dans l'empoisonnement suraigu, les phénomènes gastriques peuvent faire défaut; les accidents nerveux (collapsus, convulsions) précèdent la mort (Manquat). *Intoxication chronique.* Les symptômes sont à peu près les mêmes que dans l'intoxication aiguë, mais ils évoluent plus lentement. La mort survient généralement par le cœur. *Accoutumance.* On peut arriver très graduellement à supporter des doses doubles ou triples de celles qui seraient mortelles d'emblée. L'accoutumance des arsenicophages (qui prennent de l'arsenic pour se donner de l'agilité et de l'embonpoint) a été exagérée, car Schafer a observé, en deux ans, à Graz, 13 cas de mort, chez des arsenicophages.

Thérapeutique. *Usages externes.* (Voy Caustiques.) Il n'y a guère, aujourd'hui, que les dentistes qui mettent à profit ses propriétés escharotiques pour la cautérisation de la pulpe dentaire. *Usages internes.* Dyspepsie atonique (apéritif) phtisie (aliment d'épargne) antidyspnéique, (dépresseur de la circulation antibacillaire) anémie (efficacité douteuse — cependant, chez les jeunes garçons, il peut favoriser le développement du squelette), fièvre intermittente invétérée (modérateur des oxydations), diabète (diminution de la matière glycogène), affections chroniques de la peau, asthme (antidyspnéique), épilepsie (Angleterre), lymphome et leucémie (Czerny. Billroth). **Pharmacologie. Acide arsénieux**, 0,002-0,005 à 0,01. *Solution de Boudin* (à 1/1.000), 50 g. = 5 centig. d'acide arsénieux. *Granules de Dioscoride* (Trousseau) à 1 milligr.: dose 1 à 2 par jour. *Pilules asiatiques.* chacune = 0,005 d'acide arsénieux. **Arsénite de potasse.** *Liqueur de Fowler* 1/100. Elle est beaucoup plus active que la liqueur de Péarson, dose V-X gouttes. *Cigarettes arsenicales.* Arsénite de potasse 1 gr., eau 20 gr.; faire absorber par du papier non collé; diviser en 20 parties et rouler en cigarettes chacune d'elles. **Arséniates.** On les administre de préférence en granules de 0,001. Leurs propriétés tiennent essentiellement à celles de l'acide arsénieux; cependant. elles peuvent être modifiées par celles de la base ou par leur plus ou moins de solubilité. Comme eupeptiques (dyspepsie atonique), on doit donner la préférence aux arséniates de strychnine, de soude; comme tonique, à l'arséniate de fer; comme fébrifuges, aux arséniates de quinine, de strychnine. *Liqueur de Pearson* 1/600 d'arséniate de soude; XII gouttes = 1 millig.; 6 gr. = 1 centig. Dose XX gouttes. *Solution de Hardy* 0,05 ou 0,10 d'arséniate de soude pour 300 gr. d'eau. Dose : une cuillerée à café ou à bouche, suivant qu'on emploie la solution faible ou forte. *Orpiment* : (sulfure jaune, trisulfure d'arsenic) épilatoire. *Rusma ou pâte épilatoire des Turcs.* Orpiment 1, chaux vive 8; délayer dans du blanc d'œuf et un peu de lessive des savonniers; employer ainsi à l'état de bouillie claire. **Eaux arsenicales.** La Bourboule, Cransac, Mont-Dore, Vals (Dominique).

ARTÉRIO SCLÉROSE. (Voy. Artérite chronique.

ARTÉRITE aiguë. Son siège le plus fréquent est la crosse de l'aorte (aortite). *Traitement.* Révulsifs (cataplasmes sinapisés, vésicatoires, pointes de feu, cautères) et saignées locales (ventouses scarifiées, sangsues. Huchard). Contre la douleur angoissante : outre les révulsifs, on aura recours à l'opium, à la belladone, à l'antipyrine (Dujardin-Beaumetz, A. Robin) ou mieux, aux injections de morphine. Après la crise : médication iodurée ; quelquefois, arsenic (A. Robin, Barié). Quand il y aura lieu: bromures, éther, valérianate d'ammoniaque (Barié), contre l'éréthisme ; sulfonal (1 gr. tous les 3 soirs. Huchard), uréthane 2-4 gr. (Huchard), contre l'insomnie ; digitale, contre l'hyposystolie. **Artérite chronique** (**artério sclérose, athérome des vaisseaux**). *Traitement.* On écartera les causes étiologiques (alcoolisme, syphilis, saturnisme, goutte, néphrite chronique, rhumatisme) et on instituera un traitement symptomatique (antipyrine, morphine), contre les phénomènes douloureux. Quant aux iodures, bien qu'ils rendent des services, en retardant la dégénérescence artérielle, on ne peut cependant espérer obtenir avec eux la régression des athéromes : iodure de potassium 0,50-1 gr. (Potain) 2-3 gr. (Lancereaux); iodure de sodium (moins efficace, mais 42 fois moins toxique que le précédent), 1-2 gr. pendant un à deux ans (Huchard). Chez les syphilitiques : 2-8 gr. et plus d'iodure de potassium, progressivement; en même temps, frictions mercurielles quotidiennes, avec 5 gr. d'onguent napolitain (Dieulafoy).

On conseillera : une alimentation renfermant peu de ptomaïnes (Huchard), le laitage, les légumes, les viandes blanches très cuites, les fruits, l'eau pure ou coupée d'un peu de vin blanc; un exercice modéré (pour favoriser les échanges organiques). On recommandera d'éviter les excès et les émotions, qui peuvent amener des ruptures vasculaires; les aliments trop azotés, le tabac. — La congestion pulmonaire, l'œdème aigu du poumon, la pleurésie, les accidents cardiaques, rénaux, cérébraux, seront traités par les moyens habituels.

ASA FŒTIDA. — Stimulant digestif (amer), expectorant (de même que les autres gommes résines), antispasmodique, vermifuge : 0,50-2 gr. et plus, en pilules; en lavements : 4 gr. en émulsion avec un jaune d'œuf.

ASAPROL. — Antiseptique médiocre, antithermique (fièvre typhoïde, rhumatisme). Succédané du salicylate de soude. Il ne provoque pas de phénomènes cérébraux comme le salicylate de soude, 1-4 gr. en potion.

ASCARIDES LOMBRICOÏDES. — Le traitement repose sur l'administration des **vermifuges.** *Semen-contra* (fleurs non épanouies de plusieurs espèces d'armoises) toxique le plus énergique des ascarides lombricoïdes : 1 à 5 gr. en poudre, avec du miel; infusé 8-10/1000, en une dose, qu'on fait suivre d'un léger purgatif. On peut associer le semen-contra à la rhubarbe, au séné, etc. *Santonine*, principe actif du semen-contra ; elle est bien moins efficace que celui-ci : 0 10-0,15-0,30, au-dessus de 10 ans; 0,01 à 0,05 au-dessous de 6 ans; répéter. On administre la santonine à jeun; quelquefois, mêlée avec du miel, mais, le plus souvent, sous forme de pastilles de 0,01 (Codex), de chocolat, de biscuits (0,05-0,10, dose 1/2 à 1/3) ou en dragées (2 centigr. 1/2). Archambault conseille de donner la santonine par paquets de 0,025 à 0,05 et d'en prescrire autant de paquets que l'enfant a d'années; puis deux ou quatre heures après la santonine, d'administrer un purgatif léger. *Mousse de Corse.* Mélange d'algues très nombreuses, parmi lesquelles domine l'alsidium (gigartina) helminthocorton. Doses doubles du semen contra. Poudre 1-5-10 gr. en décoction, dans du lait très sucré. Sirop (1/5) 1-2 cuillerées, dans du lait, le matin à jeun, pendant deux ou 3 jours. *Calomel.* Tue et expulse les ascarides lombricoïdes : 0,05 à 0,50 en pastilles et en une fois, plusieurs jours de suite; selles après trois-quatre heures, quelquefois huit-dix heures. *Aurone mâle* ou *citronnelle* (beaucoup de rapport avec les absinthes et le semen-contra). Infusion 10-20/1000. *Aurone femelle* ou *santoline.* Propriétés de l'aurone mâle. Huile essentielle : X gouttes à 2 gr. *Tanaisie.* Infusé 10/1000. Lavements 10-15 gr. (oxyures). *Chénopode* (ansérine-vermifuge). Employé aux États-Unis. Graines, 1 gr. 50-2 gr. 50, pendant plusieurs jours. *Spigélie anthelmintique.* Très efficace, à l'état frais, contre les ascarides. A dose élevée, la spigélie est un poison narcotico-âcre, mais sa puissance toxique a été exagérée (à 4-8 gr. seulement un peu de narcotisme). La poudre s'emploie surtout en infusion : 0,30-0,60 aux enfants de 3 et 4 ans et 1-2 gr. aux adultes. *Grande absinthe*. Vermifuge. Il en est de même de l'*absinthe marine* ou *petite absinthe* 5-15/125, très désagréable. *Ail*. A l'inconvénient d'être pyrétogénétique. *Asa-fœtida*. *Coralline blanche*. *Valériane*, 2-4 gr. **Méthode évacuante.** L'huile de ricin (qui tue et expulse les lombrics), l'aloès, le jalap, sont vermifuges comme tous les purgatifs. Outre les vermifuges, on administrera les amers, les toniques, le fer (Ch. West) et on combattra l'état lymphatique.

ASCITE. — 1° Combattre la cause : état séreux du sang, affections péritonéales, maladies du cœur ou du foie, maladie de Bright. 2° favoriser l'évacuation du liquide (voy Hydropisies). En cas d'absolue nécessité (épanchement considérable, dyspepsie, gêne circulatoire et respiratoire; diminution de la diurèse, par compression intra-abdominale des vaisseaux veineux des reins), il faut recourir à la ponction ou *paracentèse*. Le lieu d'élection est le milieu d'une ligne s'étendant de l'ombilic à l'épine iliaque antéro-supérieure (Dieulafoy). Choisir un trocart de petite dimension et le plonger, dans le ventre, d'un seul coup. On adapte au trocart, lorsque le liquide s'écoule, un des tubes en caoutchouc de l'aspirateur et on le fait plonger dans un seau placé près du lit. On établit ainsi un siphon, au moyen duquel on vide très lentement (crainte d'une syncope) le liquide épanché. Après l'évacuation du liquide, la plaie est fermée avec de la baudruche et du collodion, ou simplement avec de l'ouate phéniquée (Dieulafoy); puis, on comprime le ventre avec de l'ouate et un bandage de corps. Le malade doit rester ensuite couché sur le dos, pendant quelques heures.

ASEPSIE chirurgicale. — L'asepsie est l'ensemble des moyens destinés à empêcher l'arrivée des microbes au contact des plaies opératoires. Elle comporte la stérilisation de tous les objets qui, dans le cours d'une opération ou d'un pansement pourront se trouver, à un moment donné, en contact avec la plaie, ou contaminer un de ces objets. Elle s'adresse : au *malade*, au *chirurgien* et *à ses aides*, *aux instruments*, aux objets qui servent pendant une opération (*tampons-éponges*, *brosses*, *cuvettes*, *eau*, etc,), aux *matériaux à ligature*, aux *drains* et *objets de pansements;* elle s'étend aussi, dans une certaine mesure, à la *salle d'opération* et à son mobilier. **Salle d'opération.** Doit être dépourvue de tout objet inutile, susceptible d'emmagasiner des poussières ou des germes (rideaux, tentures, tapis). Les murs et le sol doivent être, en outre, faciles à désinfecter (murs peints à l'huile ou garnis de stuc), sol cimenté et légèrement incliné. Éclairage abondant, chauffage facile, mais autant que possible, le foyer en dehors de la salle, lavabos avec écoulement facile des liquides, table d'opération, soit en bois peint en blanc (Terrier) ou verni, soit en métal poli ou verni, soit en verre; matelas en moleskine, recouvert d'un drap stérilisé, cuvettes et plateaux en tôle émaillée, en porcelaine ou en nickel, appareil à gaz, étuve chauffe-linges, bocaux à pansements et récipients divers. **Désinfection du malade.** Elle comporte : 1° de grands bains savonneux tièdes; 2° l'ablation des poils au moyen du rasoir ou de substances épilatoires dans les régions inaccessibles au rasoir; 3° le savonnage à la brosse et à l'eau chaude, du champ opératoire; 4° lavage à l'alcool ou avec un mélange d'éther et d'alcool ; 5° ablutions avec une solution de sublimé au millième; 6° la limitation du champ opératoire à l'aide de compresses stérilisés; 7° quand ce sera possible, on appliquera pendant un ou deux jours, sur la région à opérer, un pansement antiseptique.

Chirurgien et ses aides. — 1° *Vêtements.* — Blouses ou sarreaux en toile recouvrant les jambes et le tronc, mais à manches coupées au-dessus du coude et stérilisés à l'étuve avant chaque opération. — 2° *Ongles.* — Courts, égalisés et dépouillés de toute souillure dans les espaces sous-onguéaux. — 3° *Mains.* — Brossage pendant cinq minutes avec de l'eau savonneuse chaude, puis lavage avec de l'alcool à 95°. Enfin, ablutions pendant une à deux minutes avec une solution de sublimé au 1/1000. Quelques chirurgiens se débarrassent du sublimé par une immersion dans de l'eau filtrée bouillie. — Une fois les mains désinfectées, elles ne doivent plus rien toucher qui ne soit stérilisé. — Pendant l'opération, immersion fréquente des mains dans de l'eau stérilisée ou une solution de sublimé à 1/2000.

Instruments. — Instruments à manches métalliques lisses (nickel, aluminium). — Brossage à l'eau savonneuse chaude. — Flambage, suffisant pour les instruments peu délicats et mousses (stylet, forceps, etc.) — Stérilisation à l'étuve de Poupinel à une T° de 160 à 180°, pendant trente-cinq à quarante-cinq minutes ; ou, à défaut, immerger les instruments dans une solution bouillante de carbonate de soude à 1 ou 2 0/0, et prolonger l'ébullition pendant une demi-heure au moins (Schimmelbusch, V. Bergmann). On peut encore utiliser la glycérine, l'huile, la vaseline liquide, ou la paraffine (étuve de Backer) portées à la T° de 120 à 130°. (Les étuves à vapeur altèrent les instruments.) — Pendant l'opération, maintenir les instruments dans un bain d'eau phéniquée à 5 0/0.

Brosses. — Ebullition de vingt à trente minutes dans une solution de carbonate de soude, puis immersion dans une solution de sublimé. **Cuvettes, cristallisoirs.** — Brossage avec de l'eau bouillie et de l'acide nitrique, stérilisation à l'étuve sèche, ou flambage à l'alcool. **Compresses, tampons-éponges.** — Stérilisation à l'autoclave de Chamberland à 134°, ou bien ébullition dans une solution de sublimé ou d'acide phénique.

Crins de Florence. Soie à ligatures. — Soie tressée, ronde ou plate. Stérilisation à l'autoclave, ou ébullition dans une solution de sublimé à 2 p. 1.000, ou dans une solution phéniquée à 5 p. 100. **Catgut.** — Abandonné par beaucoup de chirurgiens. — Stérilisation difficile. On emploie de préférence les vapeurs d'alcool absolu portées à 130°, pendant une heure (Répin).

Drains. — En caoutchouc rouge vulcanisé. Stérilisation à l'autoclave à 130°, conservation dans une solution de sublimé à 1 p. 1.000, ou dans une solution phéniquée, à 5 p. 100. Si l'on préfère l'eau stérilisée, une nouvelle stérilisation sera nécessaire au moment de l'usage.

Sondes en gomme et en caoutchouc. — Ebullition répétée et conservation dans une solution boriquée à 4 p. 100. L'ébullition altère rapidement les sondes en gomme. Il est préférable de les placer dans des tubes fermés au moyen de tampons de ouate, qu'on porte à l'étuve de Poupinel trois jours de suite à 100 degrés pendant trente minutes (Delagenière). On peut encore les porter à 100 degrés dans des tubes remplis de vaseline liquide (Tuffier).

Eau. — Ebullition simple, répétée, d'eau filtrée au filtre Chamberland (Terrier), — ébullition d'eau additionnée de 6 à 7 0/0 de sel marin (altère les instruments); — chauffage sous pression à 120°, pendant quinze minutes, ou à 130° pendant dix minutes (appareils, de Sorel ou de Genest, Herscher et Rouart); — à une solution aqueuse et bouillante de carbonate de soude à 10-15 p. 1.000, ajouter lentement de l'acide chlorhydrique jusqu'à réaction neutre (Heymanns).

Objets de pansements (gaze, ouate, étoupe). (Lessivage, puis stérilisation aux étuves à vapeur d'eau sous pression (130°) pendant quinze minutes (autoclave de Chamberland, étuve de Sorel, etc.). Il est indispensable de renfermer les objets de pansement dans des boîtes spéciales dont le couvercle présente la fermeture dite à baïonnette. Un ou deux orifices latéraux sont aménagés dans la boîte et dans le couvercle, au même niveau. Pour la stérilisation, les orifices de la boîte et du couvercle se correspondant, la vapeur sous pression pénètre dans la boîte, après quoi, les objets de pansement sont séchés, soit par aspiration de la vapeur d'eau (étuve de Sorel), soit dans une étuve sèche. Enfin, les ouvertures de la boîte sont fermées, en faisant simplement pivoter le couvercle. Ces récipients ne doivent être ouverts qu'au moment de l'usage.

A la campagne, en l'absence d'étuves, la stérilisation s'opérera surtout par l'ébullition pendant quarante-cinq à soixante minutes dans de l'eau salée (à 7 de chlorure de sodium p. 100) ou carbonatée (2 de carbonate de soude p. 100).

ASEPTOL (sulfocarbol, acide sozolique). — Doses et indications du phénol.

ASPERGE (Asparagus off. Liliacées). — Les turions ou pointes sont légèrement diurétiques et ralentissent les battements du cœur.

ASPHYXIE *Indications générales.* — Supprimer la cause : lien constricteur, atmosphère méphitique, etc. Favoriser l'oxygénation du sang ; insufflation (asphyxie des nouveau-nés), tractions rhytmées de la langue (Laborde), respiration artificielle (mouvements d'abduction et d'adduction des bras, 15 à 20 fois par minute; pression méthodique et alternative sur le ventre et la poitrine, en imitant les mouvements d'inspiration et d'expiration), inhalations d'oxygène. Stimulants externes et internes, pour réveiller les battements du cœur : frictions, moyens de caléfaction (linges, briques et boules) faradisation, injections sous-cutanées d'éther, de caféine. En cas de congestion cérébrale : lavements de sel, sangsues, saignées (pendaison et quelquefois dans la submersion, au moment où les malades se raniment); *Submersion*. Frictions. Pas d'insuffation d'air dans les poumons, pour ne pas refouler les mucosités dans les vésicules bronchiques. Enlever les mucosités des voies aériennes, par une aspiration légère faite au moyen d'une seringue introduite dans une narine, l'autre narine et la bouche étant fermées. Respiration artificielle. Titillation des fosses nasales et du gosier. Marteau de Mayor à l'épigastre, faradisation du cœur. Moyens de caléfaction. Quand les lèvres se colorent, que le cœur bat, que les yeux s'entrouvrent, que le malade bâille : massage, bains à 30°, ou exposition à un feu vif, boissons aromatiques, lit chauffé. Surveiller le malade pendant quelques jours, crainte de bronchite ou de broncho-pneumonie. *Strangulation. Pendaison.* Aération, affusions d'eau froide, frictions générales, respiration artificielle, électrisation, inhalations d'oxygène. En cas de congestion cérébrale : compresses froides sur le front; sangsues, saignée. Trachéotomie s'il y a enfoncement des cartilages du larynx. *Asphyxie par les gaz.* Air pur; projection d'eau froide, à la face; frictions, avec une brosse; titillation du pharynx, respiration artificielle, inhalations d'oxygène. Lavement d'eau vinaigrée. Contre la stase sanguine de l'empoisonnement par l'oxyde de carbone, on a proposé les injections sous-cutanées d'ergotine. Calmants contre le délire; sangsues, glace, en cas de congestion cérébrale. Les inhalations de chlore ont été préconisées (outre la respiration artificielle, les inhalations d'oxygène) contre l'asphyxie par l'acide sulfhydrique (fosses d'aisances, égouts, puits). Pour les pratiquer, il suffira, tout en faisant la respiration artificielle, de tenir à quelque distance de la bouche, de l'hypochlorite de chaux dans un mouchoir imbibé de vinaigre (A. F. Plicque). *Asphyxie par la chaleur.* Aération, déshabiller le malade, compresses froides sur la tête, lavement d'eau vinaigrée tiède, pédiluve salé ou sinapisé; faire boire de l'eau froide acidulée. *Asphyxie par le froid.* « Ramener lentement la chaleur « et ne pas exposer directement l'asphyxié à un feu « trop vif, pour éviter les gelures (A.-F. Plicque). Transporter, sans mouvements brusques, l'asphyxié dans une pièce ouverte que l'on chauffera seulement lorsque la chaleur du corps sera revenue. Respiration artificielle. Frictions avec de la neige ou des linges trempés dans l'eau froide. Quand la respiration revient, on augmente, toutes les 10 minutes, de 3 degrés, la température de l'eau qui imbibe les linges avec lesquels on fait des frictions. Puis, lorsque la déglutition devient facile : infusion théiforme alcoolisée tiède.

Asphyxie des nouveau-nés. 1° laisser couler une cuillerée de sang par le cordon, si la face est congestionnée ; 2° enlever, avec une plume, les mucosités de l'arrière-bouche ; 3° exciter la peau : aspersions d'eau froide, frictions, flagellation, avec un linge mouillé ; percussion (avec la main, sur les fesses et la plante des pieds. Bains tièdes, bain à 45-50° (Goyard) ; 4° insufflation. L'enfant étant couché sur un oreiller, on cherche, avec l'indicateur gauche, la partie supérieure du larynx, dans lequel on fait pénétrer, l'insufflateur (ou le bec d'une sonde courbe ordinaire) tenu de la main droite ; on ferme les narines et l'on souffle doucement, d'une manière intermittente, 10 fois par minute, au début.

Asphyxie locale, gangrène symétrique des extrémités (maladie de Raynaud). Courants continus (Raynaud). Sulfate de quinine 0,50-2 gr. dans le cas d'intermittence. Injections hypodermiques de morphine, antipyrine, exalgine, phénacétine, etc., contre les douleurs. Faradisation des membres supérieurs, contre la sclérodactilye.

ASPIDOSPERMINE. — Voy. Quebracho.

ASTHME BRONCHIQUE. *Traitement de l'accès.* — Au début, badigeonner la muqueuse nasale avec une solution de chlorhydrate de cocaïne à 1/20; pulvériser dans le nez et la gorge, une cuillerée de cette solution. Si l'accès n'est pas enrayé : inhalations d'iodure d'éthyle VIII-X gouttes ; de nitrite d'amyle V-VIII gouttes (chez les artérioscléreux) ; de pyridine X-XV gouttes, sur un mouchoir, ou 4 gr. sur une assiette, placée au milieu de la chambre. Fumigations narcotiques et antispasmodiques, avec la belladone, le datura, la jusquiame, la lobélie, le haschich, le papier arsenique ou nitré. Frictions, lumière vive, sinapismes, ventouses sèches. Lorsque l'accès est à son apogée : injections hypodermiques de chlorhydrate de morphine, 5-10 milligr., entre les attaches inférieures du sterno-mastoïdien (Huchard-Hardy). Beckart et Klebs ont préconisé les injections de pilocarpine. *Traitement de la période d'accès.* Administrer, à l'intérieur, le bromure (peu efficace) et surtout l'iodure de potassium ou de sodium (1 ou 2 gr. par jour et continuer dans les intervalles des accès, pour fluidifier les mucosités bronchiques). L'extrait thébaïque et les opiacés, la belladone ; les teintures de haschich 1-4 gr., de lobélie, 1 gr.-1 gr. 50 par jour, de grindelia 4-5 gr., d'euphorbia pilulifera. La formule de Green est souvent employée : iodure de potassium 8 gr., teinture de lobélie, teinture d'opium camphrée ââ 25, décoction de polygala 100; deux cuillerées à soupe, par jour. *Dans l'intervalle des accès*, on prescrira l'iodure de potassium; on cherchera à modifier l'élément nerveux (bromure de potassium, belladone), l'élément catarrhal, et, s'il y a lieu, la diathèse qui provoque ces accès, herpétisme (arsenic), goutte (alcalins). Les eaux arsenicales du Mont Dore et de la Bourboule conviennent contre l'asthme nerveux; les eaux sulfureuses (notamment les Eaux-Bonnes) contre l'élément bronchitique (Gaston Lyon). On conseillera en outre : l'aérothérapie (bains d'air comprimé et expiration dans l'air raréfié, inhalations d'oxygène), le massage des parois thoraciques. *Traitement chirurgical* approprié, en cas de maladies des fosses nasales, rhinite chronique hypertrophique, polypes, etc. (cautérisation, ablation, etc.).

ASTRINGENTS ou **STYPTIQUES**. — Trousseau les range dans les toniques.

Les astringents resserrent la trame cellulaire des tissus et s'opposent aux congestions passives, en chassant topiquement le sang des capillaires (de Fleury) : cachou, kino, sang-dragon, ratanhia, créosote, chêne, noix de galle, roses, tannin, plomb, alun, borax, bismuth, acides faibles, froid, perchlorure de fer, amers.

ATAXIE LOCOMOTRICE (sclérose des cordons postérieurs de la moelle, tabes dorsalis). — **Traitement externe**. Révulsifs : vésicatoires, cautères, cautérisations ponctuées des gouttières vertébrales (Fournier-Grasset), pulvérisations de chlorure de méthyle (contre les douleurs). L'*hydrothérapie* et les *eaux minérales* salines ou sulfureuses ne doivent être conseillées qu'au début et dans les formes torpides. Il en est de même pour l'*électricité* : courants continus, faibles puis moyens (5 à 10 milliampères) le long de la colonne vertébrale, dans les gouttières (Grasset). Massage. — La *suspension* (1) a une action favorable sur l'incoordination, l'impuissance sexuelle, les troubles sphinctériels et la douleur, mais n'amène cependant jamais la guérison. On commence par des séances de une à trois minutes, tous les deux ou trois jours; puis, on les renouvelle quotidiennement. La suspension est contr'indiquée par une lésion cardiaque ou pulmonaire, les attaques apoplectiformes ou épileptiformes, l'anémie avec tendance aux syncopes, l'obésité. L'*élongation* est dangereuse ; aussi, l'a-t-on abandonnée. La *gymnastique méthodique* améliorerait l'incoordination motrice (Leyden) (2). Le *traitement sequardien* peut être essayé dans tous les cas de tabes (Grasset). On injecte tous les jours, avec une asepsie complète, un mélange à parties égales de

(1) Traitement thermal, 2 fois par an : en mai et septembre; saison de vingt à vingt-cinq jours à Lamalou (Grasset).

(2) Pour aider certains malades à se déplacer, Maric recommande un chariot semblable à celui dans lequel on place les petits enfants qui ne peuvent encore marcher seuls. Cet appareil est en usage à l'hospice de Bicêtre.

liquide orchitique et d'eau distillée (côtés de l'abdomen, fesse, région interscapulaire). On augmente, tous les jours, de 1 centimètre cube, jusqu'à 5 ou 6 par jour. On continue vingt jours. On suspend pendant 10 jours; puis, on recommence. A défaut d'injections, on peut prendre des lavements avec 1 ou 2 centimètres cubes de liquide orchitique, pour 3 ou 4 centimètres cubes d'eau (Grasset). Les crises douloureuses de l'estomac, de la vessie, du rectum sont souvent calmées par l'application continue de vessies de *glace* loco dolenti (Charcot) et l'ingestion de petits morceaux de glace. **Traitement interne.** Le nitrate d'argent 2 à 5 centigr. en pilules, le phosphore sont inefficaces. Le seigle ergoté (contre l'incontinence d'urine) est dangereux, s'il est continué longtemps (ergotisme). Chez les syphilitiques : traitement mixte, par le mercure et l'iodure de potassium. Contre les douleurs fulgurantes, l'insomnie, l'éréthisme nerveux: bains tièdes prolongés (Leyden), bromure de potassium 4-6 gr., antipyrine 2-4 gr., acétanilide 1,50, exalgine, phénacétine, injections de morphine, chloroforme (injections), chloral, hyosciamine. Régime tonique.

ATHÉROME — Voy. Artérite chronique.

ATHREPSIE (émaciation, dyspepsie des nouveau-nés). — Elle est la conséquence de l'inanition (Comby). La prophylaxie et le traitement de l'athrepsie débutante, reposent entièrement sur l'hygiène infantile : milieu sain; régime lacté exclusif, chez tout enfant âgé de moins de 6 mois; bonne nourrice, ou, à son défaut, lait très pur. Essayer le lait stérilisé. Si la tettée fatigue, donner le lait à la cuiller ou à la sonde (Comby). En cas de diarrhée : sirop de grande consoude ou de coings, sous-azotate de bismuth (2 gr.) eau de chaux. Auvard conseille : une cuillerée à café d'eau de Vichy avant les tétées, si les selles ont une réaction acide : une cuillerée à café d'une solution d'acide lactique à 2/100, un quart d'heure avant chaque tétée, si elles ont une réaction neutre ou alcaline. Lorsqu'il y a du dégoût pour le lait, il est bon de débuter par un vomitif (ipéca ou un purgatif (huile de ricin). Frictions mercurielles, en cas de syphilis héréditaire. *Athrepsie aiguë.* Voir choléra infantile. *Forme lente.* Les affections locales, muguet, érythème des fesses, etc. seront traitées par les moyens habituels ; les convulsions, par l'hydrate de chloral.

ATROPHIE MUSCULAIRE PROGRESSIVE. — Myélite chronique systématique des cornes antérieures, avec atrophie des cellules motrices. La maladie débute surtout par les extrémités des membres supérieurs; elle progresse, en affectant les muscles homologues *Traitement.* Courants continus, le long de la colonne vertébrale et sur les muscles atteints : 10 milliampères; séance de 20 minutes, avec 5 minutes de repos au milieu (Grasset). Massage (spécialement des muscles atrophiés), gymnastique. Pointes de feu sur le rachis. Arsenic, strychnine, fer. Chez les syphilitiques : iodure de potassium.

ATROPINE. — Voy. Belladone.

(1) Les *atrophies musculaires, suites de rhumatismes*, peuvent être traitées d'emblée par la *faradisation énergique* et locale, sur les muscles mêmes. Se servir d'une baleine à gros fil avec interruptions lentes, pendant 10 minutes à chaque séance. Les *atrophies suites de traumatismes articulaires*, nécessitent le choix des étincelles statiques; plus tard, les courants faradiques.

Institut Electrothérapique
DU Dr BONNET
Rue Saint-Lazare, 28, PARIS
Voyez *Electrothérapie.*

AUREL (Drôme). Eau acidule, gazeuse, bicarbonatée, ferrugineuse. — *Analyse* : Acide carbonique libre, 1 litre 177 ; bicarbonate de chaux, 1 gr. 4150 ; b. de magnésie, 0,1250 ; b. de soude, 0,0127 ; b. de protoxide de fer, 0,0263 ; chlorures de sodium et de potassium, 0,0260 ; iode, 1/60 de milligr. — Apéritive, digestive : affections de l'intestin. — Cette eau qui est d'une pureté absolue (jamais aucun cas de choléra n'a été constaté dans le pays), constitue une excellente eau de table. — *Société des Eaux d'Aurel,* 37, rue de la Bourse. — Lyon.

AVEUGLES *Maisons d'éducation et écoles professionnelles pour enfants et jeunes gens.— Paris* : Institution nationale, boulevard des Invalides ; école Braille (garçons et filles) à Saint-Mandé ; Sœurs St-Vincent-de-Paul, rue Denfert Rochereau, 88 (filles) ; Frères St-Jean-de-Dieu, rue Lecourbe, 223 (garçons). — *Province.* Pour les filles : à Alençon, Laon, Larnay (près Poitiers); Lille ; Lyon-Vaise, 49, chemin de Saint-Cyr. — Pour les garçons : à Bordeaux, rue de Marseille, 61 ; Ronchin (Nord); Saint Médard-les-Soissons (aveugles et sourds-muets). — Pour garçons et filles : à Arras, Clermond-Ferrand, Dijon, Limoges, Marseille (montée de l'Oratoire), Montpellier, Nancy, Toulouse.

Maisons de travail et écoles professionnelles pour adultes : Paris, 1, rue Jacquier ; Marseille, boulevard de la Corniche, 20 (Société des Ateliers d'Aveugles); Saintes (filles). *Association philanthropique Valentin Haüy,* avenue Villars, 14, Paris, patronnage des Aveugles.— Musée Valentin Haüy, rue Bertrand, 14, Paris.

AUNÉE. — (Grande) inula helenium. Amer, astringent (tannin), aromatique stimulant, stomachique, anticatarrhal. Infusé 20/1000, vin 30/1000, teinture 2-5 gr. extrait 0,50-2 gr.

AVOINE. — (Avena-sativa). Contient un principe aromatique, l'*avenine*, excito-moteur puissant. La semence mondée (gruau) est riche en matières grasses et albuminoïdes.

AYA -PANA. — Aromatique, eupeptique. Infusion 10-20/1000.

AZOTATES. — Voy. les métaux ou métalloïdes, dont les oxydes servent de bases à ces sels.

AZOTE. — Mélangé à l'air atmosphérique (2 à 7 0/0) a été conseillé en inhalations comme sédatif, contre la toux nerveuse, l'asthme et les convulsions. *Protoxyde d'azote.* Anesthésique. *Eau chargée de protoxyde d'azote* (eau oxyazotique). Diurétique (diathèse urique).

AZOTIQUE (*acide-hypo*). — Voy. Désinfectants. *Azotique* (acide). Voy. Caustiques. Pommade nitrique 1/30 : pityriasis versicolor.

BACTÉRIOTHÉRAPIE. — Voy. Tuberculose (bacterium termo).

BADIANE. — Voy. Anis.

BAINS. — Immersion dans un milieu liquide, gazeux ou solide (sable, boue) autre que l'atmosphère (Dujardin-Beaumetz et Yvon). **Bains liquides.** On les prépare avec de l'eau seule (bains simples) ou additionnée de diverses substances végétales (amidon, tilleul, espèces aromatiques), animales (gélatine) ou minérales. La quantité d'eau nécessaire pour un grand bain est de 250 à 300 litres d'eau. Suivant que les bains sont froids, tièdes, chauds ou très chauds, leur action est différente. Les *bains froids*, c'est-à-dire au-dessous de 25°, sont toniques, antithermiques, diurétiques (combattent l'infection générale), révulsifs (par réaction). Ils sont employés avec succès dans le rhumatisme cérébral (Raynaud, Féréol, Wilson, Fox), la fièvre typhoïde, les formes graves de la pneumonie (hyperthermie avec ataxo-adynamie), de la rougeole et de la scarlatine. Les *bains tièdes*, 25 à 30° et *chauds*, 30 à 35°, agissent comme antithermiques et sédatifs : pneumonie, fièvre typhoïde, névrose, vomissements incoercibles, coliques hépatiques et néphrétiques; insomnie. Les *bains très chauds*, de 35-40-50°, produisent une excitation périphérique générale, utilisée quelquefois pour rappeler à la vie les nouveau-nés en état de mort apparente (Lebon, Goyard). Brausi a préconisé, contre l'éclampsie puerpérale, des bains de 1/2 heure, progressivement élevés de 38 à 45°. **Bains locaux.** *Pédiluves* ou *bains de pieds chauds.* Dérivatifs. *Bains de siège chauds.* Employés pour activer la circulation des organes pelviens et combattre l'aménorrhée. **Bains médicinaux.** *Bain acide.* Acide hydrochlorique 1 kilogr. *Bain alcalin.* Carbonate de soude cristallisé, 250 gr.; on y ajoute quelquefois 2 ou 3 gr. d'essence de thym ou de romarin. *Bain d'amidon*, 200-500 gr.; délayer dans 2 à 6 litres d'eau et mélanger lentement au bain. *Bain de Barèges.* Monosulfure de sodium cristallisé, 60 gr.; chlorure de sodium purifié, 60 gr.; carbonate de soude sec, 30 gr.; enfermer dans un flacon et verser dans l'eau au moment du bain (Codex). *Bain gélatineux.* Gélatine concassée, 500 gr. Faire tremper pendant une heure dans 2 litres d'eau froide; achever la dissolution au moyen de la chaleur et verser le liquide chaud dans le bain. Sédatif : éruptions, prurit. *Bain de mer artificiel.* Sel marin gris 8.000, sulfate de soude 3 500, chlorure de calcium 700, chlorure de magnésium 2 950 (Dorvault). *Bain de sel marin.* sel commun 5.000 (Codex). *Bain sinapisé*, farine de moutarde, 150. *Bain de son.* 2 kilogr. *Bain de sublimé.* Bichlorure de mercure 20; alcool à 90° 50; eau 200 — ou : bichlorure de mercure 20; chlorhydrate d'ammoniaque 20; eau distillée 200 (Codex). La dose de sublimé peut être portée à 50 gr. On devra faire usage d'une baignoire non métallique (bois, fonte émaillée). *Bain sulfureux.* Trisulfure de potassium solide 100 gr. : dans une baignoire en bois ou émaillée. Le bain avec trisulfure de sodium se prépare de même (Codex). *Bain dit de Vichy.* Bicarbonate de soude 500 gr. **Pédiluves.** *Pédiluve sinapisé.* Farine de moutarde 150 gr. eau q. s. (6.000 environ). La température ne devra pas dépasser 40° (Codex). *P. salé.* Sel marin (commun) 125 gr. *P. acide.* Acide hydrochlorique 100 gr. **Bain, électrique.** Le malade étant placé sur un tabouret isolant à pieds de verre, on lui fait tenir à la main les conducteurs de la machine dont on fait alors tourner le plateau. L'électricité produite par la machine gagne le corps du malade et y produit différents phénomènes : les cheveux se hérissent, la peau est le siège d'une sensation spéciale de frottement que les malades comparent au contact d'une toile d'araignée qui les envelopperait. Voy. Electrothérapie.

Bains gazeux. *Bains d'air comprimé.* Voir Aérothérapie. *Bains d'air chaud et bains de vapeur.* On les prend, soit dans des caisses où tout le corps est enfermé, à l'exception de la tête; soit, dans des salles (étuves). Les étuves sèches ont une température de 35 à 50° : en moyenne, de 40° C., les étuves humides (vapeur d'eau), de 35 à 70° : en moyenne de 45° (1). Les bains d'air sec déterminent une sudation plus abondante que les bains de vapeur. Les bains d'air chaud et les bains de vapeur ont les mêmes indications : dermatoses, rhumatisme, névralgies, bronchites chroniques, goutte, obésité. Pendant le bain, on peut pratiquer des fumigations avec la térébenthine, l'essence de pin. Cette pratique est surtout employée contre le rhumatisme. Le *bain russe* consiste en une sudation (dans une étuve humide et à 55°), suivie d'immersion dans l'eau froide et de massage. Après s'être habillé, le malade doit faire une promenade à pas rapides. Le *bain maure* ne diffère que par la suppression de l'eau froide, qu'on remplace par des lotions chaudes.

Un bain de vapeur peut être pris après qu'on a mangé ; il vaut même mieux ne pas y aller à jeun et prendre un bouillon ou un potage avant d'y entrer. (Devergie).

BALEINE. — Voy. Blanc.

BALSAMIQUES. — Substances composées d'une résine et d'une essence. Propriétés antiseptiques, astringentes (benjoin, baume de Tolu, baume du Pérou liquidambar, styrax).

A l'extérieur, on les emploie comme antiseptiques et

(1) Serre (d'Alais) a indiqué comme moyen utile de sudation, la chaleur dégagée de la chaux vive au moment de son hydratation. On prend un morceau de chaux vive, gros comme la moitié du poing; on l'enveloppe dans un morceau de toile grossière mouillée, qu'on entoure d'un autre linge sec et l'on place une de ces boules de chaque côté du malade. Surveiller pour que le contact de la chaux ne produise pas de brûlures.

excitants des plaies (styrax), parasiticides (les frictions avec le styrax tuent les pediculi pubis — celles de baume du Pérou, l'acarus de la gale). A l'intérieur, on prescrit les balsamiques, particulièrement le baume de Tolu, comme anti catarrhaux. Les balsamiques agissent principalement sur les poumons ; les térébenthines, sur les voies génito-urinaires (Berlioz).

BPTISIA TINCTORIA (indigo sauvage. Légumineuses). — Feuilles, racines. — Purgatif, cholagogue, antiseptique. Extrait fluide X-XX gouttes : dysenterie, fièvre typhoïde. — Baptisin ou baptisine (résine) 6-30 centigr.

BARYUM et ses **SELS**. — Anti dartreux, antiscrofuleux. *Baryte.* Caustique. Très vénéneuse. *Chlorure de baryum.* Styptique. Dépresseur de la circulation (anévrysmes de l'aorte) 0,012-0,024. Toxique.

BATJENJOR ou **BATIATOR**. — (Vernonia nigritiana. Composées). Fébrifuge, émétique. *Vernonine.* Se rapproche de la digitaline, mais est 90 fois moins active : 10-50 milligr. (Heckel, Schlagdenhauffen).

BAUMES. — Résines unies à des huiles essentielles et renfermant ou de l'acide benzoïque ou de l'acide cinnamique (Dujardin Beaumetz). *Baume du Canada.* Térébenthine de l'Abies balsamea. Stimulant, diurétique, anticatarrhal, comme les autres térébenthines : 0,10 2 gr. *B. du Commandeur.* Macération de : racine d'angélique, millepertuis, myrrhe, oliban, tolu, benjoin, aloès. Révulsif (contusions), antiseptique (plaies). *B. de Copahu.* Voy. Copahu. — *B. de Fioraventi* Térébenthine du mélèze 500; résine élémi, tacamaque, succin, styrax liquide, galbanum, myrrhe, baies de laurier ââ 100 gr. ; aloès, racine de galanga, de gingembre, zédoaire, cannelle, girofle, muscade, dictame de Crète ââ 50 gr. ; alcool à 80°, 3.000 gr. ; faire macérer ; puis, distiller, pour obtenir 2.500 gr. Le baume de Fioraventi est employé en frictions comme excitant. — *B. de la Mecque* (de Judée, de Gilead) Térébenthine des balsamodendron opobalsamum, gileadense Employée comme topique stimulant et réputée aussi stomachique, béchique. — *B. de Nerval* (pommade nervale) : moelle de bœuf purifiée, huile d'amandes douces, huile de muscades, huile volatile de romarin huile de girofles, camphre, baume de Tolu, alcool. En frictions, comme stimulant : rhumatisme chronique. *B. Opodeldoch.* Sorte de savon ammoniacal et camphré.

Voy. Ammoniaque. — *B. du Pérou.* Retiré du myrospermum peruvianum. Succédané du baume de Tolu. *B. styrax.* Voy. Styrax. — *B. de Tolu* (myrospermum toluiferum) stimulant, anticatarrhal. Poudre 0,30-2 gr. Pastilles et sirop : à volonté. Teinture 2 à 10 gr. — *B. tranquille.* Cette huile, qui doit beaucoup à son nom (Jeannel) est rendue narcotique au moyen de la belladone, de la jusquiame, du tabac, du stramoine, du pavot. On l'emploie en frictions, comme calmant.

BAYCURU. — Nom portugais du Gaycuru. Voy. Statice.

BDELLIUM. — Gomme résine du balsamodendron africanum. Employée dans la confection du diachylon et de divers emplâtres.

BÉBÉÉRU. — Fébrifuge.

BÉCHIQUES. — Calmants de la toux: opium, belladone, aconit, eau de laurier cerise, tisanes émollientes. Voy. Pectoraux.

BELLADONE (Atropa belladona. Solanées). — **Physiologie**. Son principe actif est l'atropine : intensité à part, les effets de la belladone et ceux de l'atropine sont les mêmes. A très petite dose, celle-ci peut (de même qu'au début de son action, lorsqu'elle est donnée à fortes doses) produire des phénomènes d'excitation : dans le premier cas, ceux-ci se manifestent surtout du côté du grand sympathique et des fibres lisses (resserrement des capillaires, coliques, envie d'uriner) ; dans le second cas, on peut aussi voir survenir (rarement avec les doses thérapeutiques) des trouble psychiques, des hallucinations et un délire furieux. Les diverses parties du système nerveux ne sont pas également atteintes en même temps et les unes résistent mieux que les autres à l'action de l'atropine : or, comme toute substance dont l'effet physiologique est d'atténuer ou d'annihiler momentanément telle ou telle propriété, commence par l'exciter, on peut, à certain moments, constater parallèlement à la paralysie de certains nerfs, l'excitation de certains autres. *Action sur le cerveau.* Après une période d'excitation, l'atropine produit, suivant la dose, de l'abattement, de la stupeur ou du coma, mais pas de sommeil (Meuriot). Tous ces effets résultent de troubles circulatoires et non d'une action élective de la belladone sur le cerveau. *Action sur la moelle.* Diminution du pouvoir excito-moteur de la moelle (Brown-Séquard). Ce qui domine dans les effets de cette substance, c'est la paralysie ; aussi, rapporte t-on généralement à celle-ci les principaux effets de l'atropine administrée à doses moyennes, c'est-à-dire au-dessous de 5 milligr. : mydriase, accélération des battements du cœur, diminution des sécrétions, paralysie des fibres sécrétoires (mais non des fibres vaso-dilatatrices—Lauder Brunton —qui peuvent produire dans ce cas, une rougeur scarlatiniforme de la peau) diminution de la sensibilité, sentiment de lassitude (par stupéfaction des extrémités des fibres motrices) malgré une assez grande tendance au mouvement (par excitation cérébrale). *Action sur l'œil.* La dilatation pupillaire n'est pas d'origine cérébrale, car on peut l'obtenir non seulement sur un seul œil, mais même sur l'œil extirpé de la cavité oculaire (Ruyter) Elle résulte surtout d'une paralysie des extrémités iriennes de l'oculo-moteur commun, c'est-à-dire du sphincter irien, car l'électrisation de ce dernier nerf, après l'atropinisation, ne fait pas contracter l'iris (Soulier). La pression intra-oculaire est augmentée, suivant les uns ; diminuée, suivant les autres. — *Action sur le cœur et la circulation.* L'effet le plus constant chez les mammifères est l'accélération des battements cardiaques, qui a pour cause une paralysie des extrémités périphériques ou intra-cardiaques du pneumo gastrique (nerf d'arrêt du cœur) — L'atropine augmente la pression sanguine par excitation du centre vaso-moteur et accélération du cœur.

A cette excitation primitive (qui commence avec 1 milligr.) succèdent (si la dose est suffisante) des effets inverses, par paralysie des centres vaso-moteurs et des glanglions excito-moteurs du cœur. *Action sur les globules du sang.* Elle peut les déformer et même les détruire (Mayet). D'après Binz, elle paralyserait les mouvements amiboïdes et empêcherait leur diapédèse : c'est ainsi qu'elle serait utile dans la kérato-conjonctivite (outre son action sédative sur les nerfs de l'œil). *Action sur la respiration.* D'abord ralentissement ; ensuite, accélération (Nothnagel et Rossbach). Si la dose est toxique, l'accélération est suivie d'un ralentissement progressif. *Intestin.* De faibles doses excitent les mouvements de l'intestin par paralysie des nerfs splanchniques ou nerfs d'arrêt des mouvements péristaltiques. A doses élevées, il y a paralysie des ganglions intestinaux (Lauder-Brunton). **Empoisonnement.** A doses élevées (5 mil. à 5 centig.) et toxiques : mydriase extrême, dysphagie, aphonie, hallucination, délire (souvent furieux), rarement convulsions (ressemblant à celles de la rage et provoquées par les efforts que le malade fait pour avaler), paralysie motrice et sensorielle, insensibilité (un soldat se brûlait les doigts, en croyant allumer sa pipe), rougeurs scarlatiniformes de la peau (paralysie des vaisseaux cutanés), priapisme, tympanisme (paralysie des fibres intestinales) ; incontinence d'urine et des matières fécales, ralentissement et affaiblissement des mouvements cardiaques et respiratoires ; coma et mort par asphyxie ou par syncope — Certains animaux, les pigeons, les herbivores, sont à peu près réfractaire à la belladone, mais leur chair peut être toxique : c'est ainsi que celle des lapins peut causer des accidents. — L'atropine parait être un poison auquel on s'accoutume (Von Arep).

Si la dose n'a pas été trop élevée, l'élimination de cette substance a lieu rapidement en nature par le rein (10 à 20 heures), L'organisme peut, le plus souvent, résister à l'injection de 10 centigr. d'atropine (Dujardin Beaumetz, Dict. de Thérap.) **Antagonistes de la belladone et de l'atropine.** *Fève de Calabar et ésérine* : resserrent la pupille ; *jaborandi* : sialagogue, sudorifique ; *muscarine*, sialagogue ; *opium*, sudorifique vaso-dilatateur, rétrécit la pupille (cet antagonisme n'est guère utilisable en pratique).

Thérapeutique. *Mydriatique* : examen ophtalmoscopique, myopie progressive, iritis (pour prévenir les synéchies antérieures, on emploie alternativement l'atropine et l'ésérine). L'atropine est contre-indiquée dans le glaucome aigu, où la pression intra-oculaire est augmentée. *Analgésique* : douleurs névralgiques ou symptomatiques. *Modérateur de l'excitabilité des fibres lisses et du système cérébro-spinal* : affections convulsives et spasmodiques, épilepsie, chorée, bronchites nerveuses, laryngite striduleuse, asthme, coqueluche, incontinence d'urine (par spasme du col), dysurie et spermatorrhée spasmodiques (Novatschek), œsophagisme, contracture de l'anus et du col utérin. *Anexosmotique ou modérateur des sécrétions* : coryza (Gentilhomme) bronchorrhée, sueur des phtisiques (granules d'atropine à 1/4 de milligr.) ptyalisme des aliénés, galactorrhée. La belladone a été proposée, par Hahnemann, comme prophylactique (inefficace) dans la scarlatine. Schweimmer l'a recommandée contre l'urticaire. **Pharmacologie. Belladone** *poudre de racine* 0,02-0,10 ; de feuilles 0,02-0,20. *Extrait aqueux* 0,02-0,15. *Extrait alcoolique* 0,01-0,10. Inusité. *Teintures* alcoolique, éthérée 1/6 V à XXX gouttes. *Alcoolature.* V à XXX gouttes. *Sirop* 5-30 gr. *Cigarettes.* Feuilles 1 gr. avec papier nitré. *Collyre* 1/9. *Pommade* 1/6 d'extrait. *Emplâtre.* Préparé avec l'extrait de semences. La belladone entre aussi, avec d'autres solanées vireuses, dans le *baume tranquille* (voy. Baumes) et l'*onguent populeum* (hémorroïdes. Voy. Peuplier) préparations calmantes. **Atropine.** On l'emploie, le plus souvent, à l'état de sulfate d'atropine (à cause de la solubitité de ce sel), rarement de chlorhydrate ou de valérianate. Dose : 5 milligram. à 2 centigram. progressivement. *Injections hypodermiques.* La solution doit être dosée de manière à injecter, chaque fois, 1/2 milligr. de sulfate d'atropine. *Pommade* (Brockes) 0,25/5-10. *Sirop* 1 mm /20 gr. Inusité. *Granules* de 1 milligr. ou mieux de 1/2 milligr. *Collyre* 0,02/10 (collyre faible) ou 0,05/10 (collyre fort) : I ou II gouttes.

BENJOIN. — Baume qui s'écoule, par incisions, du *styrax benzoïn* (Styracées). Le benjoin partage les propriétés des baumes à acide benzoïque (baumes du Pérou et de Tolu) : il est stimulant, antiseptique, cicatrisant, anticatarrhal. Poudre 0,50 à 2 gr. Teinture 2 à 10 gr. Le benjoin entre dans la composition du baume du Commandeur, des clous fumants (pastilles du sérail), du lait virginal (éphélides, comédons), etc.

BENZANILIDE. — Antipyrétique peu énergique (médecine infantile) — 0,10-0,60, en cachets, chez les enfants ; 2 ou 3 fois plus chez les adultes.

BENZINE. — Parasiticide.

BENZOATES et **BENZOIQUE** (acide). — **Benzoïque** (acide) ou *fleurs de benjoin.* Antiseptique (supérieur au phénol, d'après Jalan de la Croix), antithermique (chez les fébricitants), expectorant, diurétique. Il diminue les oxydations et s'élimine à l'état d'acide hippurique, par suite de sa combinaison avec le glycocolle, qui est un produit de désassimilation des substances albuminoïdes. — On l'a administré, à l'intérieur, contre les bronchites chroniques, les hydropisies, l'urémie, la blennorrhagie, la cystite (avec fétidité ammoniacale des urines). Sénator l'a prescrit contre le rhumatisme. A. Robin l'a recommandé dans la fièvre typhoïde, pour solubiliser et entraîner les déchets insuffisamment oxydés. Pour cette raison, il convient aussi dans la goutte et la gravelle urique (Berlioz). Dose 0,30-1 gr. 50. *Benzoate d'ammonium.* Usages de l'acide benzoïque, sur lequel il a l'avantage d'être plus soluble : affections typhoïdes, bronchites sèches ; 0,20-2 gr. *Benzoate de bismuth.* Voy. Bismuth. *Benzoate de gaïacol* ou *benzoïlgaïacol.* Voy. Benzosol. *Benzoate de lithine.* Excellent diurétique. Employé contre la gravelle, le rhumatisme : 0,05 à 0,20. *Benzoate de naphtol.* Voy. Benzonaphtol. *Benzoate de soude.* Propriétés de l'acide benzoïque (il est plus soluble que cet acide). Ce sel a été préconisé contre les bronchites, la broncho-pneumonie, la diphtérie, la coqueluche, la goutte, la gravelle urique, le rhumatisme (en cas d'intolérance du salicylate de soude). — Dose 2-5-10-20 gr. — En collutoire, contre le muguet : 2 à 5 p. 30 de glycérine.

BENZOATES. — Voy. Benzoïque (acide).

BENZOILE GAIACOL. — Voy. Benzosol.

BENZONAPHTOL (benzoate de naphtol). — Antiseptique intestinal aussi efficace que le naphtol et qui a l'avantage d'être moins irritant. Doses du naphtol : 4 gr. et plus, en cachets de 0,50.

BENZOPHÉNOIDE. — Succédané des pyoktanins, en oculistique. Solution 1 0/0 (Galezowski).

BENZOSOL (benzoylgaïacol). — Succédané de la créosote (Wolzer) — 25 centigr., associé au bicarbonate de soude, 3 fois par jour; augmenter, peu à peu, jusqu'à 1,50.

BÉTEL. — La noix de bétel ou d'arec est tænifuge (8-10 gr.) et astringente (charbon dentifrice). L'essence de feuilles est antiseptique et anticatarrhale (gorge, larynx) : 1 goutte pour 100 gr. d'eau. *L'arécane*, alcaloïde retiré du bétel, est analogue à la nicotine.

BÉTOL — Voy. Salicylate de naphtol.

BEURRE DE CACAO. En suppositoires et contre les gerçures du sein (Depaul).

BIBORATE DE SOUDE — Voy. Borique (acide).

BIDGÉRY. — Voy. Pitchuri.

BIÈRE. Apéritive (amère), peptogène, eupeptique, (dextrine, acide carbonique), diurétique. Convient lorsque le vin irrite l'estomac (convalescences, dyspepsie acide).

BISMUTH. — *Benzoate.* Antiseptique de l'intestin — 0,50-3 gr.: fièvre typhoïde. — *Sous-nitrate.* Absorbant. A l'intérieur, on l'administre, à la dose de 1-10-15 gr. (on est allé à 40 et même à 70 gr.), dans les dyspepsies flatulentes, la gastro-entéralgie, la diarrhée et la dysenterie, seul ou associé à l'opium. Les selles prennent une coloration noirâtre, par suite de la formation d'un sulfure de bismuth, résultant du contact du bismuth avec l'hydrogène sulfuré. — G. Lemoine pense que les poudres inertes empêchent peut-être le développement des colonies microbiennes, en formant comme un vernis à la surface de l'intestin. En outre, elles absorbent les liquides sécrétés en trop grande quantité et rendent les matières plus solides (G. Lemoine). — A l'extérieur : en poudre sur les plaies et les ulcères chroniques et aussi contre l'intertrigo, l'eczéma, le coryza (en prises), l'épistaxis et la blennorrhée (1/100 en injections). — *Salicylate.* Désinfectant intestinal, antidiarrhéique, antithermique : 2 à 10 gr. (Dujardin-Beaumetz et Yvon).

BISTORTE (Polygonum bistorta). — La racine, riche en tannin et en acide gallique, est un des meilleurs astringents indigènes. Poudre 4 gr. — Décoction 8 gr. (Gubler).

BITUMINATE D'IODOFORME. — Antiseptique. — Usages externes.

BLANC DE BALEINE ou **CÉTINE** (Spermaceti). — Corps gras extrait de l'huile du cachalot à grosse tête (Physeter macrocephalus. Cétacés). Employé en onguent, pommades, cold-cream.

BLENNORRHAGIE CHEZ L'HOMME. — Le *traitement abortif* n'est applicable que dans les 12 ou 24 premières heures, lorsque l'écoulement est encore catarrhal, blanc ou blanc jaunâtre. Le traitement le plus usité consiste en injections au nitrate d'argent : soit, une injection par jour, ou seulement tous les deux ou trois jours, avec une solution à 1/50 ; soit, 2 injections par jour, avec une solution à 1/100. On emploie aussi quelquefois la solution forte de sublimé jusqu'à 1/5000, celle de permanganate de potasse (injections toutes les deux heures) préférable aux injections caustiques (Balzer). — Les grands lavages, suivant la méthode de Janet avec le permanganate de potasse à 1/4000, puis 1/1000, peuvent aussi être tentés. **Période d'état.** *Traitement local.* Continuer les injections, si les douleurs et l'inflammation ne sont pas trop intenses résorcine 1/50 ; permanganate de potasse 2 ou 4 centigr. 0/0 ; sublimé 1/15000 ; ictyol 1/100.

D'après Audry, le permanganate de potasse, employé suivant la méthode de Janet, est le spécifique de la blenorrhagie aiguë. Cette méthode consiste à faire passer à travers l'urèthre et jusque dans la vessie, une quantité considérable d'une solution de permanganate de potasse d'un titre variable.

Voici la technique recommandée par Audry : On se sert d'un récipient en verre gradué, d'une contenance de 2 litres, muni d'un tube en caoutchouc de 2 mètres environ, qui présente un robinet sur son parcours. A l'extrémité libre du tube, on adapte une canule en verre, d'un calibre assez petit pour pénétrer de 1 centimètre dans l'urèthre.

On doit pouvoir élever le réservoir à volonté, car c'est la seule pression qui fait pénétrer le liquide dans la vessie (1). Une pression de 0,80 est d'ordinaire plus que suffisante.

On fait d'abord uriner le malade ; puis, autant que possible on le fait coucher. Alors, avec la solution

(1) Suivant que l'on veut laver seulement l'urèthre antérieur, ou aussi l'urèthre postérieur, on élève le récipient à une hauteur de 0,60 centimètres, ou de 1 m. 50 (Guyon). Si le malade opère lui-même, il ne faut pas que l'injection dépasse le sphincter (Audry).

tiède, on lave l'urèthre antérieur à méat ouvert. Enfin, on ferme le méat sur la canule et on distend l'urèthre antérieur, par saccadès, en interrompant de temps en temps le courant, et on attend, en surveillant la descente du liquide dans le récipient. Après un temps qui varie, suivant les sujets, de quelques secondes, à 4 ou 5 minutes, la colonne passe et le liquide pénètre jusque dans la vessie. C'est un excellent artifice que de conseiller au malade de faire des efforts d'urination,pour favoriser le relâchement musculaire. — On laisse entrer le liquide dans la vessie jusqu'à ce que le patient accuse le besoin d'uriner; on arrête le lavage ; on fait pisser le malade, en lui apprenant à fermer de temps en temps le méat, de telle sorte que le liquide, brusquement arrêté dans son expulsion, dilate l'urèthre. Habituellement, la quantité de liquide injectée ne dépasse pas 200 gr. On refait un second lavage semblable ; on lave le méat et on le couvre d'une lame de coton. — Le plus souvent, on peut débuter par la solution à 1/3000 et l'on augmente ou l'on diminue le titre suivant le degré de sensibilité et l'intensité de la réaction. M. Audry n'emploie plus de solutions supérieures à 1/800.

En règle générale, il ne faut pas que les lavages s.ient séparés par un intervalle de plus de 24 heures. Ordinairement, 6 ou 7 lavages suffisent. En tous cas, on les continue jusqu'à ce que les gonocoques aient disparu.

Si le permanganate était mal toléré, on pourrait le remplacer par l'acide borique ou l'ichtyol à 1/100 (Balzer.)

Dans les cas d'uréthrite suraiguë, il faut s'abstenir d'injections et se contenter du traitement antiphlogistique (Balzer) : sirop d'orgeat 10-30/1000 ; tisanes de chiendent, de réglisse, de graine de lin, de pariétaire, additionnées de bi carbonate de soude 5/1000, de biborate de soude 6-8 gr. ou mieux de salol 4-6 gr. Grands bains tièdes. Compresses froides.

Contre les érections nocturnes, on conseillera : le bromure de potassium 2-3-4 gr., l'extrait thébaïque 0,01-0,05, le lupulin 2-4 gr. les injections de morphine; les cataplasmes laudanisés, autour de la verge et sur le périnée. — **2e période. État subaigu, période de décroissance.** Lorsque les symptômes aigus sont apaisés : que la douleur a cessé et que l'écoulement est devenu moins abondant, moins verdâtre, plus séreux (Fournier) c'est-à-dire après 3 emaines environ, on peut administrer les balsamiques. Une condition presque essentielle de succès, c'est de les administrer d'emblée à forte dose : il faut, en quelque sorte, surprendre le canal et tarir l'écoulement d'un seul coup (Ricord, Fournier). On donne le copahu à la dose de 10 à 12 gr. au commencement des repas, et surtout en capsules. Celles qu'on fabrique aujourd'hui contiennent généralement 1 gr. de copahu (au lieu de 0,40-0,50 comme les anciennes). — La potion de Choppart renferme 1/5 de copahu : la dose est de 3 à 6 cuillerées, en 3 fois. *Cubèbe.* Dose double du copahu : 15,25-30 gr., soit en poudre, soit associé au copahu, c'est-à-dire en opiat. *Opiat de copahu composé du codex.* Copahu 100, cubèbe 150, cachou 3 gr. On préfère souvent un opiat ne contenant que 1 partie de copahu pour 2 et même 3 de cubèbe. — Dose : 10-20-30 gr. en 3 bois du volume d'une noisette ou d'une noix, dans du pain azyme.

Pour prévenir la diarrhée, que détermine fréquemment le copahu, on ajoute souvent à l'opiat des astringents : cachou. ratanhia. Le fer, le quinquina remplissent le même but et, de plus, sont utiles chez les anémiques. Quand l'amélioration est survenue, il ne faut cesser que graduellement. Si le même médicament paraissait ne pas produire un effet suffisant, on aurait recours à un succédané. *Essence de Santal.* 5-15 gr. ou 8-15 capsules de 0,40. *Baume gurjum* (gurpin oil), doses du copahu. *Matico.* 10-15 capsules (action antiblennhorragique douteuse, mais correctif de copahu). — Les autres succédanés du copahu et du cubèbe, s'emploient surtout contre la blennorrhée : baumes du Pérou, du Canada et de Tolu, térébenthine, baies de genévrier, bourgeon de sapin, buchu ou bucco. *Injections.* D'abord antiseptiques ; puis, si l'écoulement ne disparait pas, injections astringentes (Fournier). Pour 100 gr. de véhicule (eau distillée, eau de roses, de copahu, de matico, glycérine, vin rouge) : *azotate d'argent*,0,03-0,15, chloral 1/120, sulfate de zinc, 0,10-0,50 (mieux supporté que le nitrate d'argent, Fournier), tannin, 0,10-0,50-1 gr. *Injection de Ricord*, eau distillée 200 gr., sulfate de zinc 1 gr., acétate de plomb 2 gr., laudanum de Sydenham 4 gr., teinture de cachou 4 gr. — 3 injections par jour. *Injection aux 3 sulfates.* Sulfate de zinc, de cuivre, de fer ââ, 1 gr., eau 250, mucilage de gomme, 20. A la période de déclin, lorsque l'écoulement devient fluide, on peut, avec avantage, employer l'iodoforme ou les poudres inertes, en suspension dans une solution gommeuse : sous-nitrate de bismuth, 2-4-5-10 p. 100; oxyde de zinc, 10 p. 100. *Hygiène.* Renoncer au coït. Sobriété. S'abstenir de mets épicés ou acidulés, de liqueurs, de bière. Éviter les fatigues, les marches, l'équitation, le froid, la constipation ; porter un suspensoir et se souvenir toujours du danger de l'infection oculaire. **Blennorrhagie chronique.** Instituer, s'il y a lieu, un traitement antilymphatique, antirhumatismal. *Traitement local.* Les injections et les balsamiques échouent souvent. On les remplace par la médication directe, lorsque la lésion siège sur les parties profondes du canal (uréthrite postérieure), où les injections ne peuvent pénétrer. Il faut reconnaître, avec une bougie à boule, le point le plus atteint et agir directement sur lui, en y instillant X à XX gouttes d'une solution astringente ou caustique : nitrate d'argent a 1/50 et même a 1/30, 1/20, 1/10 (Guyon). On introduit la sonde jusqu'au siège du mal et c'est en la retirant qu'on injecte goutte à goutte, au moyen d'une seringue de Pravaz, le liquide modificateur. Il faut prévenir le sujet que l'instillation produit une recrudescence momentanée.

Le traitement par les lavages (applicables à toutes les formes de la blennorrhagie), les instillations, la dilatation, donne d'aussi bons résultats que le traitement endoscopique (Balzer). Les poudres, les pâtes, les glycérolés, les bougies (parfois, elles ne sont qu'enduites de substances médicamenteuses), auxquels on incorpore des caustiques, des astringents ou des antiseptiques, sont des moyens peu employés.

BLENNORRHAGIE CHEZ LA FEMME. — Vulvo-vaginite (Balzer). 1o Grands bains ou bains de siège Lavages, tampons, compresses avec l'eau boriquée ou la solution de sublimé 1/4000-1/1000. 2° Injections, dès qu'elles sont possibles : solutions d'acide borique, de sublimé 1/4000 (faire la solution sans alcool), de biiodure de mercure 1/4000, d'acide phénique 1/100, de chloral, 10 à 30/1000, de permanganate de potasse 1 à 4/1000, de coaltar, de sulfate de cuivre 10-15/1000, de sulfate de zinc 10/1000, de naphtol 0,40/1000, de résorcine, de microcidine (naphtolate de soude). — Faire suivre les injections de pansements avec des poudres, surtout antiseptiques : iodoforme, sous-nitrate de bismuth. On peut aussi employer l'alun, le benzoate et le borate de soude. Les tampons de coton hydrophile ou de gaze salolée ou iodoformée ont l'avantage d'isoler les parois vaginales : on doit les placer de façon à empêcher le contact de l'utérus avec le vagin (Balzer). On peut les imbiber : de glycérolés de tannin ou à l'ichtyol; de glycérine iodoformée, résorcinée ; de solutions huileuses de salol ; de vaseline iodoformée (5 à 10 p. 30), salolée, aristolée, ichtyolée ; de glycérine à l'ichtyol 10 à 15 0/0 (Freund et Colombini). — Verchère a préconisé le bleu de méthylène. On nettoie le vagin avec un tampon d'ouate hydrophile imprégné de sublimé en solution à 1/1000; on tamponne ensuite le vagin à l'aide d'ouate hydrophile imprégnée de la solution suivante : bleu de méthylène 10 gr., alcool 15, potasse 0,20, eau 200. Laisser ce tampon pendant 48 heures ; le retirer ; puis, après un lavage au sublimé à 1/1000, introduction de tampons glycérinés (Verchère). On peut encore employer les suppositoires vaginaux (à base de beurre de cacao, de gélatine), associés à la glycérine, etc. On les introduit dans le vagin, le soir, après une injection. — Les cautérisations au nitrate d'argent, à 1/50, peuvent aussi être utiles. **Urétrite.** Balsamiques, injections (permanganate 1/1000, ichtyol 1 à 3 1/100). Dans l'urétrite chronique : mèches imbibées d'une solution de bleu de méthylène (Verchère) ou de nitrate d'argent 1/50-20. Crayons : à l'iodoforme (beurre de cacao et iodoforme. Pozzi), au tannin, au nitrate d'argent, au sublimé 0,003-0,005 (Martineau). L'électrolyse a été préconisée par Barthélemy et Oudin, contre l'urétrite chronique. **Bartholinite** et **Folliculites.** Lavages réitérés. En cas d'abcès : incision, tamponnement de la cavité, pour que la cicatrisation parte du fond (Audry). Dans la forme chronique : injections modificatrices, cautérisation ignée (thermo-cautère, introduit dans le follicule. Balzer). Excision de la masse glandulaire. **Métrite** (Audry). 1° *cervicite.* Désinfecter le vagin. Lavages antiseptiques (avec prudence) de la cavité, avec des solutions fortes. Toucher la muqueuse avec du coton imbibé de chlorure de zinc en solution à 1/8, ou instiller quelques gouttes de teinture d'iode, avec la seringue de Braun. — Crayons de nitrate d'argent, d'iodoforme. Tamponnement modéré avec la gaze iodoformée, imbibée de glycérine. Repos et éviter la constipation. 2° *Blennorrhagie cervico-corporale* (endométrite corporale blennorhagique). Le traitement n'a rien de spécial ; il est basé sur l'antisepsie. Lavages avec des solutions de sublimé à 1/3000, en se servant de sondes à double courant. Instillations de quelques gouttes de teinture d'iode, avec la seringue de Braun. Porte-coton chargé d'acide chromique ou de solution forte de chlorure de zinc. Dilatation, curettage et abandon, dans la cavité, d'un mince crayon d'iodoforme. S'abstenir quand les trompes sont envahies.

L'électrolyse est aussi employée, avec succès, contre la métrite du col et les catarrhes purulents d'origine blennorrhagique de la cavité utérine (Balzer) ; elle peut quelquefois éviter le curettage ou réussir après que celui-ci a échoué (Balzer). **Salpingo-péritonite.** Repos au lit ; révulsion sur l'abdomen (pointes de feu, etc.), injections chaudes ; désinfection de l'utérus. Si les exsudats et les douleurs persistent, si chaque période menstruelle amène une recrudescence : hystérectomie, laparotomie. Aujourd'hui, les opérations partielles et palliatives regagnent du terrain et la méthode de Laroyenne rendra de grands services (Audry).

BLÉPHARITE. — Eau boriquée, pommade au précipité rouge. Épilation.

BLEU DE MÉTHYLÈNE. — Antiseptique (Voy. Blennorrhagie chez la femme). Antithermique, analgésique 0,50-1 gr. en cachets de 0,10-0,20.

BOL D'ARMÉNIE. — Argile ferrée, jadis employée comme absorbant et astringent.

BOLDO. — Boldea fragrans. — Monimiaciées. — Chili. — Tonique, stimulant général (augmente l'urée), excitant des fonctions digestives. On le prescrit dans les convalescences, l'adynamie, l'atonie des organes digestifs, surtout du foie. — Il agirait aussi comme anticatarrhal, contre la lithiase biliaire (Huchard), la blennorrhagie. Infusé 5-10/1000. Essence 0,20 à 0,50 centigr. Teinture 1 à 2 gr. Vin 30/100 (madère) : 1 verre à liqueur. Il faut prendre le boldo à la fin des repas, pour qu'il soit mieux toléré.

BONDUC (*B. gris* cœsalpinia bondulcella. *B. jaune* cœsalpinia bonduc). — Fébrifuge. Semences : 0,50 à 0,75, 2 fois par jour.

BORIQUE (acide) et **BORATES.** — *Acide borique.* Antiseptique faible (inférieur au phénol), mais inodore, sans causticité et peu toxique. Un soldat en a pris, par accident, 25 gr. sans grands inconvénients (Polli). Cependant des doses moins élevées et même de petites doses prolongées (3 ou 5 gr.) peuvent produire des symptômes d'intoxication : gastro-entérite (vomissements, diarrhée), céphalalgie, angine, bronchite, érythème cutané (Johnson) et gonflement de la peau, fourmillements, vertiges, hallucinations, collapsus (S. T. Welch). — Chez un chien, Neumann a observé des paralysies névro-musculaires.

Il se transforme, dans le sang, en borate de soude et s'élimine par l'urine, la salive, la sueur (Johnson), l'expectoration.

Comme antiseptique, il convient plutôt pour continuer les effets d'un microbicide plus énergique que pour remédier à une infection nouvelle. *Poudre* : en insufflations. *Solution* 4 p. 100 : en lavages, injections, gargarismes, collutoires (Soulier regarde l'acide borique comme un antiseptique spécifique du muguet), etc., sur les muqueuses, ou dans les cavités ; en lotions, contre l'impétigo, l'eczéma (Gaucher).

Il sert surtout en thérapeutique oculaire. *Vaseline boriquée* 4/30 ; faire dissoudre le sel dans l'eau et non dans l'alcool ou la glycérine, qui rendent la préparation irritante.

A l'intérieur, on emploie l'acide borique comme antiseptique des voies urinaires (de même que le biborate de soude) et de l'estomac. Dose 0,25 à 2 gr. *Borates d'alcaloïdes* (ésérine, atropine, pilocarpine, cocaïne) permettent d'obtenir des collyres sans aucune action irritante (Petit). On emploie des biborates renfermant 1/3 d'alcaloïdes. *Borate de soude* (sous-). *Borax*. Antiseptique, encore moins énergique que l'acide borique. Il est légèrement astringent. Gargarisme 6/250, collutoire 2-5/30 (contre les aphtes et les stomatites). — A l'intérieur, 0 50-6 gr. (progressivement) par jour, comme antiseptique des voies urinaires et contre l'épilepsie (Gowers, Folsom, Dijoud, Mairet, Féré), particulièrement l'épilepsie symptomatique.

BOUGIES MÉDICAMENTEUSES. — Voy. Blennorrhagie chronique.

BOUILLON renferme des sels, de la gélatine, de l'osmazome, mais peu de substances azotées. Il ne répare pas la cellule et n'est que peptogène (G. Bardet). *Bouillon instantané* (thé de bœuf, beef-tea des Anglais). Faire chauffer, avec son poids d'eau, une livre de bœuf maigre, sans os, et coupée en morceaux ; après 2 ou 3 minutes d'ébullition, passer, avec expression, et assaisonner (Fonssagrives). Quelques personnes emploient de l'eau à 60° et font infuser pendant une heure (Dujardin-Beaumetz). *Bouillon américain*. Chauffer au bain-marie, pendant 6 à 7 heures, une petite marmite d'étain, hermétiquement close et où on aura introduit, en morceaux et sans eau, les ingrédients nécessaires pour un consommé ; passer, avec expression. Ce bouillon (à l'étuvée) est sapide et très nourrissant (Fonssagrives). — M. Robin a donné la formule suivante : introduire dans un récipient à fermeture hermétique, de la viande coupée en morceaux ; ajouter du bouillon ; faire chauffer au bain-marie, pendant 2 ou 3 heures, en ayant soin de ne pas dépasser 60° ; puis, passer, avec expression. *Bouillons médicinaux*. Les bouillons servent encore assez souvent de véhicules ou d'adjuvants (bouillon aux herbes, bouillon de veau) aux médicaments purgatifs (sulfate de soude ou de magnésie, émétique, etc.). On préparait autrefois des bouillons pectoraux avec les limaçons, les escargots, le mou de veau, etc.

BOURGEONS DE SAPIN. — Voy. Sapin.

BOURRACHE (Borrago off). — Sudorifique (fièvres éruptives) et diurétique peu actif. Infusion 10/000.

BOUSSINGAULTIA BASELLOIDES. — Racines. — Astringent énergique, bon hémostatique (hémorrhagies consécutives à l'accouchement). Décoction : 50 à 90 gr. dans 500 gr. d'eau ; 1 à 3 tasses par jour.

BROMAL. — Anesthésique, décolorant.

BROME. — On le retire des eaux mères des marais salants. C'est un liquide rouge foncé, d'odeur nauséabonde, très âcre, volatil à la température ordinaire.

Miquel le classe dans les substances fortement antiseptiques, mais c'est surtout un modérateur nervin : son action porte principalement sur l'excitabilité réflexe, qu'il diminue, de même que la sensibilité et l'activité intellectuelle. Il détermine une propension au sommeil (Nothnagel et Rossbach). A l'extérieur, solution alcoolique à 1/10 : angine diphtérique, plaies gangreneuses. A l'intérieur, V-XX gouttes, dans un liquide alcoolisé : scrofule. Inusité. *Bromhydrate de quinine*, diminue l'ivresse quinique. *Bromhydrique* (acide). Hypnotique, à haute dose. Il a été proposé comme succédané des bromures, — 5 à 10 gr. d'une solution à 1/10 (Berlioz) *Bromique* (acide). Inusité. **Bromoforme** (formène tribromé). Liquide incolore, soluble dans l'eau chaude, l'alcool, l'éther, les huiles essentielles. Anesthésique, hypnotique, comme le chloroforme, mais à un moindre degré. — Goldschmidt, Lowenthal l'ont préconisé contre la coqueluche. Aux adultes : 2 capsules de 5 centigr. (cas d'empoisonnement par une dose plus élevée.) Aux enfants : une cuillerée à café, toutes les heures, d'une potion de 125 gr. contenant V à X gouttes de bromoforme, dissous dans Q. S. d'alcool (Bouchardat). — Surveiller. **Bromol** ou tribromophénol. Poudre jaune, soluble dans l'alcool, la glycérine, le chloroforme. Antiseptique énergique (Rademaker) et peu toxique. — A l'extérieur : en poudre, pommade 4/30, solution alcoolique 10 0/0 (pansements). A l'intérieur : 5 milligr. à 2 centigr. contre le choléra infantile et la fièvre typhoïde. *Bromure (tri) d'allyle*. Voy. Allyle.

Bromure d'ammonium. — Non seulement, il ne produit pas d'abattement (Belgraeve) mais serait même tonique, à petite dose (Gibb. et Harley). Son association au bromure de potassium permettrait d'élever la dose de ce dernier et d'en reculer la limite d'action (Falret). Dose : 2 fois moindre que celle du bromure de potassium. *Bromure d'arsenic* base de la liqueur de Clémence, très employée en Angleterre (V à X gouttes). *Bromure de cadmium*. Influencerait le système nerveux par voie indirecte, comme à la suite des émétiques. *Bromure de calcium*. 0,50. Moins actif que celui de potassium. **Bromure de camphre** (camphre monobromé) modérateur nervin, hypothermique (diminue l'activité cardiaque). Indications des bromures. — Utile surtout contre les palpitations cardiaques et l'excitation des organes génito-urinaires (pollutions, etc.) 0,10-1 gr. *Bromure d'éthyle* (éther bromhydrique). Anesthésique général et local. *Bromure de fer.* Proposé par F. Garnier contre la chlorose avec éréthisme nerveux. *Bromure de lithium.* Sédatif : dans les accidents douloureux de la diathèse urique (Roubaud). Rabuteau conseille de ne pas dépasser 0,50. *Bromure de mercure.* Antisyphilitique. *Bromure de nickel.* A été essayé, sans succès, par Bourneville, contre l'épilepsie. Il produit des vomissements et des troubles gastriques. — 6 à 20 centigr. *Bromure d'or.* Il a été préconisé contre l'épilepsie, la migraine, le goitre exophtalmique. Il serait mieux toléré que les bromures alcalins et son action serait plus durable. — 5 à 15 milligr.

Bromure de potassium. — Physiologie — *Action locale* irritante sur les muqueuses et la peau dénudée. *Action générale.* L'effet principal du bromure de potassium consiste à diminuer l'excitabilité bulbo-médullaire, en même temps qu'à produire l'anémie du cerveau et de la moelle, par suite de l'affaiblissement du cœur (1) et de la paralysie du centre vaso-moteur (Nothnagel et Rossbach). A l'action dépressive du brome sur les centres nerveux (action prépondérante) s'ajoute celle du potassium sur le système musculaire (et la circulation). La diminution de l'excitabilité réflexe de la moelle est très sensible : 4 à 5 gr. abolissent les réflexes pharyngiens (Voisin) ; 15 gr. anesthésient les muqueuses de l'urèthre, du vagin, de la conjonctive ; 20 gr. insensibilisent la peau (Nothnagel et Rossbach). La paralysie s'étend peu à peu des centres à la périphérie (Nothnagel et Rossbach). Les nerfs périphériques ne se paralysent qu'après les centres nerveux ; les nerfs moteurs qu'après les nerfs sensitifs. D'après Berlioz. « l'anesthésie des muqueuses résulte d'une action sur la « moelle plutôt que d'une influence paralysante que « produirait le bromure au moment de son élimination : chez une grenouille bromurée, les réflexes et « la sensibilité disparaissent dans un membre isolé « de la circulation, par la ligature des vaisseaux (Nothnagel et Rossbach) ; le bromure de potassium empêche les convulsions par la strychnine (Schroff « jeune). » L'anaphrodisie doit être aussi rapportée à l'action de cette substance sur la moelle.

Quant à l'action sommifère (Brown-Séquard), elle est très faible, car 10 gr. ne produisent que très peu de sommeil (Rabuteau) ; le bromure ne fait dormir qu'en supprimant les impressions (Manquat).

L'élimination se fait, surtout en nature, par la peau et les muqueuses (pharyngiennes, etc.), l'urine, le lait. Moins de 5 minutes après son ingestion, on retrouve le bromure de potassium dans l'urine. *Bromisme.* C'est une sorte d'intoxication chronique : débilité générale anorexie, soif, diarrhée, dyspnée, refroidissement des extrémités, acné, érythème noueux, coryza, toux, obtusion intellectuelle, titubation, somnolence. Tous ces troubles résultent d'un défaut de stimulus (Manquat).

Thérapeutique. — Le bromure de potassium a été préconisé contre les maladies suivantes : épilepsie, éclampsie, hystérie (peu efficace), chorée, tétanos, empoisonnement par la strychine, nervosisme, delirium tremens, vomissements (2-4 gr. en lavements), coqueluche, névralgie, migraine, spermatorrhée, érections de la blennorrhagie aigue, diabète (son efficacité est peu persistante et il présente d'assez grands inconvénients), palpitations et cardiopathies nerveuses, excitation et congestion encéphaliques des cardiaques mitraux (G. Sée, Péter), méningite cérébrospinale, œsophagisme, spasmes de la glotte. En laryngolie, on l'emploie pour calmer les réflexes du pharynx et du larynx et en faciliter l'examen. En Angleterre on le prescrit contre l'hypertrophie de la rate (pour faire contracter les vaisseaux de celle-ci).

Bromure de sodium. Il est moins actif que le bromure de potassium, quoiqu'il renferme plus de brome : il n'agit pas sur le système musculaire comme le bromure de potassium.

(1) D'après Krosz, Nothnagel et Rossbach, le bromure produit un ralentissement et un affaiblissement du cœur. Au contraire, G. Sée, Gubler et généralement les auteurs français, admettent qu'aux petites doses de 2 à 4 gr., le bromure de potassium est vaso-constricteur. Ce qui est certain, c'est que le bromure de potassium tue par arrêt du cœur (Manquat.) et que le contact d'une solution de bromure de potassium, détruit l'irritabilité du cœur chez les grenouilles (Martin Damourette et Pelvet).

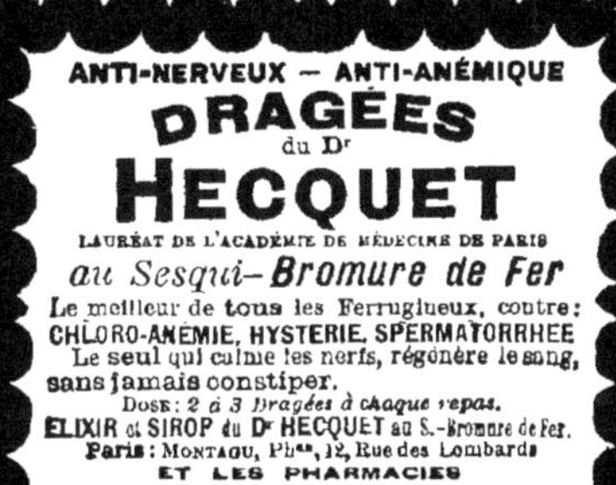

Bromure de strontium: épilepsie et névroses, hyperchlorhydrie, albuminurie. Il est mieux toléré que le lactate dans les dyspepsies (G. Sée) 2-4 gr.

Bromure de zinc. Très inférieur au bromure de potassium 0,20-3 gr.; commencer par 5 centigr.

BRONCHITE AIGUË. — 1re *période, dite de sécheresse ou de crudité.* Air chaud, alimentation légère. Pâtes pectorales : de guimauve, de lichen, de réglisse, de jujubes. Tisanes émollientes ou mucilagineuses : quatre fleurs (10/1000), capillaire, lichen, coques d'amandes, fruits pectoraux (jujubes, dattes, figues, raisins). Looch, julep gommeux, sirop de gomme. Immédiatement au début des bronchites à frigore, les sudorifiques sont très utiles, pour attirer le sang à la périphérie et combattre l'hyperémie pulmonaire : couvertures, jaborandi (2 à 4 gr.), boissons chaudes et abondantes (violettes, bouillon blanc, guimauve, sureau, bourrache, tilleul). Laënnec recommande, comme un remède héroïque, la médication alcoolique chez les sujets vigoureux (vin chaud, punch, ou 30 à 45 gr. d'eau-de-vie, dans une infusion chaude). — Dans la forme intense : garder le lit, atmosphère chaude et humide; ne pas parler. Combattre l'hyperémie : par les dérivatifs, les vomitifs (contro-stimulants, décongestionnants), et, de préférence, l'ipéca 1,50 (s'il existe de l'embarras gastrique) ; la fièvre : par l'alcoolature de racines d'aconit (IV ou V gouttes), l'antipyrine, le sulfate de quinine. Contre la toux : extrait thébaïque 1-5 centigr.; sirops de codéine, de morphine; poudre de Dower 0,30 à 0,60; eau de laurier cerise, 2 ou 3 cuillerées à café par jour; jusquiame, bromures, belladone. Surveiller l'action de certains calmants qui, comme la belladone, empêchent quelquefois l'expectoration. Inhalations de vapeurs d'eau additionnée de feuilles de mauve, de datura, de teinture de benjoin (une cuillerée à café par verre d'eau), ou d'alcool mentholé (alcool à 70°, 60 gr., menthol 2). Le malade fait bouillir de l'eau dans une petite casserole et respire la vapeur, en adaptant une feuille de papier sur cette casserole (G. Lyon).

Dès que la fièvre diminue ou lorsqu'elle est légère : révulsifs, sinapismes, cataplasmes et pédiluves sinapisés, teinture d'iode, coton iodé, emplâtres divers; huile de croton (cicatrices indélébiles), X gouttes, dans 2 ou 3 gr. d'huile d'amandes douces ; ventouses. Les révulsifs doivent être appliqués de préférence entre les deux épaules ou en haut du sternum, points les mieux innervés et où l'action réflexe s'exerce le plus énergiquement. 2e *période.* Favoriser d'abord l'expectoration, surtout chez les vieillards et chez les enfants (quelquefois indication d'un vomitif) dont les bronches s'encombrent souvent : ipéca à doses fractionnées, mais surtout kermès 0,05-0,15 ; oxyde blanc 0,50 à 4 gr., dans 1/2 looch ou en pilules; acide benzoïque, benzoate de soude (2 à 5 gr.). Au déclin de la maladie, diminuer la formation des exsudats, avec : les balsamiques, les sulfureux, les astringents. Voy. Bronchite chronique.

BRONCHITE CHRONIQUE. — Calmer la toux (Voy. Bronchite aigue), pour éviter l'emphysème. Diminuer l'hypersécrétion, au moyen de substances contenant des huiles essentielles, etc., qui s'éliminent par les voies respiratoires : bourgeons de sapin, goudron, baume de tolu (sirop, pastilles), benjoin (2 gr. de teinture) et benzoate de soude (0,50-1.50 et plus) capsules d'essence de térébenthine (irrite l'estomac et les reins — préférer l'eucalyptol), eucalyptol 5 à 10 capsules de 0,20 (bronchites fétides), terpine (0,20-0,60 1 gr. en pilules, cachets ou potion), terpinol (8 à 10 capsules de 0,10), créotote, gaïacol (0,20 à 0,50 en pilules, capsules, injections sous cutanées) préparations

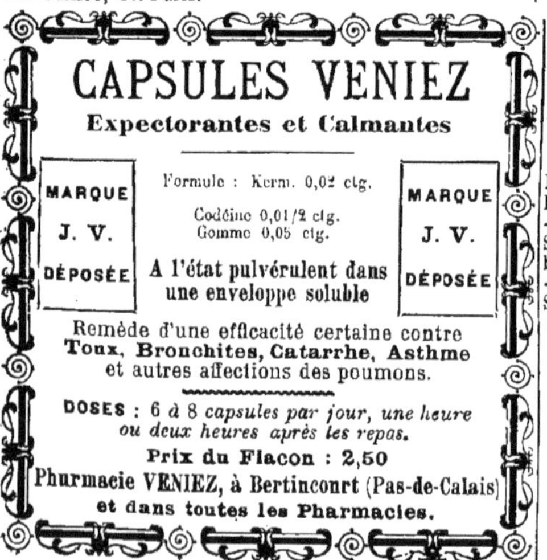

sulfureuses et eaux sulfureuses, en boissons et inhalations (catarrhe sans réaction fébrile). Astringents (tannin, sirops iodo-tanniques, cachou, extrait de ratanhia). Vomitif (ipeca). s'il y a encombrement des bronches. Révulsifs cutanés, au moment des recrudescences.

Expectorants, en cas de bronchite asthmatique avec râles sibilants : ipéca (base de beaucoup de préparations pectorales), kermès 0,10-0,20, tartre stibié (chez les sujets vigoureux) 1 à 5 centigr. fractionnés ; oxymel scillitique (8-16 gr. dans un julep), gomme ammoniaque 0,10, chlorhydrate d'ammoniaque, alcalins ; ces expectorants fluidifient les secrétions et facilitent leur expulsion. Les iodures 0,10 à 1 gr. rendent des services chez les emphysémateux, les artério-scléreux, et dans les cas de catarrhe sec (G. Lyon). Contre la dyspnée : fumigations de datura, de belladone, etc. Voy. Asthme.

La bronchite chronique étant souvent secondaire (maladies du cœur, des reins), traiter la maladie causale (diathèses, etc.). Chez les scrofuleux, lutter surtout contre l'état atonique et l'élément catarrhal : révulsifs, eaux sulfureuses, air marin, toniques généraux (quinquina, huile de foie de morue), iodiques (sirop d'iodure de fer, de raifort iodé). Aux arthritiques, conseiller les alcalins, (eaux alcalines) et, en outre, aux goutteux, les drastiques. Chez les arthritiques, les révulsifs sont très utiles à cause de la mobilité des phénomènes congestifs... Chez les herpétiques (dartreux) : arsenic et eaux arsenicales ; réserve dans l'emploi des révulsifs, à cause de la susceptibilité tégumentaire ; antiphlogistiques, narcotiques, antispasmodiques, contre les exacerbations, la fièvre, la dyspnée. Chez les herpétiques, on observe fréquemment une irritation excessive de tout l'arbre aérien, avec toux spasmodique et expectoration nulle. — Soustraire les malades aux poussières et aux vapeurs irritantes. Habiter un climat doux. Aux malades qui ne peuvent passer l'hiver dans le midi, on conseillera l'aérothérapie (les bains d'air comprimé : avec inspiration dans l'air comprimé et expiration dans l'air raréfié) qui facilite l'expectoration et rend de l'élasticité aux bronches (Dujardin-Beaumetz).

Trachéite chronique. Accompagne assez souvent la rhinite. — *Traitement.* Inhalations de vapeurs de menthol (Lubet Barbon et Martin). On place des cristaux de menthol dans un flacon à 2 tubulures, puis, on plonge la partie inférieure de ce flacon dans de l'eau chaude : toutes les 3 ou 4 heures, le malade fait 5 ou 6 inspirations par un embout de verre, relié à l'une des tubulures au moyen d'un tube en caoutchouc. Dans les cas rebelles : injections intratrachéales de quelques gouttes d'huile mentholée à 5 ou 10 0/0 (G. Lyon).

BRONCHITE CAPILLAIRE. — Traitement de la broncho-pneumonie.

BRONCHO-PNEUMONIE (pneumonie catarrhale, pneumonie lobulaire). — **Prophylaxie.** 1° Eviter le froid, après les maladies qui se compliquent le plus fréquemment de broncho-pneumonie (rougeole, coqueluche, diphtérie, grippe, etc.) ; 2° éviter tout contact entre les sujets prédisposés aux bronchites et ceux atteints de broncho-pneumonie ou de maladies qui prédisposent à cette dernière ; 3° isolement individuel des rougeoleux et des coquelucheux, qui, dans les hôpitaux, ne devront pas être réunis dans des salles communes ; 4° rigoureuse antisepsie bucco-pharyngienne (eau boriquée 3/100, thymolée, etc.)

Traitement. A l'inflammation, on opposera les révulsifs (surtout dans la forme suffocante) : sinapisation (cataplasmes sinapisés, sur la poitrine — bottes d'ouate sinapisée, chez les très jeunes enfants), ventouses, teinture d'iode (1). — On n'emploie plus guère les vésicatoires (formes subaiguës ou chroniques de l'induration pulmonaire. - Picot et d'Espine).

On désobstruera les bronches au moyen : des expectorants, kermès, chlorhydrate et carbonate d'ammoniaque, ammoniaque anisée ; d'un vomitif, dans les cas urgents.

On combattra la fièvre : au moyen du sulfate de quinine (qui agit aussi contre l'élément infectieux) de l'aconit, de la digitale. Dans les formes infectieuses (c'est-à-dire avec intoxication générale très profonde et des lésions locales peu accusées — G. Lyon) on aura recours à la balnéation. On prescrit le 1er bain à 28 ou 30° centigr. (quelquefois 32 à 35°) et d'une durée de 5 à 10 minutes ; les autres, à 24° et au-dessous, jusqu'à 18°. Le même bain peut être refroidi progressivement, mais il ne faut pas débuter par des bains à 24 ou 22° : ceux-ci doivent toujours être précédés d'un certain nombre de bains tièdes. La balnéation ainsi pratiquée, combat l'hyperthermie, prévient les congestions, active la sécrétion urinaire (J. Darier) et agit comme un stimulant puissant (Delpeuch) ; il ne faut pas hésiter à y recourir, si l'adynamie apparaît et si l'asphyxie est imminente (Delpeuch), car elle peut opérer de véritables résurrections.

On répétera ces bains plusieurs fois par jour, si la température reste au-dessus de 39° et si l'adynamie persiste (Delpeuch).

Pour éviter la congestion encéphalique, pendant que le sujet sera dans la baignoire, on maintiendra sur le front et les tempes un bandeau mouillé (H. Barth). Après les bains, on administrera un cordial.

Les bains sont contre-indiqués quand il y a de très grosses lésions locales avec peu de réaction ; ils ne conviennent pas non plus aux vieillards (altérations cardiaques et vasculaires, absence de réaction. (G. Lyon).

Colrat a obtenu de bons résultat avec le drap mouillé, recouvert d'une couverture de laine et appliqué pendant plusieurs heures par jour.

Dans les formes fébriles, chez les enfants, Picot et d'Espine recommandent d'appliquer sur le tronc, des compresses d'eau froide, additionnée d'alcool camphré 1/4 et recouvertes d'une flanelle sèche ou de taffetas gommé, etc. On les renouvelle dès qu'elles sont chaudes : d'abord tous les quarts d'heure, puis toutes les demi-heures ou toutes les heures, à mesure que l'accalmie se produit.

Si l'asphyxie était menaçante, on prescrirait (outre les bains) des inhalations *d'oxygène*, en même temps qu'on combattrait le collapsus : par les *stimulants*, l'acétate d'ammoniaque (0,20-0,50 chez les enfants) l'éther (en sirop, potion, injections hypodermiques), la caféine en injections hypodermiques (si le cœur faiblit), les injections d'huile camphrée à 1/10 (1/4 de seringue de Pravaz, matin et soir chez les enfants). Le camphre a une action sthénique et expectorante (G. Lyon). Bains sinapisés.

Dans un cas qui paraissait désespéré, M. G. Renaut a réussi, en pratiquant l'insufflation directe du poumon (comme pour l'asphyxie des nouveau-nés), à sauver un enfant qui asphyxiait.

Pendant toute la durée de la maladie, on soutiendra les forces : au moyen du lait, du bouillon, du jus de viande, des œufs, des vins liquoreux, du champagne, de l'*alcool*. On entretiendra, dans la chambre, une atmosphère humide (vaporiser des infusions

(1) Les enveloppements froids constituent, chez les enfants, le meilleur mode de révulsion (G. Lyon).

d'eucalyptus, ou d'eau additionnée de teinture de benjoin). On changera fréquemment la position du malade, pour éviter l'hypostase. — Pendant la convalescence : balsamiques, toniques, séjour à la campagne (montagnes, littoral).

BROWN-SÉQUARD (Méthode de). — **EXTRAITS D'ORGANES.** — L'emploi thérapeutique des extraits d'organes d'animaux constitue la méthode de Brown-Séquard. Brown-Séquard a fait porter ses premières études sur le suc testiculaire ; mais dans la suite, on a cherché à utiliser le suc thyroïdien, l'extrait de substance cérébrale, de rein, de capsule surrénale, de myocarde. On reconnaît des propriétés thérapeutiques au *suc testiculaire*, au *corps thyroïde* et à l'*extrait de substance grise de cerveau de mouton* (transfusion nerveuse).

Suc testiculaire. — *Préparation.* — On choisit un animal sain et vigoureux (cobaye, taureau ou bélier). Le tissu dont on veut avoir l'extrait est mis à macérer, pendant vingt-quatre heures, dans trois fois environ son poids de glycérine officinale, à 28°, stérilisée. Il doit être divisé avec des ciseaux, en morceaux ayant un centimètre de côté, mais non broyé fixement. La glycérine crispe le tissu, et à cause de son grand pouvoir hygrométrique, en retire l'eau et toutes les substances solubles. Il faut renoncer à l'emploi de tout antiseptique qui altérerait les ferments organiques (d'Arsonval). Pour filtrer la solution glycérique, on l'étend de deux à trois fois son volume d'eau bouillie. Le liquide filtré est stérilisé au moyen du *stérilisateur filtre* à acide carbonique de d'Arsonval, dans lequel il est soumis, pendant deux heures, à une pression de 53 atmosphères d'acide carbonique à 15°. Si l'on porte la température à 42° environ, la pression s'élève à 90 atmosphères.

On peut aussi opérer la deuxième filtration au moyen d'une bougie poreuse stérilisée, en plaçant cette bougie dans un récipient où l'on fait le vide, avec la pompe de l'aspirateur de Potain. Ce procédé est inférieur au précédent.

Le liquide employé doit être fraîchement préparé. Pratiquer l'*injection* avec une seringue stérilisable de un gramme stérilisé. Le liquide testiculaire pur étant trop irritant, il convient de le diluer de moitié, en aspirant seulement la moitié de la seringue du liquide testiculaire, et en achevant de remplir avec de l'eau stérilisée. Il faut choisir pour l'injection une région à téguments mobiles, comme la fesse ou le dos, région qui sera préalablement aseptisée. L'injection doit être poussée lentement et dans la partie la plus profonde du tissu cellulaire sous-cutané. On injectera de un demi-centimètre cube à trois centimètres cubes d'extrait testiculaire qui, dilués dans leur volume d'eau, représenteront de une à six injections par jour.

Localement, l'injection est indolore ou produit quelquefois une douleur analogue à celle d'une plaie vive, et d'une durée variable (parfois jusqu'à six, et même huit heures). A son niveau, il se produit un peu d'inflammation, mais pratiquée avec une asepsie suffisante, l'injection ne provoque jamais d'abcès.

Les *effets généraux* produits par l'injection de suc testiculaire sont : un accroissement de la puissance de travail et de l'activité individuelle, une augmentation de la force musculaire, et généralement de la puissance génitale. L'appétit est accru, la défécation est régularisée ; il en résulte une augmentation de poids.

On ignore comment agit le suc testiculaire. Brown-Séquard pensait que les glandes testiculaires fournissent au sang, « soit par résorption de certains produits qu'elles sécrètent, soit autrement, des principes donnant de l'énergie au système nerveux et probablement aussi aux muscles ». D'après ce savant, les actions du liquide orchitique, seraient dues à deux espèces d'influences : par l'une, le système nerveux gagnant en force devient capable d'améliorer l'état dynamique ou organique des parties malades. Par l'autre, qui dépend de l'entrée dans le sang, de matériaux nouveaux, ce liquide contribue à la guérison d'états morbides, par la formation de nouvelles cellules ou d'autres éléments anatomiques.

Les injections du suc testiculaire ont été employées avec succès : 1° dans l'*ataxie locomotrice* ; l'amélioration se produit par la disparition des douleurs fulgurantes, le retour du sens musculaire, la possibilité de se diriger dans l'obscurité, le retour de la puissance génitale, de la miction et de la défécation, la disparition de l'atrophie musculaire. Le nombre des améliorations a été diversement apprécié. Brown-Séquard et d'Arsonval l'évaluaient à 314 sur 342 malades, mais il semble que dans la pratique, on ne puisse pas compter sur une proportion aussi élevée.

Le traitement, lorsqu'il est bien toléré, doit être longtemps prolongé. Il est prudent de le différer lorsqu'il cause de l'éréthisme nerveux, des phénomènes d'excitation ou de l'hypéresthésie cutanée, sous peine de provoquer de la surexcitation nerveuse, avec exagération des douleurs fulgurantes.

Dans la *neurasthénie*, la médication orchitique peut être essayée ; elle a donné quelques résultats, mais inconstants, et quelquefois passagers.

C'est la *débilité sénile* qui a fourni la première observation consacrant l'efficacité des injections du suc testiculaire. Il est donc indiqué d'avoir recours à ce traitement dans les cas semblables, lorsque l'énergie cérébrale et organique est partiellement conservée, mais la décrépitude et la déchéance des diverses fonctions constituent des contre-indications.

Des améliorations ont été obtenues dans les 4/5e des observations de *tuberculose pulmonaire*. « Les sueurs nocturnes, la toux, la faiblesse, l'insomnie, la fièvre ont cessé. » (Brown-Séquard et d'Arsonval.)

Sur 103 malades atteints de cancer *superficiel*, et traités par les injections de suc testiculaire, on a obtenu : « disparition de la teinte jaune paille et de l'état cachectique, augmentation des forces, cessation des douleurs, des ulcères et des hémorrhagies chez les malades qui en avaient, c'est-à-dire un retour à l'état normal dans la plupart des cas, à part l'existence des tumeurs qui persistent, mais n'étant plus que ce que serait un simple corps étranger chez un individu sain. » (Brown-Séquard et d'Arsonval.)

La médication s'est montrée inefficace dans l'*aliénation mentale*, la *paralysie agitante*, les *hémiplégies* et *paraplégies*, la *sclérose en plaques*, l'*épilepsie* et l'*hystérie*.

Succédanés du suc testiculaire. — La *spermine*, base retirée du sperme, a surtout été étudiée en Russie. Son action serait identique à celle du liquide testiculaire (Victoroff). Pendant un temps, on l'a considérée comme la partie active du suc testiculaire, mais des fraudes commerciales ayant été révélées au sujet de cette substance, les études la concernant ont été interrompues.

L'extrait ovarique a été essayé contre les troubles nerveux consécutifs à l'oophorectomie, à l'ovariotomie, à l'hystérectomie et employé avec succès dans un cas de contracture hystérique, chez une petite fille. (Clément.)

Corps thyroïde. — Le *suc thyroïdien* et le *corps thyroïde* ont été employés dans le but de remédier aux accidents qui résultent de l'ablation, de la disparition, ou de la suppression fonctionnelle du corps thyroïde, accidents décrits généralement sous la rubrique de myxœdème.

On a eu recours à *la greffe*, à *l'injection de suc thyroïdien* et à *l'ingestion de glande thyroïde.*

La greffe thyroïdienne, pratiquée soit dans la cavité péritonéale, soit sous le grand pectoral, soit dans l'épaisseur de la paroi abdominale, n'a donné que des résultats transitoires, parce que la greffe se résorbe bientôt et cesse d'agir. Pour les injections de suc thyroïdien, on peut préparer le liquide comme il a été dit pour le suc testiculaire, mais en se servant du corps thyroïde de mouton. Il a paru que le liquide filtré à la bougie poreuse était plus actif que celui soumis au stérilisateur-filtre. Pour l'injection, même technique, qu'avec le suc testiculaire.

A ces deux moyens, on préfère généralement l'*ingestion du corps thyroïde* en nature, qu'on fait prendre cru, dans du bouillon. Les effets sont les mêmes que ceux de l'injection, mais plus marqués. Sous leur influence, les principaux symptômes du myxœdème rétrocèdent : la face reprend son aspect naturel, la peau redevient souple, la torpeur physique et morale disparaît et les mouvements deviennent plus alertes ; les sueurs reparaissent, les urines deviennent plus abondantes, le poids du corps diminue, la température s'élève, les cheveux et les poils repoussent. On obtient ces résultats, en donnant un lobe par jour, pendant les trois ou quatre premiers jours. Puis, dès que l'amélioration aura commencé, on réduira la dose à un lobe tous les deux jours, ou même moins, si l'on redoute quelques phénomènes fâcheux.

Une fois la régression des principaux symptômes obtenue, on restreindra progressivement la dose à un lobe ou un demi-lobe tous les trois, quatre ou cinq jours, ce qui constituera une « ration d'entretien » probablement définitive (Marie).

Donné à trop haute dose (2 à 4 lobes par jour), le corps thyroïde provoque des accidents qui consistent en poussées d'urticaire, fourmillements et douleurs dans les jambes, soif vive et anorexie, parfois vomissements, agitation et insomnie, courbature et faiblesse générales, palpitations, sueurs profuses.

Après des injections trop souvent réitérées de suc thyroïdien, on a observé, outre les phénomènes précédents, des convulsions épileptiformes, la syncope et même la mort subite après des mouvements violents. Il faudra donc toujours exiger le repos physique et moral des malades soumis au traitement thyroïdien.

Transfusion nerveuse. — La transfusion nerveuse (C. Paul) consiste à injecter dans le tissu cellulaire sous-cutané un extrait de substance grise de cerveau de mouton.

Préparation. — Pour obtenir une solution au 1/10e d'après C. Paul, il faut : 1° prendre dans un cerveau de mouton fraîchement tué, 15 gr. de substance cérébrale, de préférence la substance grise (corps optostriés), circonvolutions, cervelet, etc.), et la diviser en petits morceaux ; 2° la faire macérer pendant vingt-quatre heures, dans cinq fois son poids de glycérine pure, c'est-à-dire 75 gr. ; 3° ajouter ensuite une quantité égale d'eau ; 4° verser le tout dans le tube de l'appareil d'Arsonval (stérilisateur-filtre à acide carbonique) et filtrer avec une pression de 40 à 50 atmosphères. On obtient ainsi 150 gr. de solution au 1/10e, de réaction neutre. Le liquide obtenu doit être employé aussi frais que possible, car il ne se conserve pas au-delà de dix jours.

L'injection se pratique comme il a été dit pour le suc testiculaire. Ce mode de traitement n'a donné lieu jusqu'ici à aucun inconvénient. On injecte ordinairement 5 cc. deux fois par semaine chez les ataxiques, plus souvent chez les neurasthéniques.

Dans la *neurasthénie*, la transfusion nerveuse rétablit le sommeil et les forces : l'émotivité diminue, les sens se réveillent, l'intelligence se développe, puis l'appétit renaît et la thérapeutique ordinaire redevient active quand elle n'agissait pas auparavant. La force du cœur est accrue et la virilité reparaît comme complément de la guérison (C. Paul).

La transfusion nerveuse a été encore employée efficacement dans la *chlorose neurasthénique*, dans la *neurasthénie génitale* avec spermatorrée et dans la *neurasthénie à prédominance gastrique* où elle permet aux traitements antidyspeptique, jusque-là inactifs, de devenir efficaces. Dans l'*ataxie locomotrice*, C. Paul a vu les douleurs fulgurantes disparaître, la marche devenir plus facile et la nutrition s'améliorer. Les autres symptômes ne subissent aucune modification. La transfusion nerveuse a réussi dans un cas de *pouls lent permanent.*

BRUCINE. — Voy. Vomiquier.

BRYONE. Bryonia dioica (Cucurbitacées). Racine. — Vésicant, drastique et quelquefois émétique : bronchites (expectorant), hyperémies céphaliques (dérivatif), hydropisies, manie (Gubler). Poudre 1 à 1,50. Infusion 1/180. *Bryonine.* Purgatif : 1 à 2 centigr. **Bryonia alba.** Mêmes propriétés que la précédente. Pétresco l'a préconisée comme un vaso-constricteur et un hémostatique puissant. *Racine sèche* : 20-25 gr. pour 300 gr. d'eau ; réduire à 150 gr. et boire à des intervalles de 1/2 heure.

BUCHU OU BUCCO (diosma crenata. Rutacées). — Stimulant, stomachique diurétique. Poudre 1 gr. à 1 gr. 50. Infusion 10 à 20/1000. Teinture 4-8 gr.

BUTYLCHLORAL. — Voy. Chloral.

BUXINE. — Alcaloïde retiré du Buxus sempervirens (Buxacées). — Fébrifuge, à doses de 0.50 à 1.50 ; purgatif et émétique, à doses plus élevées.

CACAO. — Les semences renferment une matière grasse (*beurre de cacao*) et de la *théobromine* (1 à 1.50 0/0) analogue à la caféine. Le cacao est un aliment tonique et stimulant. On consomme surtout le cacao sous forme de chocolat, qui convient aux estomacs torpides et aux sujets affaiblis. Les enveloppes de la graine, mêlées au quinquina, lui donnent de l'arome et de l'astringence. *Beurre de cacao* lénitif : gerçures du sein. Il sert à préparer des suppositoires : 3-5 gr.

CACHOU. — Extrait de l'accacia catechu. Astringent. Renferme du tanin et de l'acide gallique. — Poudre 0.50-2 gr. Infusé 5-10/1000. Teinture 5-20 gr. Sirop 30-200.

CACTUS GRANDIFLORUS. — Ses propriétés se rapprochent de celles de la strychnine (Jones). On l'a prescrit contre les cardiopathies asthéniques — Teinture (à 1/5) II à XX gouttes. Extrait fluide II-V Cactine, 0,005.

CADE. — Voy. Genévrier.

CADMIUM. — Mêmes propriétés que le cuivre et le zinc, mais plus actives. Voy. Soufre. (Sulfates).

CAFÉ. — Semences du coffea arabica. Rubiacées — Cette graine renferme 5 0/0 de chlorogénate de potasse et de caféine (Payen). La torréfaction détruit en partie la caféine et développe une huile pyrogénée. la caféone ; celle-ci possède les propriétés des huiles essentielles, donne l'arome au café torréfié et le rend plus excitant que le café vert ou cru. En dehors de ses usages hygiéniques, la poudre de café noir est un antiseptique et un désodorisant; on la mélange quelquefois à l'iodoforme, pour enlever à celui-ci son odeur désagréable.

Caféine. La caféine constitue le principe actif du café, du thé, du guarana et de la kola. On la trouve aussi dans le cacao (mêlée à la théobromine) le maté etc. C'est un stimulant (1) du système nerveux cérébro-spinal et un tonique du cœur, dont elle ralentit les battements (excitation du nerf vague. Semmola) tout en augmentant la tension vasculaire, comme la digitale. De même que celle-ci, la caféine produit aussi la diurèse non par pression comme la digitale, mais en excitant directement la sécrétion rénale.

En accroissant la vitalité du système cérébral et médullaire, la caféine diminue chez les marcheurs la fatigue, l'essoufflement et les palpitations. Par suite de son action sur le travail musculaire, elle élève légèrement (1/2 degré) la température et accélère les combustions. Aussi, ne peut-elle se substituer aux aliments. En cas de jeûne, elle remplace l'excitation tonique produite par l'ingestion alimentaire et permet de supporter une diète relative, mais elle n'en hâte pas moins l'épuisement nerveux de l'homme inanitié (G. Sée). — **Thérapeutique.** On emploie la caféine, comme toni-cardiaque, quand le cœur est épuisé. Elle est inférieure à la digitale, mais peut être employée quand celle-ci est contre-indiquée. Elle agit plus vite que cette dernière, mais a les inconvénients suivants : de causer l'insomnie (Lépine), d'exercer parfois une action vaso-constrictive sur les vaisseaux du rein (Masius) et d'être d'un prix élevé. On prescrit aussi la caféine : comme stimulant, dans les stases neuro-paralytiques, les états adynamiques (maladies infectieuses) l'intoxication quinique (Briquet), le coma, les empoisonnements par les opiacés et les curarisants (curare, ciguë, moules), l'insolation ; comme diurétique, contre les œdèmes ; comme vaso-constricteur, contre les névralgies congestives (migraine) les métrorrhagies.

On administre la caféine ou ses combinaisons, citrate, valérianate (ces derniers sont des mélanges et non des sels) à la dose de 0,10-0,50-1 gr. en pilules de 5 ou 10 centigr. potions ou mieux en injections hypodermiques.

La meilleure formule pour injections est la suivante : benzoate de soude 2 gr. 95, caféine 0,50, eau distillée 6 gr. Chaque centimètre cube de cette solution, contient 0,25 de caféine (A. Robin). Le salicylate de soude et l'antipyrine, comme le benzoate de soude (Tanret), augmentent la solubilité de la caféine dans l'eau.

L'infusion de café vert est employée, dans certains pays, contre l'obstruction intestinale, l'étranglement herniaire : le café produirait des mouvements vermiculaires favorables à la réduction.

CAINÇA. — Chiococca anguifuga. Purgatif. vomitif (émétine). Poudre 0.50-5 gr. Infusé, décocté 20/1000 (Guadeloupe) : hydropisies.

CAJEPUT (melaleuca minor. Myrtacées). — Essence. Stimulant diffusible : II à V gouttes, à l'intérieur. A l'extérieur, en frictions irritantes : rhumatisme.

CAJU (anacardier d'Occident). — 10-15 gr. d'écorce, en macération : diabète insipide.

CALAMENT. (melissa calamentha). — Vermifuge remarquable : 15-30/1000, en lavement,

(1) Avec les hautes doses, on peut voir survenir des spasmes tétaniques (Talk) : puis, la paralysie succède aux phénomènes tétaniques.

CALCIUM. — Tous les tissus, particulièrement les os, renferment des sels calcaires, surtout du phosphate de chaux. L'insuffisance des calcaires ralentit le développement des os, amène des troubles digestifs (diarrhée), l'amaigrissement et même la mort. *Chaux* (chaux vive). Caustique puissant (Voy. Caustiques). désinfectant. La chaux vive (8 p.) constitue avec l'orpiment (1 p.) l'épilatoire appelé *rusma des Turcs*. — *Eau de chaux*, 0,10 par 100 gr. d'eau. A l'intérieur, 15-100 gr. absorbant, antiacide : muguet, diarrhées (surtout celle des jeunes enfants). A l'extérieur : détersif (maladies de peau, brûlures), dissolvant des fausses membranes.

Liniment oléo-calcaire (oléate de chaux). Huile d'amandes douces, eau de chaux ãã 100 gr. *Carbonate de chaux* (craie préparée). Antiacide, absorbant, antidiarrhéique. *Bicarbonate de chaux* absorbant, contrepoison des acides. *Eaux bicarbonatées calciques* : digestives, tempérantes, par l'acide carbonique qu'elles dégagent. *Chlorure de chaux.* Voy. Chlore, (Hypochlorite de chaux.)

CALMANTS. — Dujardin-Beaumetz les divise en 4 groupes : hypnotiques, analgésiques, anesthésiques, calmants. (Voy. ces mots.)

CALOMEL. — Voy. Mercure (protochlorure).

CALORIQUE.—Excitant. (Trousseau) Voy. Asphyxie. Caustiques Chaleur.

CALVITIE. — Voy. Alopécie.

CAMOMILLE (matricaria nobilis). — Stimulant nerveux et circulatoire : 2-10 capitules pour une tasse. Huile (1/10) : en embrocations.

CAMPHORIQUE (acide). — Antisudorifique, 2 gr.

CAMPHRE (laurus camphora. Laurinées). Irritant local, parasiticide (Raspail), antiseptique faible. Stimulant diffusible (son action anaphrodisiaque est très contestée), antithermique. Dose : 0,10-1 gr. à l'intérieur — en pilules, solution alcoolique, lavements. injections hypodermiques (huile camphrée à 1/10 ou même 1/4). — On emploie surtout le camphre pour l'usage externe : sur les vésicatoires, pour prévenir la cystite cantharidienne (d'après Gubler, il se combinerait avec la cantharidine et l'élimination aurait lieu par un autre émonctoire); en prises, contre la migraine ; sous forme d'alcool et d'huile à 1/10, d'eau-de-vie à 1/40, de pommade à 1/30, comme antiseptique et résolutif contre les plaies, contusions, douleurs superficielles. Le camphre entre dans le *baume Opodeldoch* (révulsif), l'eau ammoniacale camphrée ou *eau sédative de Raspail* (compresses sur le front, contre la migraine), **Camphre mono-bromé** (*bromure de camphre*) 0,10 à 1 gr. en dragées. — Sédatif du système nerveux : vertige épileptique (Bourneville), excitation génésique, spermatorrhée.

CANCER DE L'ESTOMAC. — Ce sont surtout les alcalins et les lavages de l'estomac qui rendent des services dans la période de dyspepsie (exagération sécrétoire, sans ulcération). On pratique d'abord les lavages avec l'eau de Vichy ; puis, avec une solution de chloral 5-10/1000 (Dieulafoy), en cas de fermentation putride. Si l'estomac est distendu par des gaz : poudres absorbantes, charbon, magnésie. On peut y ajouter du salicylate de bismuth, du salol, du naphtol ou du benzonaphtol, pour obtenir l'antisepsie stomacale. Contre les vomissements, la douleur : glace, opiacés (gouttes noires, etc.), cocaïne. M. Dieulafoy conseille, avant et après les aliments, une cuillerée à café de cette solution : chlorhydrate de morphine 0,02, chlorhydrate de cocaïne 0,03, eau de chaux 100 gr. Si les douleurs résistent : injections de morphine. En cas d'anorexie, de vomissements : poudre de viande délayée dans du lait ou du chocolat, introduite au besoin dans l'estomac à l'aide du tube de Faucher. Le rétrécissement des orifices et l'ulcération indiquent la diète lactée ; puis, quand le régime lacté est lui-même impossible : lavements alimentaires. *Hémorrhagies.* Voy. Ulcère de l'estomac.

CANCER DU FOIE. — Traitement symptomatique. Ponctions en cas d'ascite, déterminant des troubles graves.

CANNABINE. — Voy. Chanvre indien.

CANNE DE PROVENCE (arundo donax). — Antilaiteux.

CANNELLE. — Contient une huile essentielle et du tannin. Stimulant général, stomachique, astringent: dyspepsies atoniques, métrorrhagies (Schmidtmann). *Potion cordiale* : vin de Banyuls 110 gr.; sirop d'écorce d'oranges amères 40 gr.; teinture de cannelle 10 gr. (Codex).

CANTHARIDATE DE POTASSE. — A été proposé par Liebreich, contre la tuberculose: 1/2 milligr. en injections hypodermiques, 2 fois par jour ; on peut élever la dose jusqu'à 2 milligr. Laisser un jour d'intervalle entre les injections. D'après la théorie, la cantharidine déterminerait, dans les poumons (et les reins) une transsudation séreuse, qui tuerait les bacilles tuberculeux.

CANTHARIDE (Cantharis vesicatoria). — Appliquée sur la peau, elle y détermine des phlyctènes, après 8-12-20 heures. *Effets diffusés.* Outre des phénomènes d'excitation générale, une espèce de fièvre : troubles génito-urinaires, dysurie, albuminurie, priapisme pénible, quelquefois gangrène de la verge; chez les femmes : nymphomanie, quelquefois symptômes de métrite. Quand les cantharides ont été ingérées, à dose toxique, elles produisent d'abord une violente gastro-entérite ; puis, dans une 2e période, la chute du pouls et de la température ; du délire, des convulsions tétaniques, enfin le coma. L'inflammation des voies digestives et urinaires est la cause de ces accidents nerveux (Gubler). A l'autopsie : lésions de la gastro-entérite (Auffray en a déterminé même avec des injections sous-cutanées), néphrite albumineuse aiguë, cystite pseudo-membraneuse.

A l'intérieur, on a prescrit la cantharide (I-X gouttes de teinture, dans un véhicule albumineux ou mucilagineux) contre l'anaphrodisie, l'incontinence d'urine, etc.: elle est plus nuisible qu'utile. On ne s'en sert plus guère qu'à l'extérieur, comme irritant vésicant.

Pommade de Dupuytren (calvitie): Moelle de bœuf 300 p.; acétate de plomb cristallisé 5; baume du Pérou 10; alcool à 21°, 1; teinture de cantharides 2; teinture de girofle et de cannelle āā XX gouttes.

C'est surtout en vésicatoires qu'on emploie la cantharide. L'emplâtre français contient 1/4 de principe actif; le vésicatoire anglais 1/3; le taffetas vésicant 1/3. *Vésicatoires volants.* Faire écouler la sérosité de la phlyctène, sans enlever l'épiderme et panser avec du papier huilé, etc. *Vésicatoires permanents.* Détacher l'épiderme et panser avec du papier ou une pommade épispastique. *Pommade épispastique verte* 1/32. *Papier épispastique cantharidé.* Les numéros les plus élevés sont ceux qui renferment le plus de cantharides 1-2-3. *Mouches de Milan.* Usitées surtout contre les névralgies et dans la médecine infantile. *Collodion* (Hisch). Agit rapidement, mais s'enlève difficilement. Il ne convient que chez les indociles, les fous, car il n'a pas besoin d'être maintenu par un bandage. **Indications des vésicatoires** : douleur, maladies chroniques ou déclin des maladies aiguës (dans la période aiguë, ils troubleraient l'émonctoire urinaire et augmenteraient l'agitation).

CANTHARIDINE. — Principe actif des cantharides et des coléoptères vésicants (Leclerc). Injections hypodermiques : nævi materni.

CAOUTCHOUC. — Sert à la fabrication des sondes, des drains, des bandes (œdème et ulcères des membres), toile caoutchoutée (enveloppement dans l'eczéma — agit comme une sorte de bain). Dissous dans le chloroforme (1/12) il est employé contre les maladies de la peau. Voy. Traumaticine.

CAPSICUM (Solanées). — Stimulant. Il a été employé aussi comme émétique, contre le delirium tremens et comme hémostatique, contre la métrorrhagie.

CARBONATES. — *Carbonate d'ammoniaque.* Excitant, 0,10-2 gr. *C. de chaux.* Absorbant, antiacide, antidiarrhéique, 1-4 gr. *C. de fer.* Voy. Fer. *C. de lithine.* Lithontriptique Voy. Lithine. *C. de magnésie.* Absorbant, 0,25-0,50; laxatif, 1-2 cuillerées à bouche. *C. de potasse.* Diurétique, lithontriptique (gravelle) 0,50-1 gr. Pour les bains (250 gr.), on lui préfère le sous-carbonate de potasse du commerce. *C. de soude.* Principe des eaux de Vichy, Vals, Ems, St-Nectaire.

CARBONE. Voy. Charbon. — **Sulfure de carbone.** A l'extérieur : antiseptique (pansement des ulcères) parasiticide (gale) anesthésique (par réfrigération) révulsif (névralgies, rhumatismes). A l'intérieur, stimulant (1) général, emménagogue, désinfectant gastro-intestinal (fièvre typhoïde, diarrhées infectieuses). Dose : II gouttes à 1 ou 2 gr. en potion aromatisée, ou dans du lait, additionné de quelques gouttes d'essence de menthe.

Eau sulfo-carbonée. Sulfure de carbone 10, eau distillée 500, essence de menthe IV gouttes : 5-15 cuillerées à bouche. Renouveler l'eau, à mesure que l'on en puise, dans la bouteille. L'eau sulfo-carbonée n'a jamais produit d'accidents toxiques. *Liniment.* Sulfure de carbone 10, eau-de-vie camphrée 150, huile d'olives 100.

CARBONIQUE (acide). *Action locale.* D'abord excitante (picotements, chaleur, rougeur); puis, anesthésique. *Action générale.* Au début : stimulation des centres nerveux (pouvant aller jusqu'à l'ivresse carbonique) céphalalgie élévation de la pression sanguine accélération des mouvements respiratoires (par excitation des centres respiratoire et circulatoire). Si la quantité contenue dans l'organisme est élevée, des convulsions apparaissent et sont suivies : de coma; de paralysie, avec dyspnée, cyanose, ralentissement du pouls et même arrêt de la respiration, quand la paralysie envahit le bulbe (asphyxie). *Usages thérapeutiques.* L'acide carbonique a été employé à l'extérieur, comme cicatrisant (Demarquay) et analgésique local (douches locales de gaz carbonique, sous faible pression). Les lavements d'eau de seltz ont été pré-

(1) Quelques médecins ont considéré le sulfure de carbone comme un stimulant.

Les ouvriers qui le manipulent éprouvent d'abord une certaine excitation, de la céphalalgie, des vertiges, de l'insomnie, de la diarrhée, des vomissements, plus tard, un affaiblissement général, avec abolition des facultés génésiques. Ils peuvent tomber dans un état cachectique, avec paralysie et atrophie musculaire (Delpech).

conisés contre l'obstruction intestinale (Garnier-Debard), parce que dans l'empoisonnement par l'acide carbonique, les mouvements péristaltiques sont exagérés (Nasse). A l'intérieur, cet acide est administré comme : tempérant, pour calmer la soif des fiévreux; anti-vomitif (la potion de Rivière anesthésie la muqueuse de l'estomac), diurétique. On donne l'acide carbonique en dissolution dans l'eau, etc.: eau de seltz artificielle (5 vol. d'acide), limonade gazeuse, vin de Champagne, etc. *Potion gazeuse anti-vomitive de Rivière*. N° 1. Potion alcaline : bicarbonate de potasse 2 eau distillée 50, sirop de sucre 15. — N° 2. Potion acide : acide citrique 2, eau distillée 50, sirop de limons 15. On prend successivement, mais rapidement, une cuillerée de la potion n° 1 et une cuillerée de potion n° 2 ; l'acide carbonique se dégage instantanément dans l'estomac. — On fait usage de diverses poudres gazogènes (soda Podwers), acides et neutres. *Eaux acidules gazeuzes. Eaux digestives* ou *eaux de table*. La plupart sont bicarbonatées calciques ou mixtes : Bussang, Chateldon, Desaignes, Pougues, Sail-sous-Couzan, Saint-Galmier, Seltz, Vernet, Prades. Ces eaux contiennent une forte proportion d'acide carbonique. Elles sont préférables à l'eau de Seltz artificielle. L'acide carbonique. dit M. Durand Fardel, est généralement supporté par les gastralgiques. L'effet le plus immédiat de l'acide carbonique. est l'excitation ; aussi. le gaz carbonique est-il eupeptique (Durand Fardel). **Bains**. Les bains d'acide carbonique ainsi que les douches, rendent de grands services dans les névralgies périphériques. Les *inhalations* ont été préconisées contre l'asthme, la toux spasmodique, le catarrhe chronique des voies respiratoire, le coryza chronique, la phtisie laryngée. L'acide carbonique agit comme anti catarrhal et sédatif (cure d'étable, papier nitré).

Injections gazeuses rectales. Lavements gazeux (méthode de Bergeon). L'acide carbonique est irrespirable (même toxique), mais l'intoxication carbonique carbonique n est pas à redouter par la voie gastro-intestinale : le gaz carbonique absorbé par le système porte est éliminé rapidement par le poumon (qu'il modifie) avant d'avoir pu pénétrer dans la grande circulation. La méthode de Bergeon a une action calmante et modificatrice des sécrétions. A l'acide carbonique, on peut mêler d'autres médicaments, l'hydrogène sulfuré (antiputride), l'iodoforme, le terpinol. On injecte, par jour, 4 à 5 litres de gaz acide carbonique ayant barboté dans 500 gr. d'eau minérale sulfureuse (Bergeon, Cornil).

CARDAMOME (Elettaria major). — Stimulant, stomachique 0,20-2 gr.

CARICA PAPAYA. — Voy. Pepsine.

CARMINATIFS. — Expulsent les gaz, en stimulant les contractions de l'estomac et de l'intestin, ou empêchent leur formation, en activant la digestion et en s'opposant ainsi aux fermentations : anis, aromatiques.

CARNAUBA (Corypha cerifera). — Diaphorétique Décoction 10-15 gr.

CARPAINE. — Retirée du carica papaya. Succédané de la digitale (Œfelé).

CARRAGAHEN (Fucus crispus). Emollient, analeptique 5-10/1000.

CARREAU (tuberculose des ganglions mésentériques).— *Prophylaxie*. — N'employer que du lait bouilli ou stérilisé. *Traitement général*. Antiscrofuleux : huile de foie de morue, sirop iodo-tannique, iodure de potassium, lait phosphaté et iodé : bains de mer, bains salés et sulfureux. *Traitement local*. Vésicatoires volants, sur le ventre (Comby). *Traitement symptomatique*. Approprié aux manifestations morbides. Contre la diarrhée, West conseille : teinture de cachou 7, extrait de bois de campêche 4, sirop 4, eau de carvi 32, 1 cuillerée à café, 3 fois par jour.

CARVACROL (iodure de). — Succédané de l'aristol.

CARVI. — Aromatique, stomachique, carminatif, 2-4 gr.

CASCARA SAGRADA (Rhamnus purshiana). — Laxatif, cholagogue, voisin de la podophylle et employé, comme elle, contre la constipation habituelle et les maladies torpides du foie. *Poudre* 0,50-0,75, en cachet, le soir, en se couchant. *Extrait fluide*. Tonique et laxatif, X à XV gouttes, 3 fois par jour; cathartique, XXX à LX gouttes. Les Américains emploient aussi le cascara contre la fièvre intermittente et comme amer (dyspepsie).

CASCARILLE (Croton elutheria). — Amer, aromatique, tonique, digestif. Infusion 8-10/150.

CASSIA FEDEGOSA. — Antipériodique. Décoction, 10-15 gr.

CASSIA FISTULA (Casse). — Purgatif doux, 30-60 gr. Abandonné.

CASTORÉUM. — On l'administre comme stimulant (aromatique), antispasmodique, emménagogue. Son action est peu marquée. Teinture 2-5 gr.

CATAPLASMES. — On prépare les cataplasmes émollients avec la graine de lin, l'amidon, la fécule 10/1000 (de pomme de terre ou de riz). On y ajoute souvent du laudanum, pour les rendre plus calmants; une solution de sublimé à 1/1000 ou de l'eau phéniquée, pour empêcher le développement des micro-organismes, dont ils favoriseraient la pullulation. Les cataplasmes de moutarde portent le nom de *sinapismes*. Quelquefois, on saupoudre un cataplasme de graine de lin avec de la farine de moutarde.

CATARRHES: *Pulmonaire*. Sulfureux, balsamiques. — Voy. Bronchite chronique. *Catarrhe vésical.* — Voy. Cystite chronique.

CATHA EDULIS. — Succédané du café, de la coca (analgésie locale). Infusion 5-15 gr. Alcoolature 15 gr. Extrait 1-3 gr. La *Katine* (Fluckiger) est un excitant général.

CATHÉRÉTIQUES. — Voy. Caustiques.

CAUSTIQUES. — Ils détruisent les tissus, par une action topique (oxydation, carbonisation, hydratation). Selon qu'ils agissent superficiellement ou forment une eschare profonde, ils sont dits *cathérétiques* (caustiques légers ou *escharotiques* (caustiques énergiques). La cautérisation se pratique, soit à l'aide des agents physiques et surtout du calorique, soit avec les substances chimiques. **Calorique.** Eau chaude, marteau de Mayor, moxa, fer rouge, thermocautère (convient pour arrêter des hémorrhagies, détruire des parties malades, révulser), galvano-caustique ou cautérisation électrique (fil de platine rougi à l'aide d'une pile et avec lequel on peut agir dans la profondeur, détruire des fistules, enlever des tumeurs, etc., sans brûler les parties voisines). Nous rappellerons, au sujet de la cautérisation ignée, que le fer chauffé au rouge blanc a une action rapide profonde, peu douloureuse, mais non hémostatique, contrairement au fer chauffé au rouge sombre.

Caustiques chimiques. Acides. *Acide sulfurique.* — Pâte sulfo-safranée : 2 parties de safran, 1 d'acide (Velpeau). — Pâte carbo-sulfurique. Voy. Chancres. — Ces pâtes s'appliquent, en couche, sur les tumeurs ou les parties que l'on veut détruire. *Acide azotique.* Sert à détruire les verrues, les excroissances. *Acide chlorhydrique.* Moins corrosif que les acides sulfurique et azotique. Collutoires, 5/25 : aphtes, ulcérations scorbutiques. *Acide arsénieux* : pâtes à 1/5. Les pâtes de Rousselot et de frère Cosme s'emploient, délayées dans l'eau, jusqu'à consistance pâteuse. Il faut préalablement aviver les surfaces, car l'acide arsénieux n'agit que sur les chairs vives. *Acide chromique.* Caustique très énergique, mais généralement peu douloureux : fongosités buccales, gingivites, stomatites ulcéreuses, périostites alvéolo-dentaires, épulis (Magitot). Ce caustique n'attaque pas les dents, comme l'acide chlorhydrique, l'alun, le sulfate de cuivre et agit plus efficacement que la teinture d'iode. Magitot conseille d'abord une solution avec parties égales d'eau et d'acide ; puis, d'acide pur en petits cristaux, qu'on applique avec une palette de bois et qu'on recouvre ensuite avec de l'ouate. La solution à 1/4 est souvent employée (H. Rousseau). Cet acide est toxique et colore la peau en jaune, mais les alcalis font disparaître la tache. *Acide acétique* (concentré). Caustique faible. **Caustiques alcalins.** — Ne sont pas hémostatiques. La cicatrisation de la plaie, qui succède à l'eschare, est lente (Berlioz). *Ammoniaque.* Caustique faible. *Potasse caustique.* Corrosif puissant. Avec la potasse, un *cautère* (1) est établi en quelques minutes : dans une ouverture pratiquée au centre d'un morceau de diachylon, on dépose un fragment de potasse, plus petit que l'ouverture elle-même et on le maintient par une bande de sparadrap; après 1/2 heure, on enlève le tout, on fend l'eschare crucialement, et après la chute de celle-ci, on place un pois au centre de la plaie. On peut aussi laisser tomber l'eschare d'elle-même (10-20 jours) et mettre ensuite le pois.

(1) Le cautère est appliqué dans le but d'entretenir une révulsion forte et prolongée. On peut l'établir, soit avec le bistouri, soit avec le vésicatoire, soit avec les caustiques (potasse caustique, pâte de Vienne.

Après avoir recouvert ce dernier avec une feuille de lierre et une compresse, on maintient le tout avec une bande ou un serre-bras. Le pois peut être changé deux fois par jour.

La potasse a l'inconvénient de fuser. On lui préfère la *poudre de Vienne* (potasse à la chaux 50 p., chaux 60 p.) ou le *caustique de Filhos* (potasse à la chaux 100, chaux vive 20) plus maniable encore. La *chaux* est moins caustique que la potasse, mais ces deux substances réunies sont plus corrosives que prises séparément. La pâte de Vienne est employée pour établir des cautères, ouvrir des abcès, des tumeurs (qu'on attaque ensuite par la pâte de Canquoin) et pour l'ouverture des cavités séreuses (ce caustique détermine des adhérences qui empêchent l'irruption du pus dans le péritoine etc.). On la délaye avec un peu d'alcool à 90°, de manière à obtenir une pâte molle, que l'on applique sur la partie où l'on doit produire l'eschare. On se sert d'un morceau de diachylon perforé à son centre pour limiter le caustique. **Caustiques salins.** *Nitrate d'argent.* Astringent, hémostatique ; ne produit qu'une eschare légère et très limitée. Il convient pour modifier les ulcères. *Sulfate de cuivre.* Moins caustique que le nitrate d'argent. *Nitrate acide de mercure* : ulcérations syphilitiques. L'eschare n'est guère plus profonde qu'avec le nitrate d'argent ; de plus, ce liquide peut produire l'intoxication mercurielle. — Les chlorures de zinc et d'antimoine ont une action plus profonde. *Protochlorure* ou *beurre d'antimoine* : morsures d'animaux venimeux. *Chlorure de zinc.* Associé à la farine, il forme un mélange diffusible, la *pâte de Canquoin*, qui sert à ouvrir des cavités, détruire des tumeurs (voy. zinc).

CAYAPONA GLOBULOSA (Cucurbitacées). — Drastique énergique. *Cayaponine.* Quelques gouttes d'une solution à 1/100 produisent des garde-robes très abondantes et sans coliques (Gubler).

CÉDRON (Sima-cédron). — Les semences ont des propriétés toniques et antipériodiques : 0,50-1 gr.

CENTAURÉE (petite). — Erythrea centaurium — 10/1000. Amère, tonique, stomachique. Passe pour légèrement laxative.

CÉRATS. — *C. de Galien.* Cire blanche 100 gr., huile d'amandes douces 400 gr. eau de roses 300 gr. — *C. Saturné* ou *de Goulard* sous-acétate 10, cérat simple 90. Dessiccatif.

CEREUS FLAGELLIFORMIS. — Vermifuge très actif. Surveiller.

CERIUM (oxalate, valérianate de). — 0,05-0,10, avant les repas, contre les vomissements nerveux (hystérie coqueluche) et de la grossesse (Simpson et Blondeau).

CÉSIUM (oxyde). — Essayé comme dissolvant des calculs vésicaux (Goux).

CESTRUM NOCTURNUM (Solanées). — Antiépileptique. *Cestrum parqui.* Calmant : rhumatisme, dysménorrhée (Acard).

CÉVADILLE (veratrum sabadilla. Colchicacées). Très irritante. — Parasiticide (poudre des capucins, contre les poux). A l'intérieur : action du colchique. Elle est plus dangereuse que ce dernier.

CHALEUR. — Le calorique produit suivant son intensité et son mode d'application des effets stimulants (boissons, chaleur modérée), sédatifs, (cataplasmes, bains, chaleur élevée) dérivatifs et révulsifs (sudorifiques, pédiluves, moxas, marteau de Mayor, ignipuncture et cautérisation transcurrente) hémostatiques, (fer rouge, eau très chaude) caustiques (cautère actuel et thermo-cautère) désinfectants (étuves etc.) — La chaleur est très employée pour tuer les germes pathogènes. (Voy. Asepsie) Zagari attribue même à l'hyperthermie un pouvoir destructeur des éléments infectieux des fièvres. Voy. Asphyxie, Bains, Désinfectants. Eau.

CHALIBÉ. — Contient du fer.

CHAMPAGNE. — Voy. Vins.

CHAMPIGNONS. — Contiennent surtout de l'eau. Il faut 10 kilogrammes de champignons pour représenter 1 kilogr. de viande. — (Dujardin Beaumetz et Yvon).

CHANCRE INDURÉ. — Voyez *Syphilis.*

CHANCRE SIMPLE. — Cautériserle chancre (s'il est récent, petit, sans anfractuosités) pour le transformer en une plaie simple : thermo cautère, deliquium de chlorure de zinc, sublimé en poudre, caustique carbo-sulfurique (acide sulfurique 4, charbon 10), solution alcoolique d'acide phénique 1/10 (du Castel), naphtol et salol camphrés ; pâte de Canquoin, (1). appliquée (1/2 heure — 2 h.) à l'aide du diachylon percé d'un trou. Bains chauds à 40°-42° (Aubert). Pansements avec les solutions suivantes : nitrate d'argent 1/30, chlorure de zinc, 1/200, acide phénique 1/100, tartrate ferrico-potassique 10/100, perchlorure de fer à 30°, hydrate de chloral 1/100, liqueur de Labarraque ou avec : l'acide salicylique en poudre 1/4-1/50 (Mauriac) l'acide pyrogallique 10/40 (Terrillon) l'iodoforme, l'iodol, le calomel, l'aristol, le salol, le dermatol, le tannin. Pour les pommades, employer la vaseline et non les corps gras qui augmentent la suppuration et favorisent le phagédénisme. Les grands bains chauds à 37°-40° (Aubert) les bains locaux (d'eau phéniquée à 1/100) à 40° (Arnozan et Vigneron) ont aussi été préconisés, pour détruire la virulence. — Quelque soit le traitement employé, on devra protéger les parties voisines contre l'inoculation et éviter la marche, à cause de l'adénite. *Phagédénisme.* Outre le traitement général tonique, on fera un traitement local énergique : astringents, tartrate ferrico-potassique 10-20-30/100, acide pyrogallique 10-20/100 en pommade ou en poudre (Vidal). Lorsque le phagédénisme résiste : caustiques et thermocautère. *Gangrène.* Poudre de quinquina et de charbon â â. Liqueur de Labarraque. Permanganate de potasse 1/100. *Bubon.* Repos, cataplasmes, onguent napolitain ; emplâtre de ciguë et de Vigo ââ. — Si la suppuration apparait : caustiques ponction, ou mieux incision (perpendiculaire au pli de l'aine), grands bains ; pansement avec le mélange de Socin (pâte au chlorure de zinc) ; injections iodées, phéniquées 1/100, ou avec une solution de nitrate d'argent à 1/30 ; pansements à l'iodoforme ; compression. Dans le cas de bubon chancreux abcédé, ouvrir les trajets fistuleux avec le galvanocautère, ou le thermocautère.

(1) A la pâte de Canquoin, M. Balzer préfère celle-ci : chlorure de zinc 1 partie, oxyde de zinc 9 ou 10 parties, eau distillée Q. S. pour obtenir la consistance d'une pâte.

CHANVRE INDIEN (cannabis indica) Haschich — Absorbé, il produit les effets suivants : 1re *période,* excitation digestive et génésique, ivresse généralement gaie (hilarité, rêverie, extase, hallucinations agréables ou en rapport avec les préoccupations du sujet) ; 2e *période,* somnolence ou stupeur. A haute dose : analgésie, anesthésie, hypocinésie, résolution musculaire, catalepsie. L'usage habituel amène l'abrutissement (cannabisme). **Thérapeutique.** Les propriétés hypnotiques, hypocinétiques, antispamodiques du haschich ont été utilisées dans les cas suivants : surexcitation nerveuse, névroses, dysménorrhée, migraine, névralgies, dyspepsies douloureuses (G. Sée). Infusion 15 gr. Extrait gras 0,05 : une dose supérieure à 0,05 provoque l'ivresse (G. Sée). Extrait alcoolique 0.05-0,30-0,50. Teinture 1-4 gr. **Cannabine** ou **hachischine** (résine) 6 ou 7 fois plus active que le chanvre : 0,02-0,20, en pilules. Quant aux prétendus sels de cannabine, ce sont des substances inconnues, qui semblent représenter la résine plus ou moins pure. A défaut de chanvre Indien, Egasse conseille d'employer, à dose 4 fois plus forte que celui-ci, le chanvre femelle de nos pays (cannabis sativa).

CHANVRE DU CANADA. — (Apocynum cannabinum.) Succédané de la digitale. Décoction 10/500. Dose : 30 à 60 centimètres cubes.

CHARBON. *Prophylaxie.* Les animaux seront abattus et le corps détruit, soit par le feu, soit par les procédés chimiques. *Traitement de la pustule maligne.* Caustérisations énergiques, avec le thermocautère ou le sublimé. Injections autour de la pustule, avec une solution phéniquée au 50°, ou de teinture d'iode au 100°. Vessie de glace. Médication tonique et reconstituante.

CHARBON VÉGÉTAL. — Absorbant, désinfectant, antiseptique, antiputride. A l'intérieur : 1 à 6 cuillerées à bouche, contre les flatuosités, le pyrosis, la fétidité des selles et comme purgatif mécanique (diviseur). Dentifrice.

CHAULMOOGRA. — (huile de gynocardia odorata — Tonique, à faible doses (émétique, à doses élevées. On a administré cette huile contre la phtisie, les affections cutanées, la lèpre, le psoriasis : III-X gouttes et même plusieurs grammes (Vinson et Leclerc). A l'intérieur, en liniment : maladies de peau, rhumatisme. Le principe actif de cette huile est l'*acide gynocardique* : 0.30 à 0,20 en pilules. — Pommade 1-1,50/30 (Cottle).

CHAUX. — Voy. Calcium.

CHÉLIDOINE. — Henschke rapproche la chélidoine de la morphine.

CHÉLOIDE. — Scarifications répétées, électrolyse ; ablation, en cas d'extension ou de dégénérescence sarcomateuse. Traitement anti-scrofuleux (Plicque).

CHÊNE. — L'écorce (tan), le fruit (gland), la noix de galle, riches en tannin, sont astringents.

CHIMAPHILA UMBELLATA (herbe à pisser). — Doit ses propriétés à l'arbutine. Décoction 5/500.

CHLOASMA. — Voy. Ephélides.

CHLORACÉTIQUE (acide tri-). — Cristaux déliquescents. Astringent, caustique : maladies du nez et de la gorge (hypertrophie des amygdales, des glandes linguales). Son action caustique est plus localisée et plus persistante que celle de l'acide chromique; pour l'obtenir, il faut employer les cristaux. Si on ne recherche que l'astringence : iode 0,10, iodure de potassium 0,15, acide trichloracétique 0,30, glycérine 30 gr.

CHLORAL : — Le chloral hydraté, seul employé, est en cristaux. *Action locale.* Antiseptique, caustique. *Action générale.* A la dose de 1-2-3 gr., le chloral produit, après une heure et demie ou une demi-heure, des effets hypnotiques et insensibilise, par le mécanisme du sommeil ; à la dose de 5 gr., il est anesthésique ; à celle de 8-10 gr., il devient acinétique, c'est-à-dire détermine la résolution musculaire (Martin Damourette). Rarement, on observe une période d'excitation (alcooliques, névropathes) ; c'est même une des raisons qu'on a invoquées pour combattre la théorie de Liebreich, qui attribue les effets du chloral à la décomposition de ce corps en chloroforme et en acide formique. Les doses très élevées paralysent les ganglions et le centre vaso-moteur (faiblesse des contractions cardiaques, abaissement de la tension vasculaire, ralentissement de la respiration). Elles tuent en arrêtant la respiration et surtout le cœur. — L'empoisonnement peut survenir avec 5-10 gr. **Thérapeutique.** *Usages externes.* Antiseptique 1/100 : plaies, blennorrhagie (injections). — *Usages internes.* Les propriétés hypnotiques, analgésiques et acinétiques du chloral en font un médicament très utile contre l'insomnie, la douleur, les spasmes et les convulsions. *Contre-indications.* Maladies du cœur (le chloral déprime la circulation), affections cérébrales, gastro-entérite (irritant), alcoolisme (dans ce cas, le chloral peut être excitant). **Pharmacologie.** Liniment : 6 p. 30 d'huile. Pommade : cire blanche 3, axonge 27 p., hydrate de chloral 6 p. — Par la voie gastrique, 1-4 gr. Dans le tétanos, où l'on prescrit le chloral comme acinétique, on dépasse de beaucoup cette dose : on en a donné jusqu'à 12-15 gr. par 24 heures. Les solutions, le sirop doivent être étendus, pour éviter l'action irritante du médicament. **Chloral ammonium.** Hypnotique, sans action fâcheuse sur le cœur. Doses du chloral. **Chloral antipyrine.** Le monochloral et le bichloral antipyrine, à la dose de 2-3 gr., sont des sommifères. L'action dépressive sur le cœur est moins marquée que celle du chloral (Soutakis Constantin). Voy. Hypnal. **Chloral crotonique** (croton chlora, butylchloral). Analgésique, non hypnotique. Inférieur, comme hypnotique, à l'hydrate de chloral, il exercerait spécialement, d'après William Legy et Léoni, une action analgésique sur le trijumeau (névralgie faciale) (Liebreich). Emmert n'a pas constaté les effets annoncés. Dose : 0,50-1-3 gr. en poudre, pilules ou potion. Eviter l'accumulation. **Chloralamide.** Hypnotique, non caustique (comme le chloral) mais qui, malgré ce qu'on a dit, affaiblit les contractions cardiaques : 2 à 3 gr. **Chloralimide.** Hypnotique, qui n'a pas la saveur désagréable de la chloralamide. Doses du chloral. **Chloralose.** Combinaison de chloral et de glucose. Succédané du chloral. Il pourrait être employé chez les cardiaques : 0,20 à 0,60 en cachets de 0,20 (Hanriot et Richet). **Chloral uréthane.** Voy. *Ural.*

CHLORALOSE. — Hypnotique. Voir *Chloral.*

CHLORATES de soude, de potasse. — Sialagogues purgatifs, antiseptiques. Voy. Potassium Sodium.

CHLORE et ses composés. — Irritant, excitant général (Gubler), désinfectant antifermentescible. Les fumigations guytonniennes, qu'on employait pour assainir certains locaux, sont remplacées par le chlorure de chaux, qui dégage lentement du chlore, sous l'action de l'acide carbonique. *Chlore liquide* (eau de chlore, eau chlorée, solution aqueuse du chlore). C'est le chlore officinal. A l'intérieur : 1-2 gr. et plus, en potion, comme excitant général (Gubler), antiseptique. — Gargarismes : 10/200. *Chlorydrate d'ammoniaque.* Voy. Ammoniaque. *Chlorydrique* (acide). Voy. Acides et Caustiques. Collutoire 5:25. (miel rosat). Pédiluve 100/6-8000. Gargarisme 1/100. Limonade 2-4/1000 (hypochlorhydrie). *Chlorure ou beurre d'antimoine.* Caustique très énergique. *Chlorure de calcium.* Ne pas le confondre avec le chlorure de chaux. Sert dans les laboratoires à dessécher les gaz. Il est caustique. A l'intérieur, le chlorure de calcium hydraté a été administré, à la dose de 1-4 gr., contre la scrofule, le rachitisme, la tuberculose : dans l'économie, il donne naissance à du phosphate de chaux. A haute dose, il est purgatif. *Chlorure de chaux* (Hypochlorite). Caustique, désinfectant, antiseptique, absorbant, dessiccant. On l'emploie soit en nature, soit en dissolution (hypochlorite de chaux liquide du Codex), sur des assiettes, pour désinfecter certains locaux. Le vinaigre active le dégagement du chlore. — On prescrit aussi le chlorure de chaux, en inhalations, comme contrepoison de l'hydrogène sulfuré. Lotions 5/100. Collutoires 1/60. En potion, 0,15-0,25 *Chlorure d'éthyle.* Anesthésique local. Voy. Ethyle. *Chlorures de fer.* Astringents, hémostatiques, reconstituants. *Chlorure de mercure.* Voy. Mercure (calomel, sublimé). *Chlorure de méthyle.* Révulsif, anesthésique local. Voy. Sciatique. *Chlorure d'or et de sodium.* Antisyphilitique, antiscrofuleux. En frictions, sur la langue : 0,005-0,01. En pilules : 0,01-0,03. *Chlorure de potassium* (eau de Javelle). Désinfectant (à l'extérieur, 1-5/100), décolorant. *Chlorure de sodium* (sel marin, sel gemme). Antiseptique médiocre (Miquel). Il stimule les fonctions digestives, attire à lui les substances dialysables, et, par suite, joue un grand rôle dans les phénomènes d'absorption, de transsudation et de résorption. Il empêche la destruction des hématies existantes et accroît aussi leur nombre ; en un mot, il agit comme stimulant et reconstituant. L'abus prolongé du sel amène le scorbut ; sa suppression complète provoque l'albuminurie et l'hydropisie. Les petites doses ont une action stimu-

CHIRURGIE

(Instruments de)

Voyez *Instruments.*

lante, apéritive, diurétique. Les hautes doses sont vomitives (8-15 gr.), fébrifuges (15-30 gr.), purgatives (30-40-60 gr.), anthelmintiques (lavements 20-30/500). A l'intérieur, on l'a recommandé contre les maladies suivantes : obésité (eaux chlorurées sodiques) albuminurie, phtisie, chlorose, scrofule, dyspepsie atonique, intoxication paludéenne, empoisonnement par le nitrate d'argent, choléra (injections veineuses). A l'extérieur : pédiluves irritants 125 gr.; lavages 10/100, pour neutraliser l'excès de caustique, lorsqu'on a touché la conjonctive avec le nitrate d'argent ; en lotions excitantes (ulcères) ou résolutives (contusions); en bains (5 kilogr.) ou eaux minérales, comme stimulant, fortifiant, résolutif. *Bains de mer.* A l'action générale stimulante du chlorure de sodium s'ajoutent les effets de l'atmosphère marine : débilité, scrofule (sans nervosisme), atonie des voies digestives, paralysie infantile. *Eaux chlorurées sodiques.* Dans certaines stations, on rend les bains plus actifs par l'addition d'eaux mères (4 à 20 litres pour un bain), liquide qui a résisté à la cristallisation dans la préparation du sel marin et qui contient beaucoup de bromures et d'iodures (Candellé).

Les eaux chlorurées sodiques sont laxatives, diurétiques, stimulantes, excitantes, résolutives, reconstituantes. Elle sont fréquemment employées (surtout les sources chaudes et à minéralisation légère) comme agents de dérivation et de déplétion contre les engorgements viscéraux (pléthore abdominale, hémorroïdes) et les phlegmasies chroniques, les dermatoses, la dyspepsie, l'hypochondrie, mais, le traitement par les eaux chlorurées sodiques est surtout un traitement externe : chloro-anémie, scrofule, arthrites chroniques, traumatismes anciens, raideurs musculaires et articulaires. *Chlorure de soude* (hypochlorite de soude, liqueur de Labarraque). Usages du chlorure de chaux. On l'emploie soit pur, soit étendu d'eau, comme antiseptique, désinfectant : pour détruire les mauvaises odeurs, combattre les écoulements vaginaux (2 ou 3 cuillerées, dans 1 litre d'eau) panser les ulcères. A l'intérieur : XX-XXX gouttes. *Chlorure de zinc.* Caustique (pâte de Canquoin) Lannelongue l'a préconisé, en injections, autour du tissu tuberculeux (I à II gouttes d'une solution à 1/10) pour circonscrire celui-ci par un tissu sclérosé.

CHLOROFORME. — *Action locale* Irritation qui est suivie d'une légère insensibilité locale (par paralysie directe des nerfs sensitifs) si on empêche l'évaporation (Berlioz). *Action générale.* Quand on administre le chloroforme par la voie gastro-intestinale, on n'obtient l'anesthésie qu'avec de très hautes doses, à cause de la rapidité de l'élimination. Avec des doses moyennes, on n'observe guère que des phénomènes de gastro-entérite : coliques, diarrhée, vomissements. En inhalations, le chloroforme est un anesthésique puissant. (Voy. Anesthésie.) *Pharmacologie.* Liniment 1/10 et plus. Pommade : chloroforme 2-4, axonge 20, cire 2. A l'intérieur : 1 à 4 gr. sous forme de potion 4/150 (ajouter 4 gr. d'alcool rectifié), de sirop 10/1000 (100 gr. par jour) ou d'eau chloroformée saturée (Regnauld et Lasègue). On coupe cette dernière avec moitié d'eau, etc., et, 3 fois par jour, on fait prendre au malade 1 cuillerée à bouche du mélange. Ex.: eau saturée de chloroforme 150, eau de menthe 30 (ou eau de fleurs d'oranger 50, ou teinture de badiane 5), eau 100 ou 120. On prescrit surtout l'eau chloroformée contre la gastralgie. Elle peut servir aussi pour le lavage de l'estomac : elle est antiputride et antifermentescible.

CHLOROPHÉNOL (tri) ou *acide trichlorophénique.* — Désinfectant, antiseptique, plus puissant que l'acide phénique.

CHLOROSE ou *anémie spontanée de la puberté.* — Pour

Trousseau, c'est une imperfection d'évolution organique, qui se manifeste au moment de la puberté, retentit sur la vie utérine et déprime en même temps l'hématopoïèse. Exceptionnellement, la chlorose peut se montrer chez l'homme (les jeunes garçons en sont quelquefois atteints). Il existe en même temps des troubles (sympathiques) du système nerveux (inertie vaso-motrice, névropathies diverses), des fonctions de reproduction (Péter). Chez les chlorotiques dyspeptiques, il ne faut pas donner le fer, qui augmente la gastralgie, mais commencer par s'occuper de l'estomac. On instituera, suivant les cas, le traitement et le régime de l'hypochlorhydrie (1/3 des cas, d'après Hayem) ou de l'hyperchlorhydrie. (Voy. Dyspepsie). Dans les cas d'atonie gastrique, on prescrira les amers. Si l'appétit manque, on commencera par des inhalations d'oxygène, 8-10 litres par jour (Hayem). Plus tard, on administrera du fer, quand l'état de l'estomac aura été amélioré. Chez les chlorotiques dyspeptiques, on favorisera l'absorption des ferrugineux (Hayem), en donnant, au moment des repas, une cuillerée à café ou à bouche d'une potion à 1/150 d'acide chlorhydrique (1) ou lactique. — L'arsenic est un utile succédané du fer. Il convient surtout chez les dyspeptiques, dans la chloro-anémie de la ménopause et de la tuberculose. D'après Luzet, il ne faudrait pas craindre d'arriver progressivement, en 15 jours, à 15-20-30 gouttes de liqueur de Fowler. — Le manganèse a aussi été employé comme succédané du fer. — L'hydrothérapie (enveloppment froid, éponges, douches à jet brisé) convient particulièrement dans la chlorose légère avec phénomènes nerveux prononcés et dans la chlorose des garçons (Luzet), mais on l'emploie surtout pour prévenir les rechutes. Chez les chlorotiques incapables de mouvements, ou chez les dyspeptiques avec vomissements, les inhalations d'oxygène donnent de bons résultats (Luzet). — Contre les phénomènes neurasthéniques, l'électrisation généralisée par les courants faradiques, peut être utile, de même que le bain électrique (Luzet).

Au début, Hayem recommande un régime doux. Il supprime les boissons excitantes, vin, bière, café et n'autorise que le lait ou l'eau pure, 1/3 de litre par repas (1). Comme aliments solides, il conseille les viandes de boucherie, de volailles, les œufs, les poissons à chair maigre, les légumes verts, cuits ; mais restreint considérablement l'usage du pain, des féculents et engage à préparer ces derniers en purée. Il recommande aux malades de rester dans la position horizontale, pendant 1/4 d'heure ou 20 minutes. après chaque repas. Dans les cas de dyspepsie très prononcée, Hayem emploie le régime lacté, mitigé ou non par l'emploi de la viande crue, et fait garder le lit aux malades. On combattra la constipation avec des lavements, l'aloès (à condition qu'il n'y ait pas de ménorrhagie). On a conseillé aussi les suppositoires et le massage du ventre. On supprimera les causes d'étiolement (mauvaise nourriture, fatigues). On recommandera le grand air, le soleil, la vie à la campagne, le séjour dans la montagne (à une altitude de 600 à 1.000 mètres), l'exercice musculaire proportionné aux forces, la gymnastique. Les exercices prolongés devront être déconseillés.

(1) Le goût des chlorotiques pour le vinaigre provient probablement de ce que leur suc gastrique est parfois dépourvu d'acidité.

(1) Eviter la dilution du suc gastrique, la fatigue et la dilatation de l'estomac. — *Mariage des chlorotiques*. Certaines chlorotiques paraissent se trouver bien du mariage, mais ce sont les chlorotiques peu gravement atteintes ou fortement améliorées (Luzet).

CHOLAGOGUES. — Les cholalogues augmentent la sécrétion de la bile (cholagogues sécrétoires, excitants hépatiques de Rutherford) ou provoquent son expulsion (cholalogues excrétoires). Certains possèdent des propriétés purgatives.

D'après Rutherford, les excitants hépatiques agissent directement sur les glandes hépatiques ou plutôt sur leurs nerfs, comme tend à le faire supposer l'antagonisme du physostigma et de l'atropine. Les principaux cholalogues sécrétoires sont : l'huile d'olives, le salicylate de soude, le salol (stimulent la sécrétion hépatique et fluidifient la bile), l'acide benzoïque et le benzoate de soude, l'essence de térébentine (remède de Durande), l'évonymine, le podophyllin, le phytolacca decandra. Les excitants hépatiques peuvent faciliter la résolution d'engorgements hépatiques, en imprimant au foie et à l'appareil digestif, une vitalité nouvelle ou en facilitant l'expulsion des concrétions.

Parmi les cholagogues excrétoires, nous devons citer, outre les grands lavements froids, l'aloès, la coloquinte, le jalap, la rhubarbe, le calomel.

Les iodures alcalins, la strychnine, l'atropine, l'huile de ricin, le sulfate de magnésie, le chlorhydrate d'ammoniaque, les alcalins, diminuent la sécrétion biliaire.

CHOLÉCYSTITE. — Inflammation de la vésicule biliaire. *Traitement médical* : révulsifs, saignées locales, opiacés, etc. *Traitement chirurgical* : cholécystotomie, dans les cas de suppuration ou de rupture de la vésicule et aussi pour l'extraction des cholélithes.

CHOLÉLITHIASE. — Pendant la crise de coliques hépatiques, calmer la douleur et relâcher les conduits bibiaires, dont la contraction spasmodique empêche l'expulsion des calculs : morphine 0,01, en injections hypodermiques ; extrait thébaïque, antipyrine, éther (2 à 5 perles) ; chloral ; lavements et cataplasmes (très chauds) laudanisés. Après la crise, remédier à l'ictère et favoriser la migration des calculs. Le remède de Durande n'est plus guère employé (éther et térébenthine). Pour favoriser l'expulsion des calculs, on a conseillé : l'huile d'olives, (cholagogue puissant) 200 à 300 gr., la glycérine 20 à 30 gr. par jour. En cas d'angiocholite fébrile : salicylate de soude (rend la bile plus fluide) 3-4 gr.; bicarbonate de soude, 1-5 gr. et alcalins (rendent la bile plus fluide et activent la combustion des graisses, élément constitutif des calculs); purgatifs et en particulier le podophyllin 0,01-0,02 (facilitent l'écoulement de la bile, dont la stagnation favorise les concrétions). *Moyens hygiéniques.* Eviter les acides, une alimentation trop animalisée, les graisses, les spiritueux, la constriction du corset, la constipation. Bains alcalins. *Traitement chirurgical.* Cholécystotomie (extraction des calculs) cholécystectomie (ablation de la vésicule) cholécystentérostomie (consiste à anastomoser la vésicule biliaire avec l'intestin, lorsqu'il y a obstruction du canal cholédoque. Chaput).

CHOLÉRA *Prophylaxie.* — Quarantaines (voie maritime). Postes d'inspection sanitaire à la frontière (voie terrestre). — Prohibition des légumes, fruits, chiffons, provenant des pays contaminés. Interdiction des foires, etc. Installation dans les hôpitaux, de services spéciaux et isolés; transport des malades dans des voitures spéciales. Désinfection rigoureuse : sulfate de cuivre à 50/000, ou sulfate de fer à 1/8, ou acide sulfurique à 1/100, pour les déjections et les vomissements; sublimé à 1/1000, pour les linges, la vaisselle, les mains, etc. Etuves. — Veiller à la pureté de l'eau et à toutes les mesures d'hygiène publique; au besoin, boire de l'eau bouillie ou de l'eau minérale. Eviter les fatigues, les excès. Traiter les moindres indispositions, surtout les dérangements intestinaux.

Traitement. — La diarrhée est le premier symptôme à combattre, à cause des graves accidents asphyxiques qu'elle détermine, en épaississant le sang, par soustraction de liquide : laudanum XX et même XXX gouttes et plus en vingt-quatre heures, en potion ou lavement. On associe souvent au traitement opiacé le ratanhia, le salicylate de bismuth 8-10 gr. On peut aussi prescrire l'acide lactique 15-20 gr. — Pour calmer la soif, réparer les pertes aqueuses, combattre le collapsus : thé alcoolisé, vin chaud, potions cordiales, eau albumineuse; boissons glacées, champagne, lavage de l'estomac avec solution d'acide lactique (Delpeuch), si les vomissements sont fréquents. L'antisepsie intestinale n'a pas donné les résultats espérés. *Période algide* ou *asphyxique.* Outre les boissons chaudes et stimulantes (infusion de menthe, de mélisse, de thé, de café, chartreuse, punch, potion à l'acétate d'ammoniaque 5-10 gr. ou à l'éther 12 gr.), on aura recours aux briques chaudes, aux bains chauds (40°), aux liniments ammoniacaux, aux injections sous-cutanées d'éther, de strychnine, de caféine. Dans les cas graves, lorsque le pouls devient impossible à compter, on pratiquera des injections sous-cutanées ou mieux intraveineuses (transfusion), avec la solution suivante : chlorure de sodium 5 gr., sulfate de soude 10 gr., eau distillée 1.000. La température de cette solution devra osciller entre 38° et 43°. On en injectera 2 litres, en 1/4 d'heure, soit dans une veine du pli du coude, soit dans la saphène et on renouvellera cette transfusion lorsque le pouls deviendra filiforme (Hayem). On a conseillé aussi : le gavage par l'eau (Netter); les grands lavements d'eau (2 litres), additionnée de tannin (30 pour 1.000). *Période de réaction.* Alimentation avec le lait stérilisé. Combattre les réactions trop vives. Eviter les déplétions sanguines et les purgatifs.

CHOLÉRA INFANTILE (athrepsie aiguë de Parrot). *Prophylaxie.* Allaitement par une bonne nourrice, stérilisation des biberons et du lait; ne pas sevrer les enfants en été, isoler ceux atteints de diarrhée cholériforme et désinfecter leurs langes.

Traitement. — Au début, on peut tenter la médication antiseptique (Mercier) : résorcine 0,20 — calomel 0,05-0,10, sucre pulvérisé 0,20; en 10 paquets : une toutes les deux heures (Widerhofer) — salicylate de soude 0,05 à 0,10 — naphtaline 0,20-0,30 — naphtol B (Bouchard) — acide lactique 2 gr. p. 100 gr. d'eau ou de sirop (Hayem) — acide chlorhydrique, II gouttes, associé au laudanum — nitrate d'argent (Rilliet et Barthez) 0,01-0,03, eau distillée 60 gr. ; une cueillerée à café toutes les heures (Picot d'Espine) — lavements avec de l'eau bouillie et boriquée (Critzmann) — lavages (1) de l'estomac, avec de l'eau chaude alcoolisée ou salicylée (Mercier). Contre la diarrhée, on prescrira les moyens ordinaires : sous-nitrate de bismuth, 2-4 gr. — extrait de ratanhia 0,50-1 gr. — nitrate d'argent 0,03 p. 60 gr. d'eau distil.; une cuillerée d'heure en heure (Rilliet et Barthez). — *Lavements d'ipéca.* (Chouppe et Picot) : faire bouillir 5 gr. de racine dans 150 gr. d'eau ; réduire d'un tiers et diviser en deux lavements, qu'on donne à 8 heures d'intervalle. — Elixir parégorique, V ou X gouttes.

Vomissements : diète, potion de Rivière.

Collapsus : alcooliques et stimulants, rhum, cognac, élixir de Garus, vins liquoreux, thé, café très étendus, citrate de caféine (0,20-0,25), éther (quelques gouttes), acétate d'ammoniaque (2 gr.). Contre l'algidité, on devra recourir aux moyens externes de caléfaction, car l'absorption gastro-intestinale est presque nulle : bouteilles d'eau chaude; bains chauds à 38°, pendant 5-6 minutes, matin et soir; bains sinapismés; frictions (eau sédative, liniment térébenthiné); enveloppement dans de l'ouate sinapisée; injections sous-cutanées d'éther (Soltmann), 1/2 seringue (Comby). Inhalations d'oxygène. Couveuse. Electrisation de la paroi abdominale avec des courants faradiques forts (les 2 réophores sur le ventre, déplacements fréquents : 3 ou 4 applications suffisent) (Ervant d'Arsan). Injections sous-cutanées de sérum artificiel, pour remédier à la déshydratation des tissus (Comby). *Faut-il alimenter l'enfant?* On peut, au début, continuer à donner le sein, un peu de lait stérilisé coupé

(1) « Dans quelques cas, le *lavage de l'estomac* mettra un terme « à la diarrhée comme aux vomissements et sauvera une situation « désespérée. On prend une sonde en caoutchouc rouge n° 12 ou 14 « (sonde de Nélaton). On adapte un petit entonnoir en verre au « pavillon de la sonde : on fait le cathétérisme de l'œsophage et on « arrive aisément dans l'estomac : on lave avec de l'eau bouillie, de « l'eau boriquée, de l'eau de Vichy, etc. — On peut faire concur- « remment de grands lavages de l'intestin, avec les mêmes liquides, « ou l'eau salée à 1 p. 100 » (Baginski). Comby, Formulaire. — *Lavage de l'intestin.* Le lavage de l'intestin à l'aide de grands lavements (antisepsie par la propreté) a été préconisé contre les diarrhées du 1er âge. Une pression de 12 centimètres suffirait pour que le liquide franchisse la valvule iléo-cæcale. A l'aide d'une sonde œsophagienne, on injectera 200 gr. de liquide au-dessous de 3 kilogr. d'enfant ; 600 à 1.000 gr. au-dessus de 3 kilogr. L'eau sera tiède (à 19° centigrades), chargée de chlorure de sodium 5 p. 100 ou d'acide borique 2 p. 100 (Lesage — Guide des sciences médicales).

d'eau de riz, la décoction blanche, l'eau albumineuse, le tout glacé, pour éviter les vomissements; mais, quand l'absorption par la muqueuse gastro-intestinale n'a plus lieu et que le lait est immédiatement rejeté par la diarrhée et les vomissements, mieux vaut se borner à quelques cuillerées de boissons glacées stimulantes que de provoquer des évacuations.

CHORÉE. — Isoler les malades, pour éviter la contagion nerveuse et les railleries. Liberté absolue (Comby).

La chorée résistera d'autant moins au traitement qu'elle sera plus loin de son début : sa durée est d'environ six semaines à deux mois et demi. — L'expérience a prouvé que le traitement devait être dirigé surtout contre la névrose elle-même, plutôt que vers les causes (Axenfeld et Huchard). Certaines indications peuvent être cependant fournies par l'état constitutionnel. Contre l'anémie : fer, quinquina, arsenic, alimentation fortifiante, grand air, bains sulfureux, hydrothérapie. Contre les manifestations rhumatismales, articulaires, cardiaques, cérébrales : médication symptomatique.

Chorées légères. On peut se borner à l'expectation ou à quelques antispasmodiques (bromure de potassium).

C'est dans les chorées faibles ou de médiocre intensité qu'on administre l'arsenic (Thomas Martin 1813) à petites doses continues et progressivement croissantes : jusqu'à 2-4-6 et même 10 milligr. d'arséniate de soude. Il agit sur la nutrition génerale, comme médicament d'épargne et tonique du système nerveux : l'amendement des symptômes se produit chez les malades lymphatiques ou chlorotiques, mais non chez les sujets nerveux ou sanguins (Ramberg). La suggestion a réussi dans certains cas.

On a principalement recours aux moyens externes : hydrothérapie et surtout douche froide en jet brisé (s'il n'existe pas d'affections cardiaques); bains sulfureux, massage, gymnastique méthodiquement rythmée et sagement progressive.

Chorées intenses. On enveloppe les enfants d'ouate et on les couche dans des lits capitonnés, pour les empêcher de se blesser (H. Roger).

L'opium (peu recommandé chez les enfants) et les narcotiques ont été très avantageusement remplacés par le chloral (Bouchut, Huchard, Ollivier), avec lequel on obtient plus facilement le sommeil (Roger); mais, pour employer le chloral, il ne faut pas qu'il existe de complications cardiaques. On administre ce médicament à la dose de 2-3-4 et même 5 gr. (Ollivier); il faut que la dose quotidienne soit poussée jusqu'à l'hypnose, interrompue seulement pour les repas (Joffroy). L'amélioration obtenue, il faut s'adresser à d'autres moyens. C'est alors que le bromure de potassium convient (surtout en cas de complications cardiaques, quand on redoute l'action dépressive du chloral sur le cœur, G. Lyon) pour consolider le calme amené par le chloral. On commence par 1 gr. et on arrive progressivement à 2-5 gr. (Jaccoud). L'antipyrine, agent d'inhibition nerveuse est, à l'heure actuelle, le médicament qui donne les meilleurs résultats, même dans les cas de chorées intenses (Legroux) : 2-3-5 gr. et plus.

La médication débilitante par l'émétique 0,20-0,30 et plus par jour, avec interruption de quelques jours tous les trois jours (Gillette), a de sérieux inconvénients, entre autres, celui de produire l'anémie (Axenfeld, Raymond). De même que les autres médications violentes, celle-ci ne compte plus guère de partisans. Les tétanisants (strychnine 0,002 à 0,05 chez les enfants, aniline), les hypocinétiques ou paralysants (fève de Calabar et ésérine, hyosciamine) sont abandonnés.

Les enveloppements avec le drap humide constituent un puissant moyen de sédation (Joffroy). Les pulvérisations d'éther ou de chlorure de méthyle, sur la colonne vertébrale, sont peu efficaces. Les courants continus, le bain électrique n'ont donné que des résultats peu encourageants à Ollivier. On est d'accord pour admettre l'inutilité ou même les inconvénients des courants interrompus (Raymond). La gymnastique, la balnéation peuvent, au déclin des chorées graves, constituer des adjuvants du traitement interne (antipyrine, chloral, bromure, arsenic). L'hydrothérapie nécessite quelques précautions ; on s'en abstiendra si l'on redoute des complications rhumatismales.

CHROMATES et **CHROMIQUE** (acide). — *Acide chromique.* Désinfectant, caustique (chancres, végétations, fistules gingivales). En solution à 1/30, il fait disparaître les taches de pityriasis versicolor (Magitot). Voy. Caustiques. *Bichromate de potasse.* Irritant ou caustique, suivant son état de concentration. Ce sel est un des antiseptiques les plus puissants (Miquel), mais il est très toxique. A l'extérieur, on l'emploie en solution faible à 4/100 ou en solution forte à 2/100 (Rousseau), contre les plaques muqueuses, la pustule maligne, les verrues, les polypes du nez. A l'intérieur, il paraît, dit Vulpian, agir sur le système nerveux, qu'il excite peut-être d'abord, puis, qu'il déprime ensuite. Il a été donné contre les myélopathies sclérotiques, les dyspepsies liées à un néoplasme (Vulpian) et comme antisyphilitique. D'après Fraser, à la dose de 5 milligr. trois fois par jour, il a une heureuse influence sur les dyspepsies et l'ulcère de l'estomac. Dans ce cas, il agirait comme antiseptique, analgésique et peut-être comme modificateur de la nutrition de certains éléments anatomiques (Fraser 1894). Dose : 0,01-0,03 et progressivement 0,10, en pilules, avant les repas. Le bichromate est très toxique.

CHRYSANILINE (dinitrate). — Retirée des eaux-mères de la préparation de la fuschine. Nervin.

CHRYSAROBINE. — Voy Ararobine.

CHRYSOPHANIQUE (acide). — Acide rhubarbarique, chrysarobine. — Surtout employé en applications externes, contre les affections de la peau, l'acné, le lupus et surtout le psoriasis. Pommade 1-2/30. Solution chloroformique 15/1000. Cet acide est très irritant et produit des dermites intenses. Voy. Psoriasis et araroba.

CHRISOPHYLLUM GLYCIPHLŒUM. — Oxytoxique.

CIDRE. — 1 à 6 0/0 d'alcool. Diurétique et légèrement purgatif (goutte, diathèse urique).

CIGARETTES ANTIASTHMATIQUES. — Voy. Arsenic, Asthme.

CIGUE (conium maculatum. Ombellifères). — Son principe actif est un alcaloïde, la *cicutine* ou *conicine*. On peut l'obtenir par synthèse. **Action physiologique de la cicutine.** 1° *locale.* Irritation, analgésie.

2° *générale.* Le symptôme qui domine est la torpeur motrice, la paralysie. Cette paralysie, précédée ou non de convulsions tétaniques (raideurs, etc.), selon la dose et le mode d'administration, affecte la motilité plutôt que la sensibilité (Gubler). Les nerfs sensitifs ne sont atteints qu'avec de hautes doses. La mort arrive par asphyxie. Pour Martin Damourette et Pelvet, la paralysie aurait une origine périphérique, limitée aux plaques terminales des nerfs moteurs. Elle agit donc comme le curare. L'identité avec le curare n'est pas absolue, car la cicutine ne respecte pas le pneumogastrique, dont elle paralyse les extrémités périphériques (Martin Damourette et Pelvet). Pour Christison, Orfila, Gubler, Bouchardat, Fraser, les nerfs moteurs ou sensitifs ne sont pas influencés directement par la cicutine. Celle-ci détruit le mouvement et la sensibilité, par l'intermédiaire des centres bulbo-médullaires : la ligature de tous les vaisseaux des membres n'empêche pas une diminution de l'action réflexe. La conicine laisse intacte les facultés intellectuelles : elle produit seulement une stupéfaction, lorsqu'arrive la cyanose et l'asphyxie (V. Renterghem). *Action sur les éléments anatomiques.* La cicutine détruit l'épithélium, segmente les fibres nerveuses et musculaires, dissout (Biondel), coagule les hématies et forme une sorte de gelée, qui obstrue les petits vaisseaux (Martin Damourette et Pelvet). C'est par des altérations du sang, devenu moins propre à la nutrition, qu'on a essayé d'expliquer l'action antinéoplastique de la ciguë : à la suite d'un usage prolongé, la ciguë réduit et atrophie les appareils glandulaires (Laura), mamelles, testicules (Martin Damourette). Elle serait anaphrodisiaque. **Pharmacologie** et **Thérapeutique.** *Feuilles.* Poudre sèche 2 gr. Extrait de suc non dépuré 0,05 à 1 gr. 50, en pilules. Pommade (calmante, résolutive) 4/30. Alcoolature 0,50-1-2 gr. Teinture alcoolique XX-XXX gouttes. Emplâtre (résolutif). Cataplasmes (Trousseau) : on répand de la poudre de ciguë à la surface de cataplasmes émollients (phtisie). Bains 50/1000. *Fruits.* Poudre 0-05-0,30, progressivement. L'affaiblissement des membres pelviens, les troubles usuels indiquent la saturation. *Cicutine.* Pommade (la cicutine paralyse les extrémités nerveuses) 0,002/30. *Baume de conicine.* Cicutine incorporée dans la graisse.

A l'intérieur : 1/2 à 1 milligram. de cicutine ; ne pas dépasser 2 milligram. De même que la nicotine, cet alcaloïde s'élimine rapidement et produit facilement l'accoutumance. — *Mixture de Fronmuller.* Conicine III gouttes, alcool 1 gr., eau distillée 20 gr. m. — XV à XX gouttes, 3 fois par jour : asthme, coqueluche. *Bromhydrate de cicutine.* 2 0/0 en glycéré ou en pommades (tumeurs, etc.). A l'intérieur, 1-6-10 milligr. En Angleterre, ce médicament est employé contre les phénomènes convulsifs et, en particulier, contre les réflexes qui ont le pneumo-gastrique comme point de départ. (Tuloup). Une partie de la cicutine (qui est volatile) s'élimine par le poumon ; aussi, convient-elle particulièrement contre la coqueluche, l'asthme, la laryngite spasmodique, la toux convulsive, le hoquet, les vomissements. En applications locales, la ciguë ou la cicutine peuvent calmer la douleur, le prurit.

L'action fondante, résolutive, altérante de la ciguë n'est pas admise par Gubler. D'après Fonssagrives, la ciguë combat au moins la douleur, stimule les lymphatiques et favorise la résorption des engorgements chroniques.

CIMIFUGA RACEMOSA (Actea racemosa. Renonculacées). — Tonique et antispasmodique (narcotique) : toux, dysménorrhée — 1 à 4 gr. Teinture 10 à 60 gr. *Cimifugine.* Stimulante et antispasmodique, mais non narcotique, comme la racine : 0,05-0,30 en pilules.

CINABRE. — Voy. Mercure (sulfure mercurique).

CIRRHOSES DU FOIE. — Hépatites chroniques.

Cirrhose atrophique ou **veineuse** (sclérose interstitielle). — C'est la forme la plus commune. *Symptômes* : atrophie du foie, ascite, dilatation du réseau veineux sous-cutané, peu d'hémorrhagies, ictère persistant. *Traitement externe.* Pointes de feu, vésicatoires, pendant les poussées inflammatoires. Si le sujet est vigoureux : ventouses scarifiées a l'hypocondre ; sangsues, à l'anus. — Bains simples ou alcalins. Hydrothérapie, pour lutter contre la cachexie et retarder l'apparition des œdèmes. (G. Lemoine.) Stimuler les fonctions de la peau, au moyen de frictions sèches. *Traitement interne.* Favoriser les fonctions digestives et l'écoulement de la bile, au moyen des alcalins, des amers, des purgatifs salins, du calomel, des pilules bleues ; assurer l'antisepsie intestinale, par les lavements froids, le benzonaphtol, etc., favoriser l'excrétion urinaire ;

pour éliminer les déchets organiques. Quand il y aura lieu : modérer la diarrhée (astringents et antiseptiques intestinaux, salicylate de bismuth etc.) et calmer la douleur (opium, extrait de jusquiame).

Traitement altérant : alcalins ; calomel 0,01 à 0,05 chaque matin, pendant 10 jours par mois (Huchard) ou à doses massives 0,50-0,80, pendant un jour, comme diurétique; iodure de potassium 0,50-2 gr.

Ascite (Voy. ce mot et Hydropisies.) La paracentèse est utile, non seulement pour combattre la dyspnée, mais aussi comme moyen curatif, pour faciliter la circulation veineuse, l'hématose et l'alimentation (Ewald). Elle doit être renouxelée un grand nombre de fois et sans attendre que l'épanchement soit considérable. Dans le cas où celui-ci aurait atteint de grandes proportions, on ne retirera pas tout le liquide en une seule fois (Lyon). G. Lemoine conseille les courants continus, pour empêcher le retour de l'ascite (courants de 10 à 15 milliampères, tour à tour ascendants et descendants, pendant cinq minutes). Diurétiques : nitrate et acétate de potasse 2-4 gr., oxymel scillitique 30 gr. (Millard), cure de raisin (Gaucher) purgatifs salins ou drastiques (gommegutte, jalap, etc., (G. Lyon.)

Supprimer les substances qui irritent le foie ou peuvent donner lieu à la formation de ptomaînes, (car le foie, qui détruit les poisons organiques, ne peut remplir son office) : alcools, condiments, viandes faisandées, poissons, molusques. Recommander le lait (aliment complet, laissant peu de résidu et diurétique), les œufs, la viande blanche et maigre, les fruits, les légumes, les boissons aqueuses (vin blanc coupé d'eaux alcalines), l'abstention de corps gras, de féculents, de sucre, d'acides, (précipitent la cholesthérine). Le régime lacté doit être absolu quand il y a menaces d'intoxication par insuffisance hépatique (G. Lemoine) ou que l'ascite reste stationnaire (G. Lyon).

Cirrhose hypertrophique (biliaire, intra lobulaire). — Symptômes : foie très volumineux, ni ascite, ni troubles de la circulation veineuse, peu d'hémorrhagies, ictère persistant. Même traitement que dans la forme précédente, en insistant sur les révulsifs et les résolutifs (Vanlair). La bile n'arrivant plus dans l'intestin, l'indication la plus importante est de suppléer à son action antiseptique : benzonaphtol ; salol, pour diminuer les fermentations intestinales et retarder l'auto-intoxication (G. Lemoine). S'il y a de la cholélithiase : éther (Potain) ; boldo 25/1000 en infusion.

CITRATE DE CAFÉINE. — Voy. Café. *C. de Fer.* Voy. Fer. *C. de lithine.* Voy. Lithine. *C. de magnésie.* 60 gr. base de la limonade purgative.

CITRIQUE (acide). — Tempérant (fièvres). On en fabrique un sirop. En aromatisant le sirop avec 15 d'alcoolature de citron ou d'orange, on obtient le sirop de limon et d'orange.

CITRON. — Fruit du citrus limonum. Le suc renferme de l'acide citrique 67 0/0 et de l'acide gallique. Tempérant (limonades, citronade), astringent (engelures), hémostatique, antiscorbutique (lime juice) : diphtérie, blennorrhagie. Les zestes (qui contiennent une huile essentielle et un principe amer, l'hespéridine) sont stomachiques et toniques.

CLIMATOTHÉRAPIE. — La climatothérapie est l'utilisation des influences climatériques dans le traitement des maladies.

Les influences climatériques sont celles exercées par l'air et le sol d'une contrée.

L'influence de l'air est considérable. C'est l'atmosphère qui fournit les éléments d'un climat. Ces éléments sont : la composition de l'atmosphère, sa température, son degré d'humidité, sa densité ou pression atmosphérique, les vents, la luminosité. La composition chimique de l'air libre ne subit pas de modifications très importantes ; seul, l'ozone, dont les propriétés oxydantes énergiques ne sont probablement pas sans influence sur la santé, est plus abondant au bord de la mer et sur les montagnes que dans les plaines, dans les campagnes que dans les villes, et surtout que dans les quartiers resserrés.

Beaucoup plus importante est la présence dans l'atmosphère des poussières minérales ou animées. Les premières entretiennent l'état catarrhal des voies respiratoires et des premières voies digestives, pendant que les secondes, en se multipliant dans les cavités en communication avec l'air, entretiennent ou même étendent les lésions dont ces cavités sont affectées.

Ainsi se réalisent des associations microbiennes dans la tuberculose, et vraisemblablement dans toutes les maladies ulcéreuses et catarrhales des muqueuses accessibles à l'air, parfois aussi dangereuses que la maladie primitive elle-même.

L'air des climats d'altitude, et celui de la pleine mer sont à peu près exempts de microbes ; entre 2.000 et 4.000 mètres, il n'y a plus de bactéries ; à 560 mètres le nombre en est déjà très réduit (Miquel) tandis que dans les villes il peut atteindre jusqu'à 500.000 par mètre cube (A. Smith).

La température de l'atmosphère est, avec la pureté de l'air, le facteur thérapeutique le plus important. Les températures élevées et les températures basses ne sont pas utilisables. Chez les personnes bien portantes et vigoureuses, les températures basses qui favorisent l'activité des échanges nutritifs, de la respiration et de la circulation, et par suite entretiennent l'énergie des systèmes nerveux et musculaire, sont les plus salubres. Michel Lévy a démontré que la mortalité s'élève à mesure que des régions septentrionales, on s'avance vers l'équateur. Chez les personnes faibles et chez les malades, au contraire, toutes les fonctions sont plus ou moins troublées par le froid. On remarque, au contraire, plus de vigueur et une sensation de bien-être marquée par les températures moyennes de 12° à 18°, parce que l'organisme n'a pas à soutenir la lutte que lui imposent les températures basses ou élevées.

Pour apprécier la valeur thérapeutique d'une contrée, il n'y a guère à tenir compte de la température moyenne annuelle qui peut être la même avec des climats très différents comme Munich, Dublin et Odessa, par exemple ; ce qui importe, c'est la température maxima et minima de chaque mois et même de chaque semaine. Il faut encore pour apprécier l'influence de la température, tenir grand compte de l'état de sécheresse et d'immobilité de l'air. C'est ainsi que dans les sites élevés, secs et abrités comme l'Engadine, on supporte plus facilement un froid de 10° à 15°, qu'on ne supporterait une température allant à peine à 0°, par le vent et une température humide (H. Weber).

On appelle *air très sec* un air qui contient au-dessous de 55 p. 100 d'humidité, air, moyennement sec, celui qui contient 55 à 77 p. 100 ; air moyennement humide, l'air d'une contenance de 75 à 90 p. 100 ; air très humide celui qui contient au-dessus de 90 p. 100 (Vivenot).

Une certaine sécheresse de l'air est une condition favorable à la santé, notamment pour les tuberculeux. Les brouillards et l'humidité diminuent la luminosité et empêchent l'action de la lumière solaire. La pluie n'est nuisible que lorsqu'elle est fréquente et continue, parce qu'elle empêche les malades de sortir et de séjourner en plein air, mais elle a l'avantage de purifier l'atmospbère, en entraînant les particules solides, en dissolvant celles qui sont solubles et en favorisant la formation de l'ozone.

L'importance de la neige est diversement appréciée. La neige est nuisible lorsqu'elle subit des alternatives de chute et de fonte, mais lorsqu'elle persiste par un temps calme et ensoleillé, elle est favorable, elle arrête les poussières et les émanations du sol, elle réfléchit la chaleur solaire et restreint le refroidissement de la terre parce qu'elle est un mauvais conducteur du calorique.

La pression atmosphérique varie suivant la latitude, l'altitude, suivant les heures du jour, les saisons et certaines influences moins connues.

De 760 à 761 millimètres, au bord de la mer, elle baisse à 758 à l'équateur, puis elle s'élève jusqu'au 30e ou 40e degré où elle est de 762 à 764 et diminue de nouveau vers les pôles. Bien plus sensibles sont les différences suivant l'altitude, la pression diminuant à mesure qu'on s'élève. La pression barométrique est en général plus forte en hiver qu'en été; plus forte de 9 heures à 11 heures (matin et soir), que de 3 heures à 5 heures. Les variations périodiques sont moins accusées sur les hauteurs que dans les régions basses.

Avec l'augmentation de pression, la capacité pulmonaire s'accroît; le nombre des pulsations et des inspirations diminue, l'absorption d'oxygène augmente, l'appétit s'accroît. Sous l'influence de la diminution rapide de pression, la respiration et le pouls augmentent de fréquence, plus ou moins, suivant l'importance de la dépression, la soif et l'appétit augmentent; la tendance à la transpiration diminue, on éprouve généralement un sentiment de bien-être.

Les vents résultent des variations de la pression atmosphérique. Ils sont, en principe, défavorables aux malades, mais le calme complet des plaines n'est pas plus désirable. Il suffit que les stations sanitaires soient protégées contre les vents froids.

La luminosité (Fonssagrives) résulte de l'ensoleillement et de la sérénité de l'atmosphère ; elle est plus importante dans les localités élevées (au-dessus de 1200) que dans les localités d'altitude moyenne, et dans celles où l'air est sec, que dans celles où l'air est humide ou chargé de brouillard.

L'influence du sol varie suivant l'altitude, la configuration, les eaux et la végétation.

Dans les climats d'altitude, la respiration est plus fréquente et plus large ; l'oxygène est réputé plus actif ; l'ozone plus abondant, fait bénéficier les malades de ses propriétés oxydantes, la ventilation pulmonaire est plus parfaite. Dans les plaines, la différence entre la chaleur du jour et celle de la nuit est considérable ; si le sol est humide, il se dégage des brouillards qui ont peu de tendance à se déplacer.

Dans les terrains accidentés, les conditions de température sont plus uniformes, mais l'humidité est plus variable.

Les sommets isolés donnent lieu à des écarts considérables de température, par suite des alternatives d'échauffement solaire et de rayonnement du calorique.

Les plateaux présentent des variations de température et d'humidité extrêmes.

Dans l'hémisphère austral, les versants qui sont exposés du sud-est au sud-ouest ont le maximum de chaleur ; les versants qui regardent le nord-est sont les plus froids ; le côté ouest est un peu plus chaud que le côté est. Par contre les versants sud-ouest sont plus humides que ceux du sud-est.

Les pays voisins des hautes montagnes présentent de brusques variations de température et d'humidité, parce que ces montagnes provoquent la formation de courants atmosphériques et modifient la température et le degré d'humidité des vents.

Les courants maritimes modifient la température des contrées qui les avoisinent ; c'est ainsi que la côte orientale de l'Amérique du Nord est refroidie par les courants qui descendent des régions polaires, tandis que les côtes occidentales de l'Europe sont échauffées par le Gulf-Stream.

Les grandes étendues d'eau (mer et lacs) provoquent la formation de courants atmosphériques qui rafraîchissent la température en été, et saturent l'air d'humidité.

Les forêts empêchent les températures extrêmes de se développer ; elles donnent aux pays qu'elles recouvrent une grande constance de température et d'humidité ; l'air y est d'une grande pureté et acquiert des propriétés vivifiantes qui résultent des changements produits par la respiration des feuilles (H. Weber). Les prairies ont une action analogue, mais beaucoup moins marquée.

Les climats sont divisés par H. Weber, en :

I. Climats des îles, des côtes, et climats maritimes. Ils se divisent en : 1° climats insulaires et côtiers humides à température très élevée (Madère, îles Canaries, Açores, Ceylan, Cuba, la Jamaïque, Taïti, etc.) ou modérée (îles Hébrides, Islande et Bergen) ; 2° climats insulaires et côtiers, d'humidité moyenne, les uns plus chauds (Tanger, Alger, Cadix, Venise, Lisbonne, Gibraltar, Biarritz, Arcachon), les autres plus frais (côtes anglaises et irlandaises) ; 3° climats maritimes et côtiers chauds et secs (Hyères, Canne, Nice, Menton, San Remo, Malte, îles Baléares, Valence, Barcelone, Athènes, Smyrne, etc.).

II. Climats de pays plats ou de pays éloignés de la mer. Ils se subdivisent en : 1° climats de pays élevés ou de montagne ; 2° climats de plaines les uns chauds et secs (Le Caire, Rome, Pau, Amélie-les-Bains), les autres frais et modérément humides.

Maladies qu'on peut traiter par la climatothérapie. — Un bon climat pour un état pathologique donné est celui dans lequel le malade ne trouve aucune condition nuisible, et peut, au contraire, utiliser des conditions favorables à son état particulier.

Dans le catarhe des bronches et du larynx on évitera le froid humide et l'on recherchera un air plus chaud, sec, si l'expectoration est abondante, ou légèrement humide si elle est rare. Les stations de montagne peu élevées et boisées conviennent en été seulement.

La dilatation des bronches se trouve bien des climats chauds modérément humides (Hyères, Ajaccio, Alger), jusqu'au commencement du printemps, puis des stations de montagnes peu élevées en été.

Dans l'emphysème pulmonaire les stations élevées sont nuisibles. Les stations hivernales chaudes, humides ou sèches, suivant l'expectoration et la constitution des malades sont à rechercher pour l'hiver.

Dans l'asthme, on a observé de bons effets de certaines localités situées au-dessous du niveau de la mer (Lindley) comme la vallée du Jourdain, les bords de la mer Caspienne, etc. Cependant l'asthme dit essentiel s'améliore d'ordinaire rapidement dans les stations élevées (H. Weber).

La tuberculose pulmonaire exige un air aussi aseptique que possible, une contrée dans laquelle on puisse rester longtemps au grand air, une hygiène et un confort de tous les instants. Les formes torpides guérissent plus facilement dans les stations élevées (Davos, 1.556 mètres, St-Moritz, Göbersdorf, Falkenstein) ; les formes éréthiques se trouvent mieux des climats chauds bien ensoleillés. Beaucoup de malades surtout dans les deux premières périodes de la tuberculose ont avantage à habiter alternativement : l'hiver dans les stations d'hiver chaudes (Alger, le Caire, Palerme) ou les stations d'altitude, et l'été dans les stations montagneuses (Montreux, Bex), Les phtisiques porteurs de cavernes ont plus d'avantage à passer l'hiver sur les plages chaudes, abritées et ensoleillées (Menton).

Les climats modérément chauds et secs, et uniformes, conviennent aux rhumatisants, aux malades atteints d'affections des reins, de la vessie ou de la prostate, aux syphilitiques, aux ataxiques aux arthritiques et à tous les sujets qui souffrent de lésions scléreuses. Les localités élevées sont contraires aux malades atteints d'affections du cœur et des vaisseaux, particulièrement en hiver. La dilatation du cœur contre-indique, en général, les stations maritimes. Les stations à atmosphère calme et à température régulière (Pau, Pise). sont favorables aux cardiopathes pendant l'hiver. Les climats de montagnes peu élevées, (stations alpines inférieures) sont préférables dans la saison chaude.

La neurasthénie exige un traitement prolongé dont le calme du milieu constitue la première condition de succès. Les climats de montagnes plus ou moins élevées, suivant que le sujet est robuste ou non, donnent les plus grandes chances de guérison.

Les indications de la chlorose et des anémies sont à peu près celles de la tuberculose. Dans ces états le repos à l'air est un des facteurs les plus importants de la guérison. En été les stations montagneuses, ombragées ou,chez les sujets peu nerveux, les plages froides réaliseront cette double condition en même temps qu'elles éviteront aux malades les grandes chaleurs, qui sont toujours mal supportées. Pendant l'hiver, on recherchera les avantages des stations ensoleillées des régions alpines inférieures.

COCA (Erytroxylum coca). — Une infusion de 10-15 gr. accélère le pouls, produit une excitation cérébro-médullaire, augmente l'urée et l'acide carbonique (Rabuteau, Espinosa). On a considéré la coca comme un aliment d'épargne : c'est à tort, mais grâce à son action excito-motrice, à ses effets anesthésiques locaux sur la muqueuse digestive, on peut supporter de grandes fatigue, et rester de longues heures sans ressentir le besoin de nouriture et de sommeil. *Cocaine* Topiquement, elle agit sur les extrémités nerveuses qu'elle insensibilise. Instillées dans un œil sain, quelques gouttes d'une solution de chlorhydrate de cocaïne à 5 0/0 dilatent la pupille, anesthésient la conjonctive et la cornée. **Action générale**. Les faibles doses stimulent les centres nerveux, surtout le cerveau et les appareils musculo-moteurs (Nothnagel et Rossbach). Les fortes doses provoquent d'abord des spasmes cloniques ; puis, surtout si les doses ont été massives, une paralysie générale, des syncopes et la mort par asphyxie. Pour Arloing, la cocaïne produit l'anesthésie locale, en altérant momentanément les propriétés physiques des éléments nerveux terminaux. Pour Laborde, l'anesthésie résulte d'une vasoconstriction sous l'influence du grand sympathique. *Intoxication*: excitation cérébrale, pâleur, sueur, mydriase, fréquence du pouls, nausées, syncopes, contractures, mort (1) par asphyxie (Lauder Brunton) par syncope (Hurard). On observe surtout ces accidents chez les sujets très excitables (Hallopeau). Traitement : injections d'éther de caféine(Reclus). Contre la syncope: inhalations de nitrite d'amyle **Thérapeutique**. On emploie la *coca* : comme masticatoire, pour blanchir les dents, raffermir les gencives (stomatites) ; comme analgésique local, contre la gastralgie et les vomissements ; quelquefois, comme stimulant. — Infusion : 2-8 gr. Vin : 50/1000. *Cocaine*. On emploie de préférence le chorhydrate de cocaïne, qui est plus soluble que la cocaïne. A l'intérieur : 2-6 (Lauder-Brunton), 10 centigr. (Dujardin-Beaumetz et Yvon). En cas de doses élevées, il faut faire coucher les malades, pour combattre la tendance aux syncopes. On n'administre plus la cocaïne, à l'intérieur comme excitant général (à petite doses) ; on la prescrit surtout comme anesthésique local : gastralgie, vomissements (X gouttes d'une solution à 3 0/0 (Holtz). A l'extérieur, on emploie la cocaïne (chorhydrate) comme anesthésique, analgésique : pommade 2-5/100 (la cocaïne n'agit pas sur la peau non dénudée) ; suppositoires 0,01-0,02 ; badigeonnages, avec une solution à 2-10 0/0, sur les muqueuses. Instillations oculaires : II gouttes de solution aqueuse à 2-5 0/0, toutes les 5 minutes, avant de pratiquer l'opération de la cataracte, celle du strabisme ou l'extraction de corps étrangers. La cocaïne est contre-indiquée dans le glaucome. *Injections interstitielles*. (Reclus). On les pratique lorsqu'on doit faire une incision profonde. On se sert d'une solution à 1/29 : chaque seringue contient 0,05 de cocaïne. Les hémorrhagies surviennent assez fréquemment après les opérations (Reclus et Wall).

(1) M. Maurel (de Toulouse) a étudié l'action de la cocaïne sur les petits vaisseaux et sur les leucocytes. Elle dilate les petits vaisseaux et paralyse les leucocytes, qui prennent la forme sphérique.

La sensibilité d'un animal à un médicament est proportionnelle à celle de ses leucocytes, et la quantité de cocaïne qui tue un animal est exactement celle suffisante pour paralyser ces leucocytes.

Le mécanisme même de la mort par la cocaïne est différent, suivant que la dose est forte et absorbée par la voie stomacale, ou faible et injectée par la voie sous-cutanée et intra-veineuse. Dans le premier cas, elle agit en paralysant, au point d'injection, les leucocytes qui, devenus sphériques, forment embolies, et ce sont les embolies qui sont la cause directe de la mort. On peut injecter impunément, par kilogramme d'animal, 0,10 centigrammes de cocaïne, car alors les embolies sont arrêtées par les capillaires. L'injection dans les artères ne produit pas les mêmes effets. — *Du mécanisme de l'intoxication par la cocaïne*. Académie de méd. 13 novembre 1894.

COCHENILLE. (Coccus cacti. Insectes hémiptères) Pas de propriétés médicinales avérées (Gubler).

COCHLÉARIA. (C. officinalis. Crucifères). Stimulant, antiscorbutique. Infusé 20-50/1000. Teinture et alcoolat 10-30. L'alcoolat de cochléaria est employé (quelques gouttes dans l'eau froide) en collutoire contre les gingivites.

CODÉINE. — Voy. Opium.

CŒUR (maladies du). — Voy. Anévrysmes de l'aorte Angine de poitrine, Asystolie, Cyanose ou maladie bleue, Endocardite (le traitement des lésions valvulaires est indiqué à l'article *Endocardite chronique*), Goitre exophtalmique, Myocardite (dégénérescence graisseuse, abcès, sclérose), Palpitations (tachycardie) Péricardite.

Cœur gras. 2 formes : la surcharge et la dégénérescence graisseuse. Cette dernière a plus d'un point commun (Dieulafoy) avec la myocardite aiguë (parenchymateuse). Voy. ce mot. — Le traitement de la surcharge du cœur (cœur gras des obèses), est celui de l'obésité.— Traitement d'Œrtel (de Munich) : exercice réglé et progressif, marche méthodique sur un terrain en pente douce (cure de terrain), massage, bains, régime spécial (alimentation tonique et surtout azotée, exclusion des aliments gras. — Quand il faut agir vite et énergiquement : spartéine, caféine 1 gr. à 1,25 en injections hypodermiques ; injections d'éther (Barié).

COLCHIQUE (Colchicum autumnale). — Son principe le plus actif est la *colchicine*, poison nartico-âcre dont l'action a quelques analogies avec celle de la vératrine. Elle tue à la dose de 0,03-0,05-0,10. Chez l'homme, elle produit une paralysie du système nerveux central, avec perte du sentiment, des mouvements volontaires et réflexes, ralentissement ; puis, paralysie de la respiration. Les effets sur la circulation, le cœur et la température sont peu marqués.

Ce qui domine, avec les doses de 1 à 5 gr. de teinture de colchique, 0,002-0,005 de colchicine, c'est la diarrhée. A haute dose, l'effet le plus important, est la diminution de la sensibilité (Schroff, Rabuteau). La mort arrive par paralysie de la respiration (Nothnagel, Rossbach) et au milieu de la réfrigération (Rabuteau) **Thérapeutique**. Le colchique est le spécifique de la goutte (Garrod, Lecorché, Dujardin-Beaumetz, etc.). Ses effets physiologiques ne suffisent pas pour expliquer son efficacité thérapeutique : celle-ci se manifeste en dehors de la purgation et d'autant mieux que cette dernière est moins prononcée (Garrod, Charcot); l'action diurétique et éliminatrice est contestable (Garrod-Lecorché) ; l'action analgésique ne s'observe pas vis-à-vis des autres maladies (Charcot). Dans le rhumatisme, l'efficacité du colchique est plus que douteuse (Nothnagel et Rossbach). La meilleure préparation est la teinture alcoolique de semences 1-2-5 gr. Il faut fractionner les doses (Gubler) et suspendre dès qu'il y a des selles diarrhéiques. *Colchicine* 1 à 5 milligr. en granules de 1/2 milligr. Eviter les effets cumulatifs.

COLIQUES Intestinales. — *Coliques nerveuses.* Applications chaudes, boissons alcooliques et aromatiques, opiacés(laudanum, etc.), belladone, antipyrine, antipasmodiques; puis, diriger le traitement contre l'indication causale, spasme (hystérie), rétention de matières fécales ou de gaz. *Coliques flatulentes.* Cataplasmes, linges chauds, infusions aromatiques (10/1000 de camomille, d'absinthe, de menthe, de mélisse, d'anis, de coriandre). D'après Bouchut, les coliques des nouveau-nés et des enfants à la mamelle sont souvent des coliques venteuses. Chez les nourrissons, la constipation accompagne les coliques ; il faudra alors prescrire le sirop de chicorée, le sirop de fleurs de pêcher, l'huile d'amandés douces. *Coliques causées par une phlegmasie gastro-intestinale.* Voy. Entérite, Dysenterie, Helminthes, etc. **Coliques d'estomac.** Voy. Gastralgie. **Coliques hépatiques.** Voy. Cholélithiase. **Coliques du miserere.** Voy. Occlusion intestinale. **Coliques néphrétiques.** Voy. Lithiase. **Coliques de plomb.** Voy. Plomb. **Coliques utérines,** *menstruelles.* Voy. Dysménorrhée.

COLLODION. — Fulmi-coton dissous dans un mélange d'éther et d'alcool. On y ajoute 1/15 d'huile de ricin pour le rendre élastique. Agent protecteur ou adhésif. Excipient, antiphlogistique.

COLLUTOIRES. — Médicaments plus ou moins liquides, employés à l'aide d'un pinceau, contre les maladies de la bouche.

COLLYRES. — Médicaments destinés au traitement des maladies des yeux. Ils peuvent être *secs* (calomel, cristaux de sulfate de cuivre), *mous* (pommades dites ophtalmiques, qu'on applique sur les paupières), *liquides* (eaux distillées, infusés, etc. tenant en dissolution des principes médicamenteux), *gazeux*. **Collyres inscrits au Codex** : 1° calomel, sucre en poudre āā ; 2° pierre divine 0,40, eau distillée 100 ; 3° sulfate de zinc 0,15, eau distillée de roses 100 ; 4° extrait d'opium 0,20, eau distillée de roses 100 (collyre opiacé).

COLOCYNTHINE. — Voy. Coloquinte.

COLOMBO (Racine). — Renferme de la colombine (très amère), de la berberine (fébrifuge) et un peu de tannin. Il est employé comme amer. stomachique, tonique, contre l'atonie digestive, la diarrhée (phtisiques, enfants). Poudre 0-50-4 gr. Teinture 12 gr. Vin 30 à 50. Macération, décoction (5-15/200); une dose plus forte a quelquefois produit des accidents (1) (Kohler). *Colombine* : 0.01 ; ne jamais dépasser 0,04.

COLOPHANE. — Hémostatique.

COLOQUINTE. — Cucumis colocynthis. — Fruits. — Le principe actif est la colocynthine (glucoside). violent drastique, hydragogue. Le plus souvent on l'associe à l'aloès, à la scammonée (hydropisies). Poudre 0.20-0,60; extrait 0,10-0,50 ; teinture 1-2-5 gr.

CONDURANGO (Asclépiadées). — Ecorce de la racine.—Antiseptique, faiblement amer et aromatique. On l'a préconisé contre les phénomènes douloureux dont l'estomac est le siège. La poudre et les préparations alcooliques doivent être préférées à la *condurangine*, qui détermine une véritable ataxie locomotrice. — Poudre 2-4 gr. par jour, en cachets. Décoction : 15 pour 300 gr. d'eau ; réduire à 150; dose : 2 ou 3 cuillerées à bouche par jour. Extrait mou 1-2 gr. A haute dose, le condurango détermine des phénomènes tétaniques, comme la strychnine (Gianuzzi).

(1) Bulbuer a reconnu les effets toxiques de l'extrait de colombo.

CONGESTION CÉRÉBRALE. — Voy. Apoplexie.

CONGESTION DU FOIE. — *Congestion active.* Causes : traumatisme, climats chauds, suppression du flux menstruel ou hémorrhoïdal, excès d'alcool, dysenterie, fièvres palustres, dilatation de l'estomac, goutte, intoxication saturnine ou phosphorée. *Congestion passive* : maladies du cœur, emphysème, pleurésie chronique, pneumonie. L'ictère est fréquent dans la 1re forme (fluxion), rare dans la 2e (stase). — Outre le traitement causal, il faudra : 1° écarter les causes de l'accumulation de la bile et, pour cela, défendre les aliments gras, les épices, les alcools, le vin pur, la compression du foie par le corset. Conseiller un régime composé surtout de légumes, etc. Recommander l'exercice, car l'inaction favorise la stase des liquides (bile, etc.) 2° Restreindre l'afflux du sang dans le foie : ventouses scarifiées (diminuent la douleur) ; sangsues à l'anus ; révulsifs ; applications de compresses froides, sur la région hépathique ; hydrothérapie (douche horizontale) 3° Provoquer l'élimination de la bile, par les reins, les intestins : alcalins lait (diurétique) coupé avec des eaux alcalines, (1), laxatifs ; 4° Régulariser les fonctions intestinales, troublées par l'irrégularité de la sécrétion biliaire et combattre, la constipation, la flatulence, etc : eupeptiques, noix vomique , quassine amorphe, (0,02, avant les repas) pepsine, contre l'anorexie ; infusion d'anis, contre la flatulence ; purgatifs salins et calomel, pour régulariser l'évacuation des matières fécales.

CONICINE. — Voy. Cigüe.

(1) L'eau passe dans le sang et rend la bile plus aqueuse ; de plus, les alcalins qu'elle contient dissolvent la cholestérine, les sels minéraux de la bile et la rendent plus fluide.

CONJONCTIVITE. — Compresses boriquées, astringentes. *Conjonctivite granuleuse*. Cautérisation avec le glycérolé au sulfate de cuivre. *C. phlycténulaire*. Pommade au précipité jaune. Traitement général. *C. purulente*. Cautérisation avec la solution de nitrate d'argent à 1/30 et même 1/15. Lavages boriqués fréquents, lavages au sublimé à 2/1000.

CONSOUDE (grande). — Symphytum off. — Racine. — Astringent (tannin).

CONSTIPATION. — **Accidentelle simple.** Suivant que la nature et les accidents de la constipation indiqueront l'opportunité d'un effet défécant, laxatif ou purgatif, on prescrira l'un des moyens suivants, dont l'activité et la dose seront proportionnées à l'action qu'on recherche: manne, huile de ricin (surtout si on redoute une inflammation intestinale), purgatifs salins et eaux purgatives; purgatifs cholagogues, calomel 0,25-1 gr., rhubarbe, 0,30-3 gr., podophyllin 0,01-0,03, aloès, 0,05-0,10; purgatifs drastiques, séné, jalap, scammonée, huile de croton. Extrait de coloquinte 0,05 et plus. Lavements simples, et, au besoin, médicamenteux (huile, glycérine, miel, sel, séné, miel de mercuriale 60 gr.). Dujardin-Beaumetz indique la formule suivante: sulfate de soude 10, miel de mercuriale 40, infusion de séné 200. — Dans certains cas, on peut, pour donner les lavements, remplacer la canule ordinaire par une sonde en gomme (ou même une sonde œsophagienne). Parmi les moyens externes, on a conseillé l'application de linges froids sur le ventre. Dans certaines *constipations très opiniâtres*, grossesse, vieillards, corps étrangers arrêtés dans le rectum (noyaux de cerises, pépins, etc.), il est nécessaire de vider celui-ci avec le doigt ou une cuiller. *Constipation chez les enfants*. 1° Chez les nourrissons: lavements, suppositoires de cacao, de savon, de gélatine. Soumettre la nourrice à un régime rafraîchissant. 2° Après le sevrage, ou si la constipation est opiniâtre: huile d'amandes douces, huile de ricin 4 gr. (mélangée à du sirop de violette); calomel 0,05; sirops de rhubarbe, de chicorée (composé), de roses pâles, de fleurs de pêcher 5 à 25 gr.; sirop de séné; magnésie 0,50-2 gr.; manne 5-10 gr. dans du lait ou du chocolat. **Occlusion intestinale.**

Voy. Occlusion. **Constipation habituelle** (adultes). Avant tout, le traitement devra être dirigé contre la cause : tumeur, maladie utérine, spasme du sphincter (hémorroïdes, fissure), alimentation défectueuse, vie sédentaire ; compression du siège chez les bureaucrates, les cavaliers, etc. Le traitement hygiénique doit être suivi strictement : abstinence ou usage restreint d'aliments trop azotés (viandes noires), trop excitants (par les condiments, etc.) ou laissant peu de résidu, lait (le café au lait peut être autorisé). Au pain fabriqué avec une farine parfaitement blutée, préférer un pain fait avec de la farine dont le son n'a pas été séparé. Pain de seigle, d'orge, d'avoine, pain d'épice. Régime surtout végétal : légumes herbacés, fruits aqueux et sucrés, prunes, raisins (cure de), oranges, etc. L'eau, la bière, le poiré, le cidre, le vin doux (nouveau), le vin très dilué, seront recommandés. L'eau froide facilite les garde-robes ; certaines personnes en prennent 1/2 verre ou un verre matin et soir. Eviter les boissons chaudes.

Se présenter tous les jours et à la même heure à la garde-robe « au saut du lit », comme disait Montaigne, et faire des efforts de défécation. Conseiller les promenades, etc. : l'exercice est indispensable aux sujets constipés, car l'inertie consécutive à l'inaction musculaire, atteint aussi les muscles de l'intestin. — La fumée de tabac augmente les sécrétions gastro-intestinales, stimule les mouvements péristaltiques et favorise la défécation. *Traitement pharmaceutique.* Les purgatifs ne conviennent que pour empêcher l'engouement ou y remédier : leur usage habituel augmente la constipation. Les laxatifs mécaniques, sont, avec raison, les plus employés dans le traitement de la constipation habituelle : graine de moutarde, de lin ; poudre de charbon, 1 ou 2 cuillerées à bouche ; granules de magnésie, de rhubarbe, etc. Lorsqu'on prescrit des eaux purgatives, il faut s'arrêter aux petites doses (1/2 verre-1 verre) et continuer pendant plusieurs jours de suite (Dujardin-Beaumetz). Les drastiques (base d'un grand nombre de spécialités purgatives) sont préférables aux purgatifs salins, mais ils ont l'inconvénient de produire des coliques (qu'on évite par l'addition de calmants) et des hémorroïdes. — Le plus souvent, les lavements valent mieux que les moyens précédents ; en tous cas, leur emploi alternera avec celui des purgatifs. On commencera par les lavements simples avec l'eau froide ; puis, plus tard, s'il y a nécessité, on y ajoutera une substance médicamenteuse. L'usage d'une grande quantité d'eau, surtout d'eau tiède pour les lavements, est une pratique aussi déplorable que l'abus de ceux-ci.

Traitement externe : hydrothérapie (depuis le verre d'eau, jusqu'aux douches ascendantes, (Dujardin-Beaumetz) ; bains de mer ; applications, sur le ventre, de linges trempés dans l'eau froide ; massage et électrisation des muscles de l'abdomen. — Une ceinture qui soutient le ventre, est utile pour les obèses.

CONTRAYERVE (dorstenia contrayerva). — Stimulant des organes digestifs, sudorifique.

CONTRO STIMULANTS. — Pour Rasori, l'excès de stimulus était le trouble principal, comme l'irritation, l'inflammation pour Broussais. La méthode de Rasori, qui employait surtout l'émétique à doses réfractées, fut une modification de celle de Broussais par les saignées. Les contro-stimulants étaient, pour Rasori, les agents qui ont la propriété de diminuer l'hyperesthénie capillaire et nutritive d'un organe et, par suite, l'hyperémie active et les différents exsudats inflammatoires : ipéca, saignée, froid (eau froide), scille, colchique, digitale, sulfate de quinine, bryone, vératrine, purgatifs, diurétiques, sudorifiques, préparations mercurielles, diète. Voy. Antimoine (émétique).

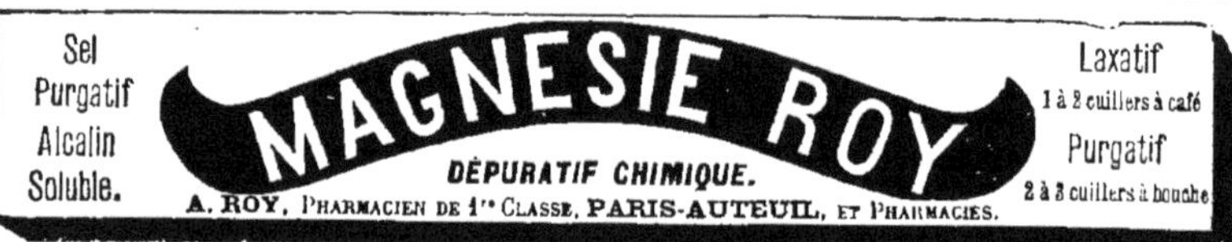

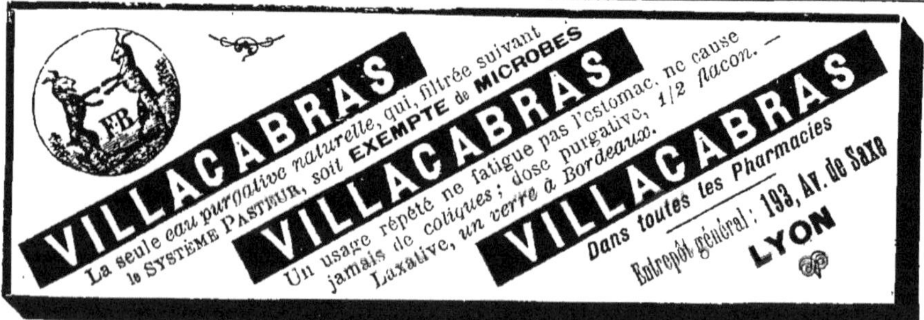

CONVALESCENCE. — Surveiller les sorties. (Garder la chambre pendant quarante jours, après la scarlatine.) Séjour à la campagne, exercice très modéré. Aliments de facile digestion. Toniques : amers, quinquina, eaux ferrugineuses. En cas de paralysies : toniques, douches chaudes, courants continus (Bouchut et Desprès).

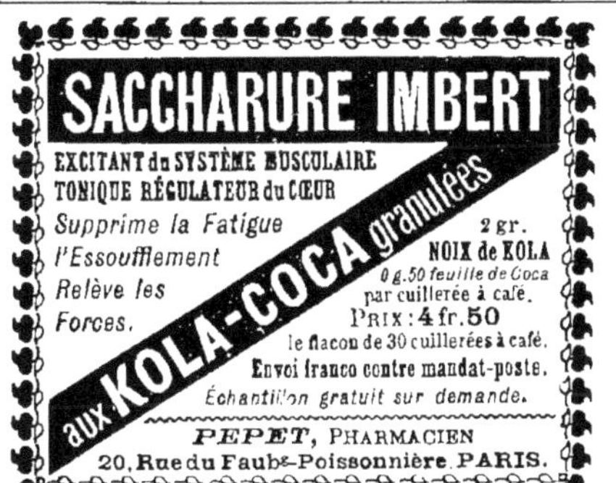

CONVALLARIA MAIALIS. — Voy. Muguet.

CONVULSIONS. — Remplir l'indication causale, épilepsie, hystérie, urémie, grossesse, paralysie générale, tumeurs cérébrales, hémorrhagie, embolie, ischémie ou congestion du cerveau et de la moelle, intoxications, émotions, douleur, troubles digestifs, dentition, vers intestinaux, maladies aiguës. *Traitement.* Déshabiller les malades. Air frais. Éviter les révulsifs et n'employer des sinapismes que si le sujet paraît inanimé. Flagellation, aspersions d'eau froide, inhalations de chloroforme. Bains tièdes (avec compresses froides sur la tête). Bains froids et drap mouillé, en cas d'hyperthermie. Respiration artificielle, inhalations d'oxygène, s'il y a de l'asphyxie. Après la crise, et pour en prévenir le retour : bromures 1-4 gr., chloral (s'il n'y a pas asphyxie), morphine, jusquiame, musc (incertain). Sirop d'éther. Hygiène appropriée.

CONVULSIVANTS. — Noix vomique, fève de St-Ignace, certains alcaloïdes de l'opium (thébaïne, papavérine, narcotine).

COPAHU. — Oléo-résine fournie par plusieurs espèces du genre copaïfera (Légumineuses). — Il contient une essence et une résine. D'après Gubler, la résine (qui a, en outre, l'avantage d'être peu odorante) est le principe le plus actif (grâce à l'acide copahivique qu'elle renferme). — Le copahu est un irritant des muqueuses et un stimulant. L'huile volatile est éliminée par les poumons et la peau ; la résine, surtout par la voie rénale. Le copahu a été conseillé contre la bronchorrée, le lichen, le psoriasis (Hardy), mais il est surtout prescrit contre la blennorrhagie, quand la douleur et les symptômes aigus sont apaisés. La part la plus importante dans son efficacité contre cette dernière maladie, doit être rapportée à son principe aromatique, parasiticide. Dose : 6 à 10 et même 12 gr. par jour, *Capsules* : 6 à 20, de chacune 0,50. *Opiat* (copahu 20, cubèbe 40) 8 à 20 gr. par jour, dans du pain azyme. *Potion de Chopart*: 23/100 de copahu. Voy. Blennorrhagie.

COQUE DU LEVANT (Anamirta cocculus). — Contient de la ménispermine et de la picrotoxine. La *ménispermine* est vomitive, agit sur le bulbe et serait épileptogène. La *picrotoxine* ou *cocculine*, est un poison tétanique. La coque du Levant a été proposée contre les névroses convulsives, la paralysie agitante. Teinture (1/5) : débuter par II gouttes et arriver à XXX, par vingt-quatre heures. Picrotoxine : 1 à 3-5 milligr. (Crinon, G. Bardet) en granules ou solution.

COQUELICOT (papaver rhœas). — Pétales légèrement calmantes et diaphorétiques, grâce à des traces de morphine (Héraud). Infusion 5/1000. Le coquelicot fait partie des *espèces pectorales.*

COQUELUCHE. — Hirschprung, Baginsky, dénient à la médication antiseptique (1) toute valeur spécifique et la réservent comme mesure de prophylaxie contre les complications. — Jenner, Chapmann, Entrikin, C. Pesa, ont soutenu qu'il y avait antagonisme entre le microbe de la vaccine et celui de la coqueluche et ont pratiqué la vaccination à l'aide du cow-pox, mais cette méthode n'a pas fait ses preuves (H. Gillet). *Traitement symptomatique.* Dans l'état actuel de nos connaissances, le véritable traitement consiste à combattre le catarrhe des voies aériennes,

(1) Hencke, Letzerich ont conseillé le sulfate de quinine, à l'intérieur et en insufflations; Heubner, Thomsen, Neubert les inhalations d'une solution de salicylate de soude; Burchardt, Ortilles, Thornes les inhalations d'acide phénique (solution à 1 ou 2 p. 100); Goldmith, les pulvérisations phéniquées (4 ou 5 p. 100); Bouchut et Paulet, l'essence de thym 10/1000; Mohn, les fumigations d'acide sulfureux; Moncorvo les attouchements de l'orifice glottique, avec une solution de résorcine à 1-2/100. — Les insufflations de poudre antiseptique ont surtout été préconisées par Guerder et Michaël, qui considèrent la coqueluche comme une névrose d'origine nasale. Moizard emploie la formule suivante pour insufflations intranasales : benjoin pulv. 5 gr., salicylate de bismuth, sulfate de quinine ââ 1 gr.

par les agents qui modifient les sécrétions bronchiques (ipéca, benzoate de soude, carbonate de potasse, terpine, oxymel scillitique. (Affanassiew), sulfureux, balsamiques, révulsifs (teinture d'iode, emplâtres) et à calmer les quintes de toux (antispasmodiques, anesthésiques, nervins). En somme, le traitement de la coqueluche ne diffère pas du traitement ordinaire de la trachéo-bronchite et de la bronchite (H. Gillet).

Dans les cas d'hypercoqueluche : opiacés (arrêtent l'expectoration et sont mal supportés par les enfants); belladone, aconit; bromures de fer, de potassium, de sodium, d'ammonium (Korman); chloral (cas rebelles); teinture de drosera (peu active, inerte même d'après J. Simon) I à VI gouttes, toutes les deux heures (Sevestre); teinture de myrrhe (doses du drosera); bromoforme (toxique-accidents comateux) : ne pas dépasser V gouttes chez les enfants de 1 an, XX à XXV gouttes chez ceux de 4 à 8 ans (autant de décigrammes que l'enfant a d'années, ou environ 0,01 par mois) ; chlorhydrate de cocaïne (badigeonnages avec une solution à 2-4/100 sur le pharynx, les amygdales, etc., plusieurs par jour); inhalations de pyridine, de fumée de papier nitré, de poudre de belladone ou de stramoine en combustion. Pendant les accès, on pratique quelquefois des pulvérisations d'éther sur la nuque. S'il y a suffocation, syncope au cours d'une quinte : flagellation avec un linge mouillé, respiration artificielle, tractions rythmiques sur la langue, révulsifs, faradisation des muscles respiratoires. — Chloral, inhalations de chloroforme bains tièdes, etc., contre les convulsions. — Eau de seltz, café noir, acide chlorhydrique (III-IV gouttes) et au besoin, 1/2 goutte de laudanum contre les vomissements. On isolera les malades et on évitera avec soin tout refroidissement (crainte de bronchopneumonie). Au déclin de la maladie, on conseillera le changement d'air, mais en ayant soin que le coquelucheux ne soit pas conduit dans un lieu plus froid. On combattra l'anémie et les complications par les moyens habituels.

COR. — Porter des chaussures carrées du bout et sans grands talons. Rondelles de caoutchouc, de sparadrap, de coton agglutinatif, etc., percées à leur centre, d'un orifice par lequel passe le cor et qui le protègent. Emplâtre de galbanum, papier chimique (ramollissent l'épiderme). *Grattage*, après ramollissement dans un pédiluve, ou par un cataplasme. *Excision :* enlever sans faire saigner. *Extirpation*. Limes en pierre ponce, qu'on trempe dans une solution de potasse caustique. *Cautérisation* (dangereuse autour des articulations) : acide acétique, nitrate d'argent, teinture d'iode. Emplâtre à l'acide salicylique; emplâtre de Vigo. Collodion salicylé : acide salicylique 1, collodion 15.

CORDIAUX. — Stimulants cardio-vasculaires, qu'on administre par la bouche : vins, alcool, éther, thé, café (C. Paul). Voy. Asystolie.

CORONILLE (Coronilla scorpioïdes). — Bernheim a essayé cette substance comme succédané de la digitale : 0,40 à 0,90 d'extrait alcoolique. Cette dernière dose peut produire des phénomènes encéphalo-médullaires (parésie). L'action sur le cœur lui-même est secondaire (L. Cardot).

CORYL (mélange de chlorure d'éthyle et de méthyle. — Anesthésique.

CORYZA (Rhinite). — **Coryza aigu.** *Traitement abortif.* Diaphorétiques : bourrache, jaborandi, etc. Dérivatifs : sinapismes entre les épaules; pédiluves; laxatifs. Application, sur le nez et la bouche, d'une grosse éponge trempée dans une infusion bouillante de fleurs de mauve. Inhalations de teinture d'iode, de teinture de benjoin, de menthol (chauffé dans un flacon), de vapeurs ammoniaco-phéniquées. Badigeonnages de la muqueuse avec l'huile mentholée à 1/20 (Lubet-Barbon), ou une solution à 1/10 de cocaïne, ou pulvérisations avec une solution de cocaïne à 1/100. Priser la poudre suivante : chlorhyd. de cocaïne 0,15, menthol 0,25, acide borique 2, poudre de café torréfié 0,50 (Coupard). Fumigations chaudes et émollientes. Gentilhomme, de Reims, a recommandé le sulfate d'atropine 1/4 ou 1/2 milligr., qui peut faire avorter le coryza (Lubet-Barbon). *Période de sécrétion* (catarrhale). Onctions, sur le bord des narines et la lèvre supérieure, avec menthol : 0,25, vaseline 10, ou cocaïne 0,50, tannin 5, cold-cream 20 (G. Lemoine). Priser une poudre composée de parties égales de dermatol (dessèche) et d'acide borique (G. Lemoine). **Coryza aigu périodique**, *fièvre de foins*. Eviter le voisinage des prairies et des champs de céréales ; tampons d'ouate, pour se préserver des poussières polliniques. — Le traitement de la forme catarrhale et celui de la forme asthmatique (asthme des foins) ne diffère pas de celui du coryza aigu et de celui de l'asthme. — Après l'accès, cautérisation des points esthésiogènes (sensibles au stylet) avec l'acide chromique ou le nitrate d argent, à défaut de thermocautère. A l'intérieur, iodure de potassium (Lubet-Barbon). **Coryza chronique.** Modifier l'état général. Douches froides. Immersion rapide des pieds dans l'eau froide. Bains d'étuves. A l'intérieur : atropine 1/4 de milligr.), arsenic. Saison aux eaux sulfureuses ou arsenicales (Lubet-Barbon). *Traitement local.* Déterger les fosses nasales, au moyen de douches ou d'irrigations à grande eau, avec le tube de Weber ou la douche d'Esmark, et en employant des solutions salines tièdes (25-30°). Matin et soir, on fera passer dans les fosses nasales, au moins 1/2 litre de liquide (Moure) : eau salée 5 p. 1000 ; eaux sulfureuses arsenicales, solutions alcalines (bicarbonate de soude), astringentes (borax, alun, tannin, sulfate de zinc, nitrate d'argent) ; antiseptiques. En cas de fétidité ou de sécrétion purulente : acides phénique, borique, salicylique ; salicylate de soude 1/500; sublimé, chloral, en solution très faible.

Souvent aussi, on emploie : des pulvérisations avec des solutions très légèrement astringentes et des badigeonnages avec la glycérine pure ou additionnée de tannin (0,50-1,50 pour 30) ; avec la teinture d'iode ou le nitrate d'argent 0,30 p. 30, l'acide chromique 1/10. Les poudres réussissent rarement (Picot et d'Espine).

S'il y a hypertrophie : cautérisation avec l'acide chromique (fondu sur un stylet), la pointe fine du thermocautère ou le couteau du galvanocautère) (après insensibilisation préalable, avec une solution de cocaïne à 1/10 ou 1/20). Quelquefois, ablation de la masse hypertrophiée, avec le serre-nœud ou l'anse galvanocaustique (Lubet-Barbon).

COTO (écorce de). — Provient probablement du palicurea densiflora (Rubiacées). On attribue ses effets antidiarrhéiques (phtisie, rachitisme), soit à son action antiseptique, soit à un accroissement de la vitalité de l'intestin. Teinture à 1/9 : 2-4 gr. et plus. *Cotoïne* (glucoside) 0,20-0,60, en cachets (Huchard). Antidiarrhéique, antisudorifique (phtisie).

COTONNIER. — Voy. Gossypium.

COUMARINE. — On la trouve dans la fève tonka, le mélilot, etc. Hypnotique. A 4 gr : vertiges, nausées. On l'emploie pour désodoriser l'iodoforme.

COUPEROSE. — Voy. Acné.

COURGE. — Tænifuge infidèle. Voy. Tænias.

CRAIE. — Voy. Calcium (carbonate de chaux).

CRAMPE DES ÉCRIVAINS. — Repos. S'il y a *atrophie musculaire* : frictions stimulantes; douches alternées d'eau chaude et froide ; électricité (Robin, de Philadelphie).

CRÉOLINE ou **CRÉSYL.** — Liquide antiseptique, dont la formule est tenue secrète.

CRÉOSOTAL (carbonate de créosote). — Liquide visqueux obtenu en fixant de l'acide carbonique sur la créosote (Brissonnet). Succédané de la créosote. S'emploie à doses plus élevées.

CRÉOSOTE. — La créosote médicinale est retirée du goudron de bois (hêtre). Elle est constituée par un mélange de gaïacol (90 0/0), de crésol et de phénol. Caustique ou seulement styptique (anticatarrhale) suivant qu'elle est pure ou étendue, la créosote est, en outre, un antiseptique, au moins égal à l'acide phénique. C'est surtout (on a dit, qu'outre ses propriétés antiseptiques, anticatarrhales, elle agissait aussi en stimulant l'appétit) à cause de cette dernière action qu'on l'a préconisée, à une certaine époque, contre la fièvre typhoïde (Pécholier) et qu'on l'emploie aujourd'hui contre la phtisie (Bouchard, Gimbert, Coze, Simon). D'après Bouchard, la dose de 0 cc. 06 (tiers de la dose toxique pour l'animal) rend à peu près inerte la végétation du bacille de Koch. Antiseptique et volatile, la créosote s'élimine en partie par le poumon, dessèche les cavernes, modifie les foyers purulents et la sécrétion des bronches, retarde la multiplication du bacille (Leguillon) et surtout celle des autres micro-organismes, cause principale de la fièvre des tuberculeux (fièvre de résorption), à la 2e et 3e période (Sommerbrodt, Bourschoueff, Guttmann). Bouchard considère comme suffisante la dose quotidienne de 0,20 à 2 gr., mais cette dose peut être dépassée, car la créosote n'est presque pas toxique; il faudrait, dit-il, aller jusqu'à 15 gr. pour observer des accidents. Les symptômes de l'empoisonnement par la créosote, sont ceux de l'intoxication par l'acide phénique. — On administre la créosote : dans du vin (créosote 6 gr., rhum 250, banyuls 850, 0,10 par cuillerée à bouche) de l'huile de foie de morue 1-2/250; en solution alcoolique (20 gouttes par jour); en capsules 0,10 (avec de l'huile de foie de morue). On la prescrit aussi en pilules 0,05. Lorsque la créosote est mal supportée par la voie stomacale, on peut la prescrire en suppositoires (0,10-0,20), en injections, en inhalations. Injections sous-cutanées : huile d'olive stérilisée 14 gr., créosote de hêtre 1 gr.; injecter très lentement tous les deux jours, en mettant une demi-heure au moins (Gimbert). Burlureau a injecté jusqu'à 5 gr. de créosote par jour, en solution à 1 p. 10. Inhalations : créosote 10, alcool 200, glycérine 20, eau 770. *Carbonate de créosote.* Voy. Créosotal.

CRÉOSOTINATE DE SOUDE. — Antipyrétique, succédané du salicylate de soude : 3-5 gr.

CRÉSALOL (salicylate de crésol). — Antiseptique intestinal : 1 à 6 gr. en cachets.

CRESSINE. — Alcaloïde retiré du cresson alénois par B. Dupuy. Sédatif du système nerveux et de la circulation : névralgies; 0,05-0,15 (Borremans et Bougard).

CRESSON DU PARA (Brésil). — Sialagogue, antiodontalgique, antiscorbutique.

CRÉSYL. — Voy. Créoline.

CRÉSYLIQUE (acide) *Crésylol, crésol.* — C'est un phénol, dérivé du toluène. Il constitue, avec le gaïacol, la partie active de la créosote, qui lui doit son odeur. L'acide pur (qui existe seulement dans les laboratoires) est cristallisé; celui du commerce se présente sous l'aspect d'un liquide incolore, insoluble dans l'eau, soluble dans l'alcool, les alcalis, la glycérine et les huiles. L'acide crésylique est plus antiseptique et 4 fois moins toxique que l'acide phénique (Delpanque). Usages et doses de ce dernier.

CROTON TIGLIUM. — En frictions sur la peau, l'huile de croton fait apparaître des rougeurs, des papules, puis des pustules : l'évolution s'effectue ordinairement en une douzaine d'heures. A l'intérieur, c'est un drastique excessivement énergique, qui convient lorsqu'on veut purger sous un petit volume : constipation torpide, coliques de plomb. Dose : 1/2 à II gouttes, avec de la mie de pain ou de l'huile de ricin. Une dose plus forte, tue avec convulsions (Gubler).

CROTON CHLORAL. — Analgésique; 0,50-1 gr. Voy. chloral.

CROTONOL. — Huile retirée de l'huile de croton, dont elle constituerait le principe vésicant, mais non purgatif.

CROUP. — Voy. Diphtérie.

CUBÈBE (piper cubeba). — La résine est considérée comme la partie la plus active. On le prescrit surtout contre la blennorrhagie, à dose à peu près double de celle du copahu (Voy. blennorrhagie); quelquefois, contre la diphtérie (Trideau). Poudre et opiat : 8-16-20 gr. Extrait oléo-résineux : 0,50-4 gr.

CUIVRE *Action locale.* — De même que toutes les substances qui coagulent l'albumine, les sels de cuivre sont caustiques, cathérétiques ou astringents, suivant le degré de concentration des solutions, etc. *Action générale.* L'action du cuivre passe pour se rapprocher de celle de l'arsenic. Les petites doses produisent les effets suivants : augmentation de l'appétit, de l'embonpoint et des forces générales, diminution des sécrétions. Elles sont toniques, astringentes, reconstituantes (Gubler), amènent une sédation du système nerveux. Les hautes doses sont émétiques : 1 gr. de sel de cuivre est une dose élevée (Nothnagel et Rossbach). Introduit, même à doses moyennes, par injections directes dans les veines, le cuivre est toxique, détermine un affaiblissement général et des paralysies directes, entre autres, celle du cœur (Van den Corput, Nothnagel et Rossbach).—Quoique le cuivre soit antiseptique, il ne confère, même aux imprégnés, aucune immunité contre le choléra, la fièvre typhoïde, le charbon, etc., comme le croyait Burq (Pietra Santa et Houlès, Bochefontaine). En revanche, chez les ouvriers qui le travaillent, le cuivre n'entraîne aucune maladie spéciale : tout au plus observe-t-on des vomissements, de la diarrhée, des coliques. La colique de cuivre est même niée par Pietra Santa.—Le cuivre est un poison moins redoutable qu'on le pensait naguère, et suivant l'expression de Bouchardat, il fait plus de peur que de mal, contrairement au plomb. Les petites doses sont généralement tolérées, et les fortes doses rejetées par les vomissements, de sorte que, par suite de leurs propriétés émétiques, ces sels sont, le plus souvent, leurs propres antidotes. Injectés directement dans les veines et même dans le tissu cellulaire, ils ne produisent plus de vomissements. Il ne faut donc pas trop généraliser, et, de l'innocuité constatée par Galippe et quelques autres expérimentateurs, dans des expériences même bien dirigées, il serait, suivant le professeur Brouardel, téméraire de conclure à la non toxicité du cuivre, surtout lorsque la plupart des expériences ont eu lieu sur des animaux. En tous cas, les sels de cuivre étant des irritants, peuvent produire une inflammation du tube digestif, des vomissements, de la diarrhée, des coliques. Si les composés cupriques n'occupent pas une plus large place dans les annales toxicologiques, c'est qu'outre leur action émétique qui en diminue les dangers, ils ont une saveur désagréable qui les rend d'un emploi peu commode pour les crimes. — Au point de vue de l'hygiène alimentaire, il est une question importante, celle de l'usage des vases de cuivre dans les cuisines. A ce sujet, Fonssagrives recommande d'éviter que les acides des corps gras (beurre, graisses, etc.) ne se trouvent en contact prolongé avec des vases de cuivre. — L'accident arrivé à l'hôpital général de Vienne (1847), où une dizaine de malades moururent après avoir ingéré des aliments préparés dans des vases de cuivre, prouve que s'il est bon de ne pas avoir la terreur du cuivre, on doit cependant s'en défier (Crocq).

Sulfate de cuivre (couperose bleue, vitriol bleu). — **Usages externes**. En solution : comme astringent contre la leucorrhée (2/500, injections), la conjonctivite chronique, contre la diarrhée chronique (en lavement 0,50) ; comme désinfectant des linges et des déjections, dans les maladies infectieuses (solution à 5 0/0). En crayon : comme antiseptique, cathérétique contre la conjonctivite granuleuse. *Pierre divine*. Sulfate de cuivre, azotate de potasse, alun cristallisé ãã 20 gr., camphre 1 gr. Astringente et cathérétique; comme le sulfate de cuivre. On s'en sert soit en crayon, soit en collyre 0,50/125, pour toucher les paupières. *Liqueur de Villatte*. Sous-acétate de plomb liquide 30 gr., sulfate de cuivre cristallisé, sulfate de zinc ãã 15 gr., vinaigre blanc 200 gr. Cathérétique, (cautérisation des fistules etc.). **Usages internes**. Vomitif (Angleterre) 0,15-0,40 en 3 paquets donnés chacun de 10 en 10 minutes, dans 1/4 de verre d'eau sucrée ; puis, favoriser le vomissement avec de l'eau tiède. C'est le vomitif le plus sûr (Trousseau et Pidoux). Le sulfate de cuivre pur, à l'exception de l'indication vomitive, s'emploie plutôt à l'extérieur. **Sulfate de cuivre ammoniacal**. Plus stimulant que le précédent, à cause de l'alcali volatil ; il est aussi moins irritant et se donne plutôt à l'intérieur (0,05-0,25, à doses fractionnées, en pilules). Sédatif du système nerveux (Gubler) : épilepsie et névroses,

Les acétates (action irritante, comme le sulfate), sont sans importance en thérapeutique. — On a abandonné, en médecine humaine, les préparations à base de verdet, l'onguent égyptiac et l'onguent vert, (préparation escharotique), le collutoire de Lanfranc (solution cupro-arséniée, très vénéneuse) qu'on employait contre les stomatites.

CURARE. — Paralyse spécialement la terminaison des nerfs moteurs et les plaques motrices. Il a été essayé, sans grand succès, contre l'épilepsie, le tétanos, l'hydrophobie, l'empoisonnement par la strychnine. Dose : 5 milligr. et progressivement 1-10 centigr. en injections hydodermiques.

CURCUMA LONGA. — Stimulant.

CURES. — Voy. Lait. Raisins.

CYANIQUES. — L'action du gaz cyanogène est semblable, au début, à celle de l'acide cyanhydrique (Lasch-Kemtsch), de l'oxyde de carbone (Ray, Larcester). — *Acide cyanhydrique*. Topiquement, l'acide cyanhydrique produit (outre une irritation allant jusqu'à la formation d'eschares) de l'anesthésie locale. A l'intérieur, les faibles doses, 0,001, après avoir passagèrement excité la moelle allongée (Jos Lazarski) et les centres respiratoires, vaso-moteurs (Nothnagel et Rossbach) déterminent des effets sédatifs (hyposthénisants et anesthésiques), comme les narcotiques ou les stupéfiants. Les doses élevées 0,01 à 0,05, paralysent les centres nerveux ; elles provoquent des convulsions, suivies d'une période de dépression, avec coma et résolution musculaire. Les convulsions (qui font très souvent défaut) (1) résultent de l'accumulation d'acide carbonique, consécutive, d'une part, à l'action de l'acide cyanhydrique sur le centre respiratoire (qu'elle paralyse) et, d'autre part, à des altérations subies directement par les hématies en contact avec l'acide cyanhydrique, qui les rend inaptes à l'absorption de l'oxygène. L'asphyxie peut aussi rendre compte de l'anesthésie ; mais, disent Nothnagel et Rossbach, on ne peut décider avec certitude si la paralysie, la perte de connaissance, sont dues à une action directe de l'acide cyanhydrique ou à la suppression de la respiration des tissus. Le cœur est le dernier organe qui continue à fonctionner. — Si la dose a été très élevée, les premiers phénomènes de l'empoisonnement, relâchement musculaire, convulsions, etc., peuvent ne pas se présenter ; l'individu est sidéré et la mort arrive après 1 ou 5 minutes (Nothnagel et Rossbach). Pour Nothnagel et Rossbach, comme pour Sée et Gubler, la mort résulterait de l'asphyxie.

La plupart des composés cyaniques sont des poisons violents (cyanures de potassium, de mercure, de zinc, etc.). Cependant, les cyanures métalliques qui, traités à froid par les acides dilués, ne laissent pas dégager d'acide cyanhydrique, sont dépourvus de propriétés toxiques : cyanures et sesqui-cyanures de fer et de platine, ferro et ferri cyanures de potassium (Nothnagel et Rossbach).

Acide cyanhydrique officinal. Il renferme 1 gr. d'acide pour 100 gr. d'eau distillée. On l'emploie : quelquesfois, en lotions, 1-8/1000, contre le prurit ; à l'intérieur, V à XV gouttes (formul. des hôpitaux de Paris), comme sédatif, contre la gastralgie, les palpitations, la toux quinteuse (son élimination a lieu, en partie, par les bronches). — Loin de s'habituer à l'acide cyanhydrique, on y devient de plus en plus sensible (Preyer). — L'acide cyanhydrique constitue le principe actif de l'*eau de laurier cerise* (prunus laurocerasus). Cette eau doit renfermer 50 milligr. d'acide cyanhydrique. pour 100 gr. d'eau distillée. Dose : 1-5-10 gr. *Cyanure ferroso-ferrique* (ferro-cyanure ferrique ou bleu de Prusse). Altérant, tonique, fébrifuge: fièvre intermittente, anémie avec irritabilité nerveuse exagérée. Insoluble dans les sucs gastriques, il est d'une utilité douteuse (Van Renterghem). Dose : 0,10 à 2 gr. en pilules. *Cyanure ferroso potassique* (ferrocyanure ou prussiate jaune de potasse). Inerte, même à la dose de plusieurs gr. (Regnault, Hayem) *Cyanure de fer et de quinine* (ferro-cyanhydrate de quinine). Médiocre sel quinique. On l'emploie aux mêmes doses

(1) L'acide cyanhydrique tue à la dose de 0,05, pris en une fois C'est le plus violent de tous les poisons (Nothnagel et Rossbach). Aucun agent n'est si rapidement absorbé et ne peut provoquer si subitement la mort. La conservation des cadavres intoxiqués par l'acide cyanhydrique est très longue (Brame).

que le sulfate de quinine, dans les névralgies, etc. En dosimétrie : antipyrétique, tonique et reconstituant. *Cyanure de mercure.* Il a été proposé contre les douleurs syphilitiques. Dose du sublimé. *Cyanure de potassium.* Infidèle et très dangereux, A l'extérieur : en solution dans l'eau (0,50 p. 100 de véhicule) pour imprégner des compresses, contre les douleurs superficielles (Trousseau). S'assurer préalablement qu'il n'y a pas d'écorchure à la peau, car, faute de cette précaution, des malades sont morts dans le coma. *Cyanure de zinc* 1 à 5 centigr. (Luton a donné jusqu'à 0,20), en pilules ou potion : chorée, névralgies, rhumatisme subaigu ou chronique (Luton). *Sulfo-cyanure de sodium.* Son action ressemble à celle de la strychnine (Paschkis).

Les cyaniques sont dangereux à manier : il faut se contenter de l'eau de laurier cerise titrée.

CYANOSE OU MALADIE BLEUE. — Elle résulte soit d'un arrêt de développement, soit d'une maladie du cœur ou des vaisseaux, pendant la vie intra-utérine (rétrécissement de l'artère pulmonaire). La mort survient par asphyxie, syncope, hémorrhagies ou tuberculose. — *Traitement.* Symptomatique.

CYNOGLOSSE (Cynoglossum officin. Borraginées). — On lui a prêté des propriétés astringentes et narcotiques.

CYNORRHODON. — Fruit du rosier sauvage. Astringent (tannin).

CYSTITE aiguë. — Contre l'inflammation : 15 ou 20 sangsues, à l'hypogastre ou au périnée, dans les cas suraigus ; cataplasmes laudanisés, grands bains chauds ; injections chaudes dans le rectum. Entretenir la liberté du ventre. Contre la douleur et le ténesme : opiacés, jusquiame, antipyrine ; suppositoires avec 0,01 ou 0,02 de morphine ou d'extrait thébaïque. — En cas de rétention d'urine, vider la vessie, 3 ou 4 fois par jour, lentement et incomplètement. Les lavages vésicaux sont contre indiqués. Recommander : les boissons émollientes et délayantes, tisanes de graine de lin, de chiendent, sirops de gomme et d'orgeat ; les alcalins, bicarbonate de soude 5 à 8 gr., nitrate de potasse 4 à 5 gr. ; les antiseptiques, salol 4 à 5 gr., etc ; le régime lacté. — **Cystite chronique.** Combattre les obstacles qui s'opposent à la miction : hypertrophie prostatique, rétrécissement uréthral, calculs, paralysie, diathèses (rhumatismale, goutteuse). Recommander les toniques, pour relever l'état général ; les eaux faiblement alcalines et non plus les alcalines fortes, comme dans la cystite aiguë ; les balsamiques, térébenthine goudron, copahu, santal, terpine. Quand les urines seront alcalines (ammoniacales), on prescrira l'acide benzoïque 3-4 et même 6 gr., dans une potion, en commençant par 1 gr. *Traitement local.* En cas de rétention, évacuer la vessie, 2 à 4 fois par jour (Bouilly), mais toujours incomplètement. — Les injections antiseptiques intra vésicales sont indiquées quand l'urine se décompose dans la vessie : nitrate d'argent 1-2/1000, acide borique 3-4-5 0/0, sulfate de cuivre 1-2 0/0, tannin 1-2 0/0 (s'il y a hémorrhagie), permanganate de potasse 1/1000, sublimé 1/3000-1000, biiodure de mercure 0,50-1/10.000. Si ces médicaments sont mal supportés, on les remplace par l'iodoforme ou le dermatol, en suspension dans un liquide mucilagineux (Desnos). Après avoir incomplètement vidé la vessie, on y injecte la solution antiseptique, qui doit toujours avoir une température de 37 à 38° ; dès que 40 à 80 gr. (Guyon) de liquide auront été introduits, il faut retirer la seringue pour les laisser s'écouler, car on doit éviter la distension vésicale. On renouvelle l'injection jusqu'à ce que le liquide ressorte clair. — Dans la cystite du col, instiller, dans la région prostatique, 10 à 25 gouttes d'une solution de nitrate d'argent à 1/50 (Guyon). **Cystite tuberculeuse.** Il faut être réservé dans l'emploi des lavages vésicaux et du cathétérisme. Les instillations avec le nitrate d'argent, sont plus nuisibles qu'utiles (Greiwer). On peut les remplacer par celles de sublimé 1/5000 ou quelques gouttes d'une solution éthérée d'iodoforme. **Cystites douloureuses.** La douleur ayant surtout pour cause la contracture des parois vésicales hypertrophiées, il faut, lorsque les autres moyens échouent, créer et maintenir béante, pendant plusieurs mois, une large ouverture de la vessie.

DAMIANA (turnera aphrodisiaca. Bixacées). — Tonique nerveux, aphrodisiaque, anticatarrhal (comme la strychnine). Infusion 10-20/1000. Extrait fluide, 2 à 3 cuillerées. Extrait mou, 0,15-0,40.

DAMMARA (résine de). — Sert à préparer des emplâtres adhésifs.

DANAIS FRAGRANS. — Rubiacées. Le suc est employé comme cicatrisant, et la racine comme tonique et fébrifuge. Non toxique. Décoction de racines : 10 p. 1000 ; dose, 60 gr.

DATURA STRAMONIUM (Solanées). — Son principe actif est la daturine. Le datura possède des propriétés analogues à celles de la belladone, mais plus actives (Trousseau et Pidoux) ; comme elle, il est stupéfiant, mais non hypnotique. — L'intensité du délire et des hallucinations qu'il produit, lui ont fait donner le nom d'*herbe au diable, herbe aux sorcières.* Poudre de feuilles 0,05-0,30, poudre de semences 0,02, extrait alcoolique 0,02-0,10, alcoolature V-XXX gouttes. Cigarettes (Codex) 1 gr., avec du papier nitré. — L'action sédative des cigarettes, utilisée contre l'asthme et la dyspnée, ne serait pas due à la daturine, mais à la pyridine (Blondel). La daturine est deux fois plus active que l'atropine et l'hyosciamine.

DENTITION (accidents de la). — On a exagéré le rôle pathogénique de la 1re dentition : ce rôle est négligeable (Comby) et consiste, le plus souvent, dans l'apparition d'une stomatite ou de flux diarrhéiques

(Comby) et autres indispositions, mais très rarement de véritables maladies (H. Roger). *Douleur vive.* Faire mâcher un morceau de racine de guimauve, mais pas de hochet d'ivoire ou d'autres substances dures. Rarement incision de la gencive. Frictions douces sur les gencives (4 fois par jour), avec : chlorhydrate de cocaïne, borate de soude ãã 0.50, sirop de guimauve 10 gr., sirop de diacode 5 gr. (Bouchut); ou : cocaïne 0.50, sirop de belladone 10 gr. (Comby); ou : chlorhydrate de cocaïne 0.10, sirop simple 10 gr., teinture de safran, X gouttes (Nouveaux remèdes). *Stomatite.* Lavages avec la décoction de graine de lin. *Agitation nerveuse.* Bains tièdes (Rilliet et Barthez); bromure de potassium 0,30-0,50 chaque soir (Descroizilles). *Convulsions* (éclampsie). Voy. ce mot. *Congestion extrême de la face, somnolence.* Sangsues derrière les oreilles. *Eruptions cutanées, bronchite, catarrhe intestinal, conjonctivite.* Ces accidents disparaissent avec la congestion des gencives et n'exigent pas ordinairement de thérapeutique active.

DÉRIVATIFS. — Voy. Révulsifs.

DERMATOL. — (Gallate basique de bismuth). — Succédané de l'iodoforme, employé : à l'extérieur, sur les plaies; à l'intérieur, contre la diarrhée. (0.50 centigr. à 2 gr. en cachets).

DÉSINFECTION. — La désinfection consiste dans la destruction des germes des maladies. Elle s'applique aux personnes, aux déjections, crachats et sécrétions morbides, aux linges, vêtements et objets de literie, aux meubles et aux locaux contaminés, enfin aux boissons et aux aliments.

Désinfection des personnes. — Nécessaire aux personnes qui donnent des soins aux malades et aux convalescents de certaines maladies (diphtérie, scarlatine).

Mains. — Ongles courts et blancs, puis lavage et brossage au savon dans de l'eau aussi chaude que possible pendant une minute au moins; lavage à l'alcool, lavage dans une solution de sublimé à 1/1000.

Bouche. — Lavage et brossage avec une solution alcaline ou savonneuse chaude, puis gargarismes boriqués.

Cheveux. — Courts.

Barbe. — Dangereuse pour les personnes de la famille; doit être tenue courte ou mieux rasée; lavage à l'eau tiède et au savon, puis lavage avec une solution de sublimé à 1/2000.

Corps. — Bains fréquents, savonneux ou alcalins; exceptionnellement bains de sublimé.

Déjections. — *Désinfectants utilisables* : Le chlorure de chaux, récemment préparé : 50 grammes pour un litre d'eau. Lait de chaux fraîchement préparé avec 1 kilogramme de chaux qu'on fait déliter et à laquelle on ajoute ensuite 4 lit. 400 d'eau; employer 2 litres de lait de chaux 0/0 des liquides à désinfecter (Chantemesse et Richard). — Sulfate de cuivre : solution avec 50 grammes par litre d'eau. On peut aussi faire usage de chlorure de zinc à 5 0/0 ou d'une émulsion de crésyl à 4 0/0.

Lorsque les urines sont ammoniacales, laver les vases avec de l'acide chlorhydrique à 1/10.

Les crachats doivent être reçus dans des crachoirs en porcelaine contenant une solution désinfectante (solution de chlorure de zinc à 5 0/0 ou émulsion de crésyl à 4 0/0). Pour la désinfection, immerger le crachoir avec son contenu dans une lessive de soude ou de potasse à 2 0/0 ; maintenir l'ébullition pendant quinze minutes.

Les malades ne doivent pas cracher dans des mouchoirs ou serviettes.

Linge. — Le linge de corps, les draps, mouchoirs et serviettes doivent être reçus dans un récipient hermétiquement fermé (récipient métallique ou sac imperméable) ou à défaut dans une solution de sulfate de cuivre ou de chlorure de zinc à 1 0/0.

Pour la désinfection proprement dite, deux procédés également bons : soumettre le linge à l'action d'une lessive préparée avec 1 ou 1/5 0/0 de carbonate de soude ou de potasse, à la température de l'ébullition pendant une demi-heure; ou le faire passer à l'étuve à vapeur saturée sous pression, après avoir enlevé les taches de sang, vin, etc.

Tous les procédés chimiques sont plus ou moins défectueux.

Les linges en laine (flanelles) seront traités par la lessive de soude ou de potasse mais à une température ne dépassant pas 70°, et pendant une durée de moins d'une heure.

Les vêtements et objets qui ne se prêtent pas au lavage (matelas, couvertures, oreillers, édredons, etc.) seront portés à l'étuve à vapeur saturée sous pression.

En l'absence d'étuve, on pourrait soumettre ces objets en lieu hermétiquement clos, et pendant vingt-quatre à quarante-huit heures, à l'action de l'acide sulfureux (brûler 50 grammes de soufre par mètre cube). Mais le procédé est moins sûr. Il est bon de faire brûler le soufre un peu au-dessus du sol. Coller des bandes de papier sur les joints des portes et des fenêtres.

Les objets de pansement (ouate, gaze) souillés de pus, doivent être brûlés.

Ustensiles, meubles, tentures. — Beaucoup d'ustensiles en verre ou en porcelaine sont justiciables de la désinfection par la lessive de soude bouillante.

Les tentures en étoffes, tapis, etc., seront désinfectées à l'étuve, mais il faut se garder d'y soumettre les fourrures et les objets en cuir ou en caoutchouc. On peut les exposer à la pulvérisation d'une solution phéniquée faible ou de sublimé.

Les meubles seront frottés énergiquement avec des tampons imprégnés d'une solution phéniquée à 2 0/0 ou de sublimé, et essuyés rapidement. Pour les meubles et objets susceptibles d'être détériorés par les désinfectants, on se contentera d'un essuyage à sec aussi exact que possible (Arnould). Les bronzes, cuivres, acier, glaces, dorures supportent bien la solution phéniquée, et même celle de sublimé, à condition de les essuyer à sec rapidement.

Les jouets d'enfants, les chiffons, les objets sans valeur seront brûlés.

Locaux. — Les murs à surface imperméable (peinture à l'huile, carreau émaillé) seront lavés avec une solution de soude ou une solution savonneuse d'abord, puis avec une solution de sublimé à 1/1000.

Les murs blanchis à la chaux seront badigeonnés de nouveau avec un lait de chaux fraîchement délitée.

Les murs recouverts de papier vernissé peuvent être lavés avec une solution de sublimé. Les tapisseries en papier seront recouvertes d'un nouveau papier quand cela sera possible.

Les planchers doivent être lavés avec la solution savonneuse ou alcaline chaude, puis à la solution de sublimé au 1000e.

Aliments et boissons. — La coction ou l'ébullition pendant une demi-heure sont suffisamment désinfectantes pour les aliments et boissons. Il n'en est pas de même pour l'eau qui doit servir aux pansements, lavages chirurgicaux utérins ou vaginaux. Dans ces différents cas, ajouter 6 à 7 0/0 de chlorure de sodium ou 1,5 à 2 0/0 de carbonate de soude ou de potasse, et prolonger l'ébullition quarante-cinq minutes. L'eau filtrée au filtre Chamberland dont la bougie est stérile et sans fissure est aseptique.

1° **Maladies entraînant toujours la désinfection** : choléra, variole, diphtérie, typhus, scarlatine, suette miliaire, fièvre jaune, peste, fièvre typhoïde.

2° **Maladies n'exigeant qu'une désinfection partielle appropriée** : tuberculose, dysenterie, coqueluche, rougeole, pneumonie, érysipèle, grippe.

Dans une épidémie de choléra, surveiller le régime ; ne boire que de l'eau filtrée ou récemment bouillie ; désinfection des mains et de la bouche avant les repas.

Les diphtéritiques, les scarlatineux et les varioleux sont dangereux pendant quarante jours.

La rougeole est surtout contagionnante pendant la période d'invasion ; elle l'est encore un peu pendant l'éruption ; les chances d'infection sont beaucoup moins à redouter, à partir de ce moment.

DEXTRINE. — Elle a des propriétés eupeptiques, mais elle sert surtout à la confection des appareils contentifs des fractures. On plonge les bandes dans un mélange composé de : dextrine 100 gr., eau-de-vie camphrée 60 gr., eau tiède 40 gr. Pour enlever ce bandage, on l'humecte avec de l'eau chaude.

DIABÈTE. Traitement hygiénique. — L'alimentation doit être substantielle et le régime tonique, car il faut combattre l'affaiblissement qui est l'essence du diabète (Durand Fardel). On supprimera, sans exagération, les substances sucrées ou génératrices de glycogène, le pain, les féculents. On conseillera : une alimentation très animalisée, mais non exclusive ; le pain de son, de soya, de gluten, d'aleurone (albumine végétale) ; la fromentine, le pain sans mie, les échaudés ; quelquefois les pommes de terre (qui renferment moins de matières amylacées que certains pains de gluten) en très petite quantité (Lécorché, G. See, Dujardin-Beaumetz) ; les légumes herbacés, les fruits non sucrés, les vins rouges (toniques, par leur tannin). On ne défendra jamais aux diabétiques de satisfaire leur soif (la glycosurie est la sauvegarde du diabétique, dit Bouchard). On recommandera l'eau les agents d'épargne, thé, maté, café (avec réserve), très légers et sucrés avec la saccharine (additionnée de bicarbonate de soude pour éviter les troubles digestifs) et non avec la glycérine qui augmente la glycogénie (Van Deen, de Seegen). On défendra les alcools, les acides, les boissons gazeuses. Les opinions diffèrent au sujet de la bière. Dans le régime, il faut assez souvent se départir de sévérité, car on traite des malades et non la glycosurie (Lasègue) ; on pourrait, par le régime carné exclusif, diminuer le sucre (le jeûne et l'abstinence le font disparaître), mais on produirait l'anorexie et la dénutrition. Comme le dit Dujardin Beaumetz, il est dangereux pour un diabétique de prendre des aliments sucrés et féculents, mais il est bien plus nuisible encore, de repousser tous les aliments. — Le diabétique devra, en outre, être très sobre : Worms a vu des manifestations diabétiques supprimées par la diminution de nourriture (diabètes alimentaires). **Agents physiques.** Chez les sujets jeunes, non azoturiques, chez les obèses, les sédentaires, les goutteux, il convient d'augmenter les oxydations, afin de brûler le sucre formé, qui produit une véritable intoxication. On recommandera une vie active et au grand air ; les exercices (sans fatigue) ; le séjour dans les stations hivernales, pendant la saison froide ; les inhalations d'oxygène, 10-20 litres, par jour ; les bains d'air comprimé, à 1 1/4 d'atmosphère ou 1 1/2, pendant 2 heures ou 2 h. 1/2 ; les frictions sèches, les lotions ; les bains tièdes, alcalins, sulfureux ; le massage, l'hydrothérapie (sujets vigoureux). On a encore préconisé les bains électriques, l'électricité statique, la métallothérapie. On évitera non seulement les écarts de régime, les travaux physiques pénibles, mais encore le désœuvrement, les fatigues intellectuelles et nerveuses. Les distractions sont utiles. Aux moyens qui détruisent le sucre, on peut joindre les diurétiques, qui l'éliminent. On prescrira, dans ce but, les eaux de Contréxéville etc., toutefois, l'administration des diurétiques sera subordonnée à l'état de l'excrétion urinaire (Bouchard). On évitera les spoliations intestinales ou cutanées. — Les **alcalins** constituent la médication la plus efficace, chez les diabétiques encore vigoureux, particulièrement chez les arthritiques. Ils ont une action salutaire sur la digestion, la nutrition générale et restreignent la formation du sucre, même chez les végétaux. Pavy, Cogniard, Martin Damourette ont diminué le sucre des raisins, des groseilles, en arrosant les ceps avec des eaux alcalines. — Le bicarbonate de soude, soit en nature, 3, 6, 10 gr. (Lécorché), soit sous forme d'eaux minérales, de Vals, de Vichy, est, avec raison, le plus employé des alcalins. On en fera usage pendant 15 jours, 3 semaines ou 1 mois (Hardy) ; puis, on s'en abstiendra pendant la quinzaine ou le mois suivant et on recommencera ensuite. — Chez les goutteux, on administre quelquefois : la lithine (1 gr. de carbonate ou de benzoate dans un demi-verre d'eau à chaque repas) ; le salicylate de soude 3 gr.

La **médication reconstituante** n'a pas moins d'importance que les alcalins ; elle a de plus sur ceux-ci (qui ne peuvent être employés chez les débilités) l'avantage d'être applicable à toutes les périodes du diabète. L'arsenic réussit surtout dans les cas où il y a de l'azoturie. On le considère comme un stimulant de l'appétit, un agent d'épargne, plutôt que comme un modérateur direct de la fonction glycogénique. On prescrit, pendant 10 ou 15 jours : 2 à 10 milligr. d'acide arsénieux (Jaccoud) ou d'arséniate de soude; X à XX gouttes de liqueur de Fowler; on cesse pendant un mois; puis on reprend la médication (Quinquaud). L'arsenic pourra être administré simultanément avec les agents de la médication reconstituante : ferrugineux, quinquina, amers (quassia, gentiane, strychnine). Pour enrayer la dénutrition (surtout dans le diabète ancien, avec asthénie progressive) on fait encore usage de divers médicaments ou agents d'épargne; à ceux dont nous avons déjà parlé nous devons ajouter la coca, le fer, (eaux ferrugineuses alcalines), la kola, l'huile de foie de morue (surtout s'il y a tuberculose) et les corps gras. — Les **antinervins** conviennent dans la forme nerveuse. — L'antypirine 1-3 gr, préconisée par G. Sée et A. Robin, est considérée par Dieulafoy comme un merveilleux médicament. — Elle diminue le sucre et la polyurie. — L'opium, agent d'épargne, modifie le système nerveux, calme la soif, la voracité de l'appétit, diminue le sucre. Le bromure de potassium (1-2 gr., rarement 3-4 gr. par jour) empêche la glycosurie (après la piqûre du 4e ventricule), mais déprime les forces (certains malades ne peuvent quitter le lit, Dujardin-Beaumetz) surtout chez les vieillards et les enfants. La valériane a été spécialement préconisée contre le diabète insipide (2-3-4 gr. d'extrait, en pilules, pendant un ou deux mois) de même que l'ergot de seigle (Huchard). On a aussi essayé les injections de liquide pancréatique : le défaut de fonctionnement du pancréas amène le diabète (1). **Traitement symptomatique**. *Insomnie* : opium, sulfonal, chloral, bromure. *Soif* : amers, eaux alcalines. *Sécheresse de la gorge* : gargarismes phéniqués, chlorate de potasse, phosphate de soude. *Hydrurie* : antipyrine 2-4 gr., valériane, ergot (très vanté par Huchard), belladone, bromure, opium courants continus (Lefort). Proscrire la diète sèche qui favorise la déshydratation. Eviter le froid. *Phosphaturie* : noix vomique, arsenic, phosphore (Teissier et Laveran). *Acétonurie, coma diabétique*. Prophylaxie. Eviter les émotions, les fatigues, le régime carné trop exclusif, la transpiration exagérée, la diarrhée, les vomissements (Delpeuch) et veiller à ce que les diabétiques éliminent bien leur sucre. En cas de diminution de la sécrétion urinaire et de menace d'acétonémie (odeur acétonique de l'haleine — réaction rouge de l'urine avec le perchlorure de fer) : défendre la viande, les exercices physiques ; recommander le képhir (préférable au lait, puisque la fermentation alcoolique a transformé la lactose) le régime lacté, les diurétiques, les inhalations d'oxygène. — Le traitement du coma diabétique est peu efficace : laxatifs ; alcalins (2 gr. de bicarbonate de soude) ; benzonaphtol (Grasset) ; inhalations d'oxygène (5-10 litres par 24 heures) ; injections hypodermiques de caféine, d'éther ; injections de sérum artificiel (d'abord 5 centim. puis, les jours suivants, une, matin et soir, de 1 centim. cube) ; transfusion sanguine (inefficace) ; marteau de Mayor (contre la dyspnée) ; électricité (électrodes sur le trajet du phrénique et du pneumo-gastrique) ; bains très chauds (G. André). Le plus souvent, le coma-diabétique est rapidement mortel. — *Névralgies*. Quinine antypirine, exalgine, opium, belladone. On s'abstiendra de vésicatoires, à cause de la tendance des diabétiques à la gangrène.

Chez les diabétiques, comme chez les albuminuriques et les cachectiques, on ne doit faire que les opérations indispensables.

DIAPHORÉTIQUES. — Voy. Sudorifiques.

DIARRHÉE — Traitement causal. Respecter : la diarrhée des hydropiques, des brightiques, de la ménopause (qui prévient certains accidents congestifs) et quelquefois de la dentition ; celle qui alterne avec des éruptions cutanées, des accès d'asthme ou une bronchite. Combattre les diarrhées catarrhales, celles de la dysenterie, du choléra, du rhumatisme (ceinture de flanelle), de la phtisie (opium, tannin, lavements de créosote ou d'ipéca), de l'ataxie, etc. ; celles provenant de l'ingestion immodérée de fruits ou d'eau. **Traitement interne**. *Purgatifs salins*. Indiqués surtout dans la forme catarrhale et dans la diarrhée consécutive à une indigestion ou causée par des aliments avariés : sulfate de magnésie ou de soude, 30-50 gr. *Opium*. Diminue les sécrétions et l'activité exagérée des mouvements péristaltiques. Il convient particulièrement dans la forme nerveuse. On l'associe aux poudres et aux astringents. Opium brut 5 centigr. et plus. Extrait thébaïque 0,01-0,05. Laudanum de Sydenham X-XX gouttes. Elixir parégorique : jusqu'à 10 gr. (qui correspondent à 5 centigr. d'extrait d'opium). Diascordium (contient des principes tanniques, bistorte, tormentille, outre de l'opium) 2-5 gr. *Poudres inertes* : sous-nitrate de bismuth, 2-6 gr. et plus ; talc ; craie préparée ; phosphate de chaux ; oxyde de zinc. Les poudres inertes absorbent les liquides sécrétés et gênent peut-être aussi le développement des colonies microbiennes, en formant un vernis à la surface de l'intestin (G. Lemoine). — Dermatol (sous-gallate basique de bismuth) 2-4 gr. — *Astringents* : tannin (astringent et antiseptique) 0,50 à 1 gr. en pilules ; extrait de ratanhia, 2-4 gr. ; teinture de cachou 10-30 gr. ; bistorte,

(1) C'est surtout dans le diabète pancréatique (à l'état normal la sécrétion du pancréas a une action modératrice sur la glycogénie) forme la plus grave du diabète (glycosurie et azoturie très prononcées) qu'on recommandera le régime carné, les œufs, les corps gras, le quinquina, le café, la kola et l'alcool (à petites doses). Quelquefois, on pourra aussi prescrire les opiacés, pour ralentir les actes nutritifs (Barth).

tormentille et autres astringents végétaux. *Antiseptiques.* Acide lactique 10-15 gr. (Hayem) en limonade. Naphtol et benzonaphtol (moins actif, mais moins irritant que le naphtol) 2-5 gr.; salol (sa solubilité, plus grande que celle des précédents, est un inconvénient); bétol; salicylate de bismuth 2-6 gr. Les poudres antiseptiques conviennent dans les diarrhées fétides (troubles du chimisme gastro-intestinal, cancer de l'intestin), les diarrhées infectieuses (fièvre typhoïde, etc.) et les diarrhées chroniques. Elles peuvent être employées concurremment avec les purgatifs salins. **Traitement local et traitement externe.** Cataplasmes, ouate, flanelle, etc. sur le ventre. Lavements : amidon, laudanum X à XV gouttes, tannin 0,50/200, ratanhia 5/500, ipéca 5 gr. (Voy. Ipéca), nitrate d'argent 0,10 (diarrhée chronique), acide borique 10/1000 (diarrhées putrides). Traitement hydro-thermal. **Hygiène.** Éviter le froid sur le ventre (ceinture de flanelle). *Diarrhée aiguë* 1/2 diète, aliments légers, panade. œufs ; s'abstenir d'aliments gras; régime sec. — *Diarrhée chronique.* Lait (additionné d'eau de chaux). Képhir (contient de l'acide lactique). Viande crue hachée ou râpée, prise dans du bouillon ou en boulettes, féculents en purée, farines lactées, bouillies, panades, pâtes alimentaires, puis légumes verts (Dujardin-Beaumetz), viandes bien cuites. N'augmenter que très graduellement la quantité d'aliments.

DIARRHÉES INFANTILES. — **Diarrhée simple** lientérie. Chez l'enfant au sein, rechercher : si les tettées ne sont pas trop fréquentes; si la nourrice n'a pas un régime défectueux, ses menstrues ou un lait trop vieux. Prescrire un peu d'eau de chaux ou d'eau de Vichy. — Si l'enfant est nourri au biberon : essayer de faciliter la digestion du lait, en le coupant avec de l'eau bouillie sucrée, avec de la saccharose ou de la lactose (1/3 ou 1/4); régler les prises de lait: recommander le lait stérilisé ou humanisé (lait dépouillé d'une partie de sa caséine). Essayer le lait d'ânesse. Eaux de chaux, de Vichy : 2 ou 3 cuillerées à café par jour. Sous-nitrate de bismuth, 1 gr. (Comby). **Diarrhées vertes.** *Diarrhées vertes par polycholie.* Dans cette espèce de diarrhée, qu'on ne doit pas confondre avec la diarrhée bacillaire, une goutte d'acide nitrique, versée sur le lange, donne une teinte violette et rose, caractéristique de la réaction biliaire. Cette diarrhée, qui est nettement acide (l'acidité est due à la bile), doit être traitée par les alcalins (bicarbonate de soude — Lesage). *Diarrhée verte bacillaire ou infectieuse.* 3 formes : légère, moyenne (athrepsie à marche rapide), grave. — Sauf la rareté des vomissements, cette dernière évolue comme le choléra infantile. — Traitement. Couper le lait avec de l'eau de chaux. Lait stérilisé. Eau stérilisée. Eau albumineuse. Laver les biberons, cuillers, vases, avec l'eau bouillie (Comby). — Décoction blanche de Sydenham. Acide lactique, 2 gr., dans une potion de 120 gr. à prendre dans les 24 heures (Hayem). Acide chlorhydrique II gouttes. Salicylate de bismuth 1-2 gr. Dermatol (sous-gallate basique de bismuth) 0,20. Résorcine 0,20. Salol 0,50. Benzonaphtol et bétol 0,50 à 1 gr. aux enfants de 1 à 2 ans. Antipyrine 0,50. Calomel 0,10 en deux fois. Extrait de ratanhia 1 gr. Laudanum de Sydenham I goutte ou élixir parégorique V gouttes. Désinfecter les selles (solution de sublimé 1/1000), les linges souillés. Bains tièdes boriqués (Ollivier de Juvigny.— Comby formulaire). En cas de refroidissement et quand la diarrhée devient cholériforme, prescrire les moyens indiqués à l'article choléra infantile. **Diarrhée infectieuse du sevrage.** Purgatifs. Calomel (renouveler), huile de ricin, magnésie. Traitement général du choléra infantile (Lesage) s'il y a lieu. **Diarrhée chronique** (Comby). Surveiller l'alimentation; rationner les enfants; supprimer les aliments indigestes et les fruits crus. Recommander : le lait stérilisé, pur ou coupé; le képhir et le lait d'ânesse (Rilliet et Barthez), le laitage; les potages au pain grillé, à la semoule, au tapioca, aux œufs; quelquefois, la viande (de mouton et non de bœuf, à cause du tænia) crue et finement hachée. Comme boisson : eau de riz, édulcorée avec du sirop de coings. Sous-nitrate ou salicylate de bismuth, 2-4 gr. Eau de chaux. Antiseptiques intestinaux : bétol, benzonaphtol, salol. — Opium : au-dessous de 1 an, ne pas dépasser I-II gouttes de laudanum, et avoir toujours soin de fractionner; après deux ans, on peut augmenter de I goutte par année. Alcalins. Pepsine 0,25, en cas de lientérie. Extrait de bois de campêche 2 gr. (astringent. – Conseillé, Rilliet et Barthez). Sirops de ratanhia, de cachou, de quinquina, Teinture de mars tartarisée, X-XX gouttes, Legrand a recommandé l'or : or finement pulvérisé 0,20, miel 125; une cuillerée à café tous les matins. Debove a préconisé le talc. — Les évacuants (purgatifs, vomitifs), très employés autrefois, ne peuvent être prescrits qu'au début et sans y insister. — Irrigations quotidiennes de l'intestin avec l'eau de Vichy. — Lavements : nitrate d'argent 0,05 0/0 — tannin 0,25 — perchlorure de fer X gouttes — extrait de ratanhia 2 gr. — créosote 1 gr. (phtisie). — Frictions. Bains sulfureux, salés.

DIASTASE. — De même que la ptyaline (diastase salivaire ou animale), la maltine (diastase retirée de l'orge germée), saccharifie les matières amylacées. Ce ferment transforme 1200 fois son poids de féculents, La diastase agit dans un milieu faiblement acidulé. Dose : 10, 30, 50 centigr. à 1 gr., dans les dyspepsies amylacées. Le **malt**, orge germée et séchée, dont le principe actif est la *maltine*, a des propriétés antiscorbutiques et analeptiques. Dose : 1 cuillerée à café, 3 fois par jour; ou 50 gr. dans un litre d'eau (faire bouillir 1/4 d'heure).

DICTAME DE CRETE. — Origanum dictamnus (Labiées). Sommités. — Aromatique, excitant, emménagogue. Infusion 1/1000.

DIÈTE LACTÉE. — Voy. Lait.

DIGESTIFS. — Voy. Eupeptiques. En pharmacologie, on appelle *digestion* l'action prolongée d'un véhicule tiède 30°-50° sur une substance médicamenteuse. Elle ne diffère de la macération que par la température du liquide. — Les *onguents digestifs* sont ceux qui contiennent du jaune d'œuf. (Fonssagrives).

DIGITALE. — Digitalis purpurea. Scrofulariées. — Ses principes les plus importants sont ; la digitaline (insoluble dans l'eau froide et soluble dans le chloroforme), la digitaléine (soluble dans l'eau, insoluble dans le chloroforme), la digitonine. — Intensité à part la *digitaline* (principe actif, par excellence, de la digitale), la *digitaleine* (digitaline cristallisée allemande) et la *digitoxine* allemande (digitaline cristallisée impure), ont les mêmes effets sur la circulation : l'action de la digitoxine est 2 ou 3 fois et celle de la digitaléine 15 ou 20 fois moins énergique que celle de la digitaline cristallisée. Quant à la digitaline amorphe du Codex, elle est, comme la digitaline cristallisée, entièrement soluble dans le chloroforme et jouit d'une activité aussi grande que celle-ci (Bardet).

La digitale contient en outre : de la *digitine*, qui est inerte ; de la *digitonine*, dont l'action, sensiblement différente de celle des substances précédentes, se rapproche de la saponine ; enfin, de la *toxirésine* et de la *digitalirésine* (produits de décomposition des éléments précités) qui, au point de vue physiologique, peuvent être comparés à la picrotoxine.

Effets physiologiques de la digitale. *Action locale.* La poudre de digitale peut, à hautes doses, irriter la muqueuse gastrique et provoquer des vomissements (Gubler). *Action sur le cœur et la circulation.* A dose thérapeutique, la digitale produit le ralentissement et le renfoncement des systoles ventriculaires, l'augmentation de la contractilité et de la tension artérielles. Secondairement, dans les cas pathologiques, elle détermine une action diurétique (indirectement, par augmentation de la tension vasculaire) et hypothermique. A dose toxique, elle engendre des effets opposés aux précédents : irrégularité du pouls, abaissement de la pression artérielle, affaiblissement du myocarde, arrêt du cœur en diastole. — D'après Traube, l'action sur le cœur s'exerce par l'intermédiaire du nerf modérateur du cœur, c'est-à-dire du pneumo-gastrique : les doses modérées excitent ce nerf et produisent des contractions plus énergiques et moins nombreuses ; les doses élevées paralysent (Traube) ce même nerf (peut-être en même temps, excitent-elles les nerfs accélérateurs) et augmentent le nombre des battement cardiaques. D'après Cadiat, Brohm, la digitale agit directement sur le myocarde, sans l'intermédiaire du système nerveux : elle augmente la tonicité des fibres cardiaques et ralentit d'autant la répétition des contractions.

Pour Hutchinson, Lœderich, Legroux, Marey, Ackermann, les effets de la digitale se manifestent d'abord à la périphérie, soit sur les extrémités des vaso-moteurs, soit sur les muscles vasculaires eux-mêmes ; elle excite primitivement la contractilité des vaisseaux capillaires et n'influence que secondairement le centre circulatoire : d'où, augmentation de la tension artérielle, ralentissement et augmentation de la force des battements cardiaques. Pour Huchard, c'est un médicament cardio-vasculaire, qui, détermiant à la fois la contraction du cœur et des vaisseaux (excitation des nerfs sympathiques. — Rabuteau) et du centre vaso-moteur (Nothnagel et Rossbach), agit ainsi sur le système circulatoire tout entier.

Quant à la théorie qui rapportait les effets de la digitale à une paralysie des nerfs accélérateurs (Dybkowski et Pélikan), de la fibre musculaire cardiaque (Vulpian) ou des vaisseaux (Duncalfe), elle compte peu de partisans : les physiologistes s'accordent généralement pour reconnaître qu'à doses modérées, la digitale produit non des effets parétiques, mais toniques.

A la dose de 0,50 à 1 gr., la digitale peut produire un léger abaissement de la température. Quant à son action sur les sécrétions, elle est nulle, sauf sur l'urine, dont elle augmente la quantité, surtout chez les hydropiques. Les hautes doses diminuent cette sécrétion.

G. Sée considère la digitale comme anaphrodisiaque.

A doses élevées ou toxiques, 2-3 gr de feuilles, 4-5 gr. de teinture, 2-5 milligr. de digitaline : nausées, vomissements, quelquefois diarrhée, céphalalgie, troubles de l'ouïe et de la vue (les flammes paraissent bleues), convulsions, pouls ralenti, irrégulier, fort (intermittent dans la forme rapide), stupeur, coma, contraction de la pupille ; mort (en deux ou trois jours — on l'a vu survenir en 3/4 d'heure — Barthe), par paralysie du cœur, suivant les uns — contractures, suivant les autres. A l'autopsie, on trouve le cœur en systole ou en diastole, suivant les animaux (C. Paul). **Thérapeutique.** Comme tonique du cœur et régulateur (1) du système circulatoire tout entier (Teissier, Huchard), elle convient dans les cas de faiblesse et d'irrégularité de la systole, c'est-à-dire dans les maladies du cœur non compensées avec petitesse et intermittence du pouls, dyspnée, œdème, diminution de la quantité d'urine, engorgement du foie), lorsque les fibres du myocarde n'ont pas encore subi la dégénérescence graisseuse. Si on la donnait dans les maladies compensées, on accroîtrait inutilement l'énergie du cœur et on favoriserait l'hypertrophie et la dégénérescence du muscle cardiaque, par exagération des combustions (Rabuteau). — Comme diurétique, la digitale, outre ses indications dans les affections cardiaques accompagnées d'hydropisies, peut être administrée dans les néphrites, à condition que le rein ne soit pas imperméable. Elle n'irrite pas le rein, car elle ne s'élimine pas en nature. — On prescrit encore la digitale : comme hypothermique, particulièrement contre la pneumonie (Petresco est allé jusqu'à des doses hyposthénisantes) ; comme hémostatique, vaso-constricteur, contre les hémoptysies, les métrorrhagies ; comme anaphrodisiaque, contre la spermatorrhée (Corvisart, Giacomini, Bouchardat, Legroux). **Modes d'administration dans les cas d'hyposystolie.** L'absorption et l'élimination de la digitale ayant lieu lentement, il en résulte : 1° que l'action de cette substance se manifeste seulement 1, 2 et même 3 jours après les faibles doses ; 2° la persistance de ses effets pendant 10 à 15 jours, après la cessation du médicament ; 3° la possibilité d'effets cumulatifs ; 4° l'utilité des doses décroissantes et le

(1) Elle produit une irrégularité régulière ou rythmée en vertu de laquelle deux pulsations rapides sont séparées des deux suivantes par une pause assez longue. C'est le pouls bigéminé de la digitale, qu'il faut bien connaître, afin de ne pas l'attribuer à la maladie. — En augmentant la tonicité du muscle cardiaque et des muscles papillaires, la digitale peut déterminer par elle-même la production d'un souffle systolique à la pointe ; elle peut faire réapparaître un souffle mitral, que les contractions défaillantes du cœur n'avaient plus la force de produire ; ou faire disparaître un souffle tricuspidien symptomatique de l'asystolie et consécutif à la distension des cavités droites (Huchard).

danger (1) de maintenir des doses élevées pendant plus de 4 ou 5 jours.

Les uns administrent une même dose quotidienne pendant toute la durée du traitement (4 ou 5 jours). D'autres recommandent des doses progressivement décroissantes : 0,40 (maximum) en 2 ou 3 fois, le 1er jour ; 0.30, le 2e ; 0,20, le 3e ; 0.10, le 4e jour ; puis, suspendent la digitale pendant quinze ou vingt jours (Huchard). Dans certains cas, une dose unique, à de longs intervalles, présente des avantages. M. Lépine administre, assez souvent, 1 gr. de digitale pendant un jour seulement, et réussit quelquefois, alors que l'administration quotidienne de 0,40, restait sans effets. M. Potain prescrit volontiers, en une fois, L gouttes (ne jamais dépasser cette dose) de solution de digitaline au 1/1000e, puis n'administre plus le médicament avant longtemps. M. Huchard fait prendre, en une fois, pendant un seul jour, XXX à L gouttes d'une solution au 1/1000e ; puis, il recommence tous les 15 ou 20 jours, si l'indication persiste. — D'après G. Lyon, la méthode des doses massives est préférable à celle des doses fractionnées, car la digitale s'éliminant avec lenteur, il n'est pas nécessaire de diviser les doses comme on le fait (afin que l'or-

(1) Quand il y a accumulation, le pouls diminue de fréquence, faiblit et devient irrégulier ; il y a un état nauséeux, des urines rares (Fagart), du refroidissement (Durozier), quelquefois du vertige, de la céphalée, de la mydriase, des bourdonnements d'oreilles, des hallucinations, du délire. Le 1er signe qui avertit qu'on doit interrompre le médicament, est l'irrégularité dans le rythme des pulsations (Binz).

ganisme soit toujours imprégné) pour les médicaments dont l'élimination est rapide.

Il faut, lorsqu'on ordonne la digitale contre l'hyposystolie : 1° faire cesser toute autre médication ; 2° chercher, avant l'administration, à diminuer le trop plein vasculaire et les résistances périphériques. On arrive à ce dernier résultat : par le repos, le régime lacté et par un purgatif (teinture de jalap composée 20-25 gr.) ; quelquefois, par une saignée de 20-30 gr., ou des mouchetures sur les membres œdématiés. En cas d'œdème et d'hydropisie, l'administration préalable d'un drastique favorise l'absorption en dégageant les veinules (Huchard). Lorsque, malgré ces précautions, la digitale reste inefficace, c'est que les altérations du myocarde sont trop avancées pour qu'elle puisse agir sur lui. **Pharmacologie.** *Poudre de feuilles* : 0,25-0,50-0,75, comme tonique cardiaque, ou comme diurétique ; 0,50-1 gr. 50 (en infusion, à prendre par cuillerées, d'heure en heure), comme antithermique (Hayem). La poudre de feuilles est irritante ; aussi prescrit-on le plus souvent l'infusion (1/2 heure) ou la macération (faire macérer 6 à 12 heures, puis filtrer avec soin). *Vin diurétique de Trousseau* (scille, digitale, acétate de potasse) 20 gr. = 0,25 de poudre de digitale. On ne doit pas, comme dose, dépasser 2 cuillerées à bouche par 24 heures. *Teinture alcoolique* (inférieure à l'infusion et surtout à la macération) : X-XX-XL gouttes. Un gramme de teinture correspond à LIV gouttes. *Teinture ethérée.* Infidèle. *Extrait aqueux* et *extrait alcoolique* : 0,10-0,30. *Sirop* : 0,50 centigr. ou XXVI gouttes de teinture par cuillerée à soupe (Codex). Dose : 1 ou 2 cuillerées à soupe. *Digitaline chloroformique* (soluble dans le chloroforme) : 1 à 5 dixièmes de milligramme (quelquefois 1 milligr.) en granules de 1/10 de milligramme (ceux du Codex à 1/4 de milligr. sont moins maniables) ou en solutions. Les solutions peuvent être ainsi formulées : digitaline chloroformique 8 milligr., alcool à 90°, eau distil. ââ 60 gr. ; une cuillerée à bouche renferme un milligramme (Hayem) — ou : digitaline cristallisée chloroformique 1 centigr., alcool 6 gr., glycérine 9 ; LX gouttes contiennent un milligr. de digitaline. Cette dernière solution est plus commode à formuler que celle de Potain (au 1.000e) : digitaline cristallisée 1 gr. ; glycérine pure (densité 1.250) 333, centim. cubes ; eau distillée 147 ; alcool Q. S. pour compléter un litre à 15 degrés centigrades. Quarante gouttes de cette solution représentent un milligramme de digitaline.

DIIODOFORME (Ethylène periodé). — S'emploie comme l'iodoforme, dont il n'a ni la toxicité, ni l'odeur désagréable.

DIIODO SALICYLIQUE (acide) — Antiseptique, analgésique, antithermique (Assaky) 1,50 à 4 gr.

DILATATION BRONCHIQUE. — Thymol, eucalyptus (teinture), eucalyptol, créosote, terpine, goudron, pour modifier l'expectoration et combattre sa putridité (Dieulafoy).

DILATATION DE L'ESTOMAC. — Voy. Dyspepsie.

DIPHTÉRIE. — La diphtérie comporte 2 éléments : 1° une fausse membrane, qui résulte de l'action locale du bacille de Loeffler sur une muqueuse ou sur la peau excoriée ; 2° une intoxication, causée par le poison que secrète ce bacille, au niveau de la fausse membrane.

Les fausses membranes diphtéritiques se développent principalement sur les amygdales, la luette et les piliers du voile du palais (angine diphtéritique, etc.), mais elles peuvent envahir l'arrière-cavité des fosses nasales et le larynx. Dans ce dernier cas, elles constituent la laryngite diphtéritique ou *croup*. Quelle que soit la localisation, le traitement de la diphtérie comporte deux ordres de moyens : **des moyens locaux et des moyens généraux.**

Traitement local. 1° **Angine diphtéritique.** Il consiste à débarrasser la gorge des fausses membranes qui la tapissent, puis, à badigeonner les parties malades avec une mixture antiseptique. *Mixture de Gaucher* : camphre 20; huile de ricin 15; alcool (à 90°) 10; acide phénique cristallisé 5; acide tartrique 1; cette mixture est très caustique. On lui préfère souvent le phénol ou le naphtol sulforicinés. *Phénol sulforiciné* : sulforicinate de soude 70 gr.; acide phénique (pur) 30 gr. Ce mélange n'est pas caustique, mais il faut savoir que la muqueuse blanchit sous son influence, pour ne pas confondre cet enduit avec une fausse membrane. *Naphtol sulfo-riciné* : sulforicinate de soude 90 gr.; naphtol B 10 gr. On peut aussi employer le jus de citron, le perchlorure de fer (pur ou avec partie égale de glycérine) la teinture d'iode, le permanganate de potasse (Legroux et Bourges), le sublimé (solution au 20e au 30e ou au 40e dans la glycérine), l'acide salicylique à 1 ou 2 p. 0/0, mais le naphtol et le phénol sulforicinés sont les deux antiseptiques qui paraissent devoir être actuellement préférés, en raison de leur innocuité relative (contrairement au sublimé, au biiodure de mercure) surtout parce qu'ils sont d'une application beaucoup moins douloureuse. Les badigeonnages sont suivis d'irrigations avec un des liquides suivants : eau boriquée 4/100, eau de chaux, eau chloralée 1/200, acide salicylique en solution à 1/1000 (Bourges).

Il faut maintenir dans la chambre une atmosphère humide, chargée ou non de vapeurs médicamenteuses : on fait évaporer constamment (de l'eau phéniquée à 1/100, en surveillant les urines de manière à abaisser la quantité d'acide phénique s'il survenait un commencement d'intoxication. L'ingestion de petits fragments de glace toutes les dix minutes (Sevestre), facilite le détachement et ralentit la formation des fausses membranes.

Si l'on pratique des injections de sérum antitoxique (Voy. Traitement interne et sérothérapie), il faut avoir soin dans le traitement local, de ne pas employer de substances toxiques (sublimé) ou caustiques.

2° **Croup ou laryngite pseudo-membraneuse.** — C'est surtout dans le croup que conviennent les inhalations et les vomitifs. Ces derniers doivent être réservés pour le moment où le larynx sera atteint (dyspnée, sifflement laryngé). Les efforts qu'ils occasionnent, hâtent l'expulsion des exsudats membraneux. On devra donner la préférence à l'ipéca. Quand il y a menace d'asphyxie, avec tirage permanent et croissant, la trachéotomie constitue une suprême ressource. Les contre-indications de cette opération se réduisent à 3 : le jeune âge de l'enfant, la coexistence d'une angine à forme hypertoxique ou d'une bronchite pseudo-membraneuse (G. Lyon).

TRACHÉOTOMIE. — Les nos des canules, par rapport aux âges, sont les suivants :

Nos 0 6 m/m. 5 jusqu'à 2 ans;
— 1 7 m/m. de 2 ans à 3 ans 1/2 ou 4 ans;
— 2 7 m/m. 5 de 3 ans 1/2 à 5 ans 1/2 ou 6 ans.
— 3 8 m/m. 5 au-dessus de 5 ans 1/2 ou 6 ans;

Le n° 4 (8 m/m 5), peut encore servir pour les grands enfants. Le n° 5 (9 m/m), est exclusivement réservé aux adultes. On fixe, aux trous situés de chaque côté de la plaque de la canule externe, un ruban de fil assez grand pour que les deux chefs puissent venir en arrière se rattacher derrière le cou. Cette canule est complètement garnie quand on fait passer son extrémité dans un morceau de taffetas gommé replié en deux (P.-J. Mercier). *Le procédé lent de Trousseau*, trachéotomie inférieure, est abandonné pour la trachéotomie supérieure et les procédés rapides. *Le procédé rapide de Saint-Germain* (crico-trachéotomie) exige une grande habileté et n'est pas praticable chez l'adulte. Le procédé le plus employé est le *procédé de Bourdillat ou du doigt* (J. Simon). Dans le premier temps, on sectionne tous les tissus sur la ligne médiane et couche par couche jusqu'à la trachée, sur une longueur de 2 centimètres et demi à 3 centimètres; de temps en temps, l'index gauche va au fond de la plaie chercher à reconnaître la trachée. Dans le deuxième temps, on ponctionne la trachée aussi haut que possible; on agrandit l'ouverture lentement, du haut en bas, et l'extrémité de l'index gauche va prendre place dans la boutonnière trachéale ainsi formée; c'est elle qui servira de conducteur pour introduire doucement la canule. Avec ce procédé, l'usage du chloroforme est inutile (Boulloche). *Soins consécutifs à la trachéotomie.* L'opération finie, on entoure le cou des opérés d'une cravate de mousseline épaisse, un peu mouillée, qu'on fait passer devant l'orifice de la canule. Cette cravate sera changée fréquemment. On maintient dans la chambre une température constante de 16 à 18° et une atmosphère saturée d'humidité, qu'on produit à l'aide d'une casserole pleine d'eau phéniquée et toujours en ébullition. La canule intérieure doit être enlevée toutes les deux heures et nettoyée. Quant à la canule extérieure, on ne la retire qu'après 24 heures, pour procéder à son nettoyage, qu'on doit faire tous les jours (Boulloche). L'époque à laquelle la canule peut être définitivement enlevée est variable; quelquefois au quatrième jour, quelquefois beaucoup plus tard (W. Morain). La trachéotomie prédispose à la broncho-pneumonie).

TUBAGE DE LA GLOTTE (intubation du larynx). — Cette opération, imaginée par Bouchut, en 1858, consiste à introduire et à laisser dans le larynx un tube creux destiné à assurer le passage de l'air. O. Dwyer emploie pour cet usage un tube en caoutchouc rouge assez long pour pénétrer dans la trachée et pourvu d'un renflement qui l'empêche de franchir les cordes vocales. Le tube, muni d'un cordon de sûreté, est porté dans la glotte au moyen (d'un introducteur; pour le retirer, on se sert d'un extracteur (Mercier, Patholog. infantile). Le tubage jouit d'une grande faveur en Amérique.

Le Traitement interne s'adresse soit à la toxine diphtéritique, soit à l'état général; dans quelques cas, il a pour objectif la fausse membrane elle-même (chlorate de potasse, cubèbe, pilocarpine, etc.) (1)

On atteint la toxine diphtéritique en injectant, sous la peau du malade, une certaine quantité de sérum d'un animal immunisé contre la diphtérie, sérum qui a la propriété de détruire la toxicité du poison diphtéritique (sérum antitoxique). Voir *Sérothérapie*.

Il faut, en même temps, augmenter la résistance de l'organisme et relever les forces. On sustentera, autant que possible, le malade au moyen d'aliments nourrissants, sous un petit volume : thé de bœuf, bouillon américain, purées, œufs, lait de poule, peptones. On prescrira les toniques et les stimulants : extrait de quinquina, 2-4 gr.; perchlorure de fer, I ou II gouttes toutes les 2 heures (Bourges) ; alcool, vins généreux,

(1) Le chlorate de potasse est un leurre, d'après J. Simon, et peut avoir sur le cœur une action toxique. La pilocarpine (Guttmann Lereboullet), aide à l'élimination des pseudo-membranes, mais produit de la dépression.

carbonate d'ammoniaque, café. — Injections sous-cutanées d'éther, de caféine. Inhalations d'oxygène.

Prophylaxie. Isolement, maintenu 3 semaines après la guérison. Passer à l'étuve les linges, la literie.

DITANA DIGITIFOLIA. Fleurs. — Sudorifique puissant, galactogène.

DIURÉTINE. — Salicylate double de soude et de théobromine. Comme diurétique, cette substance est inférieure à la théobromine elle-même : 4 à 6 gr. en cachets ou potion.

DIURÉTIQUES. — Agents qui excitent la sécrétion urinaire. Les diurétiques mécaniques élèvent la pression artérielle, soit en stimulant l'énergie des contractions cardiaques ou la contractilité artérielle (diurétiques cardio-vasculaires), soit en augmentant la masse du sang (diurétiques aqueux) ; les diurétiques physiologiques (ou néphrétiques, ou rénaux, ou épithéliaux) possèdent une action sélective sur les éléments anatomiques sécréteurs du rein. Au premier groupe appartiennent la digitale et ses succédanés (strophantus, genêt et spartéine, le muguet ou convallaria maïalis, l'adonis vernalis), la scille, les stigmates de maïs, l'ergot, les excitants éthérés et alcooliques (les toniques, en général), le massage et l'hydrothérapie (de Buck) ; le froid, les causes nerveuses, l'eau. *Choix d'un diurétique.* Si l'on veut débarrasser le rein de produits épithéliaux, éliminer des concrétions (lithiase) ou des substances toxiques, on administrera en grande quantité, des boissons aqueuses, pour opérer une sorte de lavage du sang et du rein. Si, au contraire, on cherche à évacuer des liquides épanchés, il faut, tout en excitant les fonctions du rein, donner le moins de liquide possible et même recommander la diète sèche. Si le rein est anémié, torpide, on prescrira les diurétiques excitants : nitre, balsamiques, baies de genièvre. Si, au contraire, on soupçonne une altération, une congestion des reins, on donnera les diurétiques vaso-moteurs et astringents : la digitale et ses succédanés, l'ergotine, etc., qui diminueront l'éréthisme vasculaire.

DOLIARIA. — Voy. Ficus.

DOLIARINE. — Principe cristallisable, extrait du suc de l'Urostigma doliarium (Ulmacées) Purgatif, vermifuge.

DOSES. — Voy. Posologie.

DOUCE AMÈRE. Solanum dulcamara. Solanées, — Quelquefois employée comme sudorifique, dépuratif. Elle contient de la *solanine* qui. à haute dose, peut la rendre légèrement calmante et l'a fait employer contre les démangeaisons, le rhumatisme, la goutte. Décocté 20-40/1000.

DOUDANKÉ. (Sarcocephalus esculentus. Rubiacées — Écorce amère fébrifuge (fièvres rebelles et cachexie palustre). Décoction 10/300 ; doit être prescrite d'abord à faibles doses. — Extrait : 20 à 50 centigr. (E Leclerc).

DOULEUR. — Voy. Névralgies.

DRACONTIUM FŒTIDUM. Rhizome. — Narcotique. Poudre 0,60 à 1,20.

DROSERA ROTUNDIFOLIA. — Antispasmodique. (coqueluche, phtisie) mais surtout eupeptique (dissout l'albumine). Alcoolature et teinture : V à XX gouttes. Extrait : 0,05-0,10-0,50.

DUBOISIA myropoïdes (Australie). — Contient un alcaloïde, la *duboisine*, mydriatique et antisudorifique, comme l'atropine, mais qui irrite moins l'œil que celle-ci. Même posologie que l'atropine.

Duboisia Hop Woodii (*pituri ou pitchury*). — Narcotique, toxique.

DULCINE (Paraphénétol carbimide). — Succédané de la saccharine : son pouvoir édulcorant est presque égal, sa saveur est plus agréable ; il ne paraît pas troubler les fonctions digestives et est inoffensif.

DYNAMOPHORES. — Gubler désignait par ce nom générique un groupe de substances capables d'augmenter les forces agissantes et radicales : café, thé, cacao, guarana (paullinia) maté (thé du Paraguay) etc. Ces substances, qui renferment de la caféine ou un alcaloïde analogue, produisent une excitation psychique (énébriants), motrice et vasculaire (Martin Damourette). La kola doit être rangée dans ce groupe.

DYSENTERIE. Prophylaxie. Veiller à la pureté de l'eau; éviter le froid et l'encombrement; désinfecter les selles. **Traitement**. Les *opiacés*, d'emblée, peuvent quelquefois être utiles en combattant le ténesme et les coliques; en tous cas, il ne faut pas les prolonger, car ils favorisent la constipation qu'on doit éviter (Damaschino). Ce sont surtout les *purgatifs salins* (méthode substitutive ou évacuante) qui rendent de grands services, au début, principalement dans les formes légères. Dans les formes graves, où ils sont moins efficaces, on les remplace par les *cholalogues* (1), le calomel ou plus souvent l'ipéca (pour éviter la stomatite mercurielle). On prescrit le *calomel*, à la dose de 1 à 2 gr. soit massive, soit réfractée. Quant à l'*ipéca*, on le prescrit suivant la méthode brésilienne : on verse 200 ou 300 gr. d'eau bouillante sur 2, 4, 8 gr. de racines d'ipéca concassées; on laisse reposer, pendant plusieurs heures ; on décante et on boit dans la journée, par cuillerées ou par 50 gram. On n'administre que l'eau d'infusion, et l'on conserve le marc; celui-ci est traité de la même manière, le lendemain, le surlendemain et quelquefois pendant 4 jours de suite ; puis, chaque jour, on fait prendre au malade le liquide infusé. Le dernier jour, on administre l'ipéca et le liquide mélangés. — En lavements, l'infusion d'ipéca, 3 gr., donne également de bons résultats. — Les *pilules de Segond* sont aussi très employées : ipéca 0,40; calomel 0,20; extrait aqueux d'opium 0,05 (pour faciliter la tolérance de l'ipéca); sirop de nerprun Q. S.; en 6 pilules, à prendre dans la journée; une toutes les deux heures. Robert a vanté le jus exprimé de 20 à 40 gr. d'*ailante glanduleux*, éméto-cathartique dont l'action se rapproche de l'ipéca et qu'on prend par cuillerées à bouche. — Les astringents ne doivent être donnés qu'après les purgatifs et lorsque l'inflammation est moins vive. Ils conviennent particulièrement dans la période des ulcérations et dans la dysenterie chronique : nitrate d'argent ; alun, acétate de plomb 2, 3, 5 centigr., par jour, en pilules; ratanhia, cachou 2-15 gr. en décoction ou 2-3 gr. d'extrait; guarana, paullinia 2 à 3 gr.; sous-nitrate de bismuth (très porphyrisé) dont Brassac a prescrit jusqu'à 50-80 gr. *Antiseptiques intestinaux* : salicylate de bismuth, salol 2-3 gr. benzonaphtol, iodoforme 0,25-0,30 (Lardier et Pernet). Dans la dysenterie chronique, on prescrit les *toniques* et les stimulants : le quinquina, le simarouba (8-20 gr. en décoction), la cannelle, quelquefois même l'ergot de seigle, le perchlorure de fer, etc.

Traitement local des ulcérations. — Lavements astringents et antiseptiques : nitrate d'argent 0,25-0,50/200 ; extrait de Saturne 3-5/250; sulfate de cuivre ou de zinc 1/200; tannin 1/300, teinture d'iode; hyposulfite de soude 5/100. Bernard O'Connor a guéri un malade avec de simples injections d'eau chaude.

Traitement hygiénique. — Au début, on fera garder le lit et on maintiendra la chaleur du corps par tous les moyens : boissons chaudes; cataplasmes et révulsifs sur le ventre, bains. *Boissons*. Eau albumineuse, eau de riz, eau panée, décoction blanche de Sydenham. On doit toujours prendre les boissons tièdes et en petite quantité. *Régime* (très important). Au début, potages légers, lait, diète lactée, (très recommandée par Bérenger-Feraud). Plus tard, œufs peu cuits; féculents; aliments d'une digestion facile et laissant peu de résidus. Après le rétablissement des garde-robes : volailles, poissons, viandes blanches et enfin noires. La purée de viande crue est utile dans la période de convalescence confirmée (Pensa, F. Roux). Si la dysenterie a une origine paludéenne (elle peut se montrer sous forme d'accès pernicieux), on administrera la quinine à haute dose. Les autres complications, péritonite, hépatite suppurée, seront traitées par les moyens appropriés. *Prophylaxie*. Usage d'eau bouillie et filtrée, car l'eau est le principal agent de transmission.

(1) La bile fait défaut dans les selles des dysentériques et sa réapparition coïncide avec la guérison (Dujardin-Beaumetz).

DYSIDROSE. — Fruption de vésicules assez volumineuses, primitivement transparentes, renfermant un liquide limpide, et presque toujours localisées aux extrémités. Tilbury Fox les attribue à la rétention, dans les follicules de la peau, de la sueur rapidement et abondamment sécrétée. *Traitement général*. Aux rhumatisants, on prescrira les alcalins; aux nerveux et aux débilités, l'ergotine, la belladone, les toniques; aux dyspeptiques, un régime approprié. Tilbury Fox conseille les diurétiques, pour suppléer aux fonctions cutanées. Certains auteurs recommandent la tisane de feuilles de sauge, qui diminuerait les transpirations. *Traitement local*. Calmer les démangeaisons, en donnant des bains de son, des bains alcalins ou des bains d'amidon vinaigrés. Pommades à l'oxyde de zinc, à la calamine; oléates, particulièrement l'oléate de zinc (R. Crocker). Au besoin, ouvrir les vésicules avec une aiguille flambée et recouvrir avec de l'ouate imbibée de liniment oléo-calcaire, contenant un peu d'acide borique et d'acide salicylique (Brocq). On a proposé tous les autres traitements de l'eczéma aigu : lotions et enveloppement de tarlatane amidonnée, boriquée; caoutchouc glycérolé d'amidon, vaseline, pommades au borate de soude, etc. (Brocq). — Etat chronique : lotions au borax et pommades faibles au goudron, à l'huile de cade ou au tannin (Brocq).

DYSMÉNORRHÉE. — Menstruation difficile et douloureuse : douleurs abdominales, désordres nerveux; quelquefois, expulsion de fausses membranes (dysménorrhée membraneuse, qui est une pseudo-métrite aiguë). *Traitement palliatif des douleurs*. Emménagogues (1), bromure de potassium, chloral, valérianate d'ammoniaque, belladone (suppositoires), jusquiame, teinture de cannabis, antipyrine (lavements 2 gr.), opium (X à XX gouttes de laudanum, en lavement). Au besoin : injections hypodermiques de morphine ; inhalations d'éther ou de chloroforme;

(1) En Angleterre, le permanganate, à la dose de 15 à 60 centigr. jouit d'une grande vogue, comme emménagogue et régulateur de la menstruation. Comme les emménagogues, on peut le donner quelques jours avant les règles (S. Bonnet, P. Petit).

tenter la suggestion. Huchard prescrit, 4 ou 5 fois par jour, XX gouttes du mélange suivant : teinture de piscidia erythrina, teinture de viburnum prunifolium ãã 10 gr. Dans les cas de dysménorrhée avec ménorrhagie, Huchard substitue l'hydrastis canadensis à la piscidia, dans la formule précédente. *Traitement curatif.* Traitement général du nervosisme et de l'anémie : régime tonique et reconstituant, hydrothérapie, bromure de potassium. — Electricité faradique et quelquefois galvanique (en appliquant un pôle dans l'utérus — Vylie). Massage de l'utérus et de ses annexes. — Traiter les maladies de l'utérus et de ses annexes. En cas de déplacements, qui entravent d'une manière permanente les fonctions de l'ovaire, altèrent profondément la santé et provoquent de l'épilepsie menstruelle : castration ovarienne (Battey-Hégar-Tait), utérine (Péan).

DYSPEPSIE. — Traiter les causes : alcoolisme, arthritisme, herpétisme, chlorose, anémie ; affections du foie, du rein, de la vessie, de l'utérus, etc. Eviter le surmenage intellectuel, la vie sédentaire, l'irrégularité des repas. Porter, s'il en est besoin, des dents artificielles. Recommander la tempérance, aussi bien au point de vue de la quantité des aliments que de celle des boissons, mastication parfaite. Eviter les variations brusques de température et le passage du chaud au froid, pendant la disgestion (Baumel), Combattre la constipation, etc. Les dyspepsies étant le plus souvent des altérations de chimisme stomacal (Hayem) et les plus fréquentes, parmi celles-ci, consistant surtout, soit dans une augmentation, soit dans une diminution de l'acidité du suc gastrique, nous ne nous occuperons que de ces deux états. Avant tout, il faudra procéder à l'analyse du suc gastrique. Dans ce but, on fera faire, le matin à jeun, un repas d'épreuve, composé de 40 à 70 gr. de pain blanc, de 200 à 300 gr. de thé léger et une heure après on évacuera le contenu de l'estomac. Le tube aspiratoire de Frémont convient très bien pour cet usage. Suivant que l'analyse décèlera de l'hyperchlorhydrie ou de l'hypochlorhydrie, on instituera le traitement de l'une ou de l'autre de ces formes de dyspepsie.

Hyperchlorhydrie (maladie de Reichmann). Deux heures après les repas, neutraliser, au moyen des alcalins, l'acide chlorhydrique en excès, qui reste après la digestion des albuminoïdes : bicarbonate de soude 2, 3, 4 gr., deux ou trois heures après les repas ; eau de chaux, craie préparée (absorbant), magnésie (en cas de constipation). Lavage de l'estomac, avec une solution alcaline. Douches générales chaudes. Traiter, s'il y a lieu, la dilatation de l'estomac ou l'ulcère rond **Diététique**. *Régime d'Hayem.* Suppression des excitants, vin, alcool, café, épices, charcuterie, gibier, tabac. Recommander le lait, l'eau ou la bière légère ; les œufs peu cuits ; les viandes dégraissées, grillées ou rôties (saignantes) ; les purées de féculents, le

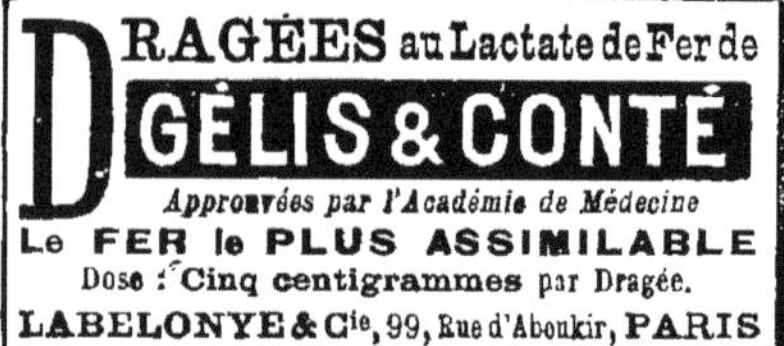

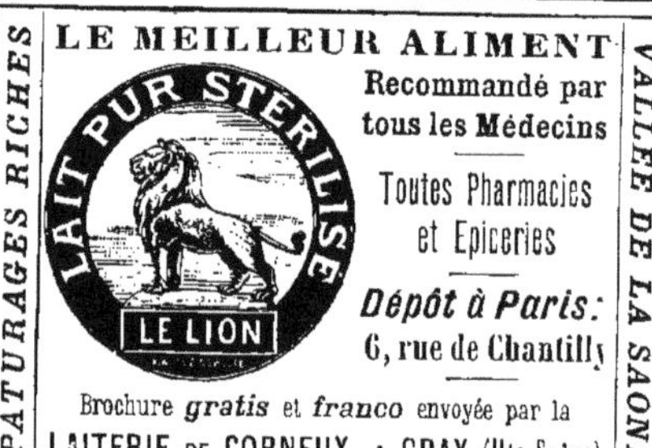

pain très cuit ou grillé. Se reposer deux heures après le repas ; éviter les fatigues physiques ou intellectuelles. Révulsifs sur l'estomac (Hayem et Winter). *Régime de Dujardin-Beaumetz.* Régime végétal, féculents, légumes très cuits et en purée, fruits, lait, jamais de vin, quelquefois de la bière. **Hypochlorhydrie** (inertie; fermentations anormales, lactique, butyrique). En général, il faut conseiller : les acides s'il n'y a pas de fortes douleurs ; les alcalins dans le cas contraire (Hayem et Winter). *Acides.* Un demi-verre de limonade avec 4 gr. d'acide chlorhydrique p. 1000 (eau 900, sirop de limons 100); ou 2 à 5 gouttes d'acide chlorhydrique officinal, dans un verre d'eau, avant les repas. *Alcalins.* Les alcalins, à petites doses (0,20-0,40 de bicarbonate de soude ou 1/4 ou 1/2 verre d'eau alcaline) 1/2 heure avant les repas, excitent la sécrétion du suc gastrique. *Antiseptiques* (pour éviter la formation de toxines,) naphtol B ; bétol (salicylate de naphtol) 0,50-2 gr.; benzonaphtol 1-2-3 gr., salicylate de bismuth; salol. Au besoin, lavage à l'eau borique à 3 0/0. *Amers* (en cas d'anorexie, d'atonie musculaire) ; noix vomique (V à X gouttes de teinture dans un 1/2 verre d'eau, avant les deux principaux repas) gouttes améres de Baumé, gentiane, (0,30 de poudre, vin) quassia, quassine, colombo. *Malt, pepsine* (éviter de la donner avec des alcalins, car elle n'agit que dans un milieu acide) *pancréatine* (agit dans un milieu alcalin). — *Courants continus* : un pôle au bas de la colonne vertébrale; l'autre sur l'estomac (Grasset). *Massage*. **Hygiène**. Vie au grand air, mais en évitant les fatigues. Grande régularité pour les repas. Après ceux-ci, se reposer 1/2 heure ou plusieurs heures, suivant la gravité de la dyspepsie; même, se coucher sur une chaise longue, s'il existe de la gastrite chronique avec azoturie; ne pas se livrer à un travail intellectuel, en sortant de table. (Hayem et Winter). Tous les jours : lotions suivies de frictions. Deux bains chauds (à 33°) toutes les semaines; s'abstenir de bains froids

(Hayem et Winter). **Diététique.** Viandes pulpées, viandes salées (1), pain en petite quantité et sans mie. Poissons, bouillies, féculents mous. Peu d'œufs; peu ou pas de lait; peu de boisson et ne rien boire en dehors des repas. Pas d'alcool, peu de vin, et préférer le vin blanc, coupé avec une eau minérale gazeuse, de l'eau de Seltz, etc. Eaux minérales ferrugineuses acidules, en cas d'anémie. Les infusions aromatique de menthe, etc. sont quelquefois utiles. Dans les cas d'hypochlorhydrie, on a aussi conseillé la cure de képhyr. 1 à 3 bouteilles par jour, mais il faut qu'il n'y ait pas de dilatation de l'estomac.

Traiter la dilatation gastrique, s'il y a lieu. **Traitement symptomatique**. Voy. Constipation, Diarrhée, Gastralgie, Vomissements.

Flatulences. — Poudres absorbantes, magnésie, bismuth, charbon végétal, craie préparée. Antisepsie gastrique.

Dilatation de l'estomac. — Réduire au minimum l'ingestion des liquides, boissons, potages, légumes frais et fruits aqueux. — Proscrire les aliments encombrants, les matières grasses et sucrées, les féculents (développent des gaz). — Conseiller les viandes grillées, débarrassées des parties tendineuses, les poissons, les œufs frais, les légumes secs décortiqués, les purées de viande ou de légumes (qui entraînent les matériaux liquides accumulés dans le cul-de-sac dilaté). Douches froides (Tessier et Laveran). Amers, (noix vomique, etc.). Antisepsie gastro-intestinale. Lavage de l'estomac avec de l'eau tiède ou alcalinisée légèrement et avec le tube siphon de Faucher, qui débarrasse l'estomac des détritus qui l'encombrent. *Electricité.* On combinera l'*électrisation statique*, l'usage de *courants faradiques faibles* sur les parois stomacales avec la bobine à fil fin et intermittences moyennes. Chaque séance durera 10 minutes et aura lieu à jeun. En cas d'insuccès, on se souviendra que *les courants continus* avec interruptions ou inversions rares, font contracter de préférence les fibres lisses. Ils donnent un résultat très prompt lorsqu'on place, dans l'estomac rempli d'eau de Vichy, une sonde contenant le pôle positif. Ces courants continus atteindront 8 ou 12 milliampères, la durée de chaque séance sera de 5 minutes.

Vertige. — Ne pas laisser trop longtemps l'estomac à l'état de vacuité, surtout le matin à jeun (Baumel). Amers, éther et stimulants diffusibles, bromure d'ammonium (en lavements), bioxyde de manganèse (Potain).

(1) Baumel recommande le jambon fumé, qui excite la sécrétion gastrique.

DYSPNÉE. — Avant tout, il faut supprimer ou combattre la cause : maladies des organes de la respiration et des nerfs qui les animent, affections des parois thoraciques et de l'abdomen, fièvre, maladies du cœur et des vaisseaux, néphrites, certaines encéphalopathies, viciation de l'air, dyscrasies.— *Traitement* (Hayem). Les nervins (dépresseurs du système nerveux) sont utiles, dans le cours même des accès de dyspnée nerveuse ou spasmodique (asthme), pour diminuer l'excitabilité du centre respiratoire ou celle des nerfs sensibles et du pneumogastrique : inhalations d'iodure d'éthyle, de chloroforme, de pyridine, de fumée provenant de la combustion de papier nitré ou de cigarettes de datura ; bromure de potassium, grindelia robusta (3 à 5 gr. d'extrait fluide), quebracho (0,50-4 gr.), euphorbia pilulifera (teinture X à XXX gouttes — dyspnée asthmatique ou cardiaque) cyaniques (eau de laurier cerise, looch). Les opiacés, la belladone, l'hyoscine, la cocaïne (solution à 10 p. 100, en badigeonnages, contre la dyspnée réflexe ayant pour origine une maladie des fosses nasales ou du larynx), les inhalations d'acide carbonique, la ciguë, agissent surtout contre les dyspnées réflexes.

Inhalations d'oxygène. Ether, (perles, sirop).

Les vaso-dilatateurs influencent les centres respiratoires, en modifiant la circulation. Les nitrites (inhalations de nitrite d'amyle) et la nitro-glycérine sont les seuls antidyspnéiques qui exercent une action vasomotrice incontestable (Hayem). Quant à l'iodure de potassium, ses effets eupnéiques tiennent à trois causes, d'après G. Sée : 1° liquéfaction des sécrétions pulmonaires. 2° hypérémie pulmonaire, supprimant la stase sanguine; 3° irrigation plus abondante et, par suite, action plus énergique du cœur.

L'arsenic modifie lentement la disposition à la dyspnée.

La digitale est un antidyspnéique indirect (dyspnée cardiaque et pulmonaire).

Les expectorants s'adressent à l'obstruction des canaux aériens. — La révulsion (ventouses, etc.) réussit contre la dyspnée occasionnée par l'hypérémie pulmonaire et par l'asthme humide : l'aérothérapie (séances entre les accès), contre l'emphysème, lorsque le cœur est saisi (Hayem).

EAU. Usages externes. (Voy. Bains. Hydrothérapie.) — On peut dire d'une façon générale que l'eau tiède ou modérément chaude produit une sédation (calme l'éréthisme vasculaire et nerveux), tandis que l'eau froide est stimulante. C'est ainsi que les eaux simples ou minérales chaudes conviennent contre les maladies nerveuses avec excitation ou avec hyperesthésie, les névralgies, les rhumatismes, tandis qu'au contraire, l'*eau froide* (hydrothérapie) est employée contre les débilités (chloro-anémie, asthénie, etc). *L'eau très chaude* 40 à 50°, produit réflexement des effets vaso-constricteurs. Elle donne de bons résultats contre les états congestifs et douloureux : applications très chaudes sur la région lombaire, contre les congestions passives du petit bassin et les métrorrhagies ; injections intra-vaginales, contre les écoulements sanguins, symptomatiques de lésions organiques ; lavements d'eau à 58°, contre les hémorrhoïdes, les prostatites. **Usages internes.** Outre ses usages alimentaires, on se sert de l'eau froide comme tempérant, diurétique (action éliminatrice), laxatif (par indigestion). L'eau chaude est employée en boisson comme moyen de caléfaction (boissons et bains) et de sudation. — L'eau potable doit contenir, par litre, 25 à 50 c. c. d'air et 0,50 de sels, dissoudre le savon et bien cuire les légumes farineux. L'eau employée en boissons, doit être pure : 1° autant que possible, être puisée à la source, loin de tout dépôt de déjections humaines ou animales ; 2° si elle est charriée au loin, elle doit circuler dans des conduits imperméables ; 3° avoir été analysée ; 4° filtrée ou même bouillie si elle est suspecte. L'ébullition la prive de son oxygène et la rend plus lourde (R. Blanchard).

Pharmacologie. *Eau albumineuse.* Blanc d'œuf n° 4, eau 1000, eau de fleurs d'oranger 10 gr. Lénitif. *E. bénite de la Charité.* Emétique 3 décigr., eau 250. En 2 fois, dans la colique de plomb. *E. blanche.* Voy. Plomb. *E. de Botot* : anis, 30, cannelle, 8, girofle, 6, quinquina r. g. 15, cochenille, 0,20, teinture d'ambre 0,20, eau de menthe, 1 gr. 20, eau-de-vie, 8 gr. 75. Dentifrice. *E. de Brocchieri.* Voy. Eaux hémostatiques. *E. de chaux.* Voy. Calcium. *E. de Goulard.* Voy. Plomb (sous-acétate). *E. hémostatiques.* Les plus employées sont celles de Pagliari (alun), de Léchelle, de Brocchieri, de Tisserand (sang-dragon, térébenthine). Toutes ces eaux se donnent à la dose de 50 à 100 gr. *E. de mélisse des Carmes.* Voy. Mélisse. *E. Mères.* Voy. Sodium (chlorure de). *E. oxygénée.* Voy. Oxygène. *E. de Pagliari.* Voy. Hémostatiques. *E. phagédénique* : bichlorure de mercure, 0,40 ; eau de chaux, 120. On l'emploie pour panser les ulcères scrofuleux et vénériens. *E. de Rabel.* Voy. Soufre (alcide sulfurique). *E. sédative.* Voy. Ammoniaque. *E. de Sedlitz.* Voy. Magnésium (sulfate de magnésie). *E. sulfocarbonée* Voy. Sulfure de carbone. *E. de Tisserand.* Hémostatique. *E. de Trevez* (codex). Sulfate de magnésie 30, émétique 0,25, eau 1.000. *Eau-de-vie.* Alcool affaibli marquant généralement 45° (eaux-de-vie faibles) à 50° (eaux-de-vie fortes) centésimaux. Usages de l'alcool : fièvres adynamiques, pneumonie, indigestion, atonie de l'estomac, syncope. *Eau-de-vie allemande* ou *teinture de jalap composée* : jalap 80, scammonée 20, racine de turbith 10, alcool à 60° — 960 — f. s. a Dose : 10-20-30 gr. Purgatif. *Eau-de-vie camphrée.* Voy. Camphre. *Eau végéto-minérale* ou de *Goulard.* Voy. Plomb.

EAUX MINÉRALES. Classification d'après Durand-Fardel. — *Famille des sulfurées.* Une classe : sulfurées (1re division, sulfurées sodiques, 2e sulfurées calciques). *Famille des chlorurées.* 4 classes. 1re classe, chlorurées sodiques, 2e, chlorurées sulfurées, 3e, chlorurées bicarbonatées, 4e, chlorurées sulfatées. *Famille des bicarbonatées.* 4 classes. 1re classe, bicarbonatées (1re division, bicarbonatées sodiques, 2e, bicarbonatées calciques. 3e, bicarbonatées mixtes) 2e classe. bicarbonatées chlorurées, 3e classe, bicarbonatées sulfatées. 4e classe, bicarbonatées sulfurées, chlorurées. *Famille des sulfatées.* Une classe : sulfatées (1re division, sulfatées sodiques. 2e, sulfatées calciques. 3e, mixtes. 4e sulfatées magnésiennes). *Famille des indéterminées.* 2 classes. 1re classe. Eaux thermales simples. 2e classe. Eaux faiblement minéralisées. *Classe supplémentaire.* Eaux ferrugineuses. **Spécialisation des eaux minérales d'après Durand-Fardel.** — *Famille des sulfurées.* Sulfurées : sodiques, calciques. Applications spéciales : herpétisme, dermatoses, catarrhes des voies respiratoires. Applications communes : lymphatisme, rhumatisme, chlorose, syphilis, scrofule. Applications secondaires : maladies chirurgicales, métrite chronique, catarrhes de l'appareil urinaire, dyspepsie. *Famille des chlorurées.* 1° Chlorurées sodiques. Applications spéciales : scrofule, lymphatisme. Applications communes : rhumatisme, paralysie, maladies chirurgicales, hémorrhoïdes (pléthore abdominale). Applications secondaires : dermatoses, hypochondrie, syphilis, dyspepsie. 2° Chlorurées sulfurées. Applications communes aux chlorurées et aux sulfurées, plus particulièrement : scrofule, dermatose, rhumatisme. 3° Chlorurées bicarbonatées. Applications des chlorurées sodiques. 4° Chlorurées sulfatées : dermatoses. *Famille des bicarbonatées.* A. Bicarbonatées sodiques. Applications spéciales : diathèse urique (goutte, gravelle urique), obésité, diabète, maladies du foie, engorgements abdominaux. Applications communes : dermatoses, rhumatisme, métrite chronique. B. Bicarbonatées calciques et mixtes : dyspepsie (eaux digestives ou de table). C. Bicarbonatées chlorurées. Applications affaiblies des bicarbonatées sodiques et des chlorurées sodiques. 2° Bicarbonatées sulfatées ; catarrhe de l'appareil urinaire, dyspepsie. 3°-4° Bicarbonatées sulfatées et chlorurées. Applications des bicarbonatées sodiques, avec addition de propriétés laxatives. *Famille des sulfatées.* Sulfatées sodiques : laxatives. 2°-3° Sulfatées calciques et mixtes. Applications analogues à celles des eaux indéterminées (eaux thermales simples). 4° Sulfurées magnésiques : laxatives. *Famille des indéterminées.* 1° Eaux thermales simples. Applications spéciales : névroses généralisées, névralgies, rhumatisme, dermatoses, métrite chronique. Applications communes : prédominance névrosique. 2° Eaux faiblement minéralisées : maladies de l'appareil respiratoire, dermatoses, rhumatisme, dyspepsie. *Eaux ferrugineuses* ; anémie, chlorose. A mesure que l'on descend de la première famille, sulfurées, à la dernière, indéterminées, on voit leur caractérisation s'amoindrir et leur portée thérapeutique s'affaiblir. De même, à mesure que dans chaque classe on va des divisions sodiques aux divisions calciques ou mixtes, on voit leurs applications obéir à des indications moins déterminées et présenter des actions moins énergiques. Ces considérations autorisent à considérer cette classification comme naturelle (Durand-Fardel).

La classification la plus simple consiste à diviser les eaux minérales en : acidules, alcalines, sulfurées, salées, ferrugineuses, arsenicales. — 1° **Acidules** ou **gazeuses** (acide carbonique). Le résidu de ces eaux est alcalin : St-Alban, St-Galmier, Ste-Marie (Cantal), Seltz, Vic-sur-Céré (Cantal). Eupeptiques, diurétiques. 2° **Alcalines** (bicarbonate de soude). Vals, Vichy. Diathèse urique (goutte, gravelle urique, rhumatisme), affections du tube digestif, diabète, dermatoses 3° **Sulfurées** (sulfures). — *Sulfurées sodiques* : Cauterets Barèges, Bonnes (Eaux), Luchon, Challes, St-Honoré. — *Sulfurées calciques.* Pierrefonds, Enghien, Gréoulx. — Dermatoses, affections des voies respiratoires, scrofule, syphilis, rhumatisme. 4° **Salées** ou **chlorurées**. *Chlorurées sodiques.* Balaruc, Bourbonne, Hombourg, Salies de Béarn, Salins : scrofule, rhumatisme (eaux thermales), dyspepsie. *Chlorurées sulfatées* (chlorure de sodium, sulfatés de magnésie, de soude). Purgatives : Birmenstorff (Suisse), Hunyadi-Janos, Montmirail (Vaucluse), Sedlitz (Bohême). — *Chlorurées lithinées.* Santenay : goutte. 5° *Ferrugineuses.* Bussang, Forges, Renlaigue, Rennes-les-Bains, Spa, Orezza. — 6° *Arsenicales.* Cransac (source haute : 0,00905 de sulfure d'arsenic) La Bourboule (0,008 d'arsenic). Vals Dominique (0,003) Vattwiller (0,001 d'arséniate de soude) : herpétisme, (dartres), scrofule, anémie, fièvre intermittente, diabète. 7° *indéterminées* ou *inermes* (Gubler) agissent surtout par leur mode d'administration et leur thermalité. Toutes les eaux chaudes conviennent aux rhumatismes, aux catarrhes; les eaux-tièdes, aux affections nerveuses et irritatives. Les eaux froides sont diurétiques, purgatives (par indigestion), à hautes doses.

ÉCLAMPSIE PUERPÉRALE. (Auvard.) — *Traitement préventif.* En cas d'albuminurie, pendant la grossesse : régime lacté exclusif, diurétiques (eau de Contréxéville, etc.), bains chauds prolongés, ventouses sur les lombes. S'il existe de la pléthore : saignée de 300 à 500 gr., ou plusieurs saignées de 200 à 300 gr. L'accouchement prématuré est généralement à rejeter. *Traitement de l'éclampsie déclarée.* Demi-anesthésie au moyen d'inhalations de chloroforme — ou de chloral (5-10 gr. par 24 heures) administré en lavements (avec un jaune d'œuf), toutes les 6 heures. Saignée de 500 gr. chez les sujets franchement pléthoriques ou en cas d'accidents asphyxiques graves. Purgatifs (eau-de-vie allemande 20 gr.), au début. Diurétiques (XV à XX gouttes de digitale). La pilocarpine (sudorifique) expose à la congestion.— Pendant l'accès, maintenir la langue avec un linge tendu sur les arcades dentaires inférieures, pour l'empêcher d'être mordue. — Délivrer la femme aussi rapidement que possible, mais sans violence, c'est-à-dire que si la dilatation est suffisante, on terminera l'accouchement, soit par le forceps, soit par l'extraction manuelle.

ECTHYMA. *Traitement local* : antiseptique. — Faire tomber les croûtes : vaseline, cataplasmes, pulvérisations avec de l'eau boriquée, enveloppements humides (salicylate de soude à 1 0/0 ou sublimé à 0,25. Thibierge) sans prolonger ces applications, pour éviter l'auto-inoculation. Après la chute des croûtes : lotions au sublimé 1/1000, à l'alcool salolé 1/100, camphré 1/10; saupoudrer avec iodoforme, aristol, iodol, salol ; occlusion avec des bandelettes (imbriquées) d'emplâtres rouge, de Vigo, de calomel ou d'ichtyol (Châtelain). — Chez les enfants, ratanhia, quinquina, écorce de chêne (Châtelain). En cas de gangrène (diabète) styrax (Brocq), pointes de feu (Quinquaud). *Traitement général* : tonique (fer, quinquina, légumes verts, vins généreux). Traiter, s'il y a lieu, le diabète, la syphilis.

ECZÉMA. — L'eczéma étant, le plus souvent, d'origine diathésique, est difficile à guérir ; aussi, le médecin doit-il saisir toutes les indications qu'il pourra découvrir dans l'état local et dans l'état général. Dans l'*état général*, il faudra rechercher les tares héréditaires ou acquises, s'enquérir si le malade n'est pas atteint d'une des formes de la diathèse arthritique, diabète, obésité, goutte, gravelle, lithiase biliaire ; examiner l'état des fonctions digestives, urinaires, celui du système nerveux ; s'informer du régime, du genre de vie. Ce n'est qu'après cette enquête, longue et minutieuse, que l'on saura dans quel sens doit être dirigé le traitement interne. L'examen *local* indiquera la période de la maladie et la médication qui lui convient. Si le malade a déjà subi d'autres traitements, il ne faut pas oublier de demander en quoi ont consisté ces traitements, car on saura, de cette façon, si l'on a affaire à une peau sensible ou patiente, à un eczéma irritable ou torpide. C'est là une importante condition de succès. **Traitement général.** Il n'y a pas de traitement général spécifique de l'eczéma. La médication interne et l'hygiène, doivent être dirigées en vue de combattre les tares relevées dans l'état général. Il nous est impossible de les formuler ici. Disons seulement que les excitants de la peau : thé, café, liqueurs, viandes faisandées, sont proscrits. L'arsenic n'est pas un spécifique de l'eczéma, il n'est utile qu'à la période de desquamation, et cela, en raison de son action sur la peau. **Traitement local.** La 1re *période* (période de formation des taches érythémateuses et vésiculeuses), réclame une médication *émolliente.* Les meilleurs agents de cette médication sont : l'enveloppement avec la toile cirée ou caoutchoutée, les lotions et compresses d'eau de camomille, d'eau glycérinée,

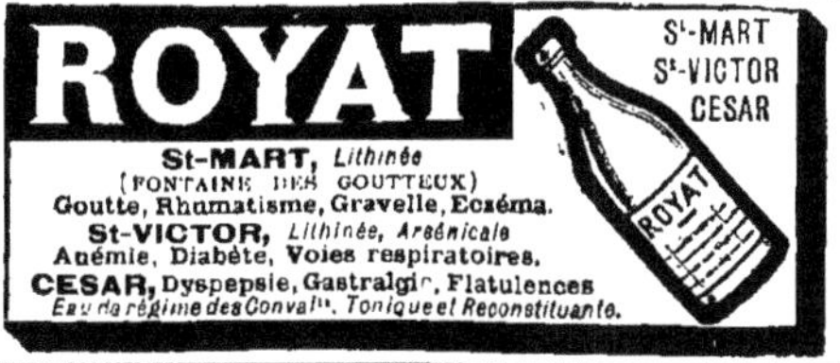

les cataplasmes de fécule froids, les corps gras, le glycérolé d'amidon, le liniment oléo-calcaire, les pâtes amidonnées, dextrinées, gommées, les gélatines de Unna. A la 2e *période* (période de suintement), on doit encore recourir à la médication émolliente. Si la sécrétion est intense et dure trop longtemps, il faut employer les *astringents* : oxyde de zinc, acide salicylique, tannin, acide borique, ichthyol, incorporés à des pommades, des pâtes ou des gélatines. Si les astringents restent impuissants, il faut s'adresser aux agents *irritants*, en ayant bien soin de surveiller leur action et les suspendre dès que l'on voit l'eczéma s'enflammer. L'huile de cade, le précipité jaune, le nitrate d'argent, le goudron, le naphtol, l'onguent styrax, l'acide pyrogallique, le soufre, la résorcine, etc., peuvent être employés. A la 3e *période* (période de desquamation) on utilisera les irritants ci-dessus cités, mais à doses plus élevées, si la peau le permet. — **Eaux minérales.** Les eaux minérales sont à la fois des agents de la médication interne et de la médication externe. D'une façon générale, les *chlorurées sodiques* : Salies de Béarn, Salins (Jura), Salins Moutiers (Savoie), Bourbonne, Lamothe, conviennent aux eczéma irritables; les eaux *sulfureuses* : Barèges, Bagnères de Luchon, Uriège, Saint-Gervais, sont préférables pour les eczémas torpides. Il ne faut pas oublier que la richesse minérale des eaux, la température, la durée des bains ont une grande influence sur la guérison de l'eczéma.

ELATERIUM (Momordica élaterium. Cucurbitacées). — Le plus violent de tous les drastiques. Hydragogues. Extrait 0,005. *Elatérine*, dose moitié moindre.

ÉLECTROTHÉRAPIE. — Comme l'industrie, la médecine a largement, depuis quelques années, bénéficié des progrès considérables réalisés par l'électricité : aussi l'importance de l'électrothérapie, ou traitement par l'électricité, s'accroît-elle chaque jour.

A la suite des découvertes de Galvani, de Faraday et après les travaux de Duchenne (de Boulogne), de Remak, de Renolds, de Béclard, de Tripier, d'Arthuis, de Charcot (sans parler des contemporains) on savait tirer un égal parti des courants continus ou galvaniques, des courants induits ou faradiques et de l'électricité statique ou franklinienne ; on connaissait les maladies que l'électricité améliore, celles qu'elle guérit à l'exclusion de toute autre médication et enfin, on pouvait choisir, pour une maladie donnée, la modalité électrique la meilleure ; cependant, c'est seulement depuis le congrès d'électricité de 1881 et l'adoption d'unités de mesure pour le dosage de l'énergie électrique que les observations médicales ont acquis une méthode et une rigueur réellement scientifiques.

Le cadre restreint de cet ouvrage ne nous permettant pas d'amples développements, nous renverrons pour la description détaillée des machines et appareils aux traités classiques et aux journaux spéciaux. Nous nous attacherons surtout à bien déterminer les applications des différentes formes électriques au traitement des divers groupes de maladies et à passer en revue les affections incontestablement justiciables de l'électrothérapie.

Machines et appareils. — Disons seulement que le spécialiste doit avoir à sa disposition une machine électro-statique, des courants continus et des courants induits, des courants alternatifs ou sinusoïdaux du professeur d'Arsonval, enfin des appareils d'électrolyse et d'inhalations d'ozone.

Pour la marche des machines statiques, un moteur à gaz, à eau ou électrique est indispensable, le malade devant rester de 15 à 30 et même 45 minutes sur le tabouret et les étincelles devant être suffisamment rapides et fortes. Une bonne installation dans une cage en verre, un isolement parfait et des soins particuliers sont nécessaires, si l'on veut avoir un fonctionnement journalier et normal, pour éviter des insuccès et des découragements.

L'appareil de courants continus sera muni d'un bon galvanomètre gradué de 0 à 350 milliampères, ou mieux de 2 galvanomètres : l'un de 0 à 50 milliampères pour la galvanisation des parties délicates, comme les centres nerveux ; l'autre de 50 à 350 milliampères, pour les organes moins impressionnables, comme l'utérus. Il possédera un collecteur double, pouvant faire entrer dans le circuit, sans chocs, successivement tous les éléments de la pile, un commutateur inverseur et un rhéostat ou une boîte de résistance.

L'appareil de courants induits ou faradiques aura un trembleur disposé pour des intermittences plus ou moins rapides à volonté, deux bobines inductrices avec fil fin et fil gros, agissant, la première sur la sensibilité, la dernière sur la motricité.

Quant aux machines à courants sinusoïdaux, on s'en rapportera, pour l'installation, aux intéressantes communications faites, en 1891 et 1892, par le professeur d'Arsonval, à la Société internationale des électriciens et à l'Académie des sciences.

Les tubes à ozone seront disposés pour obtenir le gaz en inhalation, à dose thérapeutique, d'après la grandeur de la salle.

Pour le choix des électrodes et les points d'applications, nous renvoyons aux traités classiques.

Action physiologique de l'électricité et ses applications à la thérapeutique. L'identité de la nature de l'électricité, qu'elle soit produite par les piles, par les appareils d'induction ou les machines statiques, est aujourd'hui indiscutablement prouvée, mais au point de vue physiologique et thérapeutique chaque modalité électrique a des effets différents sur le corps humain.

Sans entrer dans les détails de toutes les expériences de physiologie, nous allons résumer les principaux résultats acquis et utiles au traitement des maladies.

Nous nous efforcerons de donner une méthode, des lois et des règles générales, nous réservant d'indiquer plus loin, à propos de chaque affection, les procédés particuliers.

L'électricité statique (haute tension), employée à doses thérapeutiques, agit principalement, et d'une façon remarquable, sur l'ensemble du système nerveux. Sur le tabouret isolant et sous l'influence du souffle et des effluves, les fonctions de la peau sont activées, le sang y afflue et la tension vasculaire se trouve diminuée.

Le bain de courte durée, amène le calme et diminue l'impressionnabilité chez les sujets nerveux. En prolongeant son action, on obtient une stimulation générale et une vibration moléculaire qui influencent d'une façon remarquablement favorable les troubles de l'hystérie, de la neurasthénie et des maladies par ralentissement de la nutrition. L'augmentation de la quantité d'urine et des matières extractives est à peu près constante ; elle est d'un bon pronostic.

Les étincelles statiques permettent, en outre, de provoquer des contractions musculaires énergiques qui, dans quelques maladies, ne sont obtenues par aucun autre moyen électrique.

Chez les personnes peu sensibles, les étincelles augmentent les effets des effluves

Les courants continus et induits agissent au contraire d'une façon purement locale.

Les courants continus (électricité de quantité), appliqués sur des nerfs sains, ne déterminent aucun phénomène physiologique appréciable pendant leur passage. A l'ouverture, et principalement à la fermeture, il se produit une contraction musculaire (la direction du courant ne semble pas avoir d'importance). Ils activent la nutrition, au point d'application, déterminant une hypersécrétion des glandes et font contracter principalement les muscles à fibres lisses. Ils déterminent à leurs points d'application des phénomènes physiques et des phénomènes chimiques, sur lesquels sont basées la cautérisation thermique et l'électrolyse.

Avec les courants induits, on agit sur les muscles et les nerfs, suivant que l'on emploie la bobine à gros fil, donnant une grande quantité d'électricité, à faible tension, ou suivant que l'on emploie la bobine à fil long et fin, produisant une petite quantité d'électricité à très *haute tension*. Lorsqu'ils sont faibles, ils resserrent les capillaires, combattent le mouvement fluxionnaire ; puis, s'ils sont intenses et prolongés, ils provoquent une réaction et activent la circulatfon du sang.

Ajoutons que l'électricité sous toutes ses formes, est un des agents qui agit avec le plus de sûreté sur le grand sympathique, dont on connaît les importantes fonctions.

Emploi des diverses formes de l'électricité, dans les diverses maladies. L'électricité a été employée dans un grand nombre de maladies, nous allons nous occuper des principales et de celles où les résultats sont incontestés.

1° **Système nerveux.**

Dans la neurasthénie, les bains statiques quotidiens de 20 à 35 minutes avec étincelles, pour augmenter la contractilité de tous les muscles, qui sont parésiés, donnent d'excellents résultats. Le souffle fait disparaître les névralgies et les douleurs. La forme cérébrale en retire principalement un grand avantage.

L'hystérie, avec tous ses accidents, anémie, névralgies, paralysies, contractures, anesthésies, troubles vaso-moteurs, est rapidement améliorée par le même moyen, qui procure, dans certains cas, de remarquables succès. Ajoutons que le hoquet et le vomissement nerveux peuvent disparaître par une application de courants continus sur le trajet du nerf phrénique.

L'électricité statique, sous forme d'étincelles, possède une efficacité très grande dans la chorée franche et générale : c'est la seule électricité qui ait fait ses preuves jusqu'à présent.

Elle peut, avec la galvanisation, rendre aussi quelques services dans l'épilepsie, dans le goitre exophtalmique.

L'angine de la poitrine, la paralysie agitante, la sclérose en plaques, la polynévrite alcoolique seront traitées par l'électricité statique, combinée aux courants continus.

La congestion et l'anémie cérébrales sont justiciables des courants continus très faibles (5 à 10 milliampères).

L'insomnie, la migraine, le surmenage intellectuel, la morphinomanie et les affections mentales au début, peuvent être traitées par les mêmes moyens (bains statiques et courants continus).

A la suite d'une hémorrhagie cérébrale, les accidents consécutifs doivent être soumis à un traitement électrique. Au moment opportun, on combattra les paralysies, on préviendra l'atrophie par la galvanisation lentement interrompue ou la faradisation avec le gros fil : les muscles contracturés seront soumis au souffle statique. On pourra se servir également des étincelles et des courants faradiques, sur les muscles antagonistes Contre les anesthésies, on emploiera, avec succès, la faradisation.

L'ataxie locomotrice peut être retardée, dans sa marche, par le bain statique, avec étincelles contre les douleurs fulgurantes et les paralysies. Le pinceau galvanique rendra de réels services contre les douleurs et l'incontinence d'urine.

Dans l'atrophie musculaire progressive, les muscles ne se contractent bien qu'avec les courants induits à gros fil et intermittences lentes et surtout avec les courants galvaniques interrompus ; on devra procéder avec prudence, pour éviter des désordres, quand les fibres striées sont en partie détruites.

On traitera de même la paralysie infantile et la paralysie spinale.

Quant aux paralysies périphériques, la section d'un nerf ou le froid peut amener au bout de quelques semaines la perte absolue de la contractilité musculaire aux courants faradiques, tandis que les courants continus agissent encore et même plus énergiquement qu'à l'état normal. Cette réaction différente aux courants induits et aux courants continus caractérise l'atrophie musculaire et porte le nom de réaction de dégénérescence ; on voit là un moyen de diagnostic par l'électricité.

Les maladies infectieuses, la diphtérie et la fièvre typhoïde, par exemple, de même que l'intoxication par le plomb causent fréquemment des paralysies toxiques. Dans ces cas, on stimulera tout l'organisme par l'emploi de l'électricité statique avec étincelles le long de la colonne vertébrale, puis on se servira de la galvanisation continue et interrompue, de préférence à la faradisation qui viendra tardivement.

Les névralgies seront traitées par des applications électriques aux points d'élection. L'électricité qui agit incontestablement contre la douleur sera choisie sous forme de faradisation énergique avec la bobine à fil fin (haute tension) et le balai métallique sur les points douloureux de la peau préalablement séchée. On retirera aussi de très grands avantages de l'électricité statique et des courants alternatifs du professeur d'Arsonval à grande fréquence et haute tension. En dehors des crises aiguës, on se servira des courants continus.

2° **Système musculaire et tendineux.**

Le rhumatisme musculaire sera traité comme les névralgies.

Contre le lumbago, le coup de fouet et les lésions dues à l'effort, la faradisation énergique, à fil fin, donnera d'excellents résultats par son action révulsive.

Les courants faradiques rapidement interrompus agiront très favorablement dans l'entorse, dans la contusion et l'inflammation.

Les contractures et crampes seront combattues par la faradisation des muscles antagonistes ou mieux par la galvanisation positive du muscle contracturé avec 15 milliampères environ ou bien encore par le souffle statique.

La tuméfaction des articulations dans le rhumatisme chronique, les épanchements synoviaux, les déformations de la goutte céderont encore à la faradisation.

Les atrophies musculaires, suite de rhumatismes ou d'immobilité prolongée, sont des atrophies simples sans lésion des centres nerveux et ne présentant pas la réaction de dégénérescence (la contractilité faradique est conservée, la contractilité galvanique n'est pas augmentée). Ces atrophies disparaissent rapidement avec la faradisation à gros fil.

Les atrophies consécutives au traumatisme ou à l'inflammation des articulations, siègent principalement dans les muscles extenseurs. Elles ont une réaction très particulière, elles ne répondent ni à l'excitation faradique, ni à l'excitation galvanique. L'étincelle statique seule amène des contractions et devra être le traitement de choix. Ce fait est à retenir ; plus tard, on emploiera la galvanisation et la faradisation. Dans quelques déformations de la colonne vertébrale, on pourra lutter contre la contracture de certains muscles ou contre la parésie des antagonistes par les moyens électriques ordinaires.

Après les opérations de pieds bots, l'électrisation donnera d'excellents résultats contre l'atrophie.

3° **Système vasculaire.**

Signalons l'asphyxie et la syncope, qui pourront céder à la faradisation du nerf phrénique.

4° **Système digestif.**

Contre les gastralgies, l'électrisation statique, galnique ou faradique est également indiquée. Les vomissements nerveux sont justiciables des courants continus : on doit employer un conducteur renfermé dans la sonde œsophagienne, plongeant dans un liquide.

Pour la dilatation de l'estomac, la faradisation ou plutôt la galvanisation directe des muscles lisses de la tunique stomacale est le traitement de choix.

La constipation cède à l'électrisation statique avec de grandes étincelles, ou encore à la galvanisation du rectum, au moyen d'une canule conductrice plongée dans le liquide d'un lavement. Ce dernier moyen réussit bien même dans l'occlusion intestinale.

La chute du rectum est traitée par la faradisation à gros fil avec l'électrode double.

5° **Maladies par ralentissement de la nutrition.**

Ces maladies causées le plus souvent par un mauvais fonctionnement de l'estomac et de l'intestin et par une prédisposition particulière du système nerveux sont justiciables des moyens ci-dessus énoncés, mais principalement des bains statiques, dont on connaît l'action éminemment favorable sur la nutrition et le système nerveux.

L'usage de ces bains journaliers diminue rapidement le taux du sucre dans l'urine des diabétiques et modifie sûrement les tempéraments arthritiques et goutteux. Signalons aussi l'obésité et le rhumatisme noueux déformant qui sont particulièrement influencés par l'électrisation statique.

Nous parlerons plus loin des courants alternatifs et des inhalations d'ozone employés récemment contre ces maladies.

6° **Système génito-urinaire.**

La paralysie de la vessie se traite par les courants

faradiques de quantité (gros fil) ou mieux encore par la galvanisation avec sonde en gomme et fil conducteur plongé dans le liquide de la vessie, dont on excitera ainsi les fibres lisses.

Contre l'incontinence d'urine, les étincelles statiques ou la faradisation du sphincter par l'électrode double de Tripier sont d'excellents moyens de traitement.

Contre l'orchite on emploie la galvanisation ; contre la spermatorrhée ou pertes séminales insensibles et les pollutions nocturnes, la faradisation ou la galvanisation du périnée.

Contre l'impuissance, la galvanisation négative intense de la moelle épinière ou la faradisation avec une électrode dans le rectum et le balai métallique sur la verge.

Dans les cas d'inertie utérine pendant l'accouchement, la faradisation ou encore la galvanisation de la matrice, avec des interruptions toutes les deux secondes, provoque des contractions très efficaces.

Les mêmes moyens rendent de grands services dans les hémorrhagies après l'accouchement.

La lactation suspendue est rappelée par la faradisation.

Contre l'aménorrhée, l'électricité statique et la faradisation modérée de l'utérus sont souveraines.

Les ménorrhagies cèdent à des séances de faradisation d'intensité croissante.

Enfin la faradisation fait disparaître promptement les congestions de l'utérus.

Si on la localise sur un côté de l'utérus, les contractions pourront redresser l'organe déplacé. Il est bon d'essayer auparavant la sensibilité par des bobines à fil fin.

Nous renvoyons aux traités spéciaux pour le choix des électrodes et les points d'élection.

Contre les fibromes, on emploie la galvanisation négative portée à une haute intensité, le pôle positif étant représenté par une large plaque de terre glaise sur l'abdomen.

7° **Système des sens:**

Dans les maladies de l'oreille, principalement contre la surdité nerveuse ou la surdité produite par le mauvais fonctionnement de la chaîne des osselets, on choisira les étincelles statiques à l'aide d'un excitateur spécial ou la faradisation.

Dans les affections oculaires, l'électrisation est fréquemment employée contre les phénomènes paralytiques des muscles ; la galvanisation donnera des résultats positifs pour activer la circulation rétinienne, pour combattre les atrophies du nerf optique et les troubles profonds de l'œil.

Quelques maladies de la peau comme l'eczéma sec le psoriasis, la pelade, la sclérodermie, sont rapidement améliorées et guéries par des étincelles statiques ou mieux par les étincelles d'un appareil à courants alternatifs de très haute tension et de grande fréquence.

8° **Applications chirurgicales.**

Citons le traitement des kystes tendineux, des tumeurs érectiles, des anévrysmes par l'électro-poncture et l'opération du rétrécissement de l'urèthre par l'électrolyse.

COURANTS ALTERNATIFS

Dans une communication récente sur les effets physiologiques de l'état variable en général et des courants alternatifs en particulier, M. le prof[r] d'Arsonval a démontré que les courants continus ne semblent pas posséder des effets trophiques immédiats sur l'organisme. Leur action serait donc hypothétique.

Au contraire, les courants statiques ou frankliniens à très haute tension augmentent constamment les combustions respiratoires, la quantité de l'urine et de ses matières extractives. Ces effets trophiques indéniables sont indépendants de l'ozone, car on ne les obtient pas si le malade est simplement dans le voisinage de la machine statique.

Les courants faradiques généralisés, mais surtout les courants alternatifs de forme sinusoïdale à très grande fréquence agissent puissamment sur les phénomènes nutritifs.

Un appareil spécial, composé d'une bobine de Rhumkorff, de bouteilles de Leyde se déchargeant périodiquement dans des solénoïdes, peut donner des oscillations électriques dont le nombre varie de 6 à 700.000 par seconde.

Ces courants alternatifs seront d'autant moins dangereux et plus efficaces que leur fréquence sera plus grande.

Des expériences de physiologie ont démontré que le passage de ces courants à travers la peau produit des actions vaso-dilatatrices ou vaso-constrictives à volonté.

Des expériences de thérapeutique actuellement en cours ont déjà établi les services importants que peut en retirer la médecine et principalement les maladies dues à une nutrition ralentie. M. le Dr Leduc est arrivé tout dernièrement, en modifiant les machines électro-statiques, à créer des courants alternatifs de haute tension et de grande fréquence, formés de grandes et de petites ondes sinusoïdales, susceptibles de produire des effets physiologiques et thérapeutiques très variés et très intéressants. Le champ magnétique oscillant et les étincelles ainsi obtenues, donnent des effets généraux et locaux.

Les effets généraux consistent en une action extrêmement puissante sur les centres nerveux et l'organisme tout entier; les effets locaux consistent en la production à volonté (d'après la longueur des étincelles entre les excitateurs de la machine) soit de contractions musculaires, soit de modifications dans un nerf ou une portion de nerf. On voit tous les avantages que l'on peut en retirer pour l'électrisation musculaire, dans le cas d'atrophie, par exemple, et pour l'électrisation des nerfs périphériques, dans le cas de névralgie.

Citons aussi une stimulation très énergique de la peau qui peut améliorer et guérir rapidement des affections cutanées comme l'eczéma, le psoriasis, etc.

OZONE

Avant de terminer, nous ne pouvons passer sous silence un corps nouvellement étudié et qui est peut-être appelé un jour à prendre une place en thérapeutique : nous voulons parler de l'ozone ou oxygène électrisé, qui est produit en certaine quantité autour d'une machine statique en marche. On lui a attribué une part dans les bons résultats obtenus sur le tabouret statique.

MM. Desnos et Hérard l'ont essayé en inhalations contre la tuberculose ; cet agent électrique doit être employé à doses très faibles et rigoureusement thérapeutiques, si l'on ne veut voir survenir des accidents très graves.

Jusqu'à présent, l'efficacité de l'ozone contre la tuberculose, le diabète, l'anémie, la goutte et les maladies par ralentissement de la nutrition est plus que douteuse ; son pouvoir antiseptique ou désinfectant est également très contesté.

De nouvelles expériences sur l'ozone en inhalations (principalement) doivent cependant être tentées.

Quant aux solutions plus ou moins concentrées d'ozone, elles sont absolument dénuées de toute valeur scientifique car la dissolution et la conservation de l'ozone sont hypothétiques. — Introduit par ce moyen dans les voies digestives, il se trouverait d'ailleurs en contact avec des substances qu'il décomposerait et s'il pouvait arriver pur dans le sang, il y détruirait les hématies et agirait comme un toxique.

Résumé et Conclusions. — Les machines électrostatiques, les courants alternatifs de haute tension seront employés pour traiter d'une manière générale les troubles du système nerveux et les maladies diathésiques ou de la nutrition.

Les courants galvaniques et les courants faradiques serviront pour déterminer d'une façon locale soit une modification nutritive, soit un réveil de la contractilité musculaire, soit une révulsion efficace, soit enfin des phénomènes utiles sur les vaso-moteurs. On se souviendra des différences essentielles que nous avons indiquées entre les propriétés des courants galvaniques absolument continus ou lentement interrompus, entre les courants faradiques produits par la bobine à fil fin avec intermittences rapides, et les courants faradiques donnés par la bobine à gros fil avec interruptions lentes.

L'électricité, enfin, ne sera pas seulement une médication utile, et souvent indispensable ; elle servira encore maintes fois à établir le diagnostic et à assurer le pronostic d'une affection donnée.

ÉLECTUAIRE. — Préparation formée de sirop ou de miel, tenant en suspension des sels, etc.

ÉLÉMI. — Résine de diverses Burseracées. Topique excitant : en baumes, onguents, emplâtres, comme les térébenthines et les poix.

ÉLÉPHANTIASIS. — Les lésions inflammatoires surviennent sous forme d'accès. *Traitement médical.* Changement d'air. Pendant les accès : repos, élévation du membre (suivant la région atteinte), applications émollientes (cataplasmes, etc.), bains tièdes contre l'inflammation locale ; quinine, contre la fièvre ; opium, contre la douleur. Après les accès : compression élastique (avec interposition d'ouate); hydrothérapie, massage, électricité ; courants continus combinés avec les courants induits et quelques séances d'électrolyse (Moncorvo, Silva). Besnier et F. Roux croient peu à l'efficacité du traitement électrique. *Traitement chirurgical.* Scarifications, ignipuncture, ligature artérielle, ablation de la partie malade.

ÉLIXIRS. — Préparations alcooliques, généralement aromatiques et sucrées. *Elixir de Garus* : alcoolat de Garus 1.000, vanille 10, capillaire du Canada 20, eau distillée bouillie 500, eau de fleurs d'oranger

200, sucre 1.000. Stimulant. *Elixir de longue vie*. Teinture d'aloès composée. Voy. Aloès. *Elixir parégorique*. Voy. Opium.

ELLEBORES. — Voy. Vératrine.

ELONGATION DES NERFS. — La distension des nerfs mixtes ou sensitifs a été employée pour faire cesser les douleurs dans l'ataxie locomotrice, les névralgies rebelles, mais elle ne produit généralement qu'une amélioration passagère. La résection nerveuse est préférable.

EMBARRAS GASTRIQUE. — Cette auto-intoxication doit être traitée par les évacuants (vomitifs ou purgatifs) et les boissons amères ou acidulées (1/2 verre ou 1 verre d'une solution chlorhydrique à 4/1000. Bouchard). Suivant les cas, le malade sera soumis à la diète (s'il y a eu indigestion), au régime lacté ou à une alimentation légère, pour éviter les fermentations intestinales. Le sulfate de quinine est indiqué contre l'embarras gastrique fébrile (A. Mathieu).

EMBÉLATE D'AMMONIAQUE. — Soluble dans l'alcool. Tænifuge 0,30.

EMBELIA RIBES (Myrtacées). — Fruit tænicide d'une saveur agréable. Une cuillerée a thé de poudre de fruit aux enfants; une cuillerée à dessert aux adultes; en même temps qu'un purgatif.

ÉMÉTINE. — Voy. Ipéca.

ÉMÉTIQUE. — Voy. Antimoine.

EMÉTO-CATHARTIQUE. — Substances qui provoquent des vomissements et des garde-robes. On emploie surtout, dans ce but, l'émétique, 5 à 10 centigr. associé au sulfate de soude 15 gr., dans un demi-verre de tisane.

EMMÉNAGOGUES. — On réserve ce nom pour certains moyens ou substances, rue, sabine, armoise, absinthe et quantité d'aromatiques, qui, dit-on, déterminent spécialement la congestion utérine. Cette spécialité d'action n'est pas certaine. En fait, les emménagogues proprement dits, sont des excitants généraux qui provoquent une stimulation de l'utérus, comme de tous les systèmes de l'économie. Ils favorisent l'afflux du sang dans cet organe et. par suite, les menstrues : non seulement par une excitation locale, mais aussi en activant la circulation générale. Ils ne réussissent que contre l'aménorrhée ou la dysménorrhée torpides, indépendantes de toute altération organique ou dyscrasique, et lorsqu'ils sont donnés au moment de la période cataméniale. C'est aussi le cas des autres stimulants généraux : alcools, acétate d'ammoniaque, etc. — Indirectement, certains moyens peuvent agir contre l'aménorrhée symptomatique qui est la plus fréquente : Ainsi, le fer, le quinquina, les toniques, l'hydrothérapie, etc., peuvent aussi favoriser le molimen menstruel, en remédiant à certaines lésions dyscrasiques, en améliorant l'état général et en rendant au sang et à l'organisme la force nécessaire pour subvenir à l'échéance menstruelle.

Pour prouver l'action élective des emménagogues sur l'utérus, on a invoqué le pouvoir abortif de divers d'entre eux, mais celui-ci est très discutable : sauf de très rares exceptions, la plupart des substances emménagogues sont presque inoffensives *sous ce rapport*. La sabine, qui a quelquefois provoqué l'avortement, n'est abortive qu'en tant que poison général : elle n'agit pas autrement que l'arsenic et ne produit l'avortement que dans la période d'agonie de l'empoisonnement qu'elle détermine. Il en est de même de l'if. — La rue paraît avoir une action abortive plus directe et détermine l'avortement indépendamment des autres symptômes généraux (Paulier, médecine légale), mais cet effet n'est rien moins que constant, de plus, il est tardif aussi. — En résumé, la rue et la sabine paraissent plus dangereuses par leur toxicité que par leurs propriétés abortives. Quant à l'ergot, il provoquerait très rarement l'avortement.

D'après Danyau (dont l'opinion est partagée par Tardieu) : dans la première moitié de la grossesse, l'ergot ne peut qu'aider l'avortement (non le provoquer) ; dans la deuxième moitié, il peut quelquefois éveiller la contractilité utérine.

EMOLLIENTS. — On donne le nom d'émollients à des médicaments, le plus souvent appliqués à l'extérieur, qui atténuent ou font disparaître les phénomènes inflammatoires aigus. On les appelle *pectoraux* quand ils sont plus particulièrement employés dans les maladies des voies respiratoires (lichen, espèces pectorales, fruits pectoraux). — Les émollients relâchent les tissus, diminuent leur sensibilité (Trousseau et Pidoux) ou agissent comme obturateurs et protègent les téguments, peau ou muqueuse, contre l'irritation de l'air et le dessèchement. **Principaux émollients.** Eau chaude : 30 à 50° (joue le rôle principal dans l'action des gargarismes, injections, cataplasmes, bains émollients), gommes, mucilages et plantes mucilagineuses (bouillon blanc, guimauve, graine de lin), féculents (amidon, orge, lichen, carragaben), gélatine, glycérine, corps gras, huiles végétales non siccatives, axonge, cérat (cire, huile d'amandes douces. eau de rose, teinture de benjoin) beurre de cacao, vaseline (mélange d'huiles lourdes et de paraffine de pétrole), paraffine (extrait des huiles lourdes de pétrole), huile de vaseline ou pétro-baseline (vaseline privée des 25 0/0 de paraffine qu'elle renferme) lanoline (miscible à l'eau).

EMPHYSÈME PULMONAIRE. — Traiter la bronchite et surtout combattre la toux, cause principale de l'emphysème (opiacés, aconit, expectorants). **Traitement mecanique.** (H. Barth.) Il a pour but de rendre aux poumons leur élasticité. *Pneumothérapie*. Consiste à faire, à l'aide d'appareils spéciaux, des inspirations dans l'air comprimé et des expirations dans l'air raréfié. Ce traitement doit être réservé pour les individus vigoureux et dont l'appareil circulatoire est intact. On commence par des différences très faibles (3 à 4 centimètres d'eau) et on ne dépasse jamais 15 centimètres, c'est-à-dire 1/60 d'atmosphère. L'air est comprimé lentement (à 2/5 d'atmosphère ou 0,30 de mercure, au maximum) dans des cloches, où les malades séjournent, tous les jours ou tous les deux jours, pendant 1 ou 2 heures et où l'on ne rétablit la pression que graduellement (en 1/2 heure). Les bains d'air comprimé ne modèrent pas la distension du poumon, comme l'expiration dans l'air raéfié, qui oblige le poumon à revenir sur lui-même. De plus, les bains d'air comprimé peuvent déterminer le pneumothorax et l'emphysème interstitiel, par rupture des vésicules pulmonaires, soumises à une trop forte pression. *Traitement pharmaceutique.* Arsenic (eupnéique), iodure de potassium.

Traitement de la dyspnée (Voy. Asthme, Dyspnée) de l'asystolie (caféine 0,30-0,50), de l'asphyxie par parésie cardiaque (saignée générale de 3 à 500 gr.).

EMPLATRES. Médicaments adhésifs destinés à être appliqués sur la peau. Tantôt ils ont pour base des résines et des corps gras (emplâtres résineux), tantôt un savon d'oxyde de plomb (emplâtres proprement dits).

EMPLATRE ROUGE (Vidal). Minimum 2 gr. 50, cinabre 1 gr. 50, diachylon 26 grammes.

EMPOISONNEMENTS. **Généralités.** Dans un cas d'empoisonnement accidentel ou criminel, le médecin devra, avant toute intervention, se renseigner sur les origines et les causes de l'empoisonnement, pour déterminer, autant qu'il pourra, la nature du poison. Cette détermination est d'autant plus nécessaire qu'elle permettra et d'instituer un traitement approprié et de décider s'il y a lieu ou d'évacuer le poison par des méthodes généralement recommandées ou, au contraire, d'intervenir d'une façon plus heureuse et plus efficace.

Contrairement à ce qui a été dit et écrit, l'évacuation du poison par les moyens violents, vomitifs, constituant une méthode générale et primordiale du traitement des empoisonnements, est une erreur dangereuse. L'évacuation a ses indications, mais elle a aussi des contre-indications. Si elle est efficace dans les intoxications par les substances salines, les arsenicaux, les substances végétales, etc., etc., lorsque l'intervention peut se faire quelque temps après l'ingestion du poison, elle est très peu recommandable dans les empoisonnements par les alcaloïdes, etc. et absolument contre-indiquée dans les intoxications par les caustiques, acides ou alcalis.

La conduite à tenir dans un cas d'empoisonnement sera donc basée sur les commémoratifs et comprendra

a) un traitement général ;

b) des interventions plus spéciales à un certain ensemble d'intoxications.

a) Le traitement général a pour objectif le maintien en bon état du fonctionnement de la circulation et de la respiration. Les moyens à recommander sont, parmi les plus connus et les plus communs : les frictions sèches, les applications de sinapismes, les bains sinapisés, l'enveloppement dans des couvertures chaudes, les boules d'eau chaudes, la respiration artificielles ; les inhalations d'oxygène, de nitrite d'amyle ; les injections d'éther, etc., etc.

b) Les interventions plus spéciales mais concomitantes, comprendront :

1° L'évacuation du poison ;

2° La neutralisation pouvant être chimique ou physiologique.

1° L'évacuation du poison, soit par des moyens physiologiques, soit par des moyens mécaniques, est une méthode qui donne, dans des cas bien définis et lorsque l'intervention est faite en temps opportun, de très bons résultats.

L'emploi des émétiques, des purgatifs, des sialagogues, constitue le premier moyen ; la pompe stomacale, le tube à lavage de l'estomac, le second.

Les vomitifs les plus généralement recommandés sont : l'émétique ou tartre stibié, à la dose de 5 centig. dans 1/2 verre d'eau tiède ; le sulfate de cuivre à la dose de 20 centigr. dans 40-50 cent. cubes d'eau tiède ; le sulfate de zinc 50 centigr. ; l'apomorphine en injection hypodermique, 1 centigr. dans 1 cent. cube d'eau (une seringue).

Les purgatifs sont : le sulfate de soude, le sulfate de magnésie, 40-45 gr., dans 1/4 de litre d'eau ; le mélange de sulfate de soude 45 gr., émétique 15 centigr. dans un litre d'eau à administrer par verre ; l'huile de ricin 45 gr. ; le sel marin, 30 à 40 gr. dans un verre d'eau.

2° Neutralisation chimique et physiologique.

La neutralisation chimique est absolument indiquée dans tous les cas ou soit par combinaison directe, soit par double décomposition on peut, dans l'estomac ou le tube digestif, donner naissance à des composés inoffensifs. C'est ainsi que la magnésie hydratée et délayée dans l'eau, que la chaux éteinte, et en lait très étendu ou mieux encore le sucrate de chaux, sont des antidotes souverains dans tous les empoisonnements par les acides organiques ou minéraux ; que les acides faibles, citrique, tartrique sont les antidotes des alcalis caustiques ; que les eaux sulfureuses sont très recommandables dans les intoxications par les sels minéraux, cuivre, plomb, argent, l'acide arsénieux, les arsénites, etc. ; que le tannin, les extraits ou infusions tannantes, chêne, café, thé, les solutions d'iodure de potassium ioduré doivent toujours être employés dans les empoisonnements par les substances végétales, les alcaloïdes, etc., etc.

La neutralisation physiologique est indispensable dans presque tous les empoisonnements par les substances végétales et les alcaloïdes, si l'ingestion du poison remonte à un certain temps. La meilleure méthode consiste à injecter le médicament sous la peau. Ainsi le sulfate d'atropine (1/2 milligramme par seringue) est très recommandable, en injection hypodermique, dans les empoisonnements par les champignons ou la muscarine. Si l'estomac est tolérant, on peut remplacer l'injection hypodermique par une potion ou solution à base de teinture ou d'extrait de la plante qui renferme l'alcaloïde actif : teinture de belladone, etc., etc. La règle est de rechercher l'action physiologique diamétralement opposée. Exemple : la muscarine détermine l'arrêt du cœur ; il faut injecter du sulfate d'atropine qui fait cesser l'arrêt du cœur etc., etc. **Aconit.** Evacuer le poison (pompe stomacale, sulfate de zinc, 2 gr. dans de l'eau), tannin chaleur, stimulants diffusibles. Injection hypodermique d'atropine (0,10 d'une solution à 1 0/0) ou de digitaline (1/2 milligr.) ; répéter après 20 minutes, si le pouls devient meilleur. **Ammoniaque.** Faire boire un acide quelconque fortement étendu d'eau, limonade tartrique ou citrique, vinaigre dilué, jus de citron, d'orange. Si la déglutition est impossible, inhalations d'acide acétique. Boissons émollientes, telles que blancs d'œufs dans de l'eau, lait, huile d'olive. S'il y a dyspnée intense, par œdème de la glotte : trachéotomie. Contre la douleur injection de morphine. **Antimoine** (*tartre stibié* ou *émétique*). S'il n'y a pas de vomissements (ce qui est rare) on les provoquera par une injection sous-cutanée d'apomorphine 1 centigr. ou le sulfate de zinc (2 gr. dans de l'eau) ou 2 cuillerées à soupe de vin d'ipéca. Eau tiède en abondance. Acide gallique ou tannin 2 gr. ; répéter aussi souvent qu'ils sont rejetés. Décoction d'écorce de chêne. Thé ou café forts. Emollients (blanc d'œufs, lait). Enveloppement dans des couvertures chaudes. S'il y a collapsus : stimulants, injections d'éther. **Argent** (sel d'). Vomitif. Solution de sel de cuisine, boissons émollientes (émulsion huileuse, sirop de gomme). **Arsenic.** (*acide arsenieux*). *Empoisonnement chronique.* Suppression de la cause, changement de profession et d'habitation. Toniques. bonne alimentation. *Empoisonnement aigu.* Peroxyde de fer hydraté et récemment préparé, à très hautes doses, 100 à 150 gr. ; ou magnésie hydratée. Vomitif, après l'emploi de ces antidotes : injection de 1 centigramme d'apomorphine, sulfate de zinc (2 gr. dans de l'eau). Eau chaude et salée, en grande quantité. Huile d'olive et eau de chaux à parties égales et à doses élevées et souvent répétées. Stimulants, alcool sel ammoniaque. Chaleur, couvertures chaudes. Boissons émollientes, blancs d'œufs, lait. Cataplasme sur l'abdomen. Injection de morphine 0,01.

Belladone (*atropine*). — Pompe stomacale. Vomitifs : vin d'ipéca 2 cuillerées, sulfate de zinc, 2 gr. ; injection d'apomorphine. Tannin, café, thé, éther. Sinapismes aux jambes. Couvertures chaudes. Stimulation avec serviette mouillée. Courants interrompus sur les membres. Injection hypodermique de pilocarpine 0,60 de la solution à 5 0/0 ou bien 7 gr. de teinture de jaborandi, par la bouche ou le rectum. La physostigmine, antagoniste de l'atropine, a été employée dans les empoisonnements ; sa valeur est douteuse, l'antagonisme portant à peu près exclusivement sur le muscle ciliaire. **Cantharides.** — Vider l'estomac, si l'état de la gorge le permet, sinon sulfate de zinc, ipéca ou injection d'apomorphine. Boissons émollientes ; tisanes d'orge, de gomme ; blancs d'œufs. — Ne pas donner d'huile sous aucune forme, car elle dissout la cantharidine. — Contre la douleur, injection de 0,01 de morphine. S'il y a de la diarrhée, suppositoire avec 0,03 de morphine, ou 1 gr. 75 de laudanum, par la bouche. Cataplasmes de farine de graine de lin sur le ventre. **Carbonique** (acide) et **oxyde de carbone.** — Voy. Asphyxie. **Champignons** (*Muscarine*). — Pompe stomacale ou vomitifs. Injection de 0,10 de la solution d'atropine à 1 p. 100 ; répéter après 1/4 d'heure, s'il est nécessaire. Huile de ricin, 30 gr. Stimulants, eau-de-vie, éther, sel ammoniac. Chaleur à la peau et aux extrémités. Cataplasmes sur le ventre. **Chloral.** — Pompe stomacale ou vomitifs. Réchauffer le malade avec des frictions, des couvertures ou des briques chaudes, etc. Réveiller le malade par tous les moyens : sinapismes, courants interrompus dans les membres. Injection rectale de 1/2 litre de café chaud et fort. Dans les cas très graves, injection hypodermique de 0,20 de la solution à 2 0/0 de nitrate de strychnine. Inhalations de nitrite d'amyle. **Chloroforme.** — Voy. Anesthésie.

Chromique (acide). — Magnésie ou eau de chaux dans du lait. Blancs d'œufs. Boissons émollientes. Eaux sulfureuses. **Ciguë.** — Sulfate de zinc ou ipéca 2 gr. dans de l'eau. Tannin. Solution d'iodure de potassium iodurée. Thé très fort. — Vider de nouveau l'estomac. — Stimulants : alcool, éther. Chaleur aux extrémités, respiration artificielle. Injection hypodermique d'atropine (0,01). **Cuivre** (sels de). Eau sulfureuse, eau alcaline. Lait et œufs à volonté. Pompe stomacale ou vomitifs. Donner largement de l'eau tiède. Injection de 0,03 de morphine. Tisanes d'orge, de gruau. Cataplasmes sur le ventre. **Cyanhydrique** (acide) ou **prussique.** — **Cyanure de potassium.** Pompe stomacale. Vomitifs : ipéca, sulfate de zinc. — Administrer largement le sulfate de fer, par doses de 30 gr., dissous dans beaucoup d'eau. — Stimulants, alcool, ammoniaque (2 gr. dans de l'eau), éther. Douches alternativement chaudes et froides sur la poitrine. Injection hypodermique d'atropine : 0,10 de la solution à 1 0/0. Respiration artificielle. Courants interrompus sur la poitrine, dans la région du cœur. **Datura stramonium.** *Daturine.* Même traitement que dans l'empoisonnement par la belladone et l'atropine, moins l'emploi de la physostigmine. **Digitale.** *Digitaline.* Pompe stomacale ou vomitifs, ipéca, sulfate de zinc, apomorphine, — Acide gallique ou tannin, 2 gr. dans de l'eau chaude ; répéter souvent. — Stimulants, eau-de-vie chaude, sel ammoniac, éther. Injection hypodermique de la solution d'aconitine à 1 p. 200 (0,10). Chaleur aux extrémités, position couchée. **Calabar** (fève de). — Pompe stomacale ou vomitifs, sulfate de zinc, ipéca, injection d'apomorphine, 0,010 de la solution à 2 0/0 Injection hypodermique d'atropine (0,10 de la solution à 1 0/0) ou XV gouttes de teinture de belladone par la bouche ou le rectum ; répéter tous les quarts d'heure jusqu'à dilatation de la pupille. — Dans les cas extrêmement graves, injection de 0,25 de la solution à 2 0/0 de nitrate de strychnine. Alcool, éther, sel ammoniac. Respiration artificielle. **Hyosciamine. Jusquiame.** — Voy. Atropine. **Iode.** Pompe stomacale ou vomitifs. Poudre d'amidon dans l'eau ou, à son défaut, farine, arrow-root. Injection de morphine, contre la douleur. Inhalations de nitrite d'amyle. **Laurier cerise** (eau de). — Voy. Acide cyanhydrique. **Mercure** (bichlorure de) *sublimé.* Blancs d'œufs, à hautes doses, lait, vomitifs. Stimulants, s'il y a dépression. Injection de 0,03 contre la douleur. **Morphine.** — Empoisonnement aigu. Si le poison a été pris par la bouche : pompe stomacale ou vomitifs. Ces moyens sont inutiles si la morphine a été absorbée par injection hypodermique. Tenir le malade éveillé, le faire remuer. Ammoniaque sous nez. Flagellation avec une serviette mouillée. Courants interrompus aux membres. Lavement avec 1/2 litre de café fort et chaud. Si la respiration est faible : injection de 2 milligr. d'atropine, ou de 1 gr. 75 de teinture de belladone. Inhalations de nitrite d'amyle. Projeter de l'eau froide sur la tête. Massage. **Nitrique** (acide). — *Acide azotique, eau forte.* Donner de suite de la magnésie, du sucrate de chaux, ou toute autre substance alcaline, capable de neutraliser l'acide. Boissons mucilagineuses, lait, blancs d'œufs. Contre la douleur, injection hypodermique de 0,03de morphine. L'emploi de la pompe stomacale ou des vomitifs doit être rejeté, à cause des perforations possibles. **Noix vomique.** — Voy. Strychnine. **Opium.** — Voy. Morphine. **Oxalique** (acide). — Eau de chaux ou même sucrate de chaux, 3 gr. fréquemment répétés. Huile de ricin, 30 gr. Ne pas donner de carbonate de soude ou d'ammoniaque, qui forment des oxalates solubles et toxiques. Blancs d'œufs, lait. **Phénique** (acide) *Phénol ou acide carbolique.* — Sulfate de magnésie ou sulfate de soude, 30 gr. dans 3/4 de litre d'eau. Pompe stomacale ou vomitifs, 0.20 de la solution d'apomorphine à 2·0/0. Lavage de l'estomac avec du sucrate de chaux ou du sulfate de soude, dissous dans beaucoup d'eau, jusqu'à ce que l'odeur de l'acide ait disparu. — Blancs d'œufs, dans de l'eau. — Stimulants, eau-de-vie, éther. — Chaleur aux extrémités. Injection de 0,03 de la solution d'atropine. Inhalations d'oxygène, de nitrite d'amyle. **Phosphore**. — Vomitifs : sulfate de zinc ou ipéca, 2 gr. dans de l'eau ; sulfate de cuivre, 0,20 (dissous dans l'eau) toutes les 5 minutes, jusqu'à vomissement. Continuer alors le sulfate de cuivre à la dose de 0,05 tous les quarts d' heure, associé avec X gouttes de morphine, s'il est rejeté. Essence de térébenthine du commerce : II gouttes toutes les demi-heures. — Purger avec 30 gr. de sulfate de magnésie. **Picrotoxine** *Coque du Levant.* — Pompe stomacale ou vomitifs. Hydrate de chloral.

Plomb. — *Empoisonnement aigu* : sulfate de soude ou de magnésie ; puis, vomitifs. Lait, blancs d'œufs. Tisage d'orge. Contre la douleur, injection de morphine. *Empoisonnement chronique.* Purgatifs salins, le matin. Bains sulfureux. Opium ou morphine. Massage. Courants interrompus. **Potasse.** — Acides à volonté : eau vinaigrée, acides tartrique, citrique, limonade sulfurique. Huile d'olive en abondance. Boissons mucilagineuses. Blancs d'œufs, lait. **Protoxyde d'azote.** — Même traitement que pour l'éther. **Prussique** (acide). — Voy. Cyanhydrique (acide). **Sabine.** — Vomitifs. Lavage de l'estomac. Huile de ricin, 30 gr. Cataplasmes sur le ventre. Injection de 0,03 de morphine. **Sel d'oseille.** — Voy. Acide oxalique. **Soude.** — Même traitement que pour la potasse. **Strychnine.** *Noix vomique.* — Pompe stomacale immédiatement, car son emploi est difficile et dangereux après l'apparition du tétanos. Vomitifs. S'il y a difficulté d'ouvrir la bouche, injection d'apomorphine. Solution d'iodure de potassium iodurée ou teinture d'iode — faire suivre d'un vomitif. Bromure de potassium, 7 gr. avec 0,50 de chloral, à donner toutes les cinq minutes. Inhalations de nitrite d'amyle. On peut maintenir le malade sous le chloroforme ou l'éther. Respiration artificielle, si possible. Injection hypodermique de 0,20 de la solution de curare à 1 pour 12. **Sulfate de cuivre.** — Voy. Cuivre. **Sulfurique** (acide). — Magnésie hydratée, à volonté. Eau de savon. Eau de chaux. Bicarbonate de potasse ou de soude (par petites portions pour ne pas provoquer un dégagement trop considérable de gaz). Blancs d'œufs. Injection de morphine. Ne pas se servir de la pompe stomacale, par crainte des perforations. **Tabac** *Nicotine.* — Pompe stomacale, vomitifs. Acide tannique ou gallique, 2 gr. dans de l'eau, répétés souvent, ou bien thé, café fort. Injection hypodermique de 0,10 de la solution de nitrate de stryhnine à 2 0/0. Stimulants, alcool, champagne, éther, chaleur, frictions. Position horizontale. **Tartre stibié.** — Voy. Antimoine. **Vératrine.** — Pompe stomacale ou vomitifs. Stimulants, alcool, champagne, éther, café chaud et fort, au besoin en lavements. Chaleur aux extrémités. Frictions. Position couchée.

Zinc. — Sulfate de zinc. Vitriol blanc. Carbonate de potasse ou de soude dilué dans de l'eau chaude. Lait et œufs à volonté. Acide tannique ou gallique, 2 gr. dans de l'eau, thé ou café fort. Injection de morphine ou laudanum par la bouche. Cataplasmes sur le ventre.

ÉMULSIONS. — Liquides laiteux contenant des substances qui y sont insolubles (huiles, résines, gommes), mais qu'on y maintient en suspension, soit à l'aide de principes albumineux naturellement renfermés dans les produits destinés à être émulsionnés (émulsions vraies ou naturelles), soit au moyen d'un mucilage de gomme, d'un jaune d'œuf, de saponine, etc. (*émulsions artificielles*). Le lait (le beurre y est en suspension au moyen de la caséine), constitue le type de l'émulsion vraie. Le looch blanc (suspension de l'huile, à la faveur de l'émulsine des amandes) est considéré aussi comme une émulsion naturelle. Les émulsions artificielles sont celles de l'huile de ricin et de gommes résines.

ENCENS ou *oliban.* — Gomme résine exsudée du tronc de plusieurs burséracées. Aromate antiseptique, stimulant.

ENDOCARDITE AIGUE. — Les saignées (Bouillaud) sont abandonnées. Quant au tartre stibié à hautes doses (0.30-0.40 dans une potion à prendre d'heure en heure), recommandé par Jaccoud (de même que les alcalins à hautes doses) pour modérer l'activité hyperplastique et empêcher le passage à l'état chronique, il ne peut être prescrit que chez les sujets robustes. Généralement, on se borne aux ventouses scarifiées, aux sangsues, aux larges vésicatoires, aux vessies de glace (moins efficaces que dans la péricardite). Contre les palpitations, on emploie le bromure de sodium, 3-4 gr. (Delpeuch), la digitale (si le pouls est fréquent, irrégulier et s'il y a de la dyspnée) 0,20-0,60 de feuilles ou 1 gr. de teinture en 3 fois, par 24 heures ; le convallaria. En cas de petitesse du pouls, lipothymies, refroidissement : éther, caféine (injections), alcool, acétate d'ammoniaque. — L'amélioration obtenue, on aura recours aux toniques : fer, quinquina, vin de Bordeaux. Plus tard, si l'endocardite a laissé des lésions chroniques : révulsifs, pointes de feu, cautères (Dieulafoy). On a conseillé aussi l'iodure de potassium.

ENDOCARDITE INFECTIEUSE. — Traitement tonique et stimulant : quinquina, vin, alcool, champagne, potions cordiales, camphre (0,50-1 gr. en lavement), musc. Essayer les antiseptiques : quinine, 1-2-4 gr., acide salicylique 1-2 gr., salicylates, salol, naphtol, benzonaphtol, calomel (H. Barbier). Favoriser l'excrétion urinaire, au moyen de boissons diurétiques (lait), pour éliminer les principes infectieux. « Peut-être les bains tièdes ou froids auraient-« ils un peu de l'influence favorable qu'ils exercent « sur l'évolution de la fièvre typhoïde » (Delpeuch).

ENDOCARDITE CHRONIQUE. — Le mot d'endocardite ne comporte pas ici l'idée d'inflammation, il s'applique plutôt aux résultats ou conséquences que celle-ci laisse après sa disparition, c'est-à-dire aux lésions valvulaires ou orificielles du cœur, dont les plus fréquentes sont les lésions mitrales. La thérapeutique ne peut guère modifier ces lésions ; elle remédie seulement, dans une certaine mesure, aux accidents qu'elles provoquent et aux lésions concomitantes du myocarde.

Les symptômes peuvent être divisés en 3 périodes. 1° Période de compensation (hypersystolique). 2° Période d'insuffisance cardiaque (hyposystolique). 3° Période de dégénérescence cardiaque (asystolie). — **1re période.** Tant que l'hypertrophie compensera les troubles provoqués par les lésions d'orifices, le traitement est plutôt du domaine de l'hygiène que de la thérapeutique proprement dite. Interdire les exercices violents, le séjour prolongé au lit (surcharge graisseuse du cœur), le café, le tabac.

Recommander des repas peu copieux, avec peu de farineux et de liquide, (augmentent la pression sanguine). Conseiller de préférence la bière, le vin coupé et le lait (Vanlair). Les cautères, l'iodure de potassium (résolutif) 0,50, peuvent être prescrits pour essayer de modifier les lésions. En cas de palpitations : bromure de potassium. **2e période ou hyposystolique** (insuffisance cardiaque). Un moment arrive, où le cœur surmené ne peut plus suffire au surcroît de travail, soit parce que cet organe est surmené ou dégénéré, soit parce que des troubles circulatoires sont survenus dans les organes que le sang doit parcourir. Deux indications se présentent : la première (Dieulafoy) doit avoir pour but, au moyen des purgatifs (eau-de-vie allemande, calomel) et des diurétiques (lait, képhyr koumys) de faire disparaître les obstacles extra-cardiaques, accumulés à la périphérie (les « barrages », suivant l'expression de Dieulafoy), stases veineuses, œdèmes, qui s'opposent au cours du sang ; la seconde indication est de relever la contractilité cardiaque au moyen des toniques du cœur, dont le meilleur est la digitale. Dans l'emploi de la digitale, il faut se souvenir qu'elle agit lentement (24-48 heures) et qu'elle peut s'accumuler ; aussi doit-on la suspendre avant que le nombre des pulsations soit tombé notablement au-dessous de la normale ; l'augmentation de l'excrétion urinaire est le critérium. On donnera 0,30-0,60-0,75 de feuilles (en infusion) pendant trois jours consécutifs (à doses décroissantes) ou XXVI gouttes de teinture, ou 2 à 3 cuillerées à soupe de sirop (XXVI gouttes de teinture par cuillerée). La première de ces préparations est préférée aux deux autres. Pour continuer l'action de la digitale, on prescrira ses succédanés (Voy. Asystolie). G. Lemoine conseille aussi la strychnine 1 milligr., ou la teinture de noix vomique XV gouttes, pendant huit ou dix jours. Si la dyspnée est le phénomène prédominant, on pourra prescrire l'iodure de potassium, 0,50-2-3 gr., ou de sodium, si le premier est mal supporté (Dieulafoy). L'iodure de potassium relève d'abord la pression artérielle, après quinze ou vingt jours ; puis il l'abaisse (G. Sée. Trasbot) ; il ne faudra donc pas la donner pendant plus de 3 semaines, si l'on veut éviter l'action hyposthénisante (Teissier et Laveran). Comme traitement local, on pourra employer les cautères (Dieulafoy). **3e période ou d'asystolie.** Lorsque la détresse cardiaque augmente, l'asystolie est constituée. — Digitale (Voy. ce mot). Lorsque le cœur est dégénéré, la digitale cesse d'agir, on emploiera alors : la caféine (toni-cardiaque et diurétique) qui agit plus vite que la digitale et ne s'accumule pas comme elle 0,50-1,50 en potion, ou 0,75 en injections sous-cutanées (caféine 2 gr., benzoate de soude pour dissoudre 2 gr., eau 6 gr. : 0,20 par seringue), le muguet (convallaria maïalis) 4 gr. d'alcoolature, 2 gr. d'extrait (peu diurétique) ; le sulfate de spartéine (relève le pouls), 0,10 ; le strophantus (l'albuminurie est une contre-indication). Bard a préconisé les vésicatoires, qui combattraient les petites poussées d'endocardite, cause de la crise, selon lui. Dieulafoy conseille l'application d'un cautère sur la région précordiale. **Traitement des accidents secondaires.** *Œdème des membres inférieurs, ascite.* Il ne suffit pas d'augmenter l'énergie des contractions cardiaques, il faut encore chercher à faire disparaître les obstacles apportés à la circulation par la stase veineuse. Outre le régime lacté, c'est aux purgatifs (eau-de-vie allemande 15-20 gr.) et aux diurétiques qu'il faudra recourir. Les plus employés de ces derniers sont la digitale (les toniques du cœur sont presque tous diurétiques) et la scille. On administre de préférence la digitale en macération 0,10/200, et la scille, sous forme de vin diurétique de la Charité, 30 à 60 gr. le matin. Le vin de la Charité ne contient pas de digitale comme le vin diurétique de Trousseau, dont voici la composition : digitale 0,18, acétate de potasse 0,60, scille 0,10, baies de genièvre 0,90, par cuillerées à bouche de vin blanc. Outre les médicaments spoliateurs, on pourra, si besoin en est, recourir aux mouchetures ou aux piqûres des membres inférieurs, soit à l'aide d'une assez forte aiguille flambée, soit avec le thermo-cautère, soit avec les clous trocarts, en ayant soin d'envelopper les membres avec des compresses imbibées d'une solution antiseptique (acide borique 1/200, permanganate de potassium 1/1000, sublimé 1/2000). Aux mouchetures, qui exposent aux érysipèles, Dieulafoy préfère 1 ou 2 cautères appliqués sur les jambes, avec la pâte de Vienne. Quand l'ascite est considérable et amène la dyspnée : ponction. *Hyperémie du foie :* pilules bleues,

1-2 par jour; calomel; laxatifs; ventouses, sangsues, eaux alcalines. En cas d'hémorrhagies: ergotine. S'il survient une congestion du poumon ou du cerveau: émissions sanguines (sangsues à l'anus, etc.), ventouses, dérivation intestinale énergique. Dans la période agonique de l'asystolie, les médicaments échouent: injections d'éther, de caféine et médication symptomatique (G. Lemoine).

LÉSIONS DE L'ORIFICE AORTIQUE. — Quand le malade ne meurt pas subitement (terminaison assez fréquente) et arrive à la période d'asystolie (ce qui est rare), le traitement sera le même que précédemment. Auparavant, on s'inspirera des indications suivantes: combattre la sclérose par l'iodure de potassium si utile contre les cardiopathies artérielles (Huchard) et l'artério sclérose dont les maladies aortiques ne sont guère qu'une localisation (G. Lemoine); atténuer les douleurs (surtout précordiales) et les phénomènes d'anémie cérébrale (pâleur, vertiges, lipothymies) au moyen de l'opium, de la morphine, du nitrite d'amyle, de la trinitrine (IV à VI gouttes par jour d'une solution alcoolique à 1/00) (Moynac). Applications de glace (Dieulafoy).

On a conseillé les alcalins, comme altérants: ils agiraient surtout en prévenant les troubles gastriques, cause fréquente d'accès de douleur et de dyspepsie (Teissier et Laveran). — En dehors de la période asystolique le traitement par la digitale compte peu de partisans. Les lésions aortiques produisent, comme l'ont démontré Potain et Franck, une hypertension artérielle (hypertrophie considérable du ventricule gauche, spasmes des vaisseaux périphériques), contrairement aux lésions mitrales, qui s'accompagnent d'hypotension; de plus, l'asystolie ou insuffisance de compensation, est beaucoup plus tardive avec les premières qu'avec les secondes: on emploiera donc bien plus rarement la digitale et ses succédanés chez les aortiques que chez les mitraux. On n'aura guère secours à ce médicament qu'à la fin de la maladie, lorsqu'arrivera l'asystolie. Donnés en temps inopportun, les toniques du cœur, augmenteraient l'hypertension, stimuleraient inutilement le myocarde. D'après Vanlair, la digitale, en espaçant les systoles, faciliterait le reflux du sang vers le ventricule. Pour les raisons indiquées, on préférera, parmi les toniques du cœur, ceux qui sont sans action sur les vaisseaux (Bucquoy) pour qu'ils n'augmentent pas (par les résistances périphériques qu'ils provoquent) la tension artérielle.

ENGELURES. — *Prophylaxie*. Porter des chaussures larges. Eviter les changements brusques de température. Modifier la constitution: toniques, amers, ferrugineux. — Manuluves ou pédiluves très chauds (50°). Frictions stimulantes et astringentes: eau alcoolisée, alcool camphré, eau de Cologne, suc de citrons, décoctions de feuilles de noyer, d'eucalyptus (Besnier). Saupoudrer avec: amidon pulvérisé 90, salicylate de bismuth 10. Saisons de bains de mer (P. de Molènes). *Engelures non ulcérées*: lotions aromatiques, alcooliques ou astringentes: vin aromatique, alcool camphré, perchlorure de fer; mélange d'essence de térébenthine et d'huile d'olives ãã (Blum), icthyol (Unna), collodion simple ou iodé 1/40 (Billroth) ou iodoformé; glycérine, eau de roses ãã 50, tannin 0,10 (Besnier): glycérine pure 30, teinture d'iode, teinture d'ipéca ãa (Monin). Pommade: nitrate d'argent 0,10, pommade rosat 10, sous-acétate de plomb 5-10, lanoline 40, menthol 1,50, salol 2, huile d'olives 2, lanoline 50 (Steffen). *Phlyctènes*. Ménager l'épiderme des phlyctènes, les panser avec un liniment oléo-calcaire renfermant 1 à 2 p. 100 d'acide phénique et avec de l'ouate. S'il y a des *ulcérations*, lavages avec l'eau boriquée, la liqueur Van-Swieten, la liqueur de Labarraque, la teinture de myrrhe, la pommade au précipité blanc 1/15 (Blum); ou, acide borique 1 gr., chlorhydrate de morphine ou de cocaïne 0,10, oxyde de zinc 1 gr., lanoline ou vaseline pure 15 (Brocq). Emplâtre à l'oxyde de zinc ou emplâtre rouge de Vidal.

ENTÉRITE (Voy. Athrepsie, Choléra, Diarrhée, Dysenterie, Typhlite) **Aiguë**. — Dans les *cas légers*: purgatif salin (à petite dose) et réduction de l'alimentation. — Dans les *cas intenses*: repos au lit, cataplasmes laudanisés (ou non) sur le ventre. Opiacés (douleur, diarrhée), Poudres absorbantes: sous-nitrate de bismuth, craie lavée. Parfois, antiseptiques: salicylate de bismuth, benzo-naphtol, salol. Lavements boriqués (2 p. 100) ou naphtolés. Au début: diète aqueuse (eau albumineuse, cognac); puis, régime lacté, œufs à la coque et autres aliments laissant peu de résidus. **Chronique**. Toutes les diarrhées n'ont pas pour cause une entérite, et toutes les entérites ne se traduisent pas par de la diarrhée (A. Mathieu): on combattra la diarrhée ou la constipation (Voy. ces mots), suivant que l'une ou l'autre prédomineront. Antiseptiques du tube digestif, administrés par la bouche ou le rectum (irrigations intestinales). De temps en temps, léger purgatif (calomel). A une période avancée: astringents (cachou, ratanhia), lavements de nitrate d'argent. — Régime sévère: lait (s'il est bien supporté), œufs, viande crue, poudre de viande, crème de riz et farine alimentaire. Chez certains sujets, les vins généreux produisent de bons effets. — Eviter le froid. — Eaux de Plombières.

Combattre ou supprimer la cause, si on le peut (alimentation défectueuse, ingestion d'alcool, séjour dans les pays chauds), paludisme — quinine — tuberculose, etc. **Entérite pseudo-membraneuse.** Purgatifs répétés, huile de ricin (une demi ou une cuillerée entière, le matin), podophylle, magnésie, soufre précipité, lavements glycérinés. — Hydrothérapie chaude ou froide, suivant les cas. Régime de la dyspepsie nervo-motrice. (Courtois-Suffit.)

Chez les femmes, s'assurer de l'intégrité de l'appareil génito-ovarien (Grasset.) — Traiter la neurasthénie (Grasset), qui peut être attribuée à la pénétration dans l'économie des toxines, dont l'absorption est favorisée par le dépouillement épithélial (Dujardin-Beaumetz.)

ÉPILEPSIE. — Les prétendues guérisons n'appartiennent pas à l'épilepsie vraie ; il ne faut y voir que des accidents épileptiformes, symptomatiques d'affections diverses justifiables d'un traitement approprié (épilepsie vermineuse, alcoolique, absinthique, syphilitique) (G. Ferrand 1881). **Epilepsie symptomatique.** Traiter, lorsqu'elle est accessible à une thérapeutique quelconque, l'affection causale ; maladies de l'intestin (tænia) syphilis, cicatrice vicieuse, enfoncement du crâne, etc. (trépanation, etc.). Les épilepsies symptomatiques (souvent partielles) sont améliorées par la médication bromurée. — C'est aussi surout contre ces épilepsies symptomatiques qu'on a préconisé le *borax*. On commence par 0,50 à 1 gr. et on arrive graduellement à 4-5 et même 8 gr. (Mairet); puis, on diminue peu à peu, jusqu'à 2 gr., dose audessous de laquelle ce médicament ne produit plus d'effets utiles. Le borax doit être donné loin des repas, pour ne pas produire de troubles digestifs. **Epilepsie essentielle ou idiopathique.** Les bromures alcalins de potassium, sodium, ammonium, particulièrement celui de potassium, à la dose de 2-4-6 gr. par jour, forment la base du traitement; puis, viennent la belladone et l'oxyde de zinc. Le *bromure de potassium* (1851) est, à juste titre, le médicament le plus universellement en faveur pour combattre toutes les formes de l'épilepsie. Legrand du Saulle citait plusieurs de ses malades qui, en 12 ans, en suivant le traitement par le bromure de potassium, n'avaient présenté ni attaque, ni vertige, ni absence. La dose moyenne de bromure pour les adultes est de 4-6-8 gr. par jour, en commençant par 1-2-3 gr. au plus. Le criterium du traitement est la résistance au bromisme (lassitude, somnolence, anaphrodisie, surtout suppression du réflexe pharyngien). Quelle que soit la méthode employée, l'administration du bromure doit être longtemps continuée. Lorsque les attaques sont suspendues depuis plusieurs années, on peut essayer de supprimer graduellement le bromure, mais toujours avec une grande prudence, car le malade est exposé à liquider son arriéré. (Legrand du Saulle-Féré.) Dans quelques cas, l'*association d'autres bromures (sodium, ammonium) avec celui de potassium*, est mieux tolérée et plus active que chaque bromure isolé-ââ 15 gr., eau distillée 1.000. Débuter par 4 gr. et arriver parfois à 7 gr. 1re semaine, 4 gr. par jour ; 2e, 5 gr. ; 3e, 6 gr. ; rester deux semaines à prendre la dose maximum, puis, recommencer, sans jamais cesser un seul jour (Charcot.) D'après Féré, le *bromure de strontium* paraît provoquer moins d'accidents que celui de potassium. Le *bromure de camphre*, 50 centig. à 3-4 gr., doit être réservé pour les épilepsies vertigineuses et les absences. En cas d'échec ou d'intolérance de la médication bromurée, on peut recourir aux autres traitements. *Belladone* (Trousseau) et *atropine*. Moins efficaces que le bromure. On les prend en une seule fois, le soir, et on continue pendant des années, débuter par une pilule, 1 centigr. d'extrait et de poudre, et augmenter d'une pilule tous les quinze jours, ou tous les mois, jusqu'à intolérance ; s'arrêter lorsque surviennent les troubles de la vue, la sécheresse de la gorge, l'agitation (Jaccoud) ; la moyenne est de 7 à 8 pilules. Pour l'atropine, on débute par 1/2 milligr. et on arrive à 3 milligr. *Sels de zinc*. L'oxyde de zinc est le plus employé. On commence par 0,30, puis on arrive à 2 gr. *Sulfate de cuivre ammoniacal* : 0,05-0,60. *Selin des marais* : 1 à 5 gr. progressivement. *Picrotoxine*: 2 à 3 milligr. en solution. Effet favorable sur les accès (Bourneville). *Hydrate d'amylène*. (Wildermuth). Conseillé en cas d'intoxication bromique. — *Sulfonal*. Insuffisamment expérimenté.

L'*hydrothérapie* (douche froide en jet brisé) peut diminuer le nombre des accès. Les *révulsifs* sur la nuque sont abandonnés. L'*électricité*, surtout sous forme de courants continus descendants, sur la colonne vertébrale, a aussi été conseillée. (Remak, Benedikt, Althaus.) On a préconisé encore la galvanisation : courant oblique de la région frontale au point diamétralement opposé de la nuque. La céphalée est soulagée par la *compression* : bande, compresseur bitemporal, calotte de Féré (divisée en compartiments radiés, dans lesquels on introduit du plomb de chasse). **Traitement de l'attaque.** (Les inhalations de chloroforme ou de nitrite d'amyle, la flexion forcée des orteils, la constriction d'un membre affecté d'aura (rare), la compression des carotides, l'introduction de sel dans la bouche, peuvent, quelquefois, mais rarement, arrêter une attaque. Le bénéfice de cet avortement est problématique : le malade éprouve ensuite une sorte de malaise qu'il ne ressent pas lorsque l'attaque l'a délivré par une décharge. En cas de congestion, d'asphyxie, on aura recours à des moyens appropriés : saignée générale, applications froides sur la tête, révulsifs cutanés (Jaccoud). — Le sommeil réparateur qui suit la crise doit toujours être respecté (Sallard). **Hygiène.** Recommander le lait (qui favorise l'élimination du bromure), les bains tièdes, l'hydrothérapie, une hygiène sévère, la suppression de la contention d'esprit, des émotions ; d'éviter la constipation. On internera ces malades s'ils sont dangereux (impulsions inconscientes). — Traitement chirurgical. Alors même qu'il n'y avait pas de lésion appréciable du crâne ou de l'encéphale. J. L. Championnière a réussi, dans quelques cas, à obtenir, au moyen de la trépanation la sédation des accidents. La trépanation a agi alors, soit par révulsion violente (Féré), soit en diminuant la pression dans la cavité intra-cranienne.

ÉPISTAXIS. — Air frais. Elévation des bras, occlusion des narines ; compresses d'eau glacée sur le front ; pédiluves et manuluves sinapisés. Aspirations d'eau acidulée ou chargée de perchlorure de fer. Prises ou insufflations de poudres astringentes, tannin (1 partie pour 11 de gomme arabique), alun. Bourdonnets d'amadou chargés de ces poudres. Tamponnement. Contre les épistaxis rebelles : compression des carotides, ligature des cuisses (Blondeau), ergot de seigle, ergotine.

ÉPURGE (Euphorbia lathyris. Euphorbiacées).

Drastique. — Graines : 4-5-10. Huile : III-X gouttes. Abandonnée.

ERGOT DE SEIGLE. — Mycelium du claviceps purpurea, champignon parasite qui se développe sur les épis de seigle. Tanret considère, avec raison semble-t-il, l'*ergotinine* (alcaloïde) comme le principe le plus important de l'ergot. La *cornutine* (P. Kobert) ne serait, d'après Tanret, que de l'ergotinine altérée. L'*ecboline* ou *ergotine de Wenzel* représenterait un mélange de divers principes actifs. — Outre les principes qui augmentent la contraction des fibres lisses, l'ergot en contient de paralysants tels que l'*acide sclérotique*, la *picrosclérotine* (Draggendorff et Podwissotzki) l'*acide ergotinique* (P. Kobert). **Physiologie.** L'ergot de seigle fait contracter toutes les fibres musculaires, surtout les fibres lisses, depuis celles de l'utérus jusqu'à celles des bronches (muscles de Reissessen) et du canal cholédoque. C'est pourquoi, outre son emploi en obstétrique, il est administré contre les hémorrhagies (vaso-constriction), etc. L'absorption est très rapide : 10 minutes après son ingestion, l'ergot fait contracter les muscles de l'utérus, des vaisseaux, du tube digestif. A dose suffisante, 1-5 gr., il ralentit le pouls, par augmentation de la pression sanguine, abaisse la température, diminue les sécrétions (irritation moindre des organes sécréteurs, même la diurèse (par resserrement des capillaires) ; ralentit la respiration, provoque des troubles gastro-intestinaux (sécheresse de la bouche, nausées, évacuations). A très forte dose, 8 gr. : vertiges, anémie cérébrale, dyspnée, fourmillements, pâleur, refroidissement, sécheresse et anesthésie de la peau (spasme artériel), convulsions (accumulation de sang veineux dans les veines des centres nerveux). A dose toxique : paralysie, anesthésie, ralentissement du pouls et de la respiration, mort par asphyxie, avec convulsions. — L'usage habituel de pain contenant de l'ergot détermine un empoisonnement chronique qui revêt deux formes : l'ergotisme convulsif (au début, légère ivresse, loquacité) et l'ergotisme gangreneux des extrémités (occlusion vasculaire par resserrement des vaisseaux) — L'ergot peut aussi, quelquefois, produire la cataracte. **Thérapeutique.** Hémorrhagies (l'action de l'ergot est passagère autant que vigoureuse. Aussi, doit il être continué pendant plusieurs jours) : métrorrhagies, hémoptysies, hématémèse, entérorrhagie. Affections nerveuses (décongestion) sciatique, névralgies (injections, *loco dolenti*). Relâchement des sphincters, chute du rectum (injections d'ergotine. Vidal). Myômes utérins (injections dans le tissu utérin), métrite. Pneumonie (Weles), fièvre typhoïde. Polyurie (Hunt). *Obstétrique.* La plupart des accoucheurs sont d'accord avec Pajot pour ne conseiller l'emploi de l'ergot que contre les hémorrhagies consécutives à la délivrance et le proscrire tant que l'utérus contient l'enfant, le délivre ou des caillots. **Pharmacologie.** *Poudre.* Doit être préparée au moment du besoin : 1-2-4 gr. par prises de 0,50, à des intervalles de 5 ou 10 minutes, suivant l'urgence. *L'ergotine* n'est qu'un extrait aqueux (ergotine du Codex, ergotine Bonjean) ou alcoolique (ergotine de Viggers), quelquefois hydro-alcoolique. On prescrit l'ergotine du Codex aux mêmes doses que la poudre d'ergot, en potion, pilules, injections ou suppositoires (0,25 à 0,50). L'injection sous-cutanée est préférable comme sûreté et rapidité d'effets. *Solution d'Hildebrand.* Ergotine 2 gr. eau 15 gr., glycérine 15 gr. Un gramme contient 66 milligr. d'ergotine. *Solution de Dujardin-Beaumetz.* Ergotine 2 gr., eau distillée 30 gr. Une demi-seringue de Pravaz toutes les 2 ou 3 heures. *Solution à 1/10* : injecter 1 gr., c'est-à-dire une seringue contenant 1 décigr. d'ergotine. Cette solution est beaucoup plus commode que celle à 1/15. On ajoute quelquefois un peu de morphine, pour diminuer la douleur.

Ergotinine. Ses propriétés hémostatiques se manifestent après 12 ou 24 heures. Un milligramme correspond environ à 1 gr. d'ergot. Dose : 1/2, 1 à 3 milligr. (E. Ferrand) Habituellement 1 milligr. suffit. (Tanret). *Sirop.* Une cuillerée à café égale 1/4 de milligr. d'ergotinine (5 centigr. pour 1.000). Dose: 1 à 6 cuillerées par jour. *Injections hypodermiques.* Ergotinine 1 centigr., acide lactique 2 centigr., eau de laurier-cerise 10 gr. — III à X gouttes à la fois. On peut renouveler l'injection. Toute solution ayant plus de quinze jours doit être rejetée.

ERYSIMUM OU VELAR (Sisymbrium officin., herbe aux chantres. Crucifères).Réputé anticatarrhal, à cause d'une huile sulfurée,contenue dans la plante fraîche

ERYSIPÈLE. — Isolement, aération. La forme apyrétique ne nécessite aucune médication soit locale soit générale; seule, la forme aiguë doit être traitée.

Traitement externe. Sublimé, en compresses (2/1000), en injections interstitielles ou en pulvérisations. A. Robin emploie pour ces dernières une solution à 1/1000. Talamon recommande une solution éthérée : sublimé, acide citrique ou tartrique ãã 1 gr.; alcool (à 90°) 5 cent. cubes; éther Q. S. pour faire 50 cent. cubes. — Acide phénique : badigeonnages avec parties égales d'acide phénique et d'alcool. Se servir d'un pinceau bien exprimé, pour ne pas produire de cicatrices (Hayem) — *Salicylate de soude* : solution à 10/100 en compresses,recouvertes de taffetas gommé (Hallopeau). — Onctions mercurielles. — Vaseline boriquée, salolée 1/30, ichthyolée (ãã) résorcince 1/4, sublimée (vaseline 80, sucrate de chaux 20, sublimé corrosif 0,1) — Les pommades sont surtout utiles dans l'érysipèle du tronc, où il faut éviter le refroidissement.

Glace, compresses froides sur la tête, contre l'hyperémie cérébrale.

En cas de délire, d'hyperthermie : bains tièdes ou même froids. **Traitement interne.** S'il existe des signes d'embarras gastrique : purgatif léger. Si la fièvre est violente : quinine, antipyrine. Hallopeau a conseillé le salicylate de soude; Tison, l'acotinine. Dans l'érysipèle grave, avec adynamie, il faut soutenir les forces : toniques (quinquina, thé, café, alcool), excitants (acétate d'ammoniaque, etc.). En cas de collapsus : injections d'éther. S'il existe un délire violent : extrait thébaïque, 0,05-0,10; ou chloral, 2-4 gr. Les complications traumatiques sont du domaine de la chirurgie.

L'érysipèle peut quelquefois déterminer la guérison de maladies chroniques : syphilides, scrofulides.

ÉRYTHÈMES. Locaux. Suppression de la cause (agents physiques, etc.). Émollients (bains, lotions, poudres); quelquefois, eau froide pour remédier à la paralysie vaso-motrice (Berlioz). **Erythème intertrigo.** Lotions astringentes (tannin, alun, sulfate de zinc). Poudres de bismuth, de talc, de riz (Berlioz). **Erythème pernio ou engelures.** Voy. Engelures.

Erythèmes généralisés. Erythèmes rubéoliques (roséoles). Purgatif léger, en cas d'embarras gastrique. **Erythèmes scarlatiniformes.** Un érythème scarlatiniforme peut constituer une entité morbide, mais souvent aussi résulter de l'ingestion de moules, d'aliments avariés ou de substances médicamenteuses (mercure, belladone, antipyrine, chloral, etc.). **Erythème polymorphe.** *Traitement interne* Evacuant léger (souvent utile au début) antiseptiques intestinaux, quinine (en cas de fièvre). Salicylate de soude 1-3 gr. (Tenneson) contre les manifestations articulaires qui peuvent accompagner les formes maculeuse, papuleuse, noueuse. Bromhydrate de quinine 0,50, ou ergotine 0,30-0,40 (atténue la congestion cutanée) dans les formes bulleuses. Quant à l'iodure de potassium, vanté par Villemin, il ne convient que dans l'érythème induré des jeunes filles (Thibierge). *Traitement local.* Dans les formes maculeuse, papuleuse, noueuse : poudres d'oxyde de zinc, de sous-nitrate de bismuth, de talc, d'amidon; pommade à l'oxyde de zinc, additionnée de menthol 1 à 2 0/0 (Thibierge). Si les douleurs sont intenses, dans la forme noueuse, on aura encore recours à l'enveloppement ouaté et on fera garder le lit au malade. — Massage, emplâtre de Vigo, applications d'huile de foie de morue dans la forme indurée. — Liniment oléo-calcaire pur ou boriqué, enveloppement ouaté (comme pour les brûlures) dans la forme bulleuse (Thibierge). Les complications de l'érythème polymorphe (considéré par M. de Molènes-Mahon comme infectieux) endocardite, phlébite seront traitées par les moyens habituels.

ERYTHRINES (erythrina corallodendron. Légumineuses). — Narcotique. Extrait d'écorce : 0,50-1 gr. comme hypnotique, dans les cas de folie avec agitation et insomnie.

ERYTROPHLŒUM GUINEENSE. — L'écorce est un violent toxique. Son action se rapproche de celle de la digitale. Teinture, V-X-XL gouttes *Erythrophléine* 1/10 de milligr. 3 fois par jour : affections cardiaques. Elle peut produire l'anesthésie locale (Lewin), mais à un degré moindre que la cocaïne (A. Trousseau). Très toxique.

ESCHSCHOLTZIA CALIFORNICA. — Bardet en a retiré de la morphine.

ESÉRIDINE. — Action de l'ésérine, mais moins énergique (C. Boerhinger).

ÉSÉRINE. — Voy. Fève de Calabar.

ESPÈCES MÉDICINALES OU OFFICINALES. — Mélange de plantes, habituellement incisées ou concassées, servant à préparer des tisanes (Bouchut et Desprès). *E. antispasmodiques* : tilleul, camomille, oranger *E. astringentes.* Epicarpes de grenade, racines de bistorte et de tormentille ãã. Injections, lavements, lotions 20/1000. Infusion pendant 2 heures. *Béchiques.* Feuilles de capillaire, véronique, scolopendre, hysope, lierre terrestre, capsules de pavots blancs privées de semences ãã; en infusion 40/1000. *Diurétiques* (5 racines). Ache, asperges, fenouil, persil, petit houx, ãã (Codex). *Emménagogues.* Sommités d'armoise, racine de valériane, absinthe, f. d'ambroisie du Mexique, ãã; safran 0,50. — Infuser dans un litre d'eau. *Emollientes.* Feuilles de mauve, guimauve, bouillon blanc, pariétaire ãã. Pour fomentations, bains. Décocté 500/1.000. *Pectorales.* (fleurs pectorales, quatre fleurs), fleurs de mauve, de guimauve, coquelicot, violette, tussilage, pied de chat, bouillon blanc ãã. Infusé 50/1000. Une pincée par tasse. *Sudorifiques.* Bois de gayac, racine de salsepareille, de squine, de sassafras.

ESPRIT DE MINDERERUS. — Voy. Ammoniaque (acétate d').

ESSENCES. — Elles dissolvent le soufre, les corps gras, le phosphore et les résines. En absorbant l'oxygène, elles se résinifient. — Stimulantes, aphrodisiaques, etc. A petites doses, antinervines (anesthésiques) antispasmodiques (Voy. ce mot) anaphrodisiaques à hautes doses (Fonssagrives). Elles sont, en outre, astringentes, hémostatiques (comme les résines) et antiseptiques. C'était surtout, dit-on, à l'aide des essences que les Egyptiens conservaient les corps momifiés.

ESTOMAC (maladies de l'). Voy. Cancer, Dyspepsie Gastrite, Ulcère rond.

ETHER acétique (acétate d'éthyle). — Propriétés de l'éther sulfurique. **E. amylnitreux**. Voy. Nitrite d'amyle. **E. amylvalérianique**. Il a été donné, par l'estomac, comme antispasmodique : névroses hystériformes, coliques hépatiques ou autres. **E. azoteux ou éther nitrique**. Excitant, nervin, anesthésique. Mélangé à son volume d'alcool, il constitue l'éther nitrique alcoolisé. Dose : 30 gr. **E. bromhydrique** (bromure d'éthyle). Anesthésique général et local. D'après Dastre, il paraît agir comme un insensibilisateur très puissant, caractérisé par la soudaineté de ses effets et l'instantanéité de leur disparition. Il paralyse d'emblée les centres nerveux, sans les exciter préalablement. Dans les opérations longues, le bromure d'éthyle est plus dangereux que l'éther et le chloroforme. **E. méthylchlorhydrique** ou **chlorure de méthyle**. Voy. Anesthésiques locaux. **E. oxalique**. Il mortifie la peau, lorsqu'il est appliqué avec un pinceau ou une aiguille (excroissances vasculaires, etc.) **E. sulfurique** (oxyde d'éthyle, hydrate d'éthyle). L'éther, dont le point d'ébullition est 35°, s'évapore avec une très grande facilité et amène très rapidement l'insensibilité locale, par réfrigération. La température peut s'abaisser au point de produire la congélation et former une eschare.

En *inhalations*, à petite dose, l'éther est stimulant; à haute dose, il produit, comme le chloroforme, l'anesthésie générale (abolition des réflexes, résolution), après une période d'excitation ou d'ivresse (loquacité, agitation). Dans ce dernier cas, la période d'excitation est plus longue et celle d'anesthésie plus courte et moins profonde qu'avec le chloroforme (Voy. Anesthésie). — En *injections hypodermiques*, il produit des effets analogues. Administré par la *voie stomacale*, il augmente les sécrétions gastro-intestinales, excite l'appétit, favorise la digestion et produit de l'excitation (bien inférieure comme intensité et comme durée à celle des injections hypodermiques), une légère ébriété, mais pas d'anesthésie (Guide des sciences méd.). Pris en grande quantité, il dilate l'estomac, refoule le diaphragme et provoque des troubles respiratoires. — L'usage habituel de l'éther engendre l'*éthérisme chronique*, état pathologique analogue à l'alcoolisme. **Thérapeutique**. On se sert quelquefois de l'éther (quelques gouttes) pour dissoudre les bouchons cérumineux. On en injecte aussi dans les loupes, pour les faire disparaître. *Pulvérisations*. Anesthésiques (opération de l'ongle incarné, du phimosis, myosalgies), révulsives (névralgies) vaso-constrictives (hémorrhagies, congestion de la moelle). L'éther étant inflammable, il faut éviter de mettre ses vapeurs en contact avec un corps en ignition. *Inhalations*. Courtes : contre la syncope. Prolongées (jusqu'à effet) : anesthésie chirurgicale. *Injections hypodermiques*. A la dose de XX gouttes ou 1 gr. (une seringue) 1-2-3-5 fois par jour, elles déterminent une stimulation puissante utilisée contre la syncope, le collapsus consécutif aux hémorrhagies graves ou aux traumatismes, l'algidité du choléra, l'adynamie de la fièvre typhoïde, de la variole (traitement éthéro-opiacé (Voy. Variole).

Par la voie buccale : 1 à 5 gr. (X à XL gouttes) sur du sucre, dans de l'eau sucrée, en potion, *capsules* (chacune contient 0,30 à 0.40 centigr., soit V à VI gouttes). *Sirop* 2/100 (20 à 250 gr.). Outre les indications déjà mentionnées contre le collapsus, l'algidité, etc., on emploie aussi l'éther, à l'intérieur, contre l'hystérie (action antispasmodique) la gastralgie, les vomissements (anesthésie locale). — *Lavements* 2-4 gr. L'éthérisation par la voie rectale (Mollière, Delore, Poncet) est abandonnée, comme moyen d'obtenir l'anesthésie. *Collodion*. Voy. ce mot. — *Liqueur d'Hoffmann* ou *éther alcoolisé* (mélange d'alcool à 90° et d'éther sulfurique à parties égales) 5-10 gr. en potion. Stimulant et carminatif. *Mixture de Durande*. Ether 15 gr , essence de térébenthine 10 gr. Dose : 2-4 gr. par jour, contre la lithiase biliaire. Il est préférable d'associer les perles d'éther et celles de térébenthine. On a dit que l'éther agissait soit en anesthésiant le duodénum, soit en dissolvant les calculs.

ETHOXYCAFÉINE. — Caféine dans la constitution de laquelle entre le groupement éthoxyle OC^2H. Elle a sur le système cérébro-spinal une action narcotique et sédative que Dujardin-Beaumetz a utilisée contre les névralgies, surtout la migraine : 0,25. Toxique à la dose de 1 gr. A 0,50 : vertige, ivresse, nausées.

ETHYLE (Bromure et Chlorure de). — Voy. Anesthésie générale, locale.

ETHYLURÉTANE. — Voy. Uréthrane.

EUCALYPTUS GLOBULUS (Myrtacées).—Les feuilles, qui contiennent une résine, du tannin, un principe amer et une essence, l'*eucalyptol*, jouissent de propriétés antiseptiques, astringentes, anticatarrhales, toniques stimulantes. Poudre de feuilles 4-6 gr. Infusion 5/250. Teinture XX-XXX gouttes. Extrait 1-4 gr.

Grâce à ses émanations et surtout à sa croissance extrêmement rapide, l'eucalyptus assainit les pays marécageux ; il constitue, dans ceux-ci, un excellent moyen d'assèchement.

L'*eucalyptol* est un liquide incolore qui produit des effets assez semblables à ceux de l'essence de térébenthine. Il a été employé à l'extérieur : comme succédané du phénol, dans le pansement des plaies ; en injections vaginales, en inhalations (VI à LX gouttes) ; dans la diphtérie laryngée (eucalyptol 5 gr.; alcool à 90°, 25 gr.; eau 100). L'eucalyptol étant soluble dans les matières grasses, on a fait des solutions injectables à base d'huile d'olives ou d'amandes douces. Dissous dans la vaseline liquide, il a été administré à la dose de 0,30-0,40-1 et même 2 gr.. en injections hypodermiques par Ball, Dujardin-Beaumetz, Bouveret ; mais 0,20 à 0.40 constituent une dose suffisante (Augias). Par la voie gastrique, l'eucalyptus se donne à la dose de 0.50-1 et 2 gr. en potion ou capsules (les capsules contenant chacune 0,15, se donnent à la dose de 6-12-20). Il convient surtout contre les affections septiques des voies respiratoires : gangrène pulmonaire, tuberculose apyrétique avec sécrétion mucoso-puriforme très abondante. L'eucalyptol n'est pas fébrifuge (Gubler).

EUGÉNIA. — Voy. Jambul.

EUGÉNOL (acide eugénique, essence de girofle oxygénée). — Anesthésique local, antipyrétique, 0 gr. 75.

EUPEPTIQUES OU DIGESTIFS. — Substances qui stimulent ou suppléent l'activité sécrétoire du tube digestif ou excitent ses contractions : condiments, principes sucrés, alcalins en dilution étendue (tous ces agents augmentant la sécrétion), ferments et principes de la salive (diastase), du suc gastrique (pepsine, acide chlorhydrique étendu) du suc pancréatique (pancréatine). Les principes sucrés sont généralement contre-indiqués dans les dyspepsies, surtout dans les dyspepsies acides, car ils peuvent développer de l'acide lactique et favoriser les fermentations. Les sujets prédisposés à la diarrhée, devront aussi être très réservés dans la consommation du sucre. Les amers doivent être donnés assez longtemps avant le repas, pour ne pas entraver la digestion. Des expériences récentes de Tschelzoff tendent à démontrer que, s'ils augmentent les sécrétions, ils affaiblissent, en revanche, le pouvoir digestif des sucs gastrique et pancréatique. Ils favoriseraient même les fermentations, affaibliraient les échanges nutritifs et s'opposeraient à l'absorption.

De même, il est préférable de prendre les alcalins avant le repas, et, en tous cas, de ne pas les administrer à haute dose, car ils peuvent neutraliser les acides de l'estomac, indispensables à l'action de la pepsine.

L'alcool concentré, nuit aussi à l'action des ferments digestifs.

EUPHORBIA Drummondi. — Anesthésique local. **E. geniculata.** Narcotique. **E. heterodoxa.** Voy. Alvelos. **E. latyris.** Voy. Epurge. **E. pilulifera** (feuilles). Irritant local, narcotique très faible, antidyspnéique (dyspnée d'origine narcotique ou cardiaque. — Tison), préconisé contre l'asthme, la bronchite chronique, l'emphysème. L'euphorbia pulilufera accélère, puis ralentit les mouvements respiratoires et cardiaques, en agissant probablement sur leurs centres d'innervation et sur le pneumo-gastrique. Extrait aqueux 0,05-0,10 en 2 pilules. Extrait fluide V-X gouttes. Teinture X-XXX gouttes. Décoction 15/2000 : 3 ou 4 verres à bordeaux, en 24 heures. **E. piscidia.** Caustique. **E. resinifera** (Euphorbe des Canaries). Fournit la gomme résine d'euphorbe ; émétique et cathartique violent, employé seulement à l'extérieur. On l'associe aux emplâtres rubéfiants et vésicants.

EUPHORINE. *Phényluréthane.* (Gyacosa). — Poudre cristalline, soluble dans l'alcool. Antiseptique ; plus antipyrétique que l'antipyrine (Sansoni), mais moins analgésique ; antirhumatismale. Dose : 0,50-1,50 et même 2 gr. par prises de 0,50, dans du vin généreux, du Madère, par exemple.

EUROPHÈNE, — Iodhydrate d'isobutylorthocrésylol (28 0/0 d'iode). Usages et doses de l'aristol.

EVONYMINE. — Résine de l'écorce de l'evonymus atropurpurens (Célastrinées). Laxative, mais surtout cholagogue ; elle convient quand il faut stimuler la sécrétion biliaire : 10 centigr. en une pilule, qu'on prend le soir. On peut aller à 0,30. L'évonymine est émétique à hautes doses.

EXALGINE ou *orthométhylacétanilide.* — Elle a les mêmes indications que l'antipyrine. Dose : 0,25-0.50, en potion, avec de l'alcool de menthe. L'exalgine produit quelquefois des vertiges qui obligent le malade à se coucher, et une légère cyanose. Elle est peu soluble.

EXPECTORANTS. Ils agissent, agissent, soit en augmentant la sécrétion bronchique et en la fluidifiant (kermès, acétate d'ammoniaque, ipéca, scille, polygala), soit en excitant la contractilité des muscles bronchiques (baumes, gomme ammoniaque, yerba-santa, noix vomique).

EXTRAITS FLUIDES AMÉRICAINS. — Préparés par déplacement et distillation, de telle sorte que le poids de l'extrait correspond exactement au poids de la substance active. Les *extraits fluides allemands*, sont généralement des solutions à parties égales d'extraits secs et d'un mélange d'eau et de glycérine alcoolisée.

EXTRAITS ORGANIQUES. — Voy. Brown Séquard (méthode de),

EXTRAIT DE SATURNE. — Voy. Plomb, (sous-acétate).

FABIANA IMBRICATA. — Diurétique. Voy. Pichi.

FAHAM. — Vanille rouge. Anagroecum fragrans (Orchidées). Feuilles. Contient de la coumarine. Excitant, employé, à l'île Bourbon, contre la dysménorrhée : une pincée en infusion dans une tasse d'eau.

FARADISATION. — Voy. Electrothérapie.

FAVUS. — (teigne faveuse) produit par un champignon, l'achorion schönleinii ou mieux, dit M. Thibierge, par plusieurs parasites végétaux dont l'étude est encore loin d'être terminée et qui donnent tous lieu à des caractères cliniques identiques. *Traitement.* Couper les cheveux ras. Pendant la nuit, faire tomber les croûtes, au moyen, soit de la calotte de caoutchouc, soit de cataplasmes de fécule boriquée, recouverts de taffetas gommé. Le lendemain matin, lavages avec de l'eau chaude et du savon noir : puis, épiler la zone malade et faire des applications parasiticides, comme dans la teigne tondante (Voy. ce mot) : solutions de sublimé 1-2/1000, de sulfure de sodium 3-5/30 ; pommades soufrée 2/30 ; au turbith 1/30. Lotions avec un savon antiseptique, au goudron, au naphtol ou à l'icthyol. Emplâtres parasiticides : emplâtre de Vigo, emplâtre rouge de Vidal, emplâtres au calomel, à l'icthyol, à l'acide chrysophanique. A défaut d'emplâtres, pommades avec les substances que nous venons d'indiquer (Brocq). Recommencer l'épilation quand les godets reparaissent. Continuer les lotions, etc, un mois après la guérison, qui n'est complète que si le cuir chevelu ne présente plus de rougeur. Quelquefois, il est utile d'instituer un traitement interne, tonique (antistrumeux) pour modifier les éruptions entretenues par un vice interne. **Favus des parties glabres.** Ablation des godets, badigeonnages iodés, lotions avec le sublimé 1/1000.

FÉBRIFUGES. — Voy. Antipyrétique. Fièvres.

FÉCULE. — Salanum tuberosum. Emollient, analeptique.

FER. — **Physiologie.** Non seulement on trouve le fer dans l'œuf, le lait, le sang, mais dans les dents, les os, les nerfs, les muscles, le foie, la rate et dans tous les pigments, même celui des cheveux. Le fer entre surtout dans la composition des globules rouges, où il est combiné à l'hémoglobine ou plutôt aux pigments ou matière colorante de celle-ci (hématine). L'alimentation introduit continuellement dans la circulation de nouvelles quantités de ce métal, tandis que, d'autre part, les diverses voies d'élimination en rejettent au dehors la même quantité. Il arrive souvent que la quantité de fer contenue dans le sang est au-dessous de la normale. C'est alors qu'il convient d'administrer les préparations martiales. On a beaucoup discuté pour savoir si le fer était absorbé. Bouchardat, Hepp. Cl. Bernard l'ont vainement cherché dans les urines, soit après l'ingestion, soit même après des injections intraveineuses de préparations martiales. Le fer peut échapper aux recherches, ou ne pas être éliminé au moment de l'expérience. Quévenne, Tiedmann et Gmelin ont obtenu des résultats positifs. Le fer, insoluble par lui-même, est absorbé à la faveur de son union avec certains acides ou de sa combinaison avec les acides libres de l'estomac. *Action locale.* D'abord styptique ; puis, au resserrement des capillaires, succède l'hyperémie. Dans l'estomac, le fer détermine, à petite dose, de l'excitation une augmentation des sécrétions et des mouvements péristaltiques et, quelquefois, une exagération d'appétit ; à doses élevées, de l'assèchement, de la gastralgie, et, quelquefois, de la diarrhée, par irritation. *Action générale.* Peu sensible au début. Puis, on observe une augmentation de la matière colorante du sang (Hayem), un surcroît d'activité des éléments anatomiques, une intensité plus grande des actes organiques, une augmentation de la température, de l'urée, de la tension artérielle (Pokrowski). Ces effets sont surtout sensibles chez les chlorotiques et les anémiques.

Interprétation des effets du fer. Pour Cl. Bernard, le fer agit simplement comme eupeptique et ne fait que favoriser la sécrétion des sucs digestifs et l'absorption. Pour Pidoux, c'est un stimulant vasculaire : son action tonique excitante sur la membrane des vaisseaux, provoquerait la formation des globules. Pour Trousseau, c'est un tonique, un excitant des fonctions végétatives et de l'assimilation. Dujardin-Beaumetz considère le fer comme un stimulant, pour la raison suivante : si la médication martiale ne faisait que réparer les pertes en fer, l'alimentation suffirait largement pour atteindre ce but : dans les anémies, le fer s'abaisse de 0,10 à 0,50 chez une femme de 60 kilog.; or, la quantité de fer contenue dans la nourriture de chaque jour est de 5-10 centigr. en moyenne ; c'est plus qu'il n'en faut pour combler le déficit. D'après les expériences de MM. Hayem et Regnauld, les ferrugineux fournissent au sang, directement ou par l'intermédiaire des organes hématopoiétiques (chargés de l'élaborer), l'élément nécessaire à la réparation ou à l'évolution des hématies (Hayem), mais il faut que les préparations martiales soient assimilables, et ne traversent pas l'organisme sans être altérées. Bordier pense que l'action du fer s'adresse à plusieurs fonctions et non à une spécialité organique ou fonctionnelle restreinte comme seraient les globules. Lorsque le fer, dit Bordier, combat la chlorose des plantes, par exemple, il n'y a pas ici de globules à réparer, de déficit en fer à combler, il n'y a que le réveil de propriétés biologiques. Bordier reconnaît du reste que les différentes hypothèses sur l'action du fer peuvent avoir chacune leur part de vérité. C'est aussi notre opinion. Nous ne voyons rien de contradictoire entre les effets toniques et de stimulation, soit locale, soit générale, produits par le fer et son action directe sur le liquide sanguin, auquel il fournit directement un élément essentiel d'hématopoïèse **Thérapeutique.** Dans la chlorose, le fer augmente le nombre des globules rouges (Rabuteau, Nothnagel et Rossbach, Hayem), sollicite ceux-ci à se charger de matière colorante (Hayem) et rend aux hématies leur affinité pour les oxydations. Le fer convient aussi contre l'hypoglobulie consécutive à des maladies, soit organiques, soit diathésiques : scrofule, syphilis, cachexie, croissance, convalescences, purpura (le fer agit comme coagulant) albuminurie. Le fer est contre-indiqué dans les états fébriles ou inflammatoires, tuberculose aiguë, phtisie, érétique, les dyspepsies irritatives, la constipation opiniâtre, les maladies du cœur (Dujardin-Beaumetz). Dans les maladies consomptives, le fer, en favorisant la genèse des globules et une oxydation plus énergique par son avidité pour l'oxygène, peut avoir une influence nuisible lorsqu'un trouble profond des voies digestives s'oppose à l'absorption : le malade, qui ne reçoit plus d'éléments réparateurs, se consumera plus vite si l'on active encore le travail des oxydations organiques (Grancher). **Pharmacologie. Fer métallique.** *Limaille* de fer 0,10-0,15. Renferme du soufre et produit des éructations nidoreuses. *Fer réduit par l'hydrogène.* Fer pur, amené dans un très grand état de division moléculaire et tel qu'au contact des sucs digestifs, il est facilement absorbé au fur et à mesure de sa dissolution. — Dose: 0,05-0,25. **Albuminate de fer.** On suppose qu'il se trouve sous cette forme dans l'organisme. **Arséniate de fer** (arseniate ferreux) 0,01 à 0,20 (Duparc) en pilules de 1 centigr. ou en granules de 1 milligr. **Carbonates.** On emploie surtout le protocarbonate *ferreux* sous-carbonate 0,10-0,50. Pilules de Vallet (0,15) 2 à 10, chaque jour. **Chlorures.** *Protochlorure de fer* 0,10-0,30 en pilules de 0,10. *Perchlorure.* Astringent (même caustique), antiseptique (composé chloré) : diphtérie, leucorrhée (injections vaginales 1/30). Intérieur : V-XX-L gouttes. **Citrates.** Comme les sels à acides organiques, ils cèdent assez facilement leur fer. *Citrate ferrique* (citrate de sesquioxyde) 0,25-2 gr. *Citrate de fer ammoniacal* 0,10-0,50. Le sirop du Codex en renferme 0,50 par cuillerée; le *vin chalybé* 0,10 p. 20 (dose 30-60 gr.). **Iodure de fer** (proto). Tonique, excitant, reconstituant, antiscrofuleux, résolutif : anémie avec tendance aux néoplasmes (syphilis, scrofule) 0,20-0,40-1 gr. ; en pilules contenant 0,05 de sel, ou en sirop, renfermant 0,10 d'iodure de fer pour 20 gr. Il est plus excitant que les autres ferrugineux et ne doit pas être donné quand on peut redouter quelque hémorragie (Gubler).

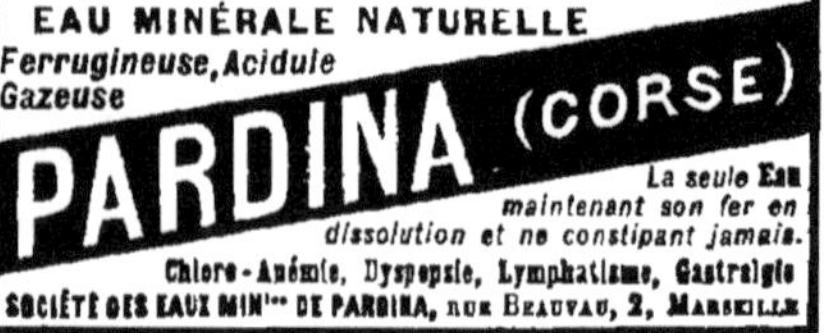

Lactate de fer 0,10-0,60. **Oxalate** 0,10-0,20 en pilules, pastilles. Hayem préconise le protoxalate de fer. **Oxydes.** Provoquent des renvois nidoreux, parce que les aliments contiennent souvent du soufre. 1° *Oxyde ferrique* (sesquioxyde, oxyde rouge, colcothar). Abandonné pour l'usage interne (il entre cependant dans le diascordium). On ne s'en sert guère que pour préparer des emplâtres, l'onguent Canet 100/400 (ulcères), etc. — 2° *Oxyde ferrique hydraté* ou *safran de Mars apéritif* (improprement nommé *sous-carbonate de fer*) 0,1 à 1 gr. — 3° *Hydrate ferrique ou gélatineux*, Contre-poison de l'arsenic. *Fer dialysé* (sesquioxyde de fer dit soluble). C'est une pseudo-solution d'un sesquioxyde de fer modifié et différant de l'oxyde ordinaire en ce qu'il est insoluble dans les acides. Il est insoluble dans le suc gastrique (Bochefontaine, Personne) et ne traverse pas plus les membranes organiques que le dialyseur : il est inactif à moins d'impuretés (Bouchardat). — 4° *Oxyde ferroso-ferrique* (oxyde noir, éthiops martial), 0,10-1 gr. **Phosphates.** Les phosphates et les pyrophosphates de fer sont des composés insolubles. Ils ont été préconisés comme reconstituants et stimulants de l'innervation à cause de leur acide. *Phosphate ferreux* 0,25-0,50. *Pyrophosphate de fer citro-ammoniacal.* Sirop 0,20 p. 20 gr. *Pyrophosphate de fer et de soude* 0,20-1 gr. **Sulfates.** *Sulfate ferreux* (couperose verte). Voy. Désinfectants. Pommade 10/40. *Sulfate ferrique.* Plus astringent et plus hémostatique que le précédent, mais moins que le perchlorure. **Sulfures.** Voy. Soufre. Le protosulfure préparé par voie humide et le persulfure hydraté sont des contre-poisons du sublimé. **Tartrates.** *Tartrate ferreux.* Inusité. *Tartrate ferrico-ammonique* 0,50-4 gr. *Tartrate ferrico-potassique* (tartrate de potasse et de fer) 0,50-4 gr. Soluble dans l'eau. Le plus employé des sels solubles. Sirop 0,50, soit 0,10 de fer pour 20 gr. de sirop ; dose : 10 à 40 gr. Le tartrate ferrico-potassique constitue la base des boules de Nancy, mélange de sels de fer et d'extraits de plantes aromatiques, qu'on emploie encore quelquefois, en solution à 1 : 1.000 environ, à la dose de 3-4 verres par jour. **Eaux ferrugineuses.** 2 classes : carbonatées ou crématées, sulfatées. Les eaux carbonatées sont digestives, reconstituantes : chloro-anémie, dyspepsies. Les eaux sulfatées sont apéritives, styptiques, toniques, hémostatiques, sédatives; resserrent les capillaires, diminuent la calorification : purpura hémorrhagica, catarrhe, atonie des viscères, cachexies. **Choix d'une préparation et mode d'administration.** Si l'on recherche l'action reconstituante, on administrera de préférence 1° les préparations qui renferment le plus de fer sous le plus petit volume (Gubler) (les sels solubles ne contiennent que 20 à 30 0/0 de métal). 2° Celles qui sont peu stables, car moins le fer est combiné, meilleure, en général, est la préparation : les lactates, tartrates, les iodures sont éminemment décomposables. 3° Les préparations les plus dépourvues d'astringence. Les moins styptiques sont les préparations insolubles et celles acides organiques (citrates, tartrates, etc). — Les préparations ferrugineuses doivent être données au moment des repas, afin que le suc gastrique soit en quantité suffisante dans l'estomac pour agir sur elles. On leur associe quelquefois des aromatiques et des amers qui favorisent la sécrétion.

Si l'on veut obtenir uniquement l'action astringente, topique, il faut choisir les préparations solubles, surtout celles qui sont stables (sulfates, nitrates, perchlorure) Dans ces cas, on préfèrera les sels de peroxyde, qui sont plus styptiques que ceux de protoxyde, et les sels à acides minéraux (perchlorure, etc.) qui sont plus styptiques que ceux à acides végétaux (citrates, tartrates, etc) : atonie, flux, hémorragies de la muqueuse digestive, purpura hémorragique.

FÈVE DE CALABAR (Physostigma venenosum-Légum). — Contient un alcaloïde paralysant, *l'ésérine* (physostigmine) et un alcaloïde convulsivant, *la calabarine.* La fève de Calabar agit comme l'ésérine : elle paralyse les nerfs moteurs, en laissant intacts les nerfs sensitifs et l'irritabilité musculaire. La paralysie porte, comme avec le curare, sur les extrémités des nerfs moteurs, qui perdent la propriété de transmettre l'excitation aux muscles. Secondairement, elle atteint le grand sympathique, mais plus rapidement que le curare. A dose toxique, la paralysie serait précédée d'une période d'excitation, se traduisant par des contractions fibrillaires et des secousses. La mort survient par asphyxie ou syncope, suivant la quantité de poison absorbée ; mais, d'après Harley, cette substance doit plutôt être rangée dans les poisons qui agissent sur les nerfs respiratoires, que parmi les poisons cardiaques. En résumé, la fève de Calabar est un paralyso-moteur, comme le curare et l'ésérine ; l'une et l'autre rétrécissent la pupille, exagèrent la convexité cornéenne, l'accommodation et produisent une myopie temporaire. Le rétrécissement de la pupille est l'effet le plus intéressant actuellement, au point de vue thérapeutique. On ne l'obtient, avec certitude, que par action locale, c'est-à-dire par des instillations ou applications oculaires (1). Cet effet se produit même avec I ou II gouttes d'une solution d'ésérine à 1/1000. Le retour à l'état normal se fait après 2 ou 3 jours. Le myosis a été très diversement expliqué. D'après G. Sée, il proviendrait d'une paralysie des ganglions cervicaux du sympathique, qui fournissent les fibres radiées de l'iris ou dilatatrices de la pupille ; mais ce dernier n'est pas paralysé, car l'électrisation du sympathique cervical produit la mydriase dans l'œil ésériné. Pour Legros, le rétrécissement pupillaire résulte d'une congestion mécanique des artères ciliaires, à la suite du relâchement du muscle ciliaire qui les entoure. Rajaw l'attribue à une action stimulatrice sur le sphincter irien, par l'intermédiaire du moteur oculaire commun qui l'innerve.

L'atropine élève, puis finalement abaisse la pression intra-oculaire. *Thérapeutique.* On a donné la fève de Calabar comme hypocinétique, contre le tétanos, l'épilepsie, la paralysie agitante, la chorée, la constipation habituelle (comme stimulant des sécrétions). On ne s'en sert plus guère qu'en oculistique contre les mydriases, particulièrement celles qui accompagnent l'ambliopie alcoolique (Galezowski), les synéchies (l'emploi alternatif d'un collyre à la fève de Calabar et d'un collyre à l'atropine, peut déterminer leur rupture), le glaucome (l'ésérine abaisse la pression intra-oculaire), la presbytie commençante *Pharmacologie.* A l'intérieur : poudre 0,05-0,20-0,30 ; extrait 0,005 ; ésérine 1 à 3 milligr. en granules. Elle est à peu près exclusivement employée en collyres. Les collyres contenant 1/200 de sulfate d'ésérine sont trop forts : mieux vaut employer celui à 1/500, c'est-à-dire à 0,01 pour 5 gr. d'eau. Une ou deux gouttes de ce dernier suffisent pour obtenir le resserrement de la pupille.

FÈVE TONKA. — Semences du coumarouna et du dipteryx odorata. Légum. Aromatique employé quelquefois pour désodoriser l'iodoforme. La coumarine qu'elle contient détermine de l'irritation locale et des phénomènes narcotiques à la dose de 2 à 4 gr. L'anugrec ou Faham contient de la coumarine

FÈVE DE SAINT IGNACE. Strychnos Ignatii. —

(1) A Liverpool, on n'observa pas même sur 1/3 des enfants empoisonnés, le rétrécissement de la pupille.

Effets de la noix vomique. On l'emploie à dose trois fois plus faible que celle-ci. *Teinture composée de fève de St-Ignace ou gouttes amères de Baumé.* — II à VI gouttes (rarement X) par jour, comme stomachique.

FÈVE DES MARAIS. — Remède populaire contre les coliques néphrétiques : 50 à 60 fleurs par tasse; 2 tasses par jour

FICUS DOLIARIA. Ulmacées. — Le suc dissout la fibrine, comme celui de carica papaya. Mélangé avec du fer et des aromates, il constitue un médicament appelé *doliarina*, employé à la dose de 10 à 12 centigr. en deux doses, contre l'ankylostome duodénal. Les propriétés vermifuges seraient dues, d'après Moncorvo, à la *doliarine*, sorte de pepsine végétale.

FIÈVRE. — Il importe plus de combattre la cause (infection, inflammation locale), que de vouloir toujours, quand même, abaisser la température. S'il y a lieu, dans certaines circonstances, d'administrer des antipyrétiques qui, comme les sels de quinine dans la fièvre intermittente, s'adressent à la cause même de la maladie, en revanche, il y a souvent danger à vouloir, au moyen de l'antipyrine, de l'acétanilide, de la kairine, etc., faire évoluer dans l'apyrexie, les maladies les plus aiguës, la pneumonie, la scarlatine (Jaccoud, Hallopeau). La fièvre est un acte de défense de l'organisme, un accroissement des oxydations tendant à détruire les matières pyrogènes (Finckler). Du reste, les substances antipyrétiques ne modifient en rien la durée des fièvres (Jaccoud) En revanche, elles peuvent nuire à la diurèse, affaiblir le cœur et le système nerveux. Une exception, cependant, peut être faite pour l'antipyrèse hydriatique (lotions, bains froids). Les bains froids, en particulier, abaissent la température, restreignent le processus infectieux, augmentent l'excrétion urinaire et exercent une action névrosthénique. — En résumé, sauf quelques exceptions, fièvre intermittente (quinine), fièvre typhoïde (bains froids), il faudra, en général, se borner à placer l'organisme dans les conditions les plus favorables à l'évolution spontanée des fièvres spécifiques : en modifiant l'hyperthermie excessive (Voy. Antipyrétiques) ; en favorisant l'apparition de l'exanthème, dans les fièvres éruptives; en activant, dans une juste mesure, l'élimination des toxines, au moyen des purgatifs, des diurétiques (surtout des boissons abondantes), quelquefois, des sudorifiques; en relevant le système nerveux et en aidant l'organisme à réparer ses pertes (alcool, toniques, lait, etc.).

FIÈVRE DE FOINS. — Voy. Coryza périodique.

FIÈVRE INTERMITTENTE. — Voy. Paludisme.

FIÈVRE JAUNE (Vomito-negro). — **Symptômes.** 1re *période* — période inflammatoire ou de réaction, fièvre s'élevant à 40-41° et plus, agitation, quelquefois délire, rougeur de la peau, vomissements bilieux, constipation. 2me *période*. Abaissement de la température, ictère, vomissements noirs, hémorrhagies multiples. Anurie, affaiblissement du cœur, ralentissement du pouls. Lorsque la maladie se termine favorablement, elle ne dépasse pas la 1re période. La durée de la maladie est de sept à huit jours. **Prophylaxie.** — Ne pas arriver en temps d'épidémie. Si l'on habite le pays, il faut s'éloigner du littoral et émigrer sur les hauteurs (car la fièvre jaune a peu de tendance à s'élever). La valeur des vaccinations préventives, pratiquées par D. Freire Meyrignac, n'est pas encore démontrée. Isolement des malades, désinfection des déjections et des objets ayant servi aux malades, quarantaines rigoureuses. **Traitement.** — La multiplicité et la diversité des traitements, expectation, antiphlogistiques (émissions sanguines), toniques (quinquina), traitement par le froid ou par le chaud (bains chauds, bains de vapeur), par les alcalins, les acides, etc., prouvent l'impuissance actuelle de la thérapeutique. A défaut de spécifique, le traitement est symptomatique ou palliatif. Villeneuve a recommandé empiriquement de donner, dès le début, une infusion avec 4 gr. de jaborandi, pour diminuer la céphalalgie, le malaise et l'agitation. Les ventouses (contre la douleur lombaire), les purgatifs salins, le calomel sont utiles au début (Bérenger-Féraud, Villeneuve ; quelquefois, vomitif (ipéca), en cas d'embarras gastrique. Contre l'hyperthermie, on a prescrit la quinine, à haute dose. Roux, Lamprey, Riche, Dutroulau, Corre, ont constaté son inefficacité. La digitale n'a pas plus d'utilité que la quinine et peut fatiguer les reins (Roux). On a préconisé aussi l'acide arsénieux, les antithermiques nouveaux, l'antipyrine l'antifébrine, la phénacétine, la pyrodine, mais ces derniers peuvent avoir, sur les reins, des effets fâcheux. Pour calmer le sentiment d'ardeur éprouvé par le malade, on a employé les frictions avec la pulpe de citron, les lotions vinaigrées, les bains froids (Ramos Silva), les lotions froides, mais il est à craindre que le refroidissement périphérique augmente la congestion rénale (Roux). Il ne suffit pas de chercher à abaisser la température, il faut surtout réveiller l'action du cœur, combattre les complications locales (E. F. J. Studer). Quand il y a adynamie (pendant la 2e période et la convalescence), alcool, cognac, vin, mais souvent l'alcool est mal supporté. Roux conseille les inhalations d'oxygène dès l'apparition des premiers symptômes d'urémie. Antisepsie du tube digestif, des voies digestives. Contre le *coup de barre* : ventouses (qui décongestionnent les reins), injections hypodermiques de morphine. Contre le *hoquet* : frictions, compresses de chloroforme, sinapismes à l'épigastre, vésicatoires avec l'ammoniaque. Contre les *vomissements* : glace, boissons froides, gazeuses, alcool, champagne frappé. On a aussi préconisé la créosote. Contre les *hémorrhagies* : acides, limonade sulfurique, perchlorure de fer, boissons froides et acidulées, lait, orangeade, citronnade, limonade glacée, alimentation liquide, lait, bouillon dégraissé.

Surveiller la convalescence. A cette période, conviennent les préparations de quinquina et les toniques.

FIÈVRE TYPHOIDE. — *Fièvre typhoïde sans complications.* Le traitement doit être surtout hygiénique : chambre vaste, bien aérée, d'une température plutôt basse (13 à 15° au maximum). Renouveler l'air par l'ouverture fréquente des fenêtres, en évitant toutefois que l'air froid ne frappe directement le malade.

Linge et literie. — D'une propreté minutieuse. — *Alimentation et boissons.* — Aliments toujours liquides. Bouillon de viande, léger, *dégraissé à froid*. Lait (au moins un litre par jour) par très petites quantités à la fois, un quart ou une demi-tasse toutes les heures ou heures et demie; écrémé pour les personnes qui le digèrent mal; aromatisé avec du café, du thé, du kirsch, du rhum ou du cognac pour celles qui marquent une vive répugnance à l'accepter.

Vin rouge ou blanc; un demi à trois quarts de litre par jour, largement additionné d'eau.

Café sucré, 200 gr. par jour environ, en plusieurs fois.

Eau froide, pure ou additionnée d'un peu de vin; tisanes ou limonades vineuses froides en abondance; grogs légers, stimuler le malade à boire sans attendre la soif, en sorte qu'il ingère au minimum de 3 à 4 litres de liquides divers par 24 heures.

Quelques médecins conseillent de légers potages de gruau, tapioca ou vermicelle très cuits; puis quand la température du malade commence à baisser, ils ajoutent à l'alimentation un ou deux œufs crus par jour, ou même un peu de viande crue râpée.

Désinfection de la bouche et des dents. — Les microbes de la bouche sont souvent la cause des complications de la fièvre typhoïde; on évitera ces complications par une propreté rigoureuse de la langue, des dents, des gencives, de la gorge, et dans une certaine mesure des fosses nasales. Pour la bouche et les dents faire usage de fréquents gargarismes avec une solution phéniquée à 1 p. 100, ou une solution boriquée à 4 p. 100, aidés du lavage des dents à la brosse, au moins 3 fois par jour. Pour les fosses nasales lavage avec une solution boriquée à 4 p. 100 une ou deux fois par jour.

Réfrigération du malade. — Larges compresses d'eau glacée sur la tête, renouvelées dès qu'elles s'échauffent, c'est-à-dire toutes les dix minutes. Compresses semblables sur le ventre; celles-ci doivent être recouvertes de toile cirée pour éviter de mouiller le lit. Il est mieux encore de mettre sur le ventre une vessie pleine de glace, séparée de la peau par un mince tissu de laine. Trois grands lavements froids par jour.

Balnéation froide. — Indiscutée et indiscutable aujourd'hui, elle agit en favorisant la diurèse et par conséquent en déterminant l'élimination des toxines; en rompant le plateau hyperthermique; en stimulant le système nerveux et la circulation capillaire d'où nutrition plus parfaite des organes et des tissus. On devra donc baigner tous les typhiques sans exception dès le début de la maladie, quelle qu'en soit la bénignité apparente. La seule contestation possible est de savoir si l'on doit appliquer la méthode de Brand dans toute sa rigueur, ou si l'on peut y apporter l'une des atténuations ou modifications indiquées ci-après.

Méthode de Brand. — Formule générale : Bain de quinze minutes à 20°, toutes les trois heures, jour et nuit, tant que la température rectale, mesurée trois heures après le bain, atteindra ou dépassera 39° ; pendant le bain, arroser la tête et la nuque, au milieu, au début et à la fin du bain, chaque fois avec deux à trois litres d'eau à 10°. Petit repas après chaque bain. On supprime les bains lorsque la température ne dépasse à *aucun moment* 38°,5.

Bain tiède (Riess). — Le malade est plongé dans un bain à 31°, et y reste jusqu'à ce que sa température axillaire soit descendue à 37°. C'est un bain presque continu.

Bain tiède refroidi (Ziemsen). — Bain inférieur à la température du malade de 5°, et dans l'espace d'une demi-heure ramener le bain à 20° ; 4 à 6 bains par jour. Suspension la nuit à moins que la température n'atteigne 40°.

Id. (Bouchard). — Bain de 2° inférieur à la température du malade ; toutes les 10 minutes abaisser la température du bain jusqu'à ce qu'elle atteigne 30° ; à ce moment laisser le malade 10 minutes dans le bain.

Grasset conseille dans les formes légères un bain de dix minutes, à 30° ; dans les formes moyennes trois bains à 30°, dans les formes graves un bain toutes les trois heures. Ce bain est peu réfrigérant.

Un terme moyen très acceptable consiste à donner toutes les trois heures un bain d'une durée de quinze minutes et d'une température de 22° à 25°, suivant la tolérance du malade. On peut interrompre le bain une ou deux fois la nuit dans les formes bénignes, mais il faut le continuer strictement dans les formes sévères (Manquat).

Chez les sujets dont le cœur est affaibli, de même que chez les sujets nerveux et pusillanimes, on devra commencer le bain à 30° et même plus, en ayant soin de ramener assez rapidement la température à 25°. Dans tous les cas, les aspersions d'eau très froide sur la tête, pendant le bain, sont de rigueur. Il est aussi d'une bonne pratique de faire des frictions et du massage pendant le bain, mais sans jamais toucher au ventre. Les premiers bains doivent être de 26° à 27° afin d'accoutumer le malade à l'eau froide. A la sortie du bain qui doit se faire sans précipitation, le malade est porté sur un lit, sur lequel est étendu un drap sec et très peu chaud. Il est essuyé légèrement puis recouvert de sa chemise et reconduit à son lit. Les pieds sont enveloppés d'une couverture de laine, mais il serait illogique de couvrir le malade de pesantes couvertures et de chauds édredons. Le malade couché sur le dos, ou ce qui vaut mieux sur le côté droit, se réchauffera spontanément. On aidera à la réaction en faisant prendre à ce moment un peu de bouillon, ou de vin additionné d'eau, ou de grog, ou même d'un léger potage, suivant quelques praticiens.

Sous l'influence de ce traitement, la stupeur disparaît, le sommeil revient, la langue devient humide, la diarrhée cesse ou reste modérée, la quantité des urines s'élève. Ces constatations attestent que le traitement est bien appliqué et suffisamment énergique. On peut espérer avec Brand que toute fièvre typhoïde baignée avant le cinquième jour guérira sans complications.

Du frisson. — Dans un bain de 20°, il survient entre la huitième et douzième minute, un frisson violent, souvent très pénible pour les malades. Les brandistes purs ne s'en préoccupent pas. Juhel Rénoy estime que dans les cas simples le bain doit être cessé dès la première ou deuxième minute qui suit le frisson. Avec le bain à 25°, le frisson manque souvent, ou bien il est tardif et très peu pénible ; il n'y a pas lieu de s'en préoccuper.

On continuera les bains en sautant un ou deux suivant la température jusqu'à ce que celle-ci ne dépasse à aucun moment 38°,5.

Telle est la méthode générale du traitement de la fièvre typhoïde. Il n'y a aucune contre-indication aux bains ; les accidents rares qu'il provoque parfois, tels que cyanose, pâleur anormale, oppression vive, vomissements, etc., indiquent seulement qu'il faut baigner avec précaution, à une température relativement élevée, ou même faire usage du bain tiède à la façon de Riess ou de Bouchard. Dans les cas simples aucun médicament ne doit être prescrit. Le traitement par les bains froids ne raccourcit pas la durée de la maladie, peut-être l'accroît-elle, mais il n'y a, pour ainsi dire, pas de convalescence. Après la défervescence, il faudra graduer l'alimentation avec beaucoup de prudence. Les malades peuvent commencer à se lever après le dixième jour de l'apyrexie. La guérison peut être considérée comme complète après trois à quatre semaines.

S'il survient une *rechute*, elle sera traitée comme la première atteinte.

Fièvre typhoïde grave, anormale ou compliquée. — Dans les formes graves, les soins généraux restent les mêmes, mais la formule du traitement devient individuelle. En règle générale la réfrigération locale (tête, abdomen) doit être plus largement appliquée et plus intense. Les boissons doivent être plus abondantes, plus stimulantes, et l'alimentation un peu plus substantielle. Quant au bain, c'est en principe le *bain graduellement refroidi* qui convient. La température de ce bain doit être au début de 5° à 6° inférieure à celle du malade, avec affusions plus ou moins froides, au début et à la fin du bain. La durée et le refroidissement du bain varient avec l'état général et l'état des organes. On peut avoir à *stimuler*, ou à *refroidir*.

La stimulation est obtenue à l'aide d'un froid passager et superficiel. Le malade étant plongé jusqu'aux mamelons, dans un bain à 28°, par exemple, des affusions froides sur le dos et la nuque avec de l'eau à 10°, produisent une stimulation puissante ; dans ce cas, la durée du bain n'excédera pas cinq à dix minutes. Si l'on veut *refroidir sans stimuler* comme il convient chez les cardiaques, les emphysémateux, tous les individus à circulation irrégulière et à cœur affaibli, le bain est graduellement et lentement refroidi de façon qu'en vingt ou trente minutes, sa température soit abaissée à 25°, ou même 20° vers la fin du bain. Dès que le frisson apparaît, le malade est sorti du bain et ramené à son lit préalablement chauffé.

Traitement des complications. — Ulcérations de l'arrière-bouche. Attouchements avec la teinture d'iode ou le nitrate d'argent.

Vomissements. — Rares, mais quand ils existent souvent très rebelles, glaces, frictions stimulantes ou applications froides sur la région de l'estomac. Chlorhydrate de cocaïne (2 centigr.) (Juhel-Rénoy).

Diarrhée. — Salicylate et sous-nitrate de bismuth (4 à 8 gr.) associés au naphtol (1 gr. 50) ou au benzo-naphtol.

Hémorrhagie intestinale. — Repos, glace sur l'abdomen, restriction ou suspension des aliments et des boissons suivant la gravité. Si la température reste au-dessus de 39°, l'hémorrhagie est capillaire, continuer les bains. Si la température baisse, l'hémorrhagie résulte de la rupture d'un vaisseau plus important (Glénard), cesser les bains, repos absolu, glace, ergotine en injections sous-cutanées — hémorrhagie considérable : injections sous-cutanées de sérum artificiel, ou même transfusion.

Péritonite par perforation. — Repos absolu, immobilisation du ventre par un bandage, suspension des boissons et aliments ; opium.

Adynamie persistante et collapsus. — Réfrigération stimulante sauf contre-indication du côté du cœur — frictions et massage pendant le bain ; injections d'éther. — Alimentation.

Fièvre typhoïde avec température peu élevée (alcooliques). — Bain de 28°, jusqu'au mamelon, d'une durée de cinq minutes, affusions froides et frictions, 3 bains par jour seulement.

Lésions chroniques du poumon et des bronches. — Bains progressivement refroidis, jusqu'au niveau de l'épigastre seulement ; durée, dix minutes, frictions pendant le bain, affusions froides de la tête et du thorax.

Bronchite intense. — Kermès (20 à 30 centigr.). Décubitus latéral, bain graduellement refroidi.

Pneumonie. — Si la pneumonie survient pendant le cours de la maladie, continuer les bains froids comme si elle n'existait pas ; frictions pendant le bain ; compresses froides autour du thorax fréquemment renouvelées : vessies de glace. Affusions pendant le bain à 6 ou 8° (Glénard). Si le cœur est affaibli, bain progressivement refroidi, frictions et massage pendant le bain, enveloppement du thorax avec des compresses froides recouvertes de tissu imperméable.

Laryngite. — Surveillance attentive du malade, le laryngo-typhus a une marche très rapide — trachéotomie hâtive s'il y a menace de suffocation.

Hypotension artérielle. — Pendant deux ou trois jours, matin et soir, une injection hypodermique d'un centimètre cube de la solution suivante :

Benzoate de soude }
Caféine } ãã, 2 gr. 50.
Eau distillée bouillie Q-S pour 10 cc. (Grasset).

Modifications suivant l'âge et suivant les circonstances. — Chez l'enfant, réduire le bain à huit ou dix minutes ; chez les tout petits enfants, on peut remplacer le bain par le drap mouillé renouvelé trois fois en trente minutes. A partir de 50 ans, ou plus tôt si le cœur est affaibli, remplacer le grand bain froid par le bain graduellement refroidi.

Chez les obèses, porter la durée du bain à vingt minutes, et donner le bain plus froid.

Dans les cas où l'on ne peut absolument pas baigner, on remplacera le bain par le *drap mouillé*. Un drap plongé dans de l'eau froide et légèrement tordu est placé sur une couverture de laine, puis le malade en est enveloppé. Au bout de huit à dix minutes au plus, remplacer le drap ou remettre le malade dans son lit ; des enveloppements successifs pendant une heure peuvent donner un abaissement de température de 1°,5 (Rosenberger). La lotion froide est insuffisante ; on ne peut pas compter sur elle pour obtenir les effets diurétiques et réfrigérants du bain froid.

Médicaments usuels dans la fièvre typhoïde.

Purgatifs. — Ils irritent l'intestin et prédisposent à la perforation ; ils ne conviennent qu'exceptionnellement chez les typhiques constipés si les lavements ont échoué. Donner la préférence au sulfate de magnésie à faible dose. Calomel, dangereux.

Salicylate et *sous-nitrate de bismuth* lorsque la diarrhée est excessive.

Antithermiques. — *Sels de quinine* : ne sont antithermiques qu'à des doses dangereuses pour le cœur et les centres nerveux.

Antipyrine : ferme le rein, et par suite est dangereuse dans la période hyperpyrétique, qui correspond à la production maxima des toxines pathogènes.

Salicylate de soude et acide phénique : ont donné parfois de bons résultats, mais inconstants ; présentent des dangers qui les ont fait abandonner.

Antisepsie intestinale. — Elle est rationnelle mais, cliniquement, on ne peut compter sur elle pour modifier la marche ou la gravité de la maladie. Comme elle est inoffensive, on peut prescrire 3 fois par 24 heures 0 gr. 50 de naphtol B ou de benzonaphtol.

Alcool. — Utile comme aliment, à faible dose et dilué ; dangereux pour le cœur et le système nerveux, à dose élevée (c'est-à-dire au-delà de 100 gr.).

Quinquina. — Les préparations de quinquina sont inutiles; elles provoquent souvent des troubles gastriques (Juhel-Rénoy).

Caféine. — Provoque souvent de l'insomnie et du délire ; n'est utile que lorsqu'il existe un état parétique du cœur (0 gr. 50 à 0 gr. 60 par jour, en 2 ou 3 injections sous-cutanées) pendant deux ou trois jours de suite au plus.

Sparténe. — Recommandée par Juhel-Rénoy dans les états parétiques du cœur ; 0 gr. 05, 2 fois par jour en injection sous-cutanée.

Digitale. — Dangereuse à cause de la susceptibilité du cœur et des altérations si fréquentes des reins; ne peut être donnée qu'à dose modérée, et pendant un temps très court.

Ether. — Bon stimulant en injections sous-cutanées.

FIÈVRE TYPHOIDE **Carbonate de Gaïacol du Docteur Heyden.** Voyez *Tuberculose*.

FILTRES MAIGNEN, Avenue de l'Opéra, 24. Paris.

Pour les soins que doit prendre le personnel qui soigne les malades, voir *Désinfection*.

FILAIRE. — Extraire, par incision.

FISSURE A L'ANUS. — Jorissenne lui attribue un caractère microbien : pommade avec sublimé 0,25 à 0,50, cautérisations au nitrate d'argent (Jorissenne).

Dilatation forcée de l'anus : après avoir anesthésié le malade, on enfonce les 2 index profondément dans le rectum; puis, on les recourbe et on les écarte brusquement jusqu'aux ischions.

FISTULES A L'ANUS. — Sectionner le trajet avec le bistouri. Dans le cas de fistules multiples : débridements avec le thermo-cautère ; pansement à l'iodoforme (Peyrot).

FLACOURTIA CATAPHRACTA (Bixacées). — Feuilles astringentes. Infusion et teinture 2 gr. (diarrhée, débilité générale, enrouement). — L'huile de l'amande est drastique, comme l'huile de croton. En frictions, elle agit aussi comme cette dernière.

FLATULENCE. — Voy. Carminatifs.

FLUORHYDRIQUE (acide). — Antiseptique puissant, mais d'une très grande causticité, proposé par Seiler (1885) en inhalations contre la tuberculose. Il n'a pas produit les résultats espérés. — L'acide fluorhydrique, à 1 ou 2 0/0, a été employé, par M. Quenu, pour le pansement des tuberculoses locales. *Fluorure d'ammonium*. Produit une augmentation de pression, en ralentissant le pouls ; il est antipyrétique (Coltés). John Lucas l'a employé, de même que le fluorure de fer, chez des fébricitants cachectiques, des scorbutiques — Dose : V à XX gouttes, dans 30 gr. d'eau, trois fois par jour, après les repas. *Fluorures d'éthyle et de méthyle*. Anesthésiques (Moissan). *Fluorure de sodium*. A été employé dans la phtisie, par le Dr Bourgeois, comme bactéricide.

FLUOSILICATE DE SOUDE. — Antiseptique.

FOIE (maladies du). — Voy. Cholélithiase, Cirrhose, Congestion, Ictère.

FORMIQUE (acide). — Pur, il est corrosif (vésicant); étendu de moitié d'eau, rubéfiant.

FORMOL (aldéhyde formique). — Antiseptique aussi puissant que le sublimé, mais qui a sur celui-ci l'avantage de n'être pas toxique. Le formol du commerce est une solution à 40 0/0 dans l'alcool méthylique. En pansements : solution 0,20 à 1 gr. p. 1.000.

FOUGÈRE MALE (Aspidium filix mas). — La fougère mâle (rhizomes et bourgeons) constitue un des meilleurs tænifuges, surtout lorsqu'il s'agit du botrio céphale. Voy. Tænias.

FRAISIER (Fragaria vesca. Rosacées). — Racine. — Astringent (tannin) et diurétique.

FRANCISCA UNIFLORA ou *Manaca* ou mercure végétal. — Scrofulariées. — Racine. — Excitant du système lymphatique, diurétique, emménagogue, antiseptique, antisyphilitique, antiscrofuleux. Poudre 0,60. Extrait fluide V-XX gouttes. Violent toxique, à forte dose.

FRÊNE (Fraxinus excelsior. Jasminées). — L'écorce a été très employée comme fébrifuge (10 à 50 gr.) et les feuilles comme purgatives et antirhumatismales (30/1000. Ajouter une pincée de menthe). La *manne* (purgatif) est formée par le f. ornus et le f. rotundifolia. Voy. Manne.

FRITILLARIA IMPERIALIS (Liliacées). — Son alcaloïde, l'*impérialine*, paraît être un médicament cardiaque.

FROID. — Le froid condense les liquides, resserre les tissus et modifie le système névro-musculaire. *Modéré*, il agit comme tonique et excitant. *Très intense* ou *très prolongé*, il a une action opposée et produit les troubles suivants : épuisement paralytique, stases sanguines, gangrènes. somnolence, coma, asphyxie. La *réfrigération locale* au moyen de compresses froides, de glace, etc., est employée comme vaso-constrictive, anesthésique local, hémostatique, antiphlogistique. Elle diminue la diapédèse (par suite, la suppuration) et ralentit la pullulation des germes phlogogènes. Les applications froides faites dans un but hémostatique ou antiphlogistique, doivent avoir une durée suffisante, sans quoi le froid agirait finalement comme révulsif (chlorure de méthyle). Au contraire, dans l'*hydrothérapie*, lorsqu'on emploie l'eau froide comme moyen de réaction, il importe que les applications soient courtes. — Les *bains froids* abaissent la température, non seulement par soustraction de calorique (fièvre typhoïde, rhumatisme cérébral) et vaso-constriction, mais en modifiant les centres thermiques par l'intermédiaire du système nerveux. En même temps, ils activent l'excrétion urinaire et débarrassent l'organisme de toxines pyrétogènes. — Voy. asphyxie.

FRUITS PECTORAUX. — Figues, dattes, raisins secs, jujubes. Voy. Emollients.

FUMETERRE (fumaria officin). — Dépuratif populaire. Infusé 20/1000. La *fumarine*, base alcaline amère (Peschier) a été employée comme tonique 0,10 à 0,20.

FUMIGATIONS. — Voy. Bains gazeux. Désinfectants.

FUSCHINE (Sels de rosaniline, spécialement le chlorhydrate). — Pure (non arsénicale) elle n'est pas toxique. On l'a employée, à la dose de 0,15-0,30 et plus, contre la néphrite parenchymateuse avec anasarque. Elle est très diurétique.

GAIAC ou **GAYAC**. — Bois du guaïacum off. (Rutacées). Stimulant, sudorifique (goutte, rhumatisme chronique). Décoction 50/1000; extrait 1-2 gr.; teinture de résine 2-8 gr. (remède des Caraïdes). La teinture est surtout employée comme dentifrice.

GAIACOL. — Principal élément de la créosote. Mêmes usages, mêmes doses (0,30-0,40) et mêmes formes (élixir, pilules, capsules) que la créosote. *Gaïacol iodoformé*: contre la phtisie. Capsules: 0,05 de gaïacol et 0,03 d'iodoforme chacune; dose, 2-4-6 par jour, après les repas (Picot) — Injections hypodermiques : gaïacol pur 2,50, iodoforme 0,50, huile d'olive stérilisée, vaseline ââ. Q. S. pour 50 cent cubes; chaque cent. cube = 0,05 de gaïacol. Injecter progressivement de 1 à 3 cent. cubes par jour (Picot).

GALACTOGÈNES. — Voyez Allaitement.

GALACTORRHÉE. — Diète sèche, belladone. La plupart des substances ou moyens réputés, autrefois, antilaiteux sont des évacuants (hydragogues, diaphorétiques, diurétiques).

GALANGA (G. officinal. Alpinia officinarum. Zingibéracées). — Stimulant aromatique, stomachique 2 gr.

GALBANUM. — Gomme résine attribuée aux Pencedanum galbanifluum et P. rubricaule. Ombellifères. Stimulante, anticatarrhale (huile volatile), antispasmodique, 0,50-0,75-2 gr. en pilules, émulsion, ou solution gommeuse. L'emplâtre (contre les engorgements indolents) est, en réalité, un emplâtre de plomb.

GALE. — Si l'inflammation cutanée est vive, faire précéder le traitement parasiticide, par une médication emolliente : bains, lotions, etc. *Traitement dit de St-Louis* ou *de la frotte*. Friction générale, assez rude, avec le savon noir ou le savon de toilette; cette friction sera surtout énergique au niveau des lieux d'élection de la gale et durera de 20 minutes à 1 heure; puis, bain chaud d'une demie heure, pendant lequel on continuera les frictions. — A la sortie du bain, friction avec une pommade sulfuro-alcaline, qu'on laissera en place pendant 2 heures au moins; axonge 300, soufre 50, sous-carbonate de potasse 25 (Hardy); ou : vaseline 100, soufre 16, carbonate de potasse 8. En cas d'irritation de la peau, on ne pratiquera pas de frictions avec le savon noir et on emploiera, soit la pommade de Bourguignon (huile de lavande, huile de menthe, huile de caryophyllée, cinnamome ââ 1,50, gomme adragante 5 gr., carbonate de potasse 35, fleur de soufre 100, glycérine 100), soit la suivante : naphtol 10, axonge 100; une friction par jour, pendant 3 jours (Hardy). Beaucoup d'autres substances peuvent aussi tuer le sarcopte : les essences de menthe, de lavande, le baume du Pérou (50 gouttes pour une friction), le baume de styrax (2 p. d'huile d'amandes douces, 1 p. de styrax liquide, en onction matin et soir, pendant 4 ou 5 jours (chez les très jeunes enfants), le pétrole (ne présente aucun avantages sur les autres moyens et occasionne des éruptions pustuleuses (Besnier). *Remède dit aristocratique.* Baume du Pérou 30 gr., acide benzoïque 1,50, huile de clous de girofle 4 gouttes, alcool 8 gr., cérat simple 210 gr.

Les vêtements et le linge des malades seront désinfectés, par le passage à l'étuve; ou, en l'absence de celle-ci, par des vapeurs sulfureuses.

GALEGA (Galega off. Légum). — Galactogène. Infusé : 50 p. 1000. Extrait aqueux 1 à 5 gr. en vin, sirop, pilules. En Toscane, les nourrices mangent la galega en salade.

GALIPOT. — Résine du pinus maritima. Topique stimulant.

GALLACÉTOPHÉNONE (trioxybenzol). — Succédané de l'acide pyrogallique : pommade 1/10. Ne tache pas le linge.

GALLAL. — Gallate d'aluminium.

GALLANOL ou **GALLOL** (anilide de l'acide gallique. — C'est en somme un gallate d'aniline). Réducteur, antiseptique. En poudre, en pommade 1/30-10 : psoriasis, eczéma.

GALLIQUE (acide). — Astringent : néphrite (Cantani).

GALLOBROMOL (acide dibromogallique). — 4 à 6 gr. contre l'épilepsie. Toxique à hautes doses. Injections 2,50 0/0 : blennorrhagie.

GAMBIR. — Extrait de l'aurauparia gambir et acida. Astringent.

GANGRÈNE SYMÉTRIQUE DES EXTRÉMITÉS. — Asphyxie locale. Résulte d'une contracture des capillaires causée, soit par une lésion des centres vaso-moteurs, soit par une névrite locale (Pitres) — *Traitement*: opium, quinine (en cas de paludisme), massage. Courants descendants appliqués, soit sur la colonne vertébrale, soit sur les extrémités elles mêmes. Les séances doivent être quotidiennes *et ne pas excéder 10 minutes.* Quand à l'eschare, on attendra son élimination au lieu de chercher à l'arracher. *Traitement chirurgical.* En général, il faut n'intervenir que pour détruire le foyer septique dans les gangrènes infectées (Plicque-précis de diagnostic chirurgical. 1893).

GAROU ou **SAINBOIS** (daphnacées). C'est surtout le daphne gnidium qui est officinal. On n'utilise que l'écorce, qui est très irritante, *Usage externe.* En poudre ou pois à cautère ou incorporé dans une pommade, il sert à l'entretien des exutoires. On fabrique aussi un paquet au garou pour panser les vésicatoires permanents. Le n° 1 est moins fort que le n° 2 chez les personnes trop sensibles à l'action de la cantharide.

GASTRALGIE. — 1° *Traitement de l'accès.* Applications très chaudes, sur l'épigastre (linges, etc); révulsifs (sinapismes, pulvérisations d'éther). Si la crise se prolonge : injections sous-cutanées de morphine. Bains chauds prolongés. — Opiacés : II à V gouttes de laudanum, ou 1 centigr. d'extrait d'opium, 1/4 d'heure avant les repas; ou II ou III gouttes blanches (hydrolat de laurier cerise 5 gr., chlorhyd. de morphine 10). Cocaïne : chlorhydrate de cocaïne, 0,50, eau, 300 gr.; 3 cuillerées à bouche en vingt-quatre heures (Dujardin-Beaumetz). Ether (perles, potion). Chloroforme : eau chloroformée saturée 150, eau de fleurs d'oranger 140 gr., teinture de badiane 10 gr.; une cuillerée de 1/4 en 1/4 d'heure. Extrait gras de cannabis indica 0,05, en potion; à prendre dans la journée (G. Sée). Bromure de strontium pur : 20/300; une cuillerée après les repas. 2° *Après la crise.* Alimentation lactée, régime doux, potage, œufs, etc.; eupeptiques (pepsine, pancréatine); eaux alcalines (incompatibles avec la pepsine). Avant le repas : laudanum de Rousseau, III-IV gouttes — ou, gouttes noires anglaises, II-III gouttes. En même temps, traiter la maladie causale : maladies utérines, chlorose, hystérie, diathèses (Voy. Dyspepsie).

GASTRITE AIGUE — Calmer la douleur : sangsues à l'épigastre, vessie de glace, cataplasmes, bains tièdes prolongés (E. Briand). Contre les vomissements : fragments de glace, vésicatoires. Le laudanum (lavements), les injections hypodermiques de morphine, sont quelquefois utiles pour calmer la douleur, les vomissements. Lait; quelquefois diète absolue ou lavements alimentaires. Lorsque les accidents aigus sont dissipés, permettre des aliments, mais avec une grande réserve. *Gastrites toxiques.* Magnésie, eau albumineuse, contre les acides; vinaigre, etc., contre les alcalis; lavage de l'estomac, vomitif; puis, lavements, boissons toniques (P. Lefort).

Embarras gastrique. — Voy. ce mot.

Gastrite chronique. — Le traitement est à peu près le même que celui de la dyspepsie : révulsifs, poudres inertes (s. nitr. de bismuth, craie lavée) et antiseptiques intestinaux. Alcalins, condurango (Teissier et Laveran n'ont pas obtenu les mêmes effets avantageux que Dujardin-Beaumetz). Lavages. En cas d'ulcérations, nitrate d'argent 0,05 (Trousseau, Niemeyer). Recommander les grands bains, qui, en faisant fonctionner la peau, diminuent la congestion stomacale). Régime approprié Traiter la cause, rhumatisme, goutte, etc.

GAULTERIA PROCUMBENS (Ericacées). — On extrait des feuilles, une huile, *l'essence de Wintergreen*, qui est un salicylate de méthyle. Succédané de l'acide salicylique : antiseptique, antipyrétique, antirhumatismal X-XX gouttes, toutes les 2 ou 3 heures, en solution alcoolique. On l'emploie aussi en frictions, avec parties égales d'huile d'olives, contre le rhumatisme.

GAVAGE. — L'alimentation artificielle, avec le tube de Faucher, a été recommandée dans les cas de vomissements nerveux, de sitiophobie, de consomptions (Debove). *Suralimentation.* « Commencer par « 25 gr. de poudre de viande, un œuf, un demi-litre « de lait; augmenter progressivement, jusqu'à 300 gr. « de poudre de viande, 3 litres de lait ou de bouillon, 12 œufs, en 3 repas (Debove).

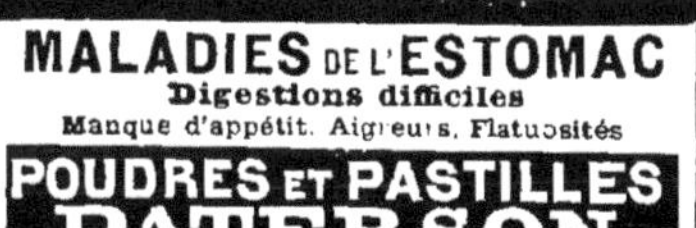

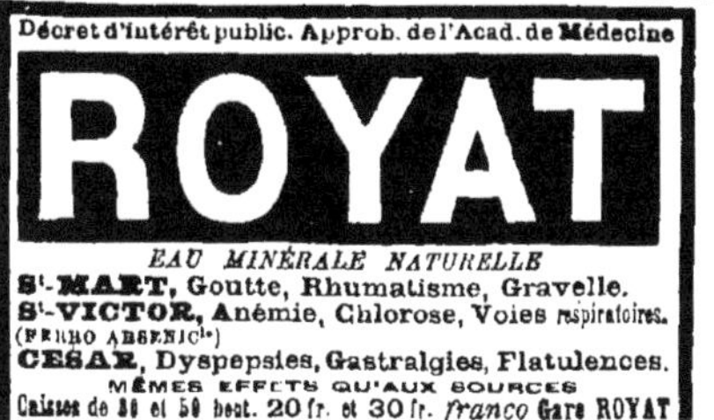

GEISSOSPERMUM LEVÉ. — Voy. Pao-pareiro.

GÉLATINE (bains de) — Voy. Bains.

GELIDIUM CORNEUM. — Substance mucilagineuse extraite d'une algue du Japon. Comme excipient, elle offre l'avantage de se rétracter lentement en exprimant les substances médicamenteuses qu'on lui a incorporées. Elle arrive ainsi à une dessication complète. On peut préparer avec la *gélosine*, des cataplasmes, des suppositoires, des pessaires, des bougies. — (Guérin, Soc. thérap., 9 juin 1886).

GELSEMIUM SEMPERVIRENS (Solanées). — Action de l'aconit : névralgies du trijumeau. Poudre de racine 0,05-0,15. Teinture X-XXV gouttes. *Gelsémine* (très toxique). Commencer par 0,001. Mydriatique.

GENÊT A BALAI (Spartium scoparium). Diurétique. — Stenhouse y a découvert deux substances; la *scoparine*, diurétique, purgative 0,15-1 gr.; la *spartéine*, tonique cardiaque, qui relève l'énergie du cœur d'une façon plus prompte et plus durable que la convallamarine et ne s'accumule pas comme la digitale (G. Sée). Sulfate de spartéine : 0,05-0,10. Scoparine : 0,15-0,80-1 gr.

GENÉVRIER (juniperus communis. Conifères). — Baies stimulantes, stomachiques, anticatarrhales (voies urinaires). Infusé 15-30/1000; huile essentielle, V gouttes. — Les *gouttes* de *Harlem*, employées quelquefois contre le rhumatisme et la goutte, ne sont peut-être que de l'huile de cade rectifiée (R. Blondel, Mat. méd.). Dose: 4 capsules de 0,20. *Genévrier cade* (J. oxycedrus) On en retire l'huile de cade, employée comme topique, contre le psoriasis, le lichen.

GENTIANE (gentiana lutea). Racine. — Amer pur, tonique, apéritif; produit, à hautes doses, de la rougeur de la face et du narcotisme. *Indication*. Dyspepsies atoniques. En macération 5-10/1000. Teinture 5-10 gr. dans du vin. Extrait 0,50 - 2 gr. Vin 30/1000. (On peut préparer le vin avec la teinture. 3-4/100).

GÉRANIUM. — Plantes aromatiques, stimulantes, astringentes.

GERMANDRÉE ou *Petit chêne* (Teucrium chamœdrys. Labiées). — Amer aromatique : dyspepsie. Infusé 20/1000.

GINGIVITE. — Enlever le tartre. Collutoires au borate de soude, à l'hydrate de chloral (chloral, alcootature de cochléaria ââ.— Pinard), chloral. Créosote de hêtre avec parties égales d'alcool et de glycérine, en applications locales. Teinture d'iode. En cas d'ulcérations, applications d'acide chromique, avec une petite palette de bois (Magitot).

GLACE — Voy. Anesthésie locale. Froid.

GLOBULAIRE (Globularia alypum). — Les feuilles sont purgatives, à la dose de 15-30 gr. La *globularétine* ou *résine de globulaire* est le principe purgatif de la plante : 0,25-0,40. Quant à la *globularine* (glucoside), elle agirait à faible dose (0,15-0,30), comme la caféine; tandis qu'à dose élevée, 0,65, elle provoque une lassitude générale.

GLUTEN. — Voy. Diabète.

GLYCÉRINE. — La glycérine pure, neutre et non acide, est la seule qu'on doive employer pour l'usage médical. Elle dissout les mêmes corps que l'eau. Toutes ces solutions portent le nom de glycérolés. En pharmacie, on emploie la glycérine comme excipient, pour remplacer l'eau, l'axonge, la vaseline. Le glycérolé d'amidon 1/14, sert d'excipient à un grand nombre de pommades La glycérine, qui est un alcool polyatomique, possède des propriétés antiseptiques et légèrement stimulantes (Jeannel), qui la font employer comme cicatrisant des plaies (métrites fongueuses du col). De plus, comme elle ne dessèche pas, on s'en sert comme émollient, agent d'imbibition (affections squameuses) et de protection contre le contact de l'air (crevasses, etc.). A l'intérieur, à la dose de 15-30 gr., on l'utilise comme laxatif (hémorroïdes) cholagogue (coliques hépatiques), édulcorant (on l'avait conseillée pour remplacer le sucre dans le diabète, mais elle n'est pas sans inconvénients), agent d'épargne (la combustion respiratoire s'exerce sur cette substance hydro-carbonée), stimulant de la nutrition. Ferrand et Tisné l'ont conseillée pour arrêter la fermentation des urines (elle s'élimine par les reins et le foie) et Shedd, contre la fièvre thyphoïde (laxatif et antiseptique). Les effets de l'intoxication glycérique, ressemblent à ceux de l'alcoolisme aigu. — Lavements (laxatifs) 15-60 gr. *Nitro-glycérine*. Voy. Nitrites.

GLYCÉROPHOSPHATES de chaux, de fer, de potasse, de soude. — Toniques et reconstituants du système nerveux : 0,20-0,40 par la voie buccale ; 0,10-0,20 en injections hypodermiques. (Voy. Phosphore.)

GLYCYRRHIZINE. — Principe sucré de la réglisse.

GOA (poudre de). — Voy. Araroba.

GOITRE EXOPHTHALMIQUE. — Quelque opinion qu'on ait sur l'étiologie du goître exophthalmique; qu'on le considère comme une névrose d'origine bulbaire, ou une intoxication thyroïdienne par fonctionnement exagéré du corps thyroïde (contrairement au myxœdème qui résulterait, au contraire, d'une insuffisance de celui-ci), on doit, avant tout, chercher à combattre l'excitabilité du système nerveux et les troubles cardio-vasculaires. **Hygiène**. Supprimer les excitants; éviter les efforts, les excès, les hautes altitudes. **Traitement interne**. Bromure de potassium, 2-4 gr. (Jaccoud). Antipyrine (Huchard). Aconit. Teinture de veratrum viride (contre les palpitations et l'hypertension vasculaire) : X à XX gouttes progressivement, pendant plusieurs mois (G Sée). Vératrine (5 milligr., matin et soir, associée à 1 centigr. d'opium brut). — Quant à la digitale, elle convient surtout dans les cas où il y a menace d'asystolie (Huchard.); elle est contre indiquée dans ceux ou la tension est exagérée (Huchard). — La duboisine, l'atropine ont l'inconvénient d'accélérer les battements du cœur; de plus, la duboisine s'accumule (Oulmont). — L'iode et les iodures sont peu recommandables (Trousseau, Jaccoud). Quant au fer, il peut provoquer des paroxysmes (Teissier et Laveran). **Traitement externe**. *Applications froides*. Vessie de glace sur le corps thyroïde et la région précordiale, pendant les paroxysmes (Dieulafoy). *Hydrothérapie*. Commencer par une douche chaude (25°) en pluie, puis terminer par la douche écossaise qui réussit souvent mieux que la douche froide. *Electricité.* M. Dieulafoy donne la préférence aux courants continus d'une intensité de 8 à 10 milliampères : appliquer d'abord les 2 rhéophores de chaque côté du cou, au niveau du ganglion cervical supérieur, puis au niveau des pneumo-gastriques ; faire séances de 8 à 10 minutes, tous les jours, pendant 1 mois environ ; suspendre ensuite pendant 8 jours, et recommencer. (Dieulafoy). M. Vigouroux préconise les courants faradiques. (Gazette des hôpitaux 1891, n° 52, page 394). **Traitement chirurgical.** — L'ablation du corps thyroïde doit être considérée comme un traitement d'exception, car, outre les hémorrhagies, elle expose à une cachexie spéciale, physique et psychique. la *cachexie strumiprive* analogue au crétinisme et qui résulte de la suppression des fonctions du corps thyroïde. Cette cachexie est d'autant plus à craindre que le sujet est plus jeune. Elle peut survenir même après une ablation partielle (A. Letienne). On a proposé de remplacer la *thyroïdectomie* par l'*exothyropexie* (Jabouley), qui consiste dans la luxation et l'exposition à l'extérieur du corps thyroïde partiellement ou en totalité, pour en provoquer l'atrophie et diminuer son activité sécrétoire. (Théorie thyroïdienne soutenue par Gauthier, Mobius.)

On a pratiqué aussi la ligature des artères thyroïdiennes.

GOMME ARABIQUE VRAIE. Retirée de l'acacia du Sénégal et de l'acacia vera. (Légum.). Emollient, béchique (protège les muqueuses contre les contacts de l'air). Elle sert d'intermède pour l'administration des substances insolubles et de base aux pâtes pectorales et à la potion gommeuse. Tisane 20/1000. *G. adraganthe.* Retirée de diverses espèces d'astragalus (Légum). Employée pour préparer les mucilages. *G. ammoniaque*, Gomme résine du peucedanum ammoniacum. (Ombellifères). Stimulant, antispasmodique, anticatarrhal (bronchites chroniques) : 1-2-4-10 gr. en émulsion. A l'extérieur : en emplâtre, comme résolutif. *G. gutte.* Gomme résine du garcinia Hamburii. (Clusiacées). Purgatif drastique violent : 0,1 à 0,4. La gomme gutte entre dans les pilules écossaises, celles de Bontius et de Morisson. Elle ne paraît pas influencer la digestion.

GOSSYPIUM HERBACEUM (Cotonnier. Malvacées). — Les graines fournissent le coton. L'écorce est un succédané de l'ergot de seigle ; elle serait même plus active. Extrait fluide, XXX à LX gouttes. — Décoction : écorce de racine 120 gr., eau 1.500 ; réduire à 500. — Dose : 60 cc. toutes les 20 ou 30 minutes, pendant l'accouchement.

GOUDRON. Goudron végétal (ou *de bois*). — Outre le phénol ou la créosote, qui jouent le rôle principal dans ses effets, le goudron renferme du toluol, du xylol, de l'acide acétique (Nothnagel et Rossbach). Son action physiologique et thérapeutique, est celle des balsamiques, surtout de la térébenthine. Il est plus astringent, à cause de la créosote et de l'acide acétique. On l'emploie : à l'extérieur, comme excitant, antiseptique (plaies), astringent, parasiticide (gale, teigne); à l'intérieur, comme anticatarrhal. Les fumigations ont joui d'une certaine vogue contre le croup. Pommade et glycéré 1/9. Intérieur, 0,25 à 4 gr. en capsules, pilules, eau de goudron. L'*huile de cade* est une sorte de goudron retirée du genévrier. **Goudron de houille** (*coaltar*). Il renferme plus d'acide phénique que le goudron de bois ; d'où, sa puissance antiseptique. On le réserve pour l'usage externe. Il peut être remplacé par l'acide phénique. Le *coaltar saponiné* (coaltar, savon, alcool à 85° āā) représente tous les principes du goudron. Cette préparation est miscible à l'eau. On l'emploie en injections (1 ou 2 cuillerées dans un verre d'eau) contre la leucorrhée.

GOUTTE. — A l'exemple de Cullen, de Sydenham, beaucoup d'auteurs considèrent l'accès de goutte comme un émonctoire qu'il faut savoir respecter (Dieulafoy), au moins au début. (Bouchard ne prescrit pas de colchique avant le 10e ou le 12e jour). En général, les partisans de l'abstention se bornent à recommander la diète, les boissons diurétiques, abondantes (reine des prés, stigmate de maïs, pariétaire, chiendent), le carbonate de lithine 1 à 2 gr. 50 (G. Lemoine), le chloral. Jaccoud ne conseille l'intervention que si la douleur est très vive ou la crise prolongée ; Dieulafoy, si la goutte se jette sur les organes (goutte viscérale). — Lecorché, G. Sée sont partisans de l'intervention à condition que les reins soient sains, car les accidents connus sous le nom de *goutte remontée*, ne sont que des accidents urémiques (Dujardin-Beaumetz). Le remède par excellence est le *colchique* ; aussi, entre-t-il dans la plupart des préparations contre la goutte. Il convient surtout dans la goutte aiguë, chez les individus jeunes et robustes. L'explication de son efficacité est encore à trouver. D'après Garrod, Charcot, il faut, pour obtenir les effets utiles du colchique, éviter la diarrhée. On commence par des doses relativement fortes, 2-1 gr. de vin, XV-XX gouttes de teinture en 3 ou 4 fois ; puis, la sédation obtenue, on diminue de façon à soutenir l'effet pendant quelques jours. Trop longtemps continué, il déprimerait, par ses effets purgatifs, entraînerait l'asthénie et favoriserait la persistance des engorgements devenus atoniques (Gubler). Le *salicylate de soude* (G. Sée) produirait peu d'effets, d'après Lécorché, Bouloumié, etc., lorsqu'on le donne au moment des attaques. En tous cas, il ne faut l'administrer, de même que le salicylate de lithine, 2-4 gr. (Vulpian), l'antipyrine et les autres analgésiques antithermiques, que si le rein est intact. Le *sulfate de quinine* a été préconisé à cause de la forme intermittente des accès et de la fièvre vespérale, qui accompagne souvent la crise ; il peut rendre des services dans les exacerbations de l'état chronique (Charcot).

Pour diminuer les douleurs, on associe souvent au colchique les narcotiques, les gouttes noires anglaises, l'*alcoolature d'aconit*. Les opiacés ont l'inconvénient de ralentir les sécrétions et d'occasionner des accidents urémiques, si le rein est malade (Charcot). Quant aux purgatifs, on ne les prescrira que pour entretenir la liberté du ventre (lavements) et surtout en cas d'accidents congestifs. On aura recours, dans ces cas, à des purgatifs salins légers. Au moins pendant les premiers jours, le malade ne prendra que du lait ou un peu de bouillon dégraissé dans lequel on pourra délayer des œufs. *Traitement local.* En général, on doit se borner à envelopper l'articulation avec de l'ouate et du taffetas gommé ; cependant, quand les localisations sont très douloureuses, on peut prescrire des embrocations avec le baume tranquille ou l'huile de jusquiame chloroformée. **Traitement dans l'intervalle des accès.** Au moment des attaques, le *salicylate de soude* diminue à peine la douleur, mais en revanche, administré de temps à autre, en dehors de celles-ci, il peut débarrasser le sang de l'excès d'acide urique, prévenir les crises et favoriser la résorption des tophi. Les *alcalins*, sous toutes leurs formes, ne seront prescrits que dans la goutte aiguë, chez les sujets vigoureux, ou dans la goutte chronique s'il y a dyspepsie (Charcot). Aux goutteux atteints de gravelle, on prescrit de préférence le citrate 1,20-1,80 (dans de l'eau gazeuse), le carbonate 0,25-0,60 ou le benzoate de *lithine* 3 gr. (G. Lemoine), vantés par Garrod ; aux goutteux rhumatisants, le salicylate de lithine ; à ceux qui présentent de l'artérite ou des troubles cardiaques, l'iodure de lithine 1 gr. Ebstein, Vogt, Lépine, Dujardin-Beaumetz, Bardet ont essayé la pipérazidine comme solubilisant de l'acide urique (0,50-1 gr. dans de l'eau). Les cures de *petit lait* peuvent rendre des services (Jaccoud).

Goutte chronique. — La goutte finit par amener l'asthénie. Il faut, dans l'intervalle des poussées articulaires, combattre celle-ci par une médication tonique, le fer, le quinquina, les amers, si on ne veut voir s'éterniser la douleur et apparaître les accidents décrits sous le nom de goutte remontée. — Dans la goutte atonique, Huchard conseille : 1° la suppression de tous les remèdes antigoutteux ; 2° un régime fortifiant ; 3° le massage ; 4° en cas d'œdème, les courants continus (pôle + sur la colonne vertébrale, pôle — sur les membres). — Les fomentations et les douches chaudes, les bains à l'étuve sèche, les bains térébenthinés, outre le massage, ont été préconisés contre les déformations articulaires.

L'iodure de potassium 0,25-0,50, celui de lithium (Bouchard), le salicylate de soude (Lécorché) sont quelquefois prescrits contre les concrétions. Celles qui sont demi-liquides peuvent être évacuées, mais cependant cette opération est rarement pratiquée. *Traitement thermal.* Conseiller : Vichy aux sanguins et aux diabétiques ; Royat, Contrexéville, Evian, Martigny, Sermaize, aux anémiques ; Plombières, Néris, Gastein et les eaux à thermalité élevée, aux malades qui souffrent de névralgies et de myalgies. Ces dernières eaux, de même qu'Aix-les-bains, Barèges, Luchon, conviennent aussi dans les cas de déformations articulaires.

Traitement hygiénique. — La cause de la goutte étant un excès d'acide urique dans le sang, excès qui dépend lui-même d'une combustion incomplète de matières azotées, soit par suite du genre de vie, soit par disposition héréditaire, le traitement préventif peut se résumer en deux mots : *tempérance* et *exercice* (modéré). Le régime alimentaire doit être plutôt végétal qu'animal. Il faut s'abstenir des viandes fumées ou salées, de gibier, d'aliments gras, de poissons de mer, de fruits acides ; préférer les légumes frais, à l'exception toutefois de l'oseille, des tomates de l'oignon, etc. L'eau est la meilleure boisson pour le goutteux non affaibli. On pourra cependant, permettre les vins peu alcooliques et jeunes, surtout les vins blancs, les bières légères (diurétiques). On interdira les vins vieux, les alcools. On recommandera, en outre : d'éviter les fatigues intellectuelles; d'habiter un pays chaud; de veiller avec soin à l'hygiène de la peau (bains chauds très courts, frictions, massage et même hydrothérapie avec prudence, chez les sujets jeunes et vigoureux).

GOUTTES *amères de Baumé.* — Voy. Fève de Saint-Ignace. *G. blanches.* Voy. Gastralgie. *G. de Harlem.* Voy. Genévrier. *G. Japonaises* (essence de menthe du Japon). Propriétés calmantes : migraine, névralgies. Voy. Menthol.

GRANULES. — Cette forme est très employée pour l'administration des médicaments actifs : aconitine, arsenic, digitaline.

GRAVELLE. — Voy. Lithiase.

GRENADIER (Punica granatum). — L'écorce est un très bon tænifuge, qui le cède tout au plus au

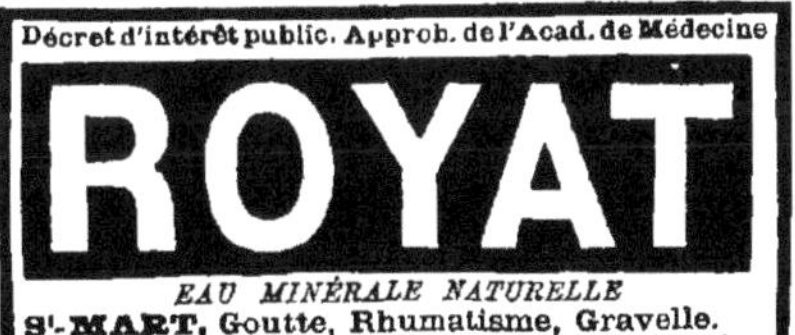

Kousso. On doit, autant que possible, employer la racine fraîche de grenadier sauvage. Le principe actif est la *pelletiérine.* Voy. Tænias.

GRINDELIA ROBUSTA (Composées). — Hypnotique (Buffinton). Ses propriétés sédatives sont utilisées contre l'asthme, la coqueluche. Extrait fluide 0,50-5 gr. Extrait alcoolique 0,20-0,40. Teinture à 1/5 : X-XX gouttes.

GRIPPE OU INFLUENZA. *Forme pulmonaire* (catarrhale). C'est la plus commune. — Le traitement est celui de la bronchite aiguë : tisanes sudorifiques, alcoolature d'aconit X à XX gouttes. On prescrit très peu les expectorants (antimoniaux, ipéca), parce qu'ils augmentent la dépression, qui est caractéristique de toute grippe, quelle que soit sa forme. La quinine à petite dose 0,50-1 gr., peut-être utile contre l'état infectieux. En cas de congestion pulmonaire avec crachats sanguinolents. G. Lemoine recommande l'ergotine, 0,50. — Pour le traitement local, on préférera les ventouses, les sinapismes, le coton iodé, les pédiluves, aux vésicatoires, qui irritent le rein et diminuent l'élimination des toxines, si nécessaire dans une maladie infectieuse. La broncho pneumonie la pneumonie sont des complications fréquentes de la grippe. La pneumonie-grippale est caractérisée par une sorte de paralysie des pneumo-gastriques (Huchard); aussi, faut-il soutenir cet organe : poudre de feuilles de digitale; digitaline XXX-L gouttes (pendant un jour seulement) d'une solution à 1/1000 de digitaline cristallisée (Huchard); alcool, caféine, kola, sulfate de strychnine (2-3 milligr.). Injections d'éther. *Forme cardiaque* : variations brusques du rythme du cœur, menaces de syncope; souvent, congestion pulmonaire. Le traitement est celui de la pneumonie grippale, car dans les 2 cas, c'est le cœur qui est en jeu (Lemoine) : digitale, injections d'éther, de caféine, de sulfate de strychnine (1 3 milligr.), d'huile camphrée, à 10/100 (2 à 4 seringues de Pravaz, par jour); thé, café, alcool. Ventouses sèches. Inhalations sèches. Inhalations d'oxygène contre la dyspnée.

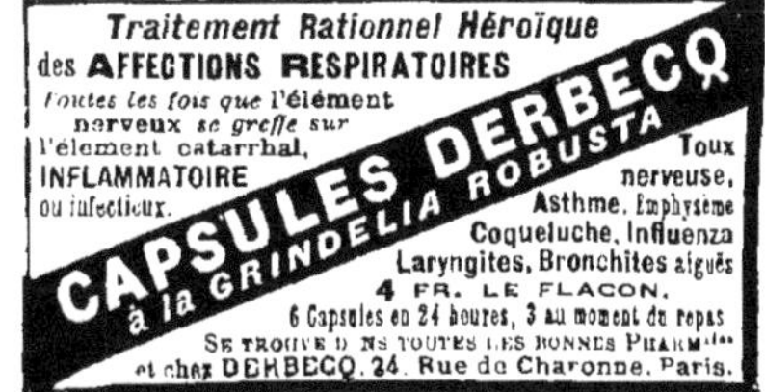

Forme nerveuse. Contre la douleur et la fièvre : antipyrine 1-2 gr.; hypnal 1-3 gr. (Bardet); phénédine (ou phénacétine) 0,50 (Charcot); exalgine 0,25-0,50; sulfate ou bromhydrate de quinine 0,50-1 gr. Contre l'agitation : bromure de potassium 2-4 gr. Contre l'insomnie : uréthane 3 ou 4 gr. en potion (Huchard); somnal 2-4 gr. en 2 cachets (Radlauer). Contre l'adynamie : alcool (thé au rhum, grogs, champagne), caféine, sulfate de strychnine, 1-2 et même jusqu'à 6 milligr. (Legendre); injections d'éther. *Forme gastro-intestinale.* C'est la moins grave. Débuter par un purgatif; (ipéca 1,50). Contre les vomissements : potion de Rivière, eau de seltz, champagne. En cas de diarrhée profuse : salicylate de bismuth 2-4 gr., acide lactique 2,50. Antisepsie intestinale : benzonaphtol 2-3 gr.; salol, bétol, salicylate de bismuth, etc. (solution boriquée, solution d'acide thymique à 1/100). L'antisepsie bucco-pharyngienne est utile aussi pour prévenir certaines complications, l'angine, l'otite, etc. *Convalescence.* Toniques, alcool, quinquina, kola, coca. Eaux ferrugineuses : Pardina, etc.

GRUAUX. — Semences décortiquées des céréales. Analeptiques, émollients.

GUACHAMACA (Guachamaca toxifera. Apocynées). — Violent poison, qui agit comme le curare.

GUACO. — Le véritable guaco employé comme alexitère, contre la morsure des serpents, la rage, le choléra, le rhumatisme, la syphilis, est le *Mikania guaco* (Composées, Eupatoriées, Amérique-S.). Le guaco n'agirait que comme d'autres plantes aromatiques, stimulantes, diaphorétiques. Infusé 20/1000. Teinture 2-4 gr. Extrait fluide 1-3 gr.

GUARANA. — Espèce de pâte composée de cacao, de fécule et surtout d'extrait de graines du paullinia sorbilis (Sapindacées, Uruguay). Le paullinia, outre du tannin libre, renferme environ 5 0/0 de tannate de caféine (guararine) et une huile volatile. Il possède des propriétés amères, astringentes, stimulantes, eupeptiques, diurétiques. On prescrit le guarana contre la diarrhée, la dyspepsie atonique, la débilité mais surtout contre la migraine (caféine). Poudre 0,50-4 gr. Extrait 0,50 centigr.

GUARERA TRICHILIOIDES. — Ecorce. Emétique et purgatif.

GUAYCURU. — Voy. Statice.

GUIMAUVE (Althœa offic. Malvacées). — Emollient. Infusion 20/1000. Voy. Emollients.

GULANCHA (Chasmantera cordifolia-Inde). — Tonique, antipériodique.

GURJUN (baume de) gurpin oil, vood-oil. — Succédané du copahu, moins répugnant et mieux toléré : 4 gr. en capsules ou en émulsion avec de la gomme. Chez la femme, il faut l'employer, comme topique, sur des tampons (Vidal).

GUTTA PERCHA. — Suc ou latex concrété du dichopsis gutta et d'autres arbres de la famille des Sapotacées. Singapore, Malaisie. Comme on peut, à volonté, la ramollir (en la trempant dans l'eau à 50 ou à 60°), on s'en sert surtout pour confectionner des appareils de fractures ou des appareils orthopédiques. En feuilles minces, elle est, à cause de son imperméabilité, employée pour les pansements humides et le traitement des affections prurigineuses. Dissoute dans le chloroforme (1 : 6 ou 12), elle constitue la traumaticine. — Voy. ce mot.

GYMNASTIQUE. — On donne le nom de gymnastique à une série de mouvements, dont l'exécution est soumise à des règles méthodiques, en vue de produire dans l'organisme vivant des modifications déterminées. Ces modifications sont de divers ordres, aussi, y a-t-il plusieurs sortes de gymnastique. Au point de vue du but qu'on se propose dans l'emploi méthodique des mouvements, il faut distinguer : 1° la gymnastique *éducative* ou *éducation physique*, qui a pour but de développer et de perfectionner les aptitudes corporelles de l'être humain, en augmentant la force musculaire, l'adresse et la résistance à la fatigue ; 2° la gymnastique *hygiénique*, qui vise à maintenir l'homme en état de santé, en assurant à tous ses organes un fonctionnement régulier, d'où résulte un équilibre plus parfait des fonctions vitales et une plus grande résistance aux maladies; 3° enfin, la gymnastique *médicale* qui a pour objet d'appliquer le mouvement comme agent thérapeutique en vue de guérir ou d'améliorer certaines maladies.

On comprend que les moyens à mettre en œuvre, c'est-à-dire les méthodes d'exercice à employer, devront varier suivant le but à atteindre.

Il existe, à notre époque, deux grands systèmes de gymnastique, auxquels l'éducateur, l'hygiéniste et le médecin peuvent emprunter leurs moyens d'action : la *gymnastique française* et la *gymnastique suédoise* qui ont chacune leurs avantages et leurs desiderata et dont la fusion formerait une méthode absolument complète.

La **Gymnastique française** ne comprend que des exercices actifs; elle en a de deux ordres : des exercices *du plancher* et des exercices *aux appareils.* — Les **exercices du plancher** sont ainsi nommés parce qu'ils s'exécutent sans que les pieds quittent le sol; on les appelle aussi *exercices d'ensemble* parce qu'ils s'exécutent d'ordinaire par un groupe de gymnastes, au commandement d'un moniteur. Ces exercices consistent dans des mouvements méthodiques de chaque membre et de chaque segment de membre, de la tête, du tronc, et du bassin, mouvements qui ont pour objet de mettre successivement en action tous les groupes musculaires du corps et de faire jouer, à tour de rôle, toutes les articulations. On augmente l'effort musculaire en exécutant ces mouvements par « à coup » et en raidissant les membres déplacés, ce qui nécessite l'entrée en jeu des muscles antagonistes. Les mouvements du plancher s'exécutent encore à l'aide de divers appareils portatifs tels que des *haltères*, des *barres à sphères*, des *massues*, etc., ce qui augmente, naturellement, le travail des muscles. — Les **exercices aux appareils** s'exécutent à l'aide de divers engins fixes, dont les principaux sont : le *trapèze*, la *barre allemande* ou *reck*, les *anneaux*, la *corde lisse*, les *barres parallèles*, les *échelles horizontales* ou *obliques*. Tous ces engins, qu'il serait oiseux de décrire, servent à faire prendre au corps deux attitudes fondamentales qui sont le point de départ de tous les mouvements exécutés aux appareils: l'attitude de *suspension* et l'attitude d'*appui*. Dans ces deux attitudes, le corps a quitté le sol et le poids en est supporté, non par les jambes, mais par les bras; mais dans l'attitude de *suspension* le centre de gravité se trouve au-dessous des poignets, et dans l'attitude de *soutien*, il est au-dessus. Les principaux mouvements aux appareils sont : le *rétablissement* où le corps passe de la position de suspension à la position de soutien en s'élevant au-dessus d'une barre sans l'aide des jambes, la *culbute* et le *renversement*, où le corps décrit une révolution complète autour d'un bâton horizontal (trapèze) ou autour d'une ligne horizontale fictive (anneaux). Citons encore l'acte de progresser horizontalement à la force des poignets, le long des deux barres parallèles, l'acte de s'élever verticalement à l'aide des mains seules le long d'une corde lisse, d'une perche, d'une échelle, etc. Le propre de tous ces mouvements, c'est d'être plus forts et plus difficile que les actes musculaires naturels. C'est là la caractéristique de notre gymnastique « aux appareils », c'est son avantage et parfois aussi son inconvénient : elle tend à développer la force jusqu'à cette limite extrême qui constitue l'*athlétisme* et l'adresse, jusqu'à ce point de raffinement qu'on a appelé l'*acrobatisme*. Ces tendances la rendent excellente pour l'éducation physique des militaires, des jeunes gens déjà grands, en un mot des sujets déjà forts, mais impossible pour les sujets très débilités ou très âgés et surtout pour les malades.

La **gymnastique suédoise** est un vaste système de mouvements, institué par Ling et qui se divise en 3 parties : la gymnastique *pédagogique*, la gymnastique *militaire* et la gymnastique *médicale*. — La **gymnastique pédagogique** ressemble au premier abord à la gymnastique française, mais en diffère absolument par la douceur et la facilité de ses mouvements. Elle comprend, comme la nôtre, des exercices « du plancher » et des exercices « aux appareils »; mais les uns et les autres visent l'assouplissement des articulations, l'harmonie du développement des muscles, le perfectionnement des attitudes du corps, plutôt que l'augmentation athlétique de la force musculaire et la perfection raffinée de l'adresse dans les mouvements. Les exercices « du plancher » s'exécutent sans raidir les membres et en recherchant plutôt l'amplitude que l'énergie du mouvement; ils sont conçus dans un esprit plus scientifique que les nôtres et visent surtout les muscles utiles aux grandes fonctions vitales, les muscles abdominaux, les muscles thoraciques, etc. Les exercices « aux appareils » sont toujours d'une grande simplicité. Les engins à l'aide desquels on les exécute, sont : la *bomme*, large barre horizontale, l'*espalier*, système de barreaux parallèles accolés au mur; il faut y ajouter des *perches* et des *cordes verticales* auxquelles on grimpe en combinant le travail des jambes avec celui des bras, d'où diminution de l'effort musculaire. Les exercices aux appareils sont si simples que, dans les écoles primaires suédoises, on utilise le mobilier scolaire, tables et bancs, pour les exécuter. La gymnastique pédagogique suédoise comprend des mouvements tellement nombreux et dans lesquels l'énergie de l'effort musculaire est gradué suivant une progression si méthodique, qu'on peut y trouver des exercices, aussi bien pour les plus faibles que pour les plus forts. Elle se prête admirablement à l'éducation physique des filles. Beaucoup des mouvements de la gymnastique pédagogique sont, du reste, applicables aux malades.

La **gymnastique militaire** des Suédois ne diffère pas de la gymnastique pédagogique, sauf qu'elle comprend des exercices spéciaux de maniement d'armes: escrime au sabre, à la baïonnette, au fleuret.

La **gymnastique médicale** représente la partie la plus originale du système suédois. Elle utilise un

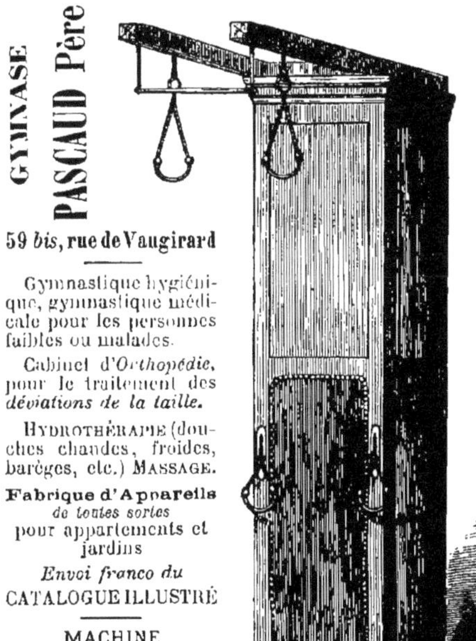

grand nombre des mouvements qui font partie de la gymnastique pédagogique et, en plus, une série d'autres exercices spéciaux et des plus caractéristiques, les *exercices « à deux »*, dans lesquels un aide, appelé par les Suédois « gymnaste », intervient pour provoquer, régler et doser le mouvement. Les exercices à deux se divisent en exercices *actifs* et exercices *passifs*. Dans les exercices *actifs*, le rôle de l'aide est d'opposer au mouvement qu'exécute le malade une certaine résistance que le malade doit vaincre. En graduant bien cette résistance, il est facile de régler l'intensité de l'effort musculaire demandé suivant les cas et les sujets. Dans les exercices à deux, tantôt le malade est *agissant*, le gymnaste faisant résistance; tantôt il est *opposant*, c'est-à-dire qu'il fait résistance au mouvement que le gymnaste imprime au corps ou aux membres. Les *exercices passifs* consistent dans des mouvements que l'aide « communique » au patient et que celui-ci subit sans faire aucun effort pour résister. Ces exercices, où tout effort musculaire est supprimé, représentent une sorte d'atténuation de la médication par le mouvement. Les Suédois rangent dans la catégorie de l'exercice passif les manœuvres du *massage*. (Voy. Massage) dont l'étude, à l'école de Stockholm, n'est pas séparée de celle de la gymnastique.

Gymnastique mécanique. Un Suédois, le Dr Zander, a imaginé de remplacer le gymnaste, qui joue un si grand rôle dans la gymnastique suédoise, par un moteur mécanique Il a créé deux sortes de machines, les unes destinées à exercer *activement* les muscles, les autres, à imprimer des mouvements variés au corps qui les subit passivement. Il s'est ainsi créé en Suède à côté de la gymnastique *manuelle*, qui emploie la main d'un aide, une gymnastique *mécanique* dans laquelle la science de l'aide est superflue. Les machines pour l'exercice *actif* consistent essentiellement dans un contre-poids auquel on imprime un mouvement de soulèvement, à l'aide d'une poignée, d'une pédale, d'un dossier, etc., suivant la partie du corps où l'on veut provoquer un effort musculaire. On fait varier l'intensité de l'effort en déplaçant le contrepoids le long d'une règle graduée, de façon à augmenter ou à diminuer à volonté le bras du levier actionné par le malade. Pour mettre en jeu ces machines, le malade est tantôt debout, tantôt assis, tantôt couché ; un système de courroie est disposé de façon a immobiliser les parties qui ne doivent pas prendre part à l'exercice et à localiser l'effort dans le groupe de muscles voulus. Les machines qui doivent provoquer des mouvements *passifs* sont actionnées par la vapeur. La forme en est extrêmement variée et calculée de telle façon qu'on peut en obtenir tous les mouvements passifs qu'un aide saurait communiquer au corps ou aux membres. Les machines de Zander permettent même, en plus, des mouvements de totalité du corps qui imitent, soit les secousses du trot dans l'équitation, soit la trépidation de la voiture (chariot trépidant). Enfin, les machines à mouvement passif peuvent donner aussi, à l'aide de dispositifs divers, les formes les plus variées du massage. (Voy. Massage.)

La gymnastique suédoise est la base de tous les systèmes de cure par le mouvement, qui existent en Europe et en Amérique. La gymnastique médicale *allemande*, dont on parle quelquefois comme d'un système particulier, n'est qu'une importation des méthodes suédoises. Quant à la gymnastique pédagogique et militaire des Allemands, elle est absolument identique à la nôtre et constitue un système d'éducation physique à tendance athlétique, qui n'est nullement applicable aux malades ni aux sujets très affaiblis. Beaucoup de perfectionnements et surtout de simplifications ont été tentées par divers inventeurs, dans le but de remplacer les machines suédoises de Zander, par des appareils moins coûteux. Nycander a construit des appareils très simples où la résistance opposée à l'effort musculaire est obtenue par le frottement d'une roue contre un frein dont on fait, à volonté, varier la pression. Pichery a imaginé, sous le nom de *gymnastique de l'opposant*, un système de ressorts de puissance graduée, sur lesquels on peut tirer dans divers sens, et dont la force élastique oppose à l'effort de traction, une résistance analogue à celle de l'aide suédois. D'autres ont imaginé de faire cette « opposition » avec des cordons de caoutchouc, avec des poids suspendus à des cordes et dont un jeu de poulies permet de diriger la résistance dans tel ou tel sens, mais ce sont là des procédés plus recommandables pour leur commodité que pour la régularité de leurs effets. Enfin, sous le nom de *gymnastique de chambre*, l'Allemand Schreber a imaginé de grouper un certain nombre de mouvements empruntés aux exercices « du plancher » de la gymnastique française et de la gymnastique suédoise et qui peuvent s'exécuter dans un très petit appartement, quelques-uns même au lit. Cette méthode est un utile palliatif à l'insuffisance d'exercice qu'entraînent les professions sédentaires.

L'utilité de la gymnastique au point de vue pédagogique et au point de vue hygiénique, est trop universellement reconnue pour qu'il soit nécessaire d'y insister, mais l'emploi méthodique du mouvement au traitement des maladies, quoique très répandu en Suède et en Allemagne, était à peu près inconnu en France avant le dernier livre du Dr Fernand Lagrange, la *Médication par l'exercice*. La gymnastique, sous ses diverses formes, peut rendre pourtant d'immenses services dans les maladies de la nutrition (obésité, goutte, gravelle, diabète), dans les affections des voies digestives, du système nerveux, des muscles, des articulations; dans les déviations de la taille et des membres, etc.. L'application la plus intéressante de cette médication à la thérapeutique est, sans contredit, celle qu'on en fait si communément en Suède et si rarement en France aux maladies du cœur et à tous les troubles de la circulation du sang.

GYNOCARDIQUE (acide). — Voy. Chaulmoogra.

HABZELIA ŒTHIOPICA (Anonacées). — Tige. Stimulant des muqueuses.

HACHISCH ou **HASCHICH**. — Voy. Chanvre indien.

HAMAMELIS VIRGINICA (Saxifragées. Amérique N.). — Ecorce et feuilles. — Astringent hémostatique, sédatif, décongestif par l'intermédiaire des centres nerveux (système vaso-moteur). L'hamamélis diminuerait les stases, les congestions, les varices, les hémorroïdes, les hémorragies, les sécrétions exagérées. Ses effets ne devraient pas être attribués uniquement aux principes tanniques (tannin, acide gallique), mais aussi, en partie, à une huile essentielle. L'hamamélis est contre-indiqué chez les déprimés (lorsque le pouls est lent, faible, intermittent). Décoction : 50-80 gr. pour 100 gr. d'eau ; un verre par jour, Extrait fluide 5-15 gr. Teinture à 1/5 : 2-5 gr. Cette dernière s'emploie aussi en injections vaginales, 2-3/1000 (leucorrhée), gargarismes (X gouttes pour 250 gr. d'eau), pommade 1/10 (hémorrhoïdes).

HEDWIGIA BALSAMIFERA (Térébinthacées. — Antilles). — Antithermique et poison curarisant (Gaucher, Combemale et Marestang).

HÉLÉNINE.— Camphre d'aunée. Voy. Aunée.

HÉLIANTE (heliantus annuus-Soleil. Composées).— Fébrifuge (Karatschkoff).

HÉLIOTROPE. — Fillatof affirme que l'héliotrope pourrait remplacer la quinine. Il recommande la macération des tiges et des feuilles, dans de l'eau-de-vie.

HELMINTES. — Dans l'état actuel de la thérapeutique, nous n'avons pas de médicaments efficaces contre la douve du foie, le strongle des reins, la trichine des muscles, etc., aussi, quoique les helmintes n'habitent pas tous le tube digestif, on ne désigne sous le nom d'anthelmintiques, que les agents employés contre les entozoaires (vers) intestinaux. — Les anthelmintiques qu'on oppose aux tænias sont les *tænifuges* : grenadier, kousso, fougère mâle, graine de courge, etc ; ceux qui expulsent ou tuent les ascarides lombricoïdes, les oxyures, le tricocéphale, sont les *vermifuges* : semen contra, santonine, térébenthine, mercuriaux, huile de ricin, etc. — Voy. Tænias, Ascarides lombricoïdes, Oxyures.

HÉMATÉMÈSE. — Voy. Ulcère de l'estomac.

HÉMATOTHORAX. — Épanchement sanguin dans la cavité pleurale. L'intensité de la dyspnée peut nécessiter la ponction, ou même l'incision évacuatrice.

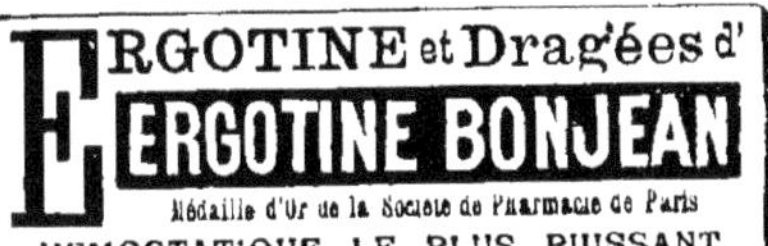

HÉMATURIE. — **Traitement de la cause** : maladies des voies urinaires, pyrexies, fièvre intermittente, scorbut, maladie de Wehrloff. Conseiller aux calculeux, le repos au lit. **Traitement du symptôme**. *Traitement interne*. Seigle ergoté, ergotine, ergotinine, teinture d'hamamelis, essence de térébenthine (Guyon), eau de Rabel, perchlorure de fer, tannin 0,20-0,50, en pilules d'Helvétius, 1 à 6, acides. En cas de ténesme vésical : opium, chloral, pour faire cesser les contractions de la vessie. Combattre la constipation. — *Traitement externe*. Lavements chauds (peu efficaces); glace sur l'hypogastre, les reins ou dans le rectum. Le cathétérisme, explorateur, au cours même d'une hématurie vésicale, est dangereux. Les injections astringentes sont contre-indiquées quand le sang séjourne en quantité notable dans la vessie, car elles peuvent le coaguler et rendre son évacuation très difficile. Guyon engage à faire, après la crise, une exploration de la vessie. Pour retirer les caillots, il faudra, s'ils obstruent la sonde, les fragmenter, les délayer par un lavage fait avec douceur, puis, les aspirer, à l'aide d'une seringue et d'une sonde. La taille hypogastrique constitue une ressource extrême.

HÉMIPLÉGIE. — Traitement de la cause, lorsque celle-ci est accessible à la thérapeutique (hystérie, syphilis cérébrale). Dans les autres cas, le traitement ne pourra être que palliatif. Voy. **Hémorragie cérébrale**.

HÉMOGLOBINE. — Matière albumino-ferrugineuse, à laquelle le globule sanguin doit sa coloration (le sang serait en quelque sorte une solution à 1/8 d'hémoglobine). Elle a été proposée comme moyen de fournir du fer à l'organisme. Plusieurs spécialités sont à base d'hémoglobine.

HÉMOPTYSIE. — Voy. Tuberculose.

HÉMORRAGIES. — Outre l'emploi des moyens **hémostatiques** (Voy. ce mot), il faudra combattre la cause des hémorragies : traumatismes, lésions cardiaques et vasculaires, maladies du foie, de l'intestin, du poumon, des reins, de l'utérus (puerpéralité, métrite), etc., intoxication, altérations du sang (fièvre jaune, typhus, variole, rougeole, septicémies). Voy. Apoplexie, Epistaxis, Fièvre typhoïde, Hématémèse, Hématurie, Hémoptysie, Métrorrhagie, Paludisme, etc.

— On remédiera en outre aux conséquences des hémorragies. Voy. Anémie.

HÉMORRAGIE CÉRÉBRALE. — **Traitement de l'attaque.** — *Méthode expectante* (Trousseau, Hammond). Très en faveur aujourd'hui. *Emissions sanguines.* — La saignée peut être utile dans les cas de pléthore, lorsque le pouls est bondissant et plein (Hammond) et le mouvement congestif très prononcé (Trousseau) : elle combat l'hypérémie céphalique, diminue la pression intra-cranienne (dont l'accroissement anormal est une des causes de la névrolysie ou paralysie des éléments nerveux) et active la résorption (Jaccoud, Grasset, Dieulafoy). Elle est contre-indiquée dans les apoplexies foudroyantes avec résolution générale, pouls irrégulier et petit, refroidissement, anémie, affection du cœur, et lorsque l'âge est avancé.

D'après Teissier et Laveran, l'application de sangsues aux apophyses mastoïdes, doit être préférée dans la plupart des cas. Les sangsues doivent être en assez grand nombre, sans quoi elles produiraient un effet attractif.

Dans les cas de collapsus apoplectique sans hypérémie cérébrale, chez les sujets débilités qui présentent une impulsion cardiaque languissante, il faut chercher à réveiller l'excitabilité cérébrale, au moyen des excitants cutanés et des stimulants (thé, café, éther, liqueur d'Hoffmann, liqueur ammoniacale anisée, infusion d'arnica 5 10/150) pour réagir contre l'ictus consécutif à l'irruption du sang dans la masse cérébrale où il suspend plus ou moins l'incitation nerveuse vitale. — L'*ergotine* a été préconisée comme hémostatique anticongestif et pour soutenir l'action du cœur lorsque celle-ci est faible. **Traitement après l'attaque.** Si la congestion et les phénomènes inflammatoires, consécutifs à l'hémorrhagie, sont manifestes (l'encéphalite survient rarement) on a, outre les *émissions sanguines locales* (Dujardin-Beaumetz, Jaccoud), recours aux *applications froides*, sur le front (compresses, vessie pleine d'eau glacée) aux *révulsifs* (ventouses en grand nombre sur le thorax, l'abdomen, sinapismes aux extrémités), aux *purgatifs* (lavements avec : séné 10 gr., sulfate de soude 20 gr. — ou sel de cuisine 30 gr. — ou miel de mercuriale 50 gr.). Si le malade est agité, sans sommeil, on prescrit le *bromure de potassium*. — Il faut, en outre, recommander une chambre bien aérée, fraîche et silencieuse ; élever la tête sur un oreiller de crin ; vider la vessie, en cas de rétention d'urine.

Lorsque le mouvement reparaît dans un membre paralysé, le malade doit chercher à mouvoir celui-ci, pour prévenir l'atrophie. Vers le troisième mois de la période paralytique on prescrit des *frictions excitantes*, avec l'alcool, le baume de Fioraventi, la teinture d'arnica, le baume opodeldoch, le liniment ammoniacal. Ces frictions ont au moins l'avantage de faire prendre patience au malade (Jaccoud). Plus tard, quand la réparation est accomplie, l'*électricité* peut être essayée avec précaution. Généralement on ne doit pas l'employer avant le 6e ou 7e mois (Grasset). On se servira des courants à intermittences rares, en ayant soin de rapprocher les électrodes de manière à limiter l'action et électriser séparément les muscles paralysés. Les séances doivent être courtes. S'il y a des contractures, on s'abstiendra, ou on dirigera le courant sur les antagonistes des muscles contracturés (Grasset). D'après Onimus, les courants continus galvaniques ne présentent pas les dangers des courants interrompus (faradiques) et pourraient être employés bien avant ceux-ci. L'électricité a principalement pour objet de sauvegarder le processus nutritif (Jaccoud).

A peu près à la même époque, les eaux minérales chlorurées sodiques (Balaruc, Bourbonne) pourront être conseillées ; elles agissent surtout par leur thermalité. — La *strychnine*, 1 milligr., 3 fois par jour (Hammond), peut produire une congestion de l'axe cérébro-spinal, congestion toujours nuisible lorsqu'il s'agit d'apoplexie sanguine. L'électricité est préférable (Dujardin-Beaumetz). Le *phosphore* et le phosphure de zinc ne valent pas l'électricité. **Prophylaxie.** Grande sobriété (viandes blanches, légumes verts), éviter les efforts, les fatigues, les refroidissements, la constipation (aloès qui congestionne le rectum), séjour à la campagne. Eaux alcalines. Dans certains cas : bromure de potassium, aconit, arsenic (qui diminuent la congestion encéphalique). S'il existe de l'obésité : traitement approprié.

HÉMORROIDES. — Traiter les causes : maladies du foie, etc. Régime frugal, vie active, éviter la constipation (lavements, huile de ricin, fleur de soufre, seule ou associée à la crème de tartre, magnésie), lotions froides matin et soir. *Congestion intense.* Repos horizontal, lavements froids ou avec de l'eau à 40° (répétés plusieurs fois par jour). Grands bains, cataplasmes, applications de sangsues (à côté des tumeurs) suivies de lavages à l'eau boriquée ou phéniquée. *Douleur.* Suppositoires avec : cocaïne et extrait de belladone àà 5 centigr. (Chaput) ; ou chrysarobine 0,40, iodoforme 0,10, extrait de belladone 0,05, extrait de cacao 20 gr., pour 5 suppositoires (Unna). Pommade avec : vaseline 20 gr., chlorhydrate de cocaïne 0,15, tannin 1 gr., extrait de ratanhia 0,50, extrait de belladone 0,10. Contre *Hémorrhagie*. Lavements froids additionnés d'eau de Pagliari, de perchlorure de fer 1-2/500 gr. ou d'alun 5/100. Introduction dans l'anus de glaçons enveloppés de baudruche ou de bourdonnets saupoudrés d'antipyrine (hémostatique). Cautérisation au nitrate d'argent. Pommade et suppositoires astringents (alun, tannin, extrait de ratanhia) A l'intérieur : capsicum annum (Vidal) hamamelis. *Etranglement*. Vessie de glace. Taxis. **Traitement chirurgical**. Dilatation du sphincter. S'il existe une tumeur hémorroïdaire, excision avec le bistouri, après avoir dilaté l'anus et fait, avec l'aiguille de Reverdin, une série de ligatures en chaîne, à la base de la tumeur (Chaput). Quelquefois, il est nécessaire de rappeler le flux hémorroïdal tari : bains de siège chauds ; sangsues, au périnée ; suppositoires avec aloès 0,50, ou émétique 0,05.

HÉMOSTATIQUES. — Moyens employés contre les hémorrhagies. *Hémostatiques généraux*. Repos, ergot, ergotine, gossypium herbaceum, digitale, hydrastis, hamamelis, bryonia alba (Pétrescu), urtica dioïca, perchlorure de fer, tannin, boissons glacées, boissons acides et alcoolisées (eau de Rabel) baume du Commandeur, quinine. *Hémostatiques locaux*. Alun (eau de Pagliari), antipyrine, colophane, sous-nitrate de bismuth, en poudre. Eau très chaude, eau froide, glace pilée. Injections et pulvérisations de liquides astringents, hémostatiques (solution de perchlorure ou de sulfate de fer, alcool, eau vinaigrée, etc.). Compression (amadou, gaze iodoformée, charpie, éponge, tamponnement, bande d'Esmarch, bandage de Theden, tourniquet de J. L. Petit, garrot et compresseurs divers). Ligature, pinces à forcipressure, torsion. Cautérisation (fer rouge, chlorure de zinc). Electricité.

HÉPATITES. — Inflammations de la glande hépatique. Elles peuvent être aiguës (hépatite aiguë, hépatite suppurée, abcès du foie) ou chroniques (cirrhoses, scléroses ou hépatites interstitielles) **Hépatite aiguë. Hépatite suppurée. Abcès du foie.** *Traitement médical*. Chez les sujets jeunes et vigoureux, on pourra employer la méthode spoliatrice ou déplétive : émissions sanguines (ventouses scarifiées sur la région hépatique, 10 ou 15 sangsues à l'anus); purgatifs (utiles tant que n'apparaîtra pas la diarrhée, qui survient dans la 2e période), huile de ricin, purgatifs salins, tartre stibié ou ipéca (en lavage, comme dans la dysenterie) calomel (à doses plus ou moins fractionnées). Pour le calomel, Murchison conseille d'éviter la salivation et n'emploie ce médicament que comme laxatif, sous forme de pilules bleues. On combattra la douleur par des moyens appropriés, et, pendant la période de suppuration, on instituera une médication tonique. Dans les formes subaiguës, comme dans les formes chroniques, en aura recours, outre les laxatifs, aux vésicatoires, au chlorure d'ammonium, 1 à 2 gr. (Murchison) et à l'iodure de potassium. *Régime*. Diète, lait, bouillon, boissons émollientes. *Traitement chirurgical*. L'incision (1) large et d'emblée, au bistouri, faite aussitôt que la présence du pus est certaine, tend à devenir le traitement classique de cette affection (Chauvel). On fait d'abord une ponction aspiratrice ; puis on se sert de l'aiguille en guise de conducteur, pour ouvrir très largement l'abcès et le

(1) On ouvre dans l'endroit ou l'abcès proémine, mais, quand on le peut, il faut faire porter l'incision sur la paroi abdominale et n'opérer dans un espace intercostal qu'en cas de nécessité (F. Roux). On évitera toute pression, pour faciliter la sortie du pus

vider (Stromeyer-Little). Soins consécutifs : repos absolu, dans le décubitus dorsal ; opium (0,10 en pilules, en 24 heures), pour immobiliser les intestins ; bandage de corps ; nourriture légère et très digestible. En cas de prostration : excitants. Elargir l'incision et faire des lavages désinfectants, s'il survient de la septicémie. par obstale à l'écoulement du pus. **Hépatites chroniques.** Voy. **Cirrhose.**

HERBE : *aux Chantres.* Voy. Erysimum. — *aux chats.* Voy. Valériane. — *au diable* ou *aux sorciers.* Voy. Datura. — *à pisser.* Voy. Chimaphila umbellata. — *aux vers.* Voy. Tanaisie.

HERITIERA LITTORALIS. — Diurétique.

HERMANDIA SONORA. — Purgatif.

HERPÈS facial (Labial, nasal, etc.). — Outre l'indication causale, lotions à l'eau boriquée chaude, vaseline boriquée, pommade au calomel 1/40 (P. de Molènes). **Génital.** Débuter par les antiphlogistiques, s'il y a lieu (herpès vulvaire) : cataplasmes préparés avec l'eau boriquée, lavages à l'eau de pavots boriquée, bains de siège. Cocaïne, opium, menthol ou essence de menthe, en cas de douleurs. Après la disparition des phénomènes inflammatoires : lotions à l'eau de Cologne, ou avec des solutions de résorcine (2 p. 100), d'extrait de Saturne, de coaltar, de tannin (3 p. 100), de sulfate de zinc, de sublimé, d'eau de Botot ; cautérisations avec le nitrate d'argent, la teinture d'iode, l'acide lactique pur, la solution forte d'acide borique et d'alcool (à saturation. — Leloir). M. Leloir recommande les applications de compresses imbibées de la solution suivante et recouvertes de gutta-percha : alcool à 90°, 100 gr., résorcine 2, chlorhydrate de cocaïne 0,50-2 gr., tannin 6 gr. M. Leloir remplace quelquefois la résorcine par le thymol 1 gr., le menthol 1 gr. ou l'acide phénique. — Pommades à l'oxyde de zinc, au calomel 1/20, à l'ichthyol 1/20. Isolement des surfaces malades, au moyen de coton hydrophile et de poudres absorbantes, oxyde de zinc. sous-nitrate ou carbonate de bismuth (additionné ou non de tannin 1/25-50-100), calomel, talc, amidon (additionné quelquefois d'un peu de tannin), iodoforme, dermatol, aristol, salol, iodol. **Génital récidivant,** *Prophylaxie.* Propreté extrême, hygiène sévère. Essayer de tanner la peau des régions affectées, avec des solutions et des poudres renfermant du tannin, du sulfate de cuivre ou de zinc, de l'acide phénique, du coaltar, (Brocq). Traiter la diathèse. Eaux sulfureuses alcalines, sulfo-alcalines ou arsenicales (P. de Molènes). *Pendant la poussée,* agir comme pour les autres variétés d'herpès (Brocq). **Circiné et tonsurant.** Voy. Tricophytie. **Guttural.** Voy. Angine herpétique. **Iris.** Voy. Erythème polymorphe. **Tonsurant maculeux.** (Hébra-Kaposi). Voy. Pityriasis rosé de Gibert. **Zoster.** Voy. Zona.

HÊTRE. (Fagus sylvatica). — Ecorce. — Astringent, passe pour fébrifuge.

HIPPOMANE MAZANILLO. (Euphorbiacées). — Suc : vésicant, diurétique, purgatif (II à III gouttes, dans du lait

HIPPURATES de chaux, de **lithine,** de **soude.** — Dissolvants des urates, comme l'acide hippurique, (goutte, gravelle, calculs), 0,25 à 1 gr.

HOANG-NAN (Strychnos gautheriana). — Il renferme de la strychnine et a été essayé contre la lèpre et la rage.

HOLARRHENA ANTIDYSENTERICA. (Apocynacées), — Semences. Astringent, hémostatique, antipériodique (fièvre), 10-25 centigr.

HOQUET. — **Traitement.** Suspension de la respiration. Effort d'expiration, la glotte étant fermée (Hirt). Compression des nerfs phréniques, d'un côté avec le pouce, de l'autre avec l'index. Compression de l'épigastre (Rostan), à l'aide du tourniquet de J.-L. Petit (Favier). Compression des poignets (Peretti). Métallothérapie. — Sinapismes à l'épigastre. — Bains prolongés. Inhalations d'éther (Lépine). — Sucer un peu de sucre imbibé de vinaigre, ou de petits morceaux de glace. Avaler une pincée de sel de cuisine ; des perles d'éther ou de chloroforme. Boire de l'eau de Vals, en abondance (E. Monin) ; de l'eau de Seltz ou de l'eau glacée. — Injections hypodermiques de morphine 1 centigr., de chlorhydrate de pilocarpine, 1-3 centigr. Sirop d'éther 30 grammes par jour. Extrait de belladone ou de datura, 2 à 5 centigr. par jour. Piscidia, X à XX gouttes. Valérianate d'atropine 1 milligr. Bromure de camphre 1 centigr. Hydrate de chloral 1-3 gr. Teinture de chanvre indien, VIII gouttes toutes les 2 heures. Jaborandi (Ortille). — Veissemburg conseille, avant chaque repas, une des pilules suivantes : chlorhydrate de cocaïne 0,10, extrait de belladone, 0,50, poudre et extrait de rhubarbe Q. S. pour 20 pilules. Marage donne une cuillerée à café, toutes les 3 heures, de la potion suivante : huile d'amandes douces 60, sirop diacode 30, sirop de menthe 12, chloroforme XX gouttes. Most prescrit, toutes les demi-heures, XXX gouttes du mélange suivant : éther 45 gr. essence de térébenthine 4 gr.

HOUBLON. (Hummulus lupulus. Cannabinées). — Fleurs (cônes). Amer aromatique, tonique. Le *lupulin* (poudre orangée) est le principe actif du houblon (Baillon). Il est stomachique et, d'après quelques auteurs, anaphrodisiaque. — La dose du lupulin est de 0,20, 1 gr. et plus. On en a donné jusqu'à 6 et 8 gr. Sous le nom d'*hopéine,* et comme un alcaloïde du houblon, on a vendu de la morphine impure et aromatisée au houblon.

HOUX *commun,* (Ilex aqui folium. Ilicinées). — Fruits émétiques, purgatifs ; feuilles amères, fébrifuges. *Houx maté.* Voy. Maté. *Houx des Apaches.* Ilex vomitoria. Les feuilles, en infusion, produisent une excitation comme le thé ; à hautes doses, elles provoquent des vomissements et une sorte d'ivresse, rappelant celle du haschich (Dujardin-Beaumetz et Egasse).

HUACO. — Voy. Guaco.

HUAMANRIPA (Cryptochætes andicola. Synanthérées). — Plante aromatique et résineuse. Sialagogue, sudorifique, antipyrétique (bronchite, pleurésie, pneumonie aiguë). Infusion 2 /1000.

HUILES. — **H. d'aspic.** Préparée avec la lavande commune ou *spic.* Employée contre la teigne, les paralysies (en frictions). **H. animale de Dippel** (huile de corne de cerf). Réputée tænifuge et antihystérique. **H. de cade.** Voy. Genévrier. — **H. de Chaulmoogra.** Voy. ce mot. **H. de foie de morue.** Voy. Morue. **H. de Gabian.** Voy. Pétrole. **H. grise,** mélange de mercure (30 0/0) et de lanoline, fluidifié par l'addition d'huile d'olive. On l'emploie comme antisyphilitique en injections hypodermiques. **H. de ricin.** Voy. Ricin. **H. de vaseline.** Voy. Vaseline.

HUITRES. — Aliment très digestible : le foie qui, très développé et fragmenté, en constitue la plus grande partie, rend facile le contact du glycogène et du ferment hépatique, c'est-à-dire l'autodigestion (Dujardin-Beaumetz et Yvon).

HUNTERIA SUNDANA. (Apocynacées). — Fébrifuge.

HURA CREPITANS. — Purgatif.

HUSTILAGO MAIDIS. — X à XX gouttes d'extrait fluide : hémorrhagies, spermatorrhée.

HYDATIDES — Voy. Kystes.

HYDRACÉTINE (acétylphénylhydrasine). — Antithermique, analgésique : préconisée par Guttmann, contre le rhumatisme. Elle est inférieure au salicylate. — 0,05-0,15. L'hydracétine constitue le principe actif de la *pyrodine.* Voy. ce mot.

HYDRARGYRISME PROFESSIONNEL. — Iodure de potassium, bains sulfureux.

HYDRASTIS CANADENSIS. (Renonculacées). — Rhizome. — Hémostatique, succédané de l'ergot de seigle. Inférieur à l'ergot pour la rapidité d'action doit lui être préféré lorsqu'on recherche un effet prolongé. L'hydrastis a été employé aussi comme mydriatique, tonique, fébrifuge, diurétique et laxatif, cholagogue. Les effets de l'hydrastis disparaissent après 1 heure; aussi, faut-il donner des doses rapprochées. — Racine 2-5 gr. Extrait fluide : XX gouttes, 4 fois par jour. Teinture (à 1/10) XX à XXX gouttes. L'*hydrastine* 5-20 centigr. et la berbérine 0,10-0,25, alcaloïdes de l'hydrastis, paraissent agir comme la plante. L'*hydrastinine* est obtenue par oxydation de l'hydrastine. — 0,05, en injections sous-cutanées.

HYDRAZINES COMPOSÉES (phénylhydrazine, pyrodine, antithermine, orthine). — Antipyrétiques.

HYDROA ou **HERPÈS IRIS** — Ne doit pas être confondu avec le véritable herpès, voy. Erythème polymorphe.

HYDROCÉPHALIE aiguë ou **apoplexie séreuse.** — Reconnait presque toujours une origine tuberculeuse (Picot et d'Espine). Traitement de la méningite franche. **Hydrocéphalie chronique.** 1° Combattre la cause tuberculeuse le plus ordinairement, quelquefois syphilitique. 2° Faciliter la résorption du liquide par les médications préconisées contre les hydropisies : diurétiques, sudorifiques légers, purgatifs (calomel), iodure de potassium (moyens peu efficaces. Eicchorst). Compression élastique modérée de la tête avec un bonnet en caoutchouc (préférable aux bandelettes de sparadrap). Somma a recommandé l'insolation; tous les jours, exposer, pendant 1/2 heure, l'enfant, tête nue, aux rayons du soleil. — La ponction bien aseptique (à 2 centimètres de la ligne médiane, afin d'éviter le sinus longitudinal), produit, quelquefois, une amélioration passagère. Elle peut être tentée avec l'aiguille n° 1 (Dieulafoy), lorsque l'hydrocéphalie progresse et menace la vie (Terrier). On n'évacuera pas plus de 200 gr. de liquide à la fois (Chaput). — On a pratiqué aussi la trépanation (au-dessus du conduit auditif) avec drainage du ventricule latéral (au moyen d'un crin de Florence). Les résultats ne sont pas encourageants (Chaput).

HYDROCOTYLE ASIATICA. (Ombellifères). — Ses propriétés sudorifiques et diurétiques l'ont fait employer, sans grand succès, à titre dépuratif contre les dermatoses chroniques. Elle a aussi une action sédative comme les ciguës, dont elle se rapproche. C'est un poison narcotico âcre. Dose infuse de racine 10/1000. Extrait hydro-alcoolique 0,0010 milligr. à 1. Le principe actif est la vellarine.

HYDROLATS (eaux distillées). — Ceux de tilleul, de mélisse, etc., et de beaucoup de plantes stimulantes, servent de véhicule à des potions antispasmodiques ou stimulantes, 60-120 gr.

HYDRONAPHTOL (oxynaphtol, diphénol de naphtaline). — Antiseptique puissant, aussi énergique que le sublimé (Delpech). A l'intérieur : 0,10-0,15, dans la fièvre typhoïde, la dysenterie, le choléra infantile (Clarke). — A l'extérieur, il a été préconisé sous forme de savon à 5/100 et d'emplâtre à 10/100 (bandelettes) contre la teigne tonsurante. Contre les dermites parasitaires, on emploie aussi la solution à 4 p. 100, dans de l'eau alcoolisée au 1/5.

HYDRONÉPHROSE. — Dilatation des calices et du bassinet à la suite de l'accumulation de l'urine. Elle peut contenir 10-15-20 litres de liquide. *Traitement.* Ponction aspiratrice, néphrotomie.

HYDROPÉRICARDE. — Diurétiques, purgatifs, sudorifiques, vésicatoires. Paracentèse.

HYDROPISIE. — L'hydropisie est l'accumulation de sérosité, soit dans les cavités séreuses (hydrothorax, ascite), soit dans les synoviales (hydarthrose), soit enfin dans le tissu cellulaire. Le traitement doit d'abord s'adresser à la cause mécanique (maladie du cœur, des reins ou du foie, tumeurs, paralysie des vaso-moteurs, oblitération de la circulation veineuse ou lymphatique), dyscrasique (scorbut, cancer) ou essentielle. Quant au traitement symptomatique, il reposera sur l'emploi des purgatifs, des diurétiques, des diaphorétiques et de différents moyens locaux. — *Diurétiques.* Lait. Digitale (vin de Trousseau) : en surveillant son élimination dans les maladies des reins. Muguet (action nulle chez les brightiques) : extrait 1-2 gr. Adonis vernalis : 3 à 7 gr. en infusion. Spartéine. Lactose (trouble les fonctions digestives). Ergot de seigle (hydropisie avec dégénérescence du myocarde) : 3-7 gr. en infusion. Stigmates de maïs : 1,50-2 gr. d'extrait. Eaux gazeuses. Nitrate de potasse : 1 à 4 gr. Acétate de potasse : 4-10 gr. Calomel. *Pur-*

gatifs. Gomme gutte : 0,40-1,50 (Hayem). Jalap. Scammonée. Eau-de-vie allemande. Seconde écorce de sureau : 30 gr., en décoction. *Sudorifiques*. Pilocarpine : 0.01-0,02, en injections sous-cutanées. Etuve sèche (hydropisie récente à marche rapide sans lésions vulvaires importantes). Bains chauds, suivis d'enveloppement dans une couverture de laine, pendant plusieurs heures (hydropisie d'origine rénale. Hayem). **Traitement local**. Compression (œdème des membres). Scarifications (flamber les instruments). Drainages, à l'aide de trocarts capillaires de Southey : on en place 1 ou 2 à la partie inférieure et externe de chaque jambe, et le liquide qui s'écoule du membre est recueilli dans un vase. au moyen d'un tube en caoutchouc, adapté à la canule. La peau est ainsi préservée de tout contact irritant (Hayem). — Vésicatoires (épanchements articulaires et des cavités séreuses). Ponction évacuatrice. Voy. Ascite.

HYDROPNEUMOTHORAX.—Voy. Pneumothorax.

HYDROQUINONE (para-dioxy-benzol). — Antipyrétique : 0,20 à 0,60.

HYDROTHÉRAPIE. — L'hydrothérapie est une méthode thérapeutique qui consiste dans l'emploi de l'eau, quelle qu'en soit la température.

Procédés et appareils. Douches. On les donne à toutes les températures.

Pour la douche froide, la température la plus favorable est celle de 11°, c'est-à-dire la température des sources à leur émergence. Au-dessus de 11°, on n'obtient que des phénomènes de réaction insuffisants; au-dessous, on provoque des érythèmes et des éraillures de la peau.

La pression doit être de 12 mètres de hauteur. — Toute pression inférieure ne donne que l'illusion de l'hydrothérapie.

Il existe différentes sortes de douches :

Douche fixe en pluie verticale. Très peu employée aujourd'hui, car elle détermine des phénomènes d'excitation qu'on ne peut pas régler à volonté. Il faut toujours éviter la chute de l'eau sur la tête.

Douche en pluie mobile. C'est la douche donnée avec une pomme d'arrosoir dont la surface est parsemée de trous fins et très nombreux. On peut la donner à toutes les températures. Les effets sont plus doux que ceux de la douche en jet brisé. Elle convient surtout aux enfants, aux femmes, aux sujets pusillanimes, au début d'un traitement pour habituer les malades.

Dans les affections de la moelle, l'appareil à jets parallèles du Dr Paul Rodet, permet d'éviter la percussion de la colonne vertébrale.

Douche en jet mobile. C'est celle qui est le plus employée. On la donne sous forme de *jet plein* ou de *jet brisé*. Le jet plein exerce une force de percussion très énergique. Le jet brisé permet de modifier à volonté le volume, la forme et la force de la masse liquide. C'est celui dont on se sert le plus.

Douche en cercles. Elle est très excitante, par suite de la grande réfrigération qu'elle produit et de l'impression très vive qu'elle provoque. Elle doit être réservée aux cas d'anémie torpide, de lymphatisme, d'états asthéniques, qui n'ont pu être modifiés par d'autres procédés.

Douches en jet vertical, en col de cygne, etc. Elles sont si peu employées qu'il est inutile d'en parler.

Douche écossaise. Elle consiste dans l'application d'une douche froide courte, consécutive à une douche chaude de durée plus longue. Très indiquée chez les arthritiques, chez certaines hystériques. Elle remplace avantageusement les procédés de calorification qu'on employait autrefois, tels que les sudations, etc. On peut lui donner une action révulsive, en administrant le jet chaud, pendant trois à cinq minutes, en atteignant progressivement une température de 45° à 50° et en lui faisant, succéder sans transition une douche très froide et courte. Ce procédé donne de très bons résultats dans les cas de névralgies, tels que la sciatique.

Douche chaude. On l'administre avec la pluie mobile, à une température de 35°, pendant 3 à 5 minutes. Elle est très sédative et convient aux neurasthéniques, aux hystériques, qui présentent des phénomènes d'excitation. Quelquefois, on la donne très chaude et on atteint des températures de 48° et 50°. Celle-ci est indiquée dans certains cas de rhumatismes chroniques musculaire et articulaire, certaines paralysies d'origine rhumatismale, les névralgies rebelles.

Douche alternative. Elle consiste dans l'administration alternative et de durée égale d'une douche chaude et d'une douche froide. Elle est indiquée dans les cas d'atrophie musculaire, d'engorgement viscéral chronique, de paralysie saturnine, etc.

Douches locales. Elles sont dirigées sur des organes déterminés, pour produire leur action uniquement sur ceux-ci. Nous nous bornerons à en faire l'énumération : céphalique — thoracique — précordiale — dorsale — lombaire — hépatique — splénique — hypogastrique — abdominale — épigastrique — plantaire — périnéale — vaginale — anale, etc.

Piscine froide. — Elle peut être, à volonté, à eau dormante de 13° à 15°, ou à eau courante de 10°. Elle est indiquée toutes les fois que l'on veut obtenir une forte réfrigération de l'économie, ainsi qu'après les sudations sèches ou humides.

Autres procédés. — Nous nous bornons à les énumérer, car ils sont beaucoup moins employés que les précédents : demi-bains — drap mouillé — maillot humide — affusions — lotions — ablutions — compresses — sacs en caoutchouc, etc.

Durée des applications hydrothérapiques. Les douches froides seront toujours très courtes, de 15 à 30 secondes, rarement d'une minute.

Les douches chaudes seront plus prolongées ; leur durée peut dépasser cinq minutes.

Les douches écossaises et alternatives auront une durée également assez longue, de 3 à 5 minutes.

Choix de la saison. Toutes les saisons sont bonnes, surtout l'hiver. La seule condition, c'est que les malades aient une bonne installation.

Intervention d'un médecin. Toute application hydrothérapique dirigée en vue d'une action thérapique doit être faite par un médecin.

Durée du traitement. Tout traitement hydrothérapique exige une longue durée, car il s'adresse toujours à des affections chroniques.

Action thérapeutique de l'hydrothérapie. *Effets toni-sédatifs.* L'eau froide produit des effets toniques en reconstituant les forces de l'économie et en rétablissant l'équilibre normal dans toutes les fonctions, ce qui aboutit à une action sédative. Il suffit, pour produire cet effet, d'une douche froide très courte.

Action révulsive. Elle peut se produire soit avec la douche froide seule, soit en faisant précéder celle-ci d'une application chaude. Cette action trouve son application dans la congélation, où l'on ramène la température normale en frictionnant les parties congelées avec de l'eau très froide ou avec de la glace. Dans la période de collapsus du choléra, on fait également des frictions glacées.

On peut encore utiliser l'action révulsive à l'aide des douches locales, en déterminant un afflux de sang vers certaines régions.

Action excito-réflexe. Elle se traduit par des effets thermo-vasculaires, soit contricteurs, soit dilatateurs. On obtient ainsi : des effets excito-moteurs, utilisés dans le traitement des paralysies; des effets résolutifs, dans les cas de congestions passives ou actives ; des effets hémostatiques, par suite d'une action vaso-constrictive.

Action antiphlogistique. Pour obtenir cette action, il faut une température très basse, une application prolongée et sans percussion. C'est ce qu'on obtient à l'aide d'irrigations continues, de compresses froides, de sacs de glace.

Action sudorifique. On l'obtient à l'aide de l'eau très chaude et de la vapeur sèche ou humide. On fait toujours suivre ces applications d'une douche froide.

Action antispasmodique. Pour arriver à ce résultat, on se sert d'eau à une température neutre, c'est-à-dire de 33° à 36°, tantôt sous forme de bains prolongés pendant une ou deux heures, comme dans les cas d'imminence d'attaque de nerfs, tantôt sous forme de douche, dans les cas d'insomnie, d'agitation nerveuse.

Hydrothérapie au point de vue hygiénique. L'hydrothérapie pratiquée d'une façon journalière stimule toutes les fonctions : celles de la nutrition, celles de la peau, du système nerveux, de la circulation. C'est ainsi qu'elle prévient les inflammations des voies respiratoires, les manifestations rhumatismales. Elle convient : aux lymphatiques, aux enfants issus de parents nerveux; après tout exercice de sport, et en général dans tous les cas où l'on aura besoin de réparer ou d'entretenir les forces de l'organisme.

Hydrothérapiques (ÉTABLISSEMENTS). Les établissements hydrothérapiques sont des maisons *ouvertes* destinées au traitement des affections nerveuses et psychiques. Ils doivent pour cela remplir les conditions suivantes : être situés loin du chemin de fer, dont le bruit incommode les malades; être en bon air, par conséquent plutôt sur une hauteur que dans un endroit bas et humide et surtout qu'au bord d'une rivière.

La salle d'hydrothérapie doit être installée de façon présenter toutes les ressources du traitement hydrothérapique, à savoir : Douche en jet. — Douche en pluie verticale et mobile, ainsi qu'à jets parallèles. — Douche en cercles. — Douche de vapeur. — Piscine froide.

Les maladies qui réclament le séjour dans un établissement hydrothérapique sont toutes celles dans lesquelles le traitement hydrothérapique doit s'accomgner de l'isolement. Nous les résumons succinctement dans l'énumération suivante :

Affections psychiques :
- Mélancolie.
- Hypochondrie.
- Paralysie générale (au début ou dans les périodes calmes).
- Dégénérescence mentale.

Intoxications :
- Morphinomanie.
- Dipsomanie.
- Chloralomanie.
- Éthéromanie.
- Cocaïnomanie.

Hystérie. Sous toutes ses formes.
Neurasthénie. Dans toutes ses manifestations.

On y traite aussi les maladies suivantes :

Goître exophtalmique.
Fausses angines de poitrine.
Chorées.
Ataxie locomotrice.
Scléroses de la moelle.
Paralysies.
Atrophies musculaires.

HYDROTHORAX. — Voy. Pneumothorax.

HYDROXYLAMINE (oxyammoniaque). — Propriétés réductrices et parasiticides (Eichoff) : herpès tonsurant, lupus, psoriasis, eczéma séborrhéique, sycosis parasitaire, pityriasis. *Solution* : hydroxylamine 0,10 ; alcool et glycérine ââ 50 gr. Ne pas dépasser cette dose, l'hydroxylamine étant toxique.

HYGROPHILA SPINOSA (Acanthacées. Ceylan). — Diurétique énergique : 60 gr. en décoction.

HYOSCIAMINE. — Narcotique : irritabilité mentale habituelle, affections spasmodiques de l'appareil respiratoire (asthme, coqueluche, bronchite), névralgies, chorée — 2 à 8 milligr.

HYOSCINE. — Voy. Jusquiame.

HYPERCHROMIES (nævi, lentigo, chloasma, mélanodermies). — Le traitement est généralement peu efficace. — Voici résumés, d'après M. Brocq, les moyens préconisés contre les hyperchromies en général et plus particulièrement contre le lentigo et le chloasma: il faut, tout d'abord, prescrire les applications d'emplâtre de Vigo ou tout au moins d'emplâtre rouge pendant la nuit ; matin et soir, des lotions de sublimé et, pendant le jour, un enduit protecteur.

S'il est impossible à la personne de faire usage d'emplâtres, elle essayera l'eau oxygénée ou mieux les traitements de MM. les Drs E. Besnier et de Kaposi. Solution de sublimé à 1/100, laissée en contact, pendant 4 heures, avec les parties; puis, après la production de phlyctènes, saupoudrer avec une substance inerte. Enfin, si on ne veut pas de procédé violent ou ennuyeux, on prescrira simplement la lotion d'Hardy : eau distillée 250, sublimé 1 gr., sulfate de zinc et acétate de plomb ââ 2 gr. alcool Q. S. On applique cette préparation pure ou coupée avec de l'eau chaude, suivant la susceptibilité de la peau (Brocq). En cas d'insuccès, on aura recours successivement aux autres méthodes thérapeutiques. Pommade au précipité blanc. Collodion au sublimé à 1/30-1/20 (prudence) ; à l'acide chrysophanique 1/10-1/20 additionné d'acide salicylique, au 1/20 ou au 1/40. Badigeonnages de teinture d'iode ou d'huile de cade. — Acide lactique étendu de trois fois son volume d'eau. Acides acétique, phénique, chlorhydrique, plus ou moins dilués. — Pâte soufrée. Savon mou de potasse. Borate de soude. Vératrine. Douches sulfureuses (Hardy). Quand les procédés énergiques ont irrité la peau, on la calme avec des topiques appropriés, comme les pommades à l'oxyde de zinc ou au sous-nitrate de bismuth, etc.

Dans les hyperchromies pathogénétiques il faudra éviter ou traiter la cause (action du soleil ou du froid, affections utérines, goître, malaria, chlorose et certaines dermatoses).

HYPERCINÉTIQUES ou **SPASTIQUES.** — Voy. Amers.

HYPERCRINIQUES. — Stimulants des sécrétions : diurétiques, diaphorétiques, cholagogues, émétiques, galactogènes, peptagogues (Fonssagrives), purgatifs, sialagogues.

HYPERESTHÉSIQUES. — Stimulants de la sensibilité générale: chaleur, froid, aromatiques.

HYPERSTHÉNIQUES. — Stimulants.

HYPERTRICHOSE. — C'est l'hypertrophie des poils. *Traitement.* Extirpation des poils au moyen de pinces. Pâtes épilatoires. Electrolyse, pour détruire le bulbe pileux. — Voici une formule de pâte épilatoire sans arsenic : sulfure de sodium cristallisé 3 gr., chaux vive en poudre 10 gr., amidon 10 gr., eau Q. S. Cette pâte étant caustique, son emploi doit être surveillé (Berlioz).

HYPERTROPHIE. — **des amygdales.** Voy. Amygdalite. — **du cœur.** Voy. Endocardite.

HYPNAL (monochloral, antipyrine, trichloraldéhyde, phényldiméthylpyrazolone). — Dans l'organisme, il se transforme en chloroforme. Analgésique comme l'antipyrine ; hypnotique, comme le chloral (à des doses 1/3 ou moitié plus faibles que le chloral). Dose : 1 à 2 gr. par jour, en cachets, capsules ou potions alcoolisées.

HYPNONE (Phényl-méthylacétone. Acto-phénone). — Hypnotique faible (non analgésique). Toxique (asphyxie). Contre-indiqué chez les cardiaques. Dose : II-III-VIII gouttes (5 à 30 centigr.) en une seule fois, dans une potion aromatisée, ou mieux en capsules de 5 à 10 centigr. (En liniment avec moitié d'huile : révulsif.)

HYPNOTIQUES ou **SOMNIFÈRES.** — Moyens propres à produire le sommeil. — Le sommeil n'est pas, comme on le pensait, lié nécessairement à un état d'hyperémie encéphalique ; au contraire, il s'accompagnerait plutôt d'anémie cérébrale. Il résulte surtout d'une diminution de la sensibilité (*hypnotiques anesthésiants* ou *indirects*) ou de l'activité psychique (*hypnotiques directs* ou *cérébraux*. Weill). Les somnifères indirects, l'opium, le chloral, qui suppriment la perception sensitive, conviennent dans les cas de douleur ; les somnifères directs, qui agiraient sur le centre du sommeil, comme paraît le faire le sulfonal (Weill), doivent être employés contre l'insomnie essentielle.

HYPNOTISME. — Voy. Hystérie.

HYPOCHLORITES. — Voy. Chlore.

HYPOCINÉTIQUES. — Voy. Acinétiques et Chorée.

HYPOCRINIQUES ou **ANEXOSMOTIQUES.** — On désigne sous ce nom les médicaments qui diminuent les sécrétions. L'opium ralentit les sécrétions urinaire et intestinale (mais augmente la sueur) ; la belladone amoindrit celle de la sueur, en agissant sur les nerfs sécrétoires sudoraux.

Les astringents, les poudres inertes dépriment les sécrétions intestinale et sudorale. — Les purgatifs, les sudorifiques, les diurétiques dépriment *indirectement* la sécrétion lactée, de même que les purgatifs (agaric, etc.) et les diurétiques ont une action analogue sur la sécrétion sudorale.

HYPOPHOSPHITES. — Voy. Phosphore.

HYPOSULFITES. — Voy. Soufre.

HYSOPE (Hyssopus officin. Labiées). — Stimulant peu énergique et expectorant : asthme, bronchite chronique. Infusé 15-20/1000.

HYSTÉRIE. Prophylaxie. — Eviter toutes les causes susceptibles de développer l'impressionnabilité des sujets ; favoriser le développement physique ; recommander le grand air, l'exercice, les lotions, les bains froids, l'hydrothérapie. Pour les enfants, l'internat offre l'avantage d'habituer l'esprit à un travail régulier et d'assouplir le caractère par la discipline (Blocq). Traiter, s'il y a lieu, la chloro-anémie, les troubles menstruels. Conseiller les distractions (particulièrement les voyages). **Traitement psychique.** — Le traitement moral a une importance prépondérante, car l'hystérie est surtout une maladie mentale. Il faut ériger en système l'influence du moral sur le physique : persuasion, intimidation ; au besoin, frapper l'imagination des malades par des prescriptions impressionnantes (Souques) telles que les pilules de mica-panis « dites pilules fulgurantes » les pilules de taraxacum dorées (Legrand du Saulle), les esthésiogènes, les aimants, le transfert ; convaincre les malades de leur guérison et bannir de leur cerveau l'idée provocatrice (Souques). *Isolement* (Charcot). Dans les formes graves (les formes maniaques), il est de toute nécessité de soustraire les malades à leur milieu habituel et de les placer dans un hôpital ou un établissement hydrothérapique, sous la direction assidue, absolue et exclusive du médecin directeur (Grasset).

Suggestion. — La suggestion hypnotique améliore quelquefois ou fait disparaître certains accidents, mais elle peut aussi les aggraver ou les remplacer par d'autres plus pénibles ; en outre, la répétition de l'hypnose, rend certains sujets tellement sensibles à celle-ci qu'ils y tombent sous la moindre influence extérieure, et deviennent ainsi d'une suggestibilité excessive ; on doit donc être très réservé dans l'emploi de l'hypnotisme (1).

La véritable indication de l'hypnotisme réside

(1) La suggestion hypnotique n'amène, le plus souvent, qu'une atténuation ou une disparition temporaire : cependant, quelquefois, elle peut dissiper, sur-le-champ, un accident très pénible, succédant à une attaque et qui, sans cela, pourrait persister : paralysie, contracture, mutisme, amaurose (Blocq).

dans la présence d'un phénomène grave (aphonie, paralysie, contracture), fixe et rebelle aux autres moyens de traitement. Il ne faut y recourir que chez les malades qui s'y montrent rapidement et facilement accessibles. On s'en abstiendra dans la petite hystérie (Blocq).

On obtient l'hypnose au moyen de diverses excitations sensorielles : fixation d'un objet brillant, bruit intense et subit (gong) ou monotone (application, sur une oreille, d'une montre en marche), diapason, aimant, friction sur les paupières, pression (ou même quelquefois simplement souffler) sur les zones hypnogènes (région ovarienne, vertex). — Suggestion : enjoindre au sujet de s'endormir après avoir compté jusqu'à un certain nombre (G. Lyon).

Pitres recommande de ne jamais hypnotiser une femme sans témoins.

Traitement externe. — L'*hydrothérapie* constitue la méthode par excellence du traitement externe. Tous les jours et même 2 fois par jour : douches générales froides (13 à 18°), d'une durée n'excédant pas 15 à 20 secondes, en jet fort sur le tronc, terminées par un jet sur les pieds, et suivies, si le malade réagit mal, par des frictions sur tout le corps (Blocq). Pour tâter la susceptibilité du malade, Bottey conseille de commencer par la douche écossaise. A défaut de douches, on aura recours à l'enveloppement dans le drap mouillé, ou aux affusions.

L'*électricité statique* convient à la plupart des cas. On emploiera de préférence le bain électrique (anesthésies, paralysies, chorée, etc.) Outre son action analogue, plus rapide que celle des métaux et de l'aimant, sur quelques manifestations locales (anesthésie, contractures, paralysies), l'électricité, suivant certains auteurs, améliore l'état général. *Métallothérapie* (1). Les métaux modifient certains troubles de la sensibilité et certains cas de contractures, mais avec moins d'énergie que les aimants. L'anesthésie se transporte dans les régions homologues du côté sain, puis revient de l'autre côté et ainsi de suite, (transfert, oscillations). « A la suite de ces déplacements, l'anesthésie, la contracture, la paralysie, sont moins tenaces ou même disparaissent complètement ». Blocq). Pour empêcher le retour de la paralysie, Vigouroux a conseillé d'appliquer un métal actif sur le métal neutre.

Aimants (en fer à cheval). — Ils agissent principalement sur les contractures et peuvent les faire disparaître définitivement après un certain nombre d'applications et de transferts. Leurs effets sont plus énergiques que ceux de la métallothérapie.

Peut-être, la suggestion a-t-elle la plus grande part dans les résultats obtenus à l'aide des courants continus, du massage, de la métallothérapie et des aimants, sur les paralysies et les contractures (Delpeuch).

(1) La *métallothérapie* est l'application de plaques métalliques (or, platine, argent, cuivre, étain, zinc, fer) à l'extérieur, pour faire disparaître certains accidents hystériques, anesthésies, contractures, paralysies. Il faut rechercher à quel métal chaque hystérique est sensible. La *métallothérapie interne* est l'administration, à l'intérieur, du métal qui a réussi extérieurement.

Kinésithérapie. — La gymnastique, le massage (arthralgie) et les différentes pratiques de l'exercice musculaire sont utiles. En fait de massage, on pratiquera : le pétrissage général, dans les formes convulsives; l'effleurage, dans les cas de contractures. *Castration.* — La castration, qui a été proposée comme moyen curatif de l'hystérie, n'est justifiée que s'il existe des altérations organiques des ovaires.

Traitement interne. — L'action des agents pharmaceutiques est nulle contre la névrose elle-même et on doit les réserver pour calmer certaines douleurs, les spasmes, les attaques convulsives, l'insomnie. On prescrira : le sulfonal, 1-2 gr., contre l'insomnie; l'antipyrine, la phénacétine, contre les névralgies; l'hydrate d'amylène, 4 à 6 gr. (Blocq). Les autres bromures sont inefficaces et Charcot n'a jamais obtenu avec eux d'amélioration notable. Les hystériques présentent une assez grande résistance aux opiacés (5-10 centigr. de morphine), néanmoins on sera très réservé dans l'emploi de l'opium et de la morphine, car l'hystérique a une grande tendance à devenir morphinomane. La valériane, les valérianates de zinc ou d'ammoniaque (2 ou 3 cuillerées à café), les pilules de Méglin peuvent, au moins, servir à masquer l'expectation.

Traitement des formes. *Formes légères.* — Hydrothérapie, électrisation statique, changement de milieu. S'abstenir de pratiques hypnotiques. *Formes graves, grande hystérie* (attaques convulsives délirantes). Isolement, suggestion, hypnose. *Formes monosymptomatiques* (paralysie, contractures, arthralgie, astasie-abasie, toux, etc.). Isolement, hydrothérapie, hypnotisme, électrisation, massage, aimants, métallothérapie.

Traitement symptomatique. — On l'emploiera outre les méthodes générales (isolement, hydrothérapie, hypnotisme). *Attaques.* On n'intervient que dans l'attaque de grande hystérie (hystérie convulsive) ou d'attaques sériées. Le procédé le plus expéditif, est la compression des zones spasmo-frénatrices (ovaire chez la femme, testicule chez l'homme, épigastre, seins, etc.). S'il n'existe pas de ces zones : comprimer lentement les globes oculaires, pour provoquer le sommeil hypnotique; puis, suggérer au malade endormi, le repos, le réveil sans crise et la disparition totale et définitive des attaques (Grasset). On réveille les malades par l'insufflation sur les globes oculaires. On obtient souvent aussi de bons résultats par l'électrisation continue ou interversion répétée dans le sens du courant. « On place un électrode sur le front et l'autre sur un point quelconque du corps, puis on change brusquement la direction des pôles à l'aide du commutateur, et l'attaque cesse généralement; il est bon de ne pas dépasser 5 à 10 milliampères. » (G. Lyon). Pour enrayer l'attaque, on peut encore recourir aux inhalations de nitrite, d'amyle, III-VIII gouttes (moins dangereux que le chloroforme), ou de bromure d'éthyle, V-XV gouttes, et aux injections sous-cutanées de morphine. *Paralysies.* Aimants, électrisation, suggestion. En cas de monoplégies brachiales, employer le procédé du dynamomètre (Charcot), qui consiste à faire, 2 fois par jour, pendant 5 minutes, presser cet instrument par le malade : d'abord, avec la main normale, puis avec la main paralysée, en faisant noter soigneusement au malade ses moindres progrès. *Anesthésie*, faradisation (pinceau) ou mieux électricité statique. *Contractures.* Ne pas les abandonner à elles-mêmes et les traiter dès le début : massage (particulièrement effleurage), électricité statique, aimants, métallothérapie, suggestion hypnotique (souvent irréalisable ou inefficace dans les formes monosymptomatiques). Les appareils inamovibles et les moyens d'extension exagèrent les contractures (Charcot). La ténotomie n'est indiquée que dans les cas de rétractions fibro-tendineuses, succédant aux contractures spasmodiques (Blocq. — Études sur les maladies nerveuses. 1894).

Anorexie. La cause du refus d'aliment est d'origine psychique (G. Lyon) ; aussi, au besoin, le médecin devra lui-même faire manger le malade et, en cas de résistance, le menacer du gavage à la sonde (P. Sollier). Essayer la suggestion hypnotique si le contact des aliments provoque des spasmes, mais ne faire aucune concession sur la nature des aliments pour ne pas créer de précédent (G. Lyon).

HYSTERIONICA BAYLAHUEN (Synanthérées). — Succédané des balsamiques, anticatarrhal (voies respiratoires et urinaires), antidiarrhéique. Infusion 10/1000.

ICHTHYOCOLLE ou **colle de poisson** — Provient de la vessie natatoire de plusieurs esturgeons ; sert à la confection de gelées alimentaires et d'agglutinatifs.

ICHTHYOL.—L'*huile brute* d'ichthyol, est retirée, par distillation, d'une pierre bitumineuse qu'on trouve à Seefeld (Tyrol) et qui contient des débris de poissons fossiles et d'animaux lacustres. L'acide *sulfo-ichthyolique*, résulte de SO^4H^2 concentré sur l'huile brute d'ichthyol (1). Il sert à préparer des sels d'ammonium, de sodium, de lithium (L. Garnier). « Aujourd'hui, « sous le nom d'**ichthyol**, on désigne plus spécialement « en thérapeutique le sel ammoniacal de l'acide sulfo- « ichthyolique. C'est un liquide extrêmement épais, « brun noir, d'une saveur bitumineuse et empyreumatique, volatil sans résidu à une température suffisante, donnant avec « l'eau une solution limpide rouge brunâtre. » (L. Garnier. Chimie médicale, 1895.)

L'ichthyol est une substance soufrée qui, à faible dose, s'émulsionne avec l'eau, ne provoque pas de dermatite, comme le soufre, et produit des effets analgésiques, vaso-constricteurs, résolutifs et antiseptiques. (Voy. Réducteurs).—On emploie l'ichthyol comme topique contre certaines maladies (1) de peau (psoriasis, acné, favus et surtout eczéma), le rhumatisme, le coryza, les angines (pulvérisations, badigeonnages), les érosions du col utérin, les métrites, les endo-cervicites catarrhales, les péri et les para-métrites, les brûlures, les engelures, la blennorrhagie (Kœster). — Pommade : 5 10 0/0. — Solution : 2 à 20 0/0. Brocq emploie la formule suivante : ichthyol 5 à 50 gr., alcool (à 90°) 50, éther 50. — Suppositoires 0,05 à 0,30 (Ullmann). — Collodion à l'ichthyol 5 : 20.— Traumaticine à l'ichthyol 10 0/0.— A l'intérieur, on emploie les ichthyolates de soude, d'ammoniaque ou de lithine, qui sont plus purs que l'ichthyol : 0,50-1 gr., en capsules de 0,10, contre les névralgies, les catarrhes des voies digestives, respiratoires et urinaires, le rhumatisme chronique.

ICIQUIER (Iciariba amyris, ambrosiana. — Thérébenthacées). — Fournit la résine élémi (excitant).

ICTÈRE CATARRHAL. — C'est, le plus souvent, un ictère par rétention (analogue comme mécanisme à celui de la lithiase) et consécutif à une angiocholite catarrhale, qui détermine l'obturation du canal cholédoque, par un bouchon muqueux, formé de débris épithéliaux. Il n'a pas toujours une origine gastro-intestinale, (l'alcool, les excès alimentaires, l'impureté de l'eau favorisent l'infection des voies biliaires, la production de l'ictère); il peut être d'origine respiratoire (émanations de matières organiques en putréfaction) et se rattacher à des causes telluriques ou climatériques. — **Traitement.** Il faut : 1° réduire au minimum les fermentations putrides qui se produisent dans l'intestin, par suite de l'absence de la bile, et activer la diurèse, pour éliminer les matières extractives fabriquées en excès par le foie ; 2° rétablir la perméabilité des voies biliaires. 1° On remplit la 1re indication au moyen: A. des *purgatifs* salins, surtout des sels de soude ; quelquefois (dans les cas d'ictère infectieux avec gonflement du foie) du calomel, (laxatif, antiseptique, cholagogue, diurétique) à la dose de 0,20 à 0,60. — B. des *antiseptiques intestinaux* : charbon végétal, naphtol, bétol (salicylate de naphtol) benzonaphtol 2-3 gr., salol 2 gr., salicylate de bismuth (en cas de diarrhée). — C. du *régime lacté* presque exclusif (le lait est diurétique et laisse peu de résidus) et des diurétiques légers (alcalins, limonades). — 2° Les *cholagogues*, qui réveillent le péristaltisme et augmentent la sécrétion de la bile, dont le flux peut forcer et entraîner le bouchon muqueux, cause de l'obstruction, conviennent pour remplir la 2e indication, c'est-à-dire rétablir la perméabilité des voies biliaires. C'est ainsi qu'on administre : l'évonymin, le podophyllis (laxatif), le salicylate, le benzoate (2-3 gr.)

(1) En sulfonant des produits goudronneux ou huileux, naturels ou artificiels, on obtient des préparations qui se rapprochent plus ou moins de l'ichthyol, tels que le thiol, les tuménols, l'acide thiolinique, etc. (L. Garnier).

(1) Son efficacité dans les maladies de peau est due à une kératinisation des épithéliums, consécutive à la soustraction d'oxygène.

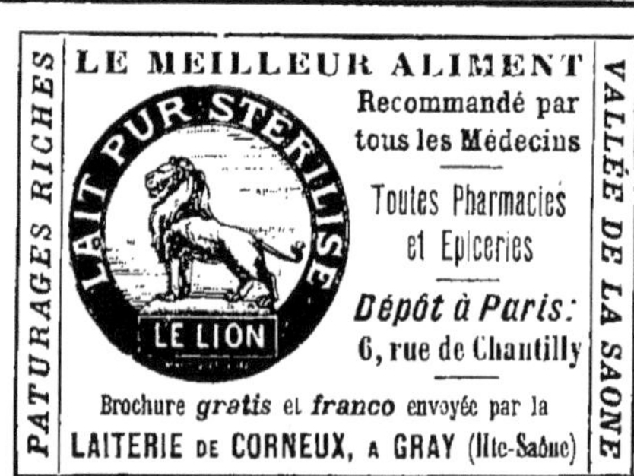

le bicarbonate de soude et les eaux alcalines (1) ; les lavements froids, avec 1 litre ou 1 litre 1/2 et même 2 litres d'eau à 12-15° (Krull, 1877). D'après G. Lemoine, l'huile d'olives, à la dose d'un verre, pourrait aussi rendre des services et agirait même plus rapidement que les lavements froids. — Contre le prurit, on aura recours : aux bains de son, d'amidon ; aux bains alcalins ou vinaigrés ; aux bains de vapeur : aux lotions phéniquées, vinaigrées ou au sublimé ; au massage.

Ictère polycholique. Quelquefois, l'ictère catarrhal est dû à un excès de sécrétion, alors les selles ne sont pas décolorées comme dans l'ictère par obstruction du canal cholédoque. Dans ce cas, on prescrira les purgatifs salins qui sont anti-cholagogues et on fera de la révulsion sur le foie (G. Lemoine).

Régime. Pendant la convalescence : viandes blanches, volailles, œufs, légumes verts, fruits ; prohibition des farineux et des graisses.

ICTÈRES CHRONIQUES. — 1° On traitera la cause, lorsqu'elle sera (contrairement au cancer) accessible aux moyens thérapeutiques : alcalins contre la lithiase biliaire ; mercuriaux et iodiques contre la syphilis hépatique ; quinine contre les hypertrophies consécutives à la fièvre intermittente. (J. Strauss). 2° On instituera une médication symptomatique. Voy. *Cholélithiase, Cirrhose, Congestion du foie.*

ICTÈRE GRAVE PRIMITIF OU ESSENTIEL. *Prophylaxie*. — A Massé conseille dans les cas épidémiques : 1° de surveiller l'alimentation et de rechercher principalement si l'eau n'est pas altérée ; 2° de faire évacuer certains locaux et de changer de milieu. *Traitement*. 3 périodes : 1° une période prodromique ressemblant à un simple embarras gastrique non fébrile ; 2° une période ictérique avec fièvre et hémorrhagies; 3° une période nerveuse ou toxhémique, avec abaissement de la température (collapsus, coma, etc.). Cette dernière période débute souvent par de l'excitation : hoquet, grincements de dents, soubresauts de tendons, tétanos, délire, etc. (Cyr). Le principe infectieux de cette maladie étant inaccessible à nos moyens, la thérapeutique se réduit (comme dans le typhus, la fièvre typhoïde, le vomito, qui ont tant d'analogie avec l'ictère grave) au traitement symptomatique. Ipéca et purgatifs (calomel, etc.) contre l'embarras gastrique et la constipation.— Régime lacté (d'autant plus nécessaire que l'urine contient de l'albumine), qui aura l'avantage (comme aussi les purgatifs) de favoriser l'élimination des produits de dénutrition accumulés dans le sang, par suite du défaut de la fonction épuratrice du foie (A. Mossé). Antisepsie intestinale (salol 5 gr.) — Acide gallique, eau de Rabel, limonades sulfurique et citrique, suc de citron, ergotine 2-4 gr., perchlorure de fer, sulfate de quinine(tonique vasculaire) contre les hémorrhagies. Boissons gazeuzes et glace contre les vomissements. Acide salicylique 1-2 gr. (préférable à la quinine s'il n'y a pas de paludisme) ou salicylate de soude 4 gr. (antithermique, antiseptique, cholagogue) contre la fièvre. S'il existe de l'hyperthermie (40°) avec état typhoïde : bains à 20° et affusions froides. Les bains abaissent la température, stimulent les fonctions cutanées et la diurèse, calment l'agitation, le délire, les phénomènes ataxiques qui se combinent souvent avec l'adynamie (L. Galliard). — Contre l'insomnie, les accidents convulsifs, Delpeuch conseille, outre les bains répétés, de faibles doses de chloral ou d'opium. Acétate d'ammoniaque, café, caféine, injections sous-cutanées d'éther, inhalations d'oxygène, digitale (en cas d'affaiblissement du cœur) contre l'adynamie. Cette dernière substance (comme l'opium, etc.) doit être donnée avec beaucoup de prudence, car elle peut, par insuffisance d'élimination rénale (la néphrite parenchymateuse contribue presque autant que la dégénérescence graisseuse aiguë du foie à la gravité de cette maladie) produire des effets cumulatifs. — Contre l'hypothermie : stimulants diffusibles, enveloppements ouatés des extrémités, boissons chaudes, bains tièdes ou chauds, comme chez les cholériques ; injections sous-cutanées de sérum artificiel (L. Galliard). — **ICTÈRE GRAVE SECONDAIRE** (cirrhose, cancer). — Le traitement repose sur les principes que nous avons déjà exposés.

ICTHYOSE. — *Traitement interne*. Huile de foie de morue (pour restituer à la peau la graisse qui lui

(1) Les alcalins calment l'inflammation, dissolvent le mucus concentré et concourent, comme diurétiques, à l'élimination de la bile contenue dans le sang. Ils suppléent aussi à l'absence de bile, en neutralisant l'acidité des matières fécales, cause fréquente de coliques (Galliard).

IDIOTIE

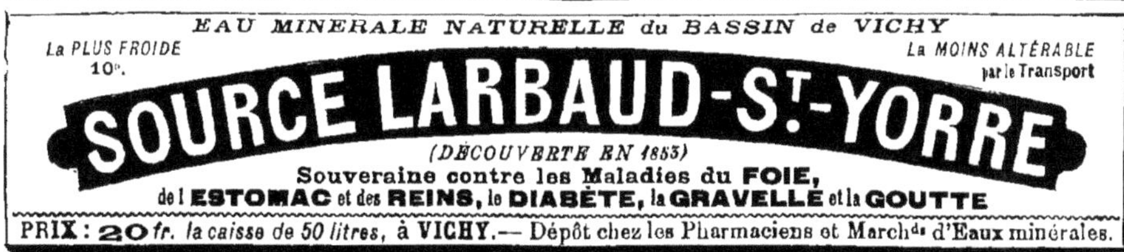

manque), arsenic, jaborandi (Brocq). *Traitement externe.* Bains alcalins, amidonnés, glycérinés. Frictions avec la pierre ponce, le savon noir, la glycérine, le glycérolé d'amidon, la vaseline, les corps gras. Enveloppement avec le caoutchouc. Contre certaines excroissances : emplâtre salicylé, raclage, curettage (Brocq).

IMPÉTIGO (Gourme contagieuse). Eau boriquée, en lotions, pulvérisations, compresses (recouvertes d'un taffetas gommé), pour faire tomber les croûtes. Après la chute de celles-ci : glycérolé d'amidon boriqué (1/10), vaseline salolée, pommade au calomel, poudre d'aristol. — Emplâtre de Vigo (sur les surfaces restreintes). Emplâtre rouge de Vidal. A la fin de la maladie : pommades au bismuth ou à l'oxyde de zinc. (P. Le Gendre et A. Broca. — Thérapeutique infantile).

INCISIFS. — Vieux mot servant à désigner les agents employés pour combattre les engorgements des viscères.

INCONTINENCE NOCTURNE D'URINE CHEZ LES ENFANTS. — Traiter, s'il y a lieu, l'affection locale ou la maladie générale cause de l'incontinence : oxyures, phimosis, débilité nerveuse (Ollivier). Peu de boissons. Réveiller les enfants, chaque nuit, à une heure de plus en plus tardive, pour les faire uriner (Descroizilles). En cas d'irritabilité excessive de la vessie : belladone 1 centigr., le soir, au besoin, augmenter, par une progression lente, jusqu'à 5-8-10 centigrammes (Trousseau a été jusqu'à 0 gr. 20) ; bromure de potassium, antipyrine. Contre l'atonie du sphincter vésical : noix vomique, strychnine (1), ergot de seigle, rhus aromatica (Dalmore), ferrugineux, astringents. Teinture de cantharide : II-III gouttes par jour (Underwood-Baumès), hydrothérapie, bains de mer, électrisation directe du sphincter uréthral (Guyon).

(1) Une cuillerée à café d'une potion contenant 5 centigr. de sulfate de strychnine pour 100 gr. de sirop simple, renferme 2 milligr. et demi de sel. — Chez les enfants de 5 à 10 ans, on commence par 2 cuillerées, puis on suspend 24 heures et on donne 3 cuillerées. — Avec ces précautions, on peut aller jusqu'à 6. (Ollivier. Leçons sur les maladies des enfants, 1889.)

Les sinapismes, les vésicatoires, moyens surtout suggestifs, peuvent guérir les paresseux.

INFLUENZA. — Voy. Grippe.

INGA. (Mimosées). — Tonique, astringent, fébrifuge (leucorrhée, diarrhée). Extrait 0,50-2 gr.

INGLUVINE. — Substance extraite du gésier des oiseaux et qui contient probablement les éléments de leur pepsine (Warner). Poudre 0,50, contre les dyspepsies et les vomissements (Southall).

INJECTIONS HYPODERMIQUES. — La méthode hypodermique a été découverte par Vood et vulgarisée par Béhier. Ses effets puissants sont dus à l'absorption immédiate et complète des médicaments introduits sous la peau. Les quantités de substance active doivent, pour une dose, être généralement diminuées de moitié (Manquat).

En général, plus l'injection est profonde, plus la tolérance est grande (Dujardin-Baumetz).

Solutions. D'après Bourneville et Bricon, les solutions au 100e sont les plus commodes. Une seringue de Pravaz a généralement la capacité de 1 centimètre cube et contient par conséquent 1 gr. ou XX gouttes d'eau : une goutte, qui pèse à peu près 5 centigr., renferme 1/2 milligramme de substance active.

M. Berlioz recommande la pratique suivante : — « Pour les médicaments qui, comme le sulfate de quinine, l'ergotine, se donnent à la dose de 0 gr. 60 à 1 gr. on emploie des solutions à 1/5. — La seringue entière contient donc 0 gr. 20 de substance active. « Ex : solution de sulfate de quinine : sulfate de quinine 5 gr., eau de laurier cerise 25 gr. — Pour les « médicaments qui se donnent à la dose de 0 gr 01 « à 0 gr. 05 (morphine) on se sert de solutions à 1/50. « Chaque seringue contient 0 gr. 02 de substance active. Solution de morphine : chlorhydrate de morphine 0 gr. 20, eau de laurier cerise 10 grammes. « Pour les médicaments qui se donnent par milligrammes, ou fractions de milligramme, la solution est à 1/500. Chaque seringue renferme 2 milligrammes de substance active. Solution d'atropine : « sulfate d'atropine. 0 gr. 02, eau de laurier cerise « 10 gr. — (Berlioz. Traité de thérapeutique. 1892.)

Pour empêcher les solutions de s'altérer, on a conseillé : l'eau bouillie. l'addition d'eau de laurier cerise (C. Paul) d'alcool, de glycérine, d'acides phénique salicylique ; de les conserver, après les avoir stérilisées, dans de petits ballons fermés à la lampe et dont on brise l'extrémité au moment de l'emploi (Limousin). En Angleterre, on prépare beaucoup d'injections extemporanées, en faisant dissoudre des disques contenant des doses déterminées de substances actives. (disques de Samson, de Moore, etc.). Les solutions albumineuses sont employées pour les sels de mercure. *Huiles végétales et animales* (Gimbert, Burlureaux). Elles doivent être stérilisées : pour cela, on les porte à 120° dans des flacons bouchés hermétiquement. *Liquides organiques*. Voy. Brown-Séquard (Méthode de). *Sérum*. Voy. Sérumthérapie. *Vaselines liquides* (Vigier, Balzer). Elles sont abandonnées pour les injections, car elles ne sont pas absorbables. *Seringues et appareils à injections*. Pour les injections antiseptiques, on emploie quelquefois des seringues contenant 5 centimètres cubes de liquides. Pour les injections d'huiles (méthode de Gimbert, de Burlureaux), on se sert d'appareils spéciaux avec lesquels on pourrait injecter jusqu'à 300 gr. de liquide. En général, on n'en injecte que 15 à 50 gr. L'injection doit être très lente : 20 à 25 gr. par heure, l'appareil de Burlureaux permet de réaliser ces conditions (Dujardin-Beaumetz et Yvon). On fabrique maintenant des aiguilles stérilisables avec piston en moelle de sureau (seringue de Roux, de Strauss) et aiguilles en platine irridié : elles peuvent être portées dans une étuve à 100° et flambées par leur pointe. A défaut d'étuves, les seringues seront lavées à l'eau bouillante ou dans une solution antiseptique. On flambera les aiguilles.

Injections intra-pulmonaires. Des injections intra-parenchymateuses de liquides antiseptiques (sublimé, créosote, naphtol camphré) ont été pratiquées par Lépine, Truc, Gouguenheim, etc., dans les foyers pneumoniques, dans la tuberculose et la gangrène pulmonaires, mais les résultats sont incertains (Teissier et Laveran). — **rectales**. Voy. Lavements et Carbonique (acide). — **trachéales** (intra). Voy. Tuberculose, Laryngite chronique. — **uréthrales**. Voy. Blennorragie. — **utérines** (intra). M. Tarnier déconseille : l'acide phénique, le lysol, le phéno-salyl, le sulfate de cuivre, le perchlorure de fer, à cause des accidents immédiats qu'ils peuvent produire ; le sublimé corrosif, le biiodure de mercure, qui exposent à une intoxication lente. Il donne la préférence : au permanganate de potasse, 0,25 ou 0,50 p. 1.000; à la microcidine 4 p. 1.000 et à l'acide salicylique 3 ou 5 p. 1.000 (inférieurs à l'iode et au permanganate) et surtout à l'iode 2 ou 3 p. 1.000. Quant à l'acide borique et au naphtol, il les regarde comme des antiseptiques de très médiocre valeur. — Si l'on a soin de bien choisir l'antiseptique (iode, permanganate) et de ne pas injecter d'air dans le sinus (veiller, avec grand soin, à ce que l'appareil injecteur soit complètement purgé d'air), les injections intra-utérines sont inoffensives et rendent d'énormes services dans l'infection puerpérale (Tarnier. *De l'asepsie et de l'antisepsie en obstétrique*,1894) — **veineuses** (intra). Ne peuvent être que très rarement employées dans la pratique médicale, en raison de la gravité qui peut résulter de la blessure de la veine et de l'action de contact de certaines substances sur le sang, comme aussi de l'activité de la substance. (Dujardin-Beaumetz, Acad., 1888.) Ces injections ne sont indiquées que dans les affections à marche rapide. Voy. Anémie aiguë (transfusion) Choléra. — **vésicales.** Voy. Cystite. — **vaginales.** Voy. Blennorrhagie. Injections prolongées d'eau très chaude : hémostatiques, décongestives (métrite, métrorrhagie). Voy. Chaleur, Eau.

INSOMNIE. — Supprimer ou combattre la cause : douleurs, troubles digestifs, dyspnée cardiaque, etc., maladies nerveuses, états passionnels, troubles génito-urinaires, repas trop copieux (le soir), vins excitants, lumière, température trop élevée de l'appartement, surcharge de couvertures. — Les médicaments les plus employés sont : les opiacés, le bromure de potassium, 1-2 gr., l'hydrate de chloral 1-2-4 gr. L'opium, qui congestionne les centres nerveux, convient lorsque l'insomnie s'accompagne d'anémie cérébrale, comme dans l'insuffisance aortique. Il est contre-indiqué généralement chez les vieillards, les enfants, les congestifs, les athéromateux, les obèses, les paralytiques généraux, les mitraux (stase encéphalique), les brightiques. Le bromure est indiqué chez les sujets qui redoutent les accidents cérébraux. Le chloral est analgésique, mais il est contre-indiqué

Institut Pasteur, 21, rue Dutot. Paris.

chez les cardiaques. Chez eux, on pourrait prescrire le chloralamide ou le chloralose (Ch. Richet), qui n'auraient pas d'action dépressive sur le cœur, comme le chloral. — Les agents suivants, dépourvus de propriétés analgésiques, ne sont prescrits que contre l'insomnie nerveuse : sulfonal 1-2 gr., dans du pain azyme (action très lente) ; uréthane, 2-3 gr. dans de l'eau ; hypnone ou acétophénone, 0,05-0,15 ; paraldéhyde, 2-3 gr., en potion ; méthylal, 0,80, en potion, avec du sirop de groseilles ; somnal (éthylchloraluréthane) 2 gr., en potion, avec du sirop de framboises. — Chez les enfants, l'insomnie est rare, et tient à de l'excitation. Il faut plutôt s'adresser au bromure, à l'eau de laurier-cerise, au sirop de narcéine.

INSUFFISANCE AORTIQUE MITRALE. — Triscupidienne. Voy. Endocardite chronique — **hépatique.** Voy. Cirrhose, Ictère grave.

INTERTRIGO. — Carbonate de magnésie 5 gr. ; talc pulvérisé 20 gr. ; acide salicylique 0 gr.20 ; essence de bergamote, quelques gouttes.

IODANTIFÉBRINE. — Composé iodé de l'acétanilide. Antipyrétique nul (Mauger).

IODANTIPYRINE ou **iodopyrine.** — Propriétés de l'antipyrine : antithermique, antirhumatismal — 0,50-1 gr.

IODE. — Il se dissout seulement dans 7.000 parties d'eau ; on a augmenté sa solubilité dans ce liquide par l'addition d'iodure de potassium, qui dissout son poids d'iode. Il est très soluble dans l'alcool. **Physiologie.** L'iode est un puissant parasiticide externe et interne. Les iodures participent de cette propriété. *Action locale.* Excitante, irritante, caustique. Ingéré en très petite quantité, l'iode est apéritif ; à forte dose ou à jeun, il produit de l'embarras gastrique. *Action générale.* Quelle que soit sa voie d'introduction dans l'économie, il y passe à l'état d'iodure alcalin (1) produit une excitation des organes d'absorption, de circulation et d'excrétion, qui peut s'accompagner de fièvre (fièvre iodique) et d'ivresse (Lugol, Gubler.) Son action porte principalement sur le système lymphatique (qu'il stimule), les muqueuses (particulièrement celles des voies respiratoires). Il s'élimine par toutes les sécrétions. La céphalalgie et la diurèse consécutives à son administration, résultent de la congestion qu'il produit sur la muqueuse des sinus et les reins, au moment de son élimination. — Son usage prolongé amène une fonte des tissus (atrophie testiculaire, etc.), et de l'amaigrissement (Fonssagrives). **Thérapeutique.** A l'intérieur, l'iode et ses composés (surtout l'iodure de potassium) sont employés contre la scrofule, la syphilis, les engorgements séro-lymphatiques (Martin Damourette attribuait son action résolutive à une stimulation lymphatique), le goître endémique, la méningite tuberculeuse, l'obésité, le rhumatisme chronique, la goutte, l'asthme (eupnéique). — Grimel, Auderson, Morison, Sircar, Giblons, Willibrand, Bartholow, ont employé l'iode (teinture) contre la fièvre intermittente. — L'iode a peu d'influence sur les accès, et celle-ci ne se manifeste sensiblement qu'après 7 ou 8 jours ; à la longue,

(1) Ses effets se confondent donc avec ceux des iodures de sodium ou de potassium (Nothnagel et Rossbach).

INSTRUMENTS DE CHIRURGIE (Fabricants d'). Adnet, rue Vauquelin, 26. — Alvergniat, rue de la Sorbonne, 10. — Aubry, boulevard St-Michel, 6. — Collin, rue de l'Ecole-de-Médecine, 6. — Delamotte (Rondeau frères, successeurs), rue Jean-Jacques Rousseau, 68. — Delaunay, rue Racine, 5. — Favre (S.), rue de l'Ecole-de-Médecine, 1. — Gaillard et Requier, quai des Orfèvres, 4. — Galante (H.) et fils, rue de l'Ecole-de-Médecine, 2. — Gentille, rue St-André-des-Arts, 42. — Gobinard, boulevard St-Germain, 104. — Gudendag frères, rue de l'Odéon, 17. — Haran, rue Lacépède, 12. — Mariaud et maison Guéride, boulevard St-Michel, 41. — Marie, rue Dauphine, 18. — Mathieu (Raoul), boulevard St-Germain, 113. — Potier, boulevard St-Michel, 26. — Richard van Schoor, rue des Ecoles, 54. — Rondeau frères (successeurs de Delamotte), rue Jean-Jacques Roussesu, 68. — Simal, rue Monge, 5. — Vergne (sondes et instruments de chirurgie en gomme), rue Rivoli, 116. — Verrier, boulevard St-Germain, 120. — Wiesnegg, rue Gay-Lussac, 64. — Wülfing-Luer, rue Antoine-Dubois, 6.

il produit l'albuminurie. Enfin, dans la plupart des cas de paludisme, l'action de l'iode est nulle (Atkinson et Woods). A l'extérieur, on l'emploie surtout sous forme de teinture : en *badigeonnages*, comme détersif excitant, antiseptique sur certains ulcères ; comme révulsif léger, contre les épanchements séreux ; comme cathérétique ; en *injections* (1 p. de teinture, 2 p. d'eau (Velpeau), pour détruire l'épithélium anormal hydropigène (Audhoui) et favoriser l'accollement des parois, dans les trajets fistuleux, les kystes, l'hydrocèle (souvent on emploie la solution iodo-iodurée, pour éviter la précipitation d'iode, consécutive à l'addition d'eau) ; en injections parenchymateuses, dans les hypertrophies ganglionnaires (Morell Mackensie, A. Ferrand), le goître ; en injections antiseptiques, autour de la pustule maligne. **Pharmacologie.** Rarement on a recours aux vapeurs d'iode. — Teinture 1/12 : V-X gouttes à chaque repas, dans un vin très alcoolique (frontignan, etc.). Coton iodé 8 0/0. Pommade 1/30. — A l'intérieur, on prescrit quelquefois l'iode à la dose de 1 à 5 centigr. en pilules ou dans un litre. — *Solution d'iode iodurée, dite de Guibourt.* Iode 5 ; iodure de potassium 5 ; alcool à 90° 50 ; eau 100 ; en injections ou lotions. A l'intérieur : XX à XL gouttes, à chaque repas. Cette solution a, sur la teinture, l'avantage de pouvoir être donnée dans un liquide aqueux. — *Sirops, solutions, vins iodo-tanniques.* Associé au tannin, l'iode perd ses propriétés irritantes et son activité est plus grande qu'à l'état d'iodure de potassium (Rodet).

Iodhydragyrate d'iodure de potassium. Sel double composé de biiodure de mercure et d'iodure de potassium. — Antisyphilitique. *Pilules* : biiodure de mercure, iodure de potassium, poudre de guimauve āā 0,40, mucilage Q. S. p. 32 pilules : 1 à 4 (Puche) *Sirop de Boutigny* : deutoiodure de mercure 1, iodure de potassium 50, eau 50, sp. de sucre 2.400. **Iodhydrique** (acide). A été proposé comme eupnéique (Atkinson) : 3-6 gr. en solution avant les repas. **Iodoforme.** Renferme 9/10 de son poids d'iode. Il est soluble dans l'alcool, l'éther. Il a une toxicité plus grande que l'iode, mais il n'est ni caustique, ni irritant. — L'iodoforme possède des propriétés parasiticides, désinfectantes, cicatrisantes, anesthésiques locales. Ses propriétés désinfectantes paraissent dues à l'iode qu'il dégage, bien que les accidents qu'il occasionne diffèrent de l'iodisme (Hayem). Il s'élimine, en nature, par les poumons et les urines (à l'état d'iodate) — (P. Lefort). *Accidents toxiques* (la graisse favorise son absorption) : anorexie, sécheresse, goût désagréable dans la bouche (goût alliacé quand les sujets mangent (1) avec des cuillers d'argent) ; rarement, vomissements, accélération considérable et faiblesse du pouls, céphalalgie, affaiblissement de la mémoire, inquiétudes, insomnie, délire, collapsus et mort. Chez les enfants : signes de méningo-encéphalite. *Usages externes.* En poudre fine : sur les plaies (poudre, gaze iodoformée), les ulcérations scrofuleuses ou syphilitiques, le chancre mou, les ulcérations du col et le cancer de l'utérus. On l'a proposé comme résolutif dans la métrite, la paramétrite. — Pour masquer l'odeur de l'iodoforme on a conseillé : quelques gouttes d'une huile essentielle (essences de roses XX gouttes/10 gr. — de sassafras ou de gaultherie XX gouttes/10 gr. — de menthe, d'amandes amères) ; les balsamiques (baume du Pérou, etc.), la fève tonka (Mosetig) ou la coumarine 2/10, le café torréfié 30-50 0/0 (qui jouit d'ailleurs de propriétés antiseptiques) l'acide phénique 1/10, le camphre 2/15 le tannin (Moleschott), le goudron (Ehrmann). — Pommade : 2 à 4 p. 30. — Glycérés : 10 p. 100 ; ajouter de l'essence de menthe. — Injections uréthrales 1/100. — Suppositoires (fistules rectales). — Ether iodoformé : solution à 5 0/0, en injections dans les abcès froids (Verneuil). *Usages internes.* A l'intérieur : 0,10 à 0,20 (dose suffisante, quoiqu'on l'ait beaucoup dépassée), en pilules de 0,05, contre la scrofule (comme médicament iodique), la tuberculose pulmonaire (l'iodoforme s'élimine, en partie, par les poumons). Dans cette dernière maladie, on l'associe souvent à la créosote ou au gaïacol, en injections hypodermiques. (Voy. Tuberculose.) On doit suspendre fréquemment ce médicament, car il ne peut être toléré longtemps : il provoque de l'anorexie et, à doses élevées, de la somnolence. **Iodol.** Combinaison de l'iode et du pyrrol, qui contient 85 0/0 d'iode. A l'intérieur : 0,10-0,40 et même 2 gr., progressivement, comme succédané des iodures alcalins (Assaky, Dante) La pommade à l'iodol est supérieure à celle au précipité jaune (Trousseau) : blépharites. **Iodonaphtol** B. Antiseptique **Iodopyrine** ou **iodantipyrine**. Antipyrine : 0,50 à 1 gr. 50. **Iodure d'amidon.** A. Ferrand conseille de l'employer dans les cas où les autres préparations iodées sont mal tolérées, et aussi contre les empoisonnements par les sulfures, les alcalis caustiques, les alcaloïdes, le mercure et le plomb. — V à X gouttes de teinture d'iode dans une tasse d'eau de riz sucrée. **Iodure d'ammonium.** Plus instable et, par suite, plus actif que l'iodure de potassium (Audhoui) : 0,50 à 1 gr. **Iodure d'amyle.** Eupnéique, supérieur à l'iodure d'éthyle et à la pyridine (Huchard). Employé en inhalations contre la dyspnée cardiaque (Huchard).

(1) Ce signe permet de s'assurer si les malades sont imprégnés. Cazeneuve dit qu'il y a production d'iodure d'argent, avec formation d'acétylène.

Iodure de calcium. Antiscrofuleux 0,50-1 gr. **Iodure de carvacrol.** Usages de l'iodoforme et de l'aristol. **Iodure d'éthyle** (éther iodhydrique). On l'emploie en inhalations, à la dose de quelques gouttes, comme eupnéique (Huette, Turnbull, Sée, dans les accès d'asthme. — Abandonné comme anesthésique local. **Iodure de fer**, protoiodure de fer (le biiodure est inusité), tonique fondant 0,10 à 1 gr. en pilules (de 0,05). Sirop (20 gr. = 0,10 d'iodure de fer). **Iodure mercureux** (protoiodure de mercure) 0,01-0,10. Antisyphilitique. **Iodure mercurique** (biiodure) 0,025. Antiseptique puissant. Antisyphilitique. **Iodure de méthyle** (éther méthyliodhydrique). Vésicant, révulsif. **Iodure de plomb.**, Pommade 10/90, comme révulsif, sur les tumeurs strumeuses. Efficacité douteuse. **Iodure de potassium.** Résolutif 0,50-5 gr. et plus : engorgements ganglionnaires, surtout scrofuleux ; goître par simple hypertrophie du corps thyroïde (mais non dans le goître kystique ou vasculaire)- rhumatisme chronique. — Antisyphilitique (surtout, accidents tertiaires). M. Fournier pense qu'il est au moins inutile de dépasser jamais la dose de 12 gr. — Eupnéique : dans l'asthme, il agirait : 1° par son iode, sur le centre respiratoire ; 2° en fluidifiant les sécrétions (G. Sée). — Tonique cardiaque et vaso-dilatateur (affections aortiques, artério-sclérose), à condition qu'il soit donné à la dose de 2 à 3 gr. (G. Sée) ; il facilite le travail du cœur, en diminuant les obstacles périphériques (Huchard). — Eliminateur du plomb et du mercure ; il attaque les combinaisons que ces métaux ont formées dans l'économie et engendre des iodures très solubles. — Contre-poison des alcaloïdes.

L'iodure de potassium s'élimine par les reins (2/3) les glandes salivaires, mammaires, les muqueuses, la peau. Il produit, au moment de son élimination, une irritation, qui peut se traduire par une hypersécrétion nasale, oculaire, bronchique, ainsi que par de la céphalalgie, de l'excitation cérébrale et une éruption acnéique, accidents qui constituent l'*iodisme aigu*. « Quant à l'iodisme aigu décrit chez les goîtreux par « Rilliet, il paraît être plutôt le fait du goître (mala- « die de Basedow, cachexie strumiprive) que des io- « dures » (Berlioz). De même que les autres iodures, celui de potassium est quelquefois mieux supporté à hautes doses qu'à petites doses (Fournier), parce qu'alors il est diurétique (Huchard, Eloy). Le lait, la scille (Huchard), le bicarbonate de soude, l'arsenic, facilitent la tolérance. La belladone, le bromure rendent des services contre le coryza iodique, tandis que les antiseptiques intestinaux peuvent atténuer les éruptions qui accompagnent quelquefois l'usage de l'iodure de potassium. **Iodure de sodium.** Usages et doses de l'iodure de potassium. Il convient mieux que ce dernier (Voy. Sodium), pour un traitement prolongé, car l'iodure de potassium, comme les sels de potasse, exerce une action nocive sur les muscles en général et sur le myocarde en particulier (Huchard). De plus, par insuffisance d'élimination rénale, l'iodure de potassium expose à la potassiémie (Feltz et Ritter). **Iodure de soufre.** A été employé à l'extérieur, contre les dartres 1-2/30. Abandonné. **Iodure de thallium.** A été essayé dans la syphilis, par Rabuteau et Pozzi.

IPÉCACUANHA (Rubiacées). — L'ipéca annelé, cephœlis ipéca (Brésil) est seul officinal. Son principe actif est un alcaloïde, l'*émétine*, contenu dans l'écorce. A faibles doses, l'ipéca agit comme émétique, purgatif, sédatif du système nerveux et modérateur de la circulation. A hautes doses, il paralyse le système nerveux et les muscles, comme les antimoniaux et la digitale (Rabuteau). Intensité à part, l'action de l'ipéca a beaucoup d'analogie avec celle du tartre stibié (Berlioz). L'émétique est plus certain, plus énergique comme vomitif, mais il débilite davantage : aussi, chez les enfants. donne-t-on la préférence à l'ipéca. — Pour Gubler, le vomissement résulte non d'une impression directe sur le système nerveux central, mais d'un réflexe qui a son point de départ dans la muqueuse gastrique (1). L'ipéca est employé surtout comme vomitif et antidiarrhéique. Comme vomitif, on le prescrit (seul ou associé à l'émétique 0,05) à la dose de 0,50 à 2 gr., en 2 ou 3 paquets, qu'on prend à des intervalles de 10 minutes ou 1/4 d'heure. La dose purgative est la même que la dose vomitive, mais on l'administre dans un litre d'eau (Berlioz). *Sirop.* 20 gr. contiennent 0,20 d'ipéca. C'est le vomitif, par excellence, des petits enfants. On leur fait prendre ce sirop par cuillerée à café ou à bouche, jusqu'à effet ; on y ajoute de la poudre, s'il n'est pas assez fort. — Comme les vomitifs l'ipéca est indiqué : dans les bronchites, où il favorise l'expectoration et combat le mouvement fluxionnaire sur la muqueuse respiratoire; dans les cas d'embarras gastrique bilieux et dans ceux qui nécessitent l'emploi des émétiques. — A la dose de quelques centigrammes, 0,10-0,30, il agit comme expectorant. Dans ce cas, on le donne surtout sous forme de *tablettes* qui contiennent 1 centigr. de poudre d'ipéca (Codex). En macération, l'ipéca est très employé contre les diarrhées et la dysenterie : l'émétine éliminée, en partie, par la muqueuse intestinale modifie celle-ci (?) en la traversant. *Potion brésilienne.* Voy. Dysenterie. Cette préparation provoque fréquemment des vomissements (Bourdon) ; aussi, lui préfère-t-on souvent les lavements, surtout chez les enfants. *Lavement* (*Bourdon*). Ipéca 10 gr. Faire bouillir successivement 3 fois dans 150 gr. d'eau, puis mêler le produit des trois décoctions ; évaporer, au bain-marie ; réduire à 20 gr. On a aussi proposé l'ipéca contre les sueurs des phtisiques ; l'émétine diminue celles-ci, soit en modifiant les glandes sudoripares au moment de son élimination par la peau, soit par une action révulsive sur l'intestin. On divise ce résidu en portions pour un lavement matin et soir.

IPEUVA (Tecoma speciosa. Bignoniacées. Brésil). — Amer agréable, diurétique. Infusion : 6-8/500. Extrait fluide : 2-4 gr.

IRIS VERSICOLOR. — Son principe actif est l'iridine ou irisine (oléo-résine). Rutherford la regarde comme un très puissant cholagogue (moins irritant que le podophyllin) : 0,25 en pilules, le soir, en se couchant. Il faut prendre, le lendemain, de l'eau de Pulina.

ISPHAGHALA (plantago decumbens). — Graines mucilagineuses, antidiarrhéiques. Inde.

IVRESSE. — Voy. Alcoolisme (aigu).

JABORANDI (Pilocarpus pinnatus. Rutacées). — La pilocarpine, en raison de sa prédominance considérable dans le jaborandi, donne à cette plante sa caractéristique physiologique (Bressac). Elle fait contracter la pupille, ralentit les mouvements du cœur et

(1) L'émétine est éliminée par la muqueuse gastro-intestinale la peau, les bronches. C'est grâce à son élimination par la voie gastrique qu'elle fait vomir lorsqu'elle est administrée par la voie sous-cutanée. Dans ce dernier cas, il faut une dose beaucoup plus forte d'émétine et un temps beaucoup plus long (contrairement à ce qui se produit pour les injections hypodermiques) que si on administrait cette substance par la bouche; ce qui prouve bien que l'émétine injectée ne fait vomir qu'au moment de son élimination par la muqueuse gastrique (Chouppe).

provoque une hypersécrétion de la plupart des glandes, spécialement des glandes salivaires et sudoripares. D'après Vulpian, la pilocarpine agit sur les extrémités terminales des fibres excito-sudorales et non sur les fibres elles-mêmes, car la section transversale des nerfs n'empêche pas ses effets. Il y a antagonisme d'action entre la pilocarpine et l'atropine, et analogie entre la pilocarpine et la muscarine. — Comme sialagogues, le jaborandi ou la pilocarpine ont été employés contre le hoquet rebelle, l'angine diphtérique; comme sudorifiques, contre les inflammations à frigore des voies respiratoires (trachéo-bronchite etc., au début), les dermatoses (psoriasis), l'alopécie (le jaborandi pourrait activer la croissance des poils d'après Sydney, Bury, Schmidt, Coppez), les hydropisies (contre-indication dans les hydropisies d'origine cardiaque, à cause de l'action dépressive que la pilocarpine exerce sur le cœur), l'albuminurie (grande circonspection).

Posologie. Feuilles de jaborandi 2-4 gr., en infusion. Pilocarpine (surtout le chlorhydrate et le nitrate) : 5 milligr. à 2 centigr.

JALAP (Exogonium purga). — La présence de la bile est nécessaire pour que l'effet purgatif du jalap se produise. A défaut de celle-ci, la résine de jalap demeure inerte : d'où, l'inégalité d'action observée quelquefois. Le jalap est un purgatif hydragogue (hydropisies). Il est contre-indiqué par l'état inflammatoire de l'intestin et de l'estomac. Poudre de racine : 0,50-2 gr. Résine (préférable). 0,20-0,60 centigr. *Teinture de jalap composée* ou *Eau-de-vie allemande* : racine de jalap 80 gr.; racine de turbith 10 gr.; scammonée 20 gr.; alcool (à 56°) 960 gr., dose 15 à 30 gr.

JAMBUL (Eugenia jambolana, Syzygium jambolanum-Myrtacées. Indes). — On emploie l'enveloppe des fruits et l'écorce. Stomachique, astringent (diurétique, antiblennorrhagique). Employé contre le diabète, il diminue la glycosurie (Bamatalva, Cauldwelde, Sandby, Kingsburg, Villie), mais, d'après Scott, il a l'inconvénient de diminuer, dans l'estomac, l'action saccharifiante de la salive et du suc pancréatique. Poudre : 0,25 centigr., 3 fois par jour. On peut aller jusqu'à 20-40 gr. et plus par jour.

JATROPHA CURCAS (gros pignon d'Inde-Euphorbiacées). Semences. — Purgatif puissant : X gouttes équivalent à 30 gr. d'huile de ricin.

JAMAICA DOGWOOD. — Voy. Piscidia erythrina.

JEQUIRETY (Abrus precatorius). La macération des graines décortiquées et pulvérisées (1 à 2 gr. p. 100 gr. d'eau) a été proposée, par Wecker, comme modificatrice (substitutive) dans la conjonctivite granuleuse, l'ophtalmie purulente et infectieuse, la diphtérie conjonctivale. Elle produit des effets irritants (dangereux quelquefois) qui se manifestent par un exsudat muco-purulent et des fausses membranes.

JOUBARBES (Crassulacées). — Passaient pour antiscorbutiques et un peu septiques. Le sedum âcre (poivre de murailles), irritant (presque caustique) émétique purgatif, a été employé contre la fièvre, le croup, l'épilepsie. Une poignée dans 1.000 gr. de bière, réduire de moitié (Garin et Duval).

JUGLANDIN. — Voy. Noyer.

JUGLANS CINEREA. Cholagogue, 6-30 centigr. — Voy. Noyer.

JUJUBE. — Fait partie des fruits pectoraux.

JURUBÈBE (Solanum paniculatum). — Stomachique, diurétique, hydragogue : dyspepsies symptomatiques du foie. Infusion 2/500. Extrait fluide : 1 à V gouttes, 4 à 5 fois par jour.

JUSQUIAME NOIRE. (Hyoscyamus niger. Solanées). Elle produit, mais avec 2 fois moins d'énergie, les effets de la belladone : elle détermine moins d'excitation, de mydriase (plus persistante), d'agitation musculaire, de fréquence du pouls, et dispose davantage au sommeil. *Hyosciamine* (duboisine, daturine), principe actif de la jusquiame. On la trouve aussi dans la belladone, le datura (daturine), les scopolia, la laitue (Dymond). Propriétés calmantes, analogues à l'atropine. Elle fait voir les objets agrandis (mégalopsie) et est franchement hypnotique (Bocquillon-Limousin). *Hyoscine.* Alcaloïde, liquide (huileux) isomère de l'atropine et de l'hyosciamine, retiré des eaux mères de cette dernière et qui constitue la partie active de l'hyosciamine du commerce. Anhydrotique (sueurs des phtisiques), mydriatique, hypnotique. « C'est le plus efficace des sédatifs de l'excitation psychique interne, avec impulsion motrice violente. » (L. Garnier. Chimie médicale, 1895.) Elle n'accélère pas le pouls. **Thérapeutique.** La jusquiame et ses alcaloïdes, sont employés comme : dépresseurs du système névro-musculaire (manie, névroses convulsives et spasmodiques, ténesme vésical, tremblement sénile, paralysie agitante); calmants, hypnotiques (toux, névralgies, délire); anhydrotiques; mydriatiques (sans les inconvénients de l'atropine). **Pharmacologie.** Poudre de jusquiame 0,20-0,50. Teinture XX gouttes. Extrait alcoolique 0,10-0,25. Huile 1/3 (P. E. de feuilles de jusquiame, de belladone de stramonium). *Pilules de Méglin* : extr. de jusquiame, de valériane, oxyde de zinc āā 0,50, pour 10 pilules, 1 à 2 par jour. *Hyosciamine cristallisée* : 1/4-1/2 ou 1 milligr. dans l'eau acidulée d'acide sulfurique ou en pilules. *Hyosciamine amorphe* ou liquide. Mélange d'hyoscine et d'une petite quantité d'hyosciamine. Elle aurait deux fois et demie moins d'action que l'alcaloïde cristallisé (Harnack) : 2-3 milligr. *Hyoscine*, 5 fois plus calmante que l'hyosciamine et l'atropine (Bocquillon-Limousin). A l'état de bromhydrate, d'hyodhydrate, on peut obtenir de l'hyoscine cristallisée. Doses 1/4 à 1/3 de milligr. Manu a observé un empoisonnement avec 2 milligr.

KAIRINE. — (Chlorhydrate d'hydrure d'oxyméthylquinoléine). — Antithermique et analgésique : 3-4 gr., en cachets. Delaissée (détruit l'oxyhémoglobine, provoque de la cyanose, des vomissements, du collapsus).

KAIROLINE. (Méthylhydrure de quinoléine) — Action plus lente, mais plus persistante que la kairine. La kairine ne s'oxyde que peu à peu dans l'organisme

KAMALA. (pollen du Rotera tinctoria). — Ne paraît pas devoir être préféré au kousso : 5-15 gr., en 2 fois, à 1/2 heure d'intervalle.

KAWA. (racine de) — Piper methysticum, poivre des Océaniens. Pipéracées. Antigonorrhéique (anesthésique local, anticatarrhal). Extrait hydro-alcoolique 1-2 gr., en pilules de 0,10. Infusion 10/1000 : à prendre dans la journée.

KÉFIR ou **KÉPHIR.** — Voy. Laits fermentés.

KÉLÈNE. — Voy, Chlorure d'éthyle.

KELLAH. — Ammi visnaga. Ombellifères. Aromatique, excitant. Décoction : 10-15/150.

KÉLOIDES. Emplâtre de Vigo. scarifications (divisant la tumeur dans toute sa hauteur); électrolyse. L'extirpation est contre-indiquée : la tumeur reparaît après l'opération.

KERATINE. — Substance cornée digérée par la pepsine et l'acide chlorhydrique. Insoluble dans les acides et soluble dans les alcalis, elle a été proposée pour envelopper les pilules, qui, grâce à elle, ne seraient pas attaquées par les acides de l'estomac et arriveraient ainsi jusque dans l'intestin, où elles subiraient l'action des liquides alcalins.

KÉRATOSE PILAIRE. — Traitement de l'icthyose. Au besoin, destruction du bulbe pileux central avec l'aiguille électrolytique. Voy. Hypertricoses.

KERMÈS. — Voy. Antimoine.

KINÉSITHÉRAPIE. — C'est la gymnastique appliquée au traitement des maladies. Voy. Gymnastique.

KINO. — Suc desséché du Pterocarpus marsupium. Usages et doses du cachou.

KOLA (Sterculia acuminata. Malvacées). — La graine (noix) contient (1) de la caféine (2 à 5 0/0), de la théobromine, du tannin, et doit être placée à côté du café (Schlagdenhauffen). Stimulant nerveux puissant, tonique cardiaque (régularisation du pouls) et général, antidiarrhéique. Poudre (torréfiée) 0,50-8 gr. Infusion, 1 gr. par tasse, après les repas (comme eupeptique). Teinture (1/5) 2-10 gr. Extrait fluide, X à XXX gouttes. Extrait alcoolique 0,20-2-4 gr. Vin 50/1000-2-5 cuillerées.

(1) La *Kolanine* (Knebel) est un glucoside contenu dans la noix de kola et qui se dédouble facilement en rouge de kola, glucose et caféine. (Bocquillon-Limousin).

KOUMYS. — Voy. Laits fermentés.

KOUSSO. — Voy. Tænias.

KYSTES HYDATIQUES DU FOIE. — Le traitement médical par le chlorure et l'iodure de potassium, l'acide phénique, les préparations mercurielles (calomel), les vermifuges, l'huile de pétrole, est impuissant. L'électrolyse possède une action curative très contestable. **Traitement chirurgical** : la ponction aspiratrice (qu'on peut répéter) donne quelquefois de bons résultats, dans les kystes jeunes et uniloculaires. On la fait assez souvent suivre d'injections antiseptiques (Mesnard-Baccelli) de liqueur de Van Swieten (ou la liqueur acidifiée suivant la formule de Laplace), 20 à 30 gr. Si l'on injectait une quantité plus considérable (jusqu'à 100 gr.), il faudrait non seulement retirer l'injection, mais encore la faire suivre de lavages à l'eau bouillie. Lorsque le kyste détermine des phénomènes de compression ou qu'il est purulent, il faut l'inciser largement avec le bistouri (laparotomie, incision lombaire, etc., suivant les cas). — L'ouverture par les caustiques (méthode de Récamier), soit seuls, soit avec ponction ou incision consécutives, est un procédé douloureux, lent, incertain, dangereux (péritonite, suppuration, perforation des anses intestinales. Dieulafoy). *Soins consécutifs.* Soit après la ponction, soit après l'incision, il faut, pour éviter le suintement du liquide dans le péritoine, immobiliser les intestins (bandage de corps, décubitus dorsal).

LACTATES *de fer.* Voy. Fer. — *De zinc.* Anti-épileptique (Herpin). Abandonné.

LACTIQUE (Acide). — *Usages externes.* Caustique. Solution 50-80/100 : en badigeonnages, contre le catarrhe des fosses nasales, les ulcérations de la phtisie laryngée. Solution à 5 p. 25 : dissolvant des fausses membranes diphtériques. Mosetig a conseillé aussi l'acide lactique contre les néoplasies et le lupus. *Usages internes.* L'acide lactique a été employé, à la dose de 0,50-2-4-10 gr., comme eupeptique (à une époque où l'on croyait qu'il était l'acide du suc gastrique), hypnotique (très contestable). Actuellement, on le prescrit surtout comme antiseptique intestinal et antidiarrhéique, principalement contre la diarrhée verte (Hayem) des jeunes enfants (2 en potion). — Voy. Diarrhée, Choléra.

LACTO-PHOSPHATE. — Voy. Phosphates.

LACTOSE. *Sucre de lait.* — Diurétique qui, d'après G. Sée, convient particulièrement dans les hydropisies cardiaques. Dose 100 gr. par 24 heures dans 2 litres d'eau ou de tisane, pendant 8 ou 10 jours, puis supprimer, pour recommencer.

LACTUCARIUM. — Voy. Laitue.

LADANUM ou **LABDANUM.** — Substance résineuse, qui exsude de diverses espèces du genre Cistus. Employée autrefois comme stimulant et emménagogue.

LAIT. — Type de l'aliment complet, le lait renferme : 1° des substances azotées (albumine, caséine), aliments plastiques; 2° des matières grasses (beurre) et du sucre de lait (*lactose ou lactine*) aliments de colorification ; 3° de l'eau, des sels (phosphate de chaux, chlorures de potassium, etc.). Le lait d'ânesse, comme celui de jument, est pauvre en substances azotées et riche en lactose ; aussi le recommande-t-on pour sa digestibilité (gastralgie, entéralgie). Le lait de chèvre contient beaucoup de beurre et de matières azotées; on le conseille en cas de pertes exagérées d'urée et de bile Le lait de vache renferme plus de substances solides et de matières grasses, mais moins de lactose, de substances azotées et de sels que celui de femme (Payen). Il faut plutôt se préoccuper de la fraîcheur du lait que de l'espèce animale dont il provient. Aujourd'hui à défaut de lait frais, on emploie beaucoup le lait stérilisé, qui paraît plus facilement assimilable (A. Vieillard) et se conserve très longtemps. Pour obtenir celui-ci, on le fait chauffer (bain-marie, vapeur d'eau sous pression) soit à 70-75° (pasteurisation) (1) soit à environ 100° (appareils domestiques) soit à 110-120° (industrie) mais toujours en évitant de le faire bouillir, car l'ébullition modifierait sa saveur et sa digestibilité ; ainsi aseptisé, le lait est ensuite conservé à l'abri de toute contamination. Dans certaines exploitations, on procède par chauffages et refroidissements successifs, mais rapides : plus le lait est refroidi brusquement, moins il conserve le goût de « cuit ». Les petits appareils domestiques permettent d'effectuer la stérilisation dans à peu près autant de petites bouteilles qu'on doit de fois, dans une journée, donner du lait aux nourrissons. On débouche chaque bouteille seulement au moment du besoin, et on n'utilise pas le lait contenu dans une bouteille entamée même depuis peu. Si l'on ne peut faire usage de lait stérilisé, il est prudent, pour se prémunir contre la transmission de certaines maladies (tuberculose, etc.), de faire bouillir celui qu'on emploie. La question de digestibilité du lait suivant qu'il est cru ou cuit n'est pas encore tranchée (Legendre et Broca. Thérap. infantile, 1894) : peut-être, chez les adultes, le premier est-il moins facilement digéré que le second ? (Manquat). En somme on tiendra surtout compte des idiosyncrasies et de l'observation clinique : le lait constipe, lorsqu'il est bien digéré, car il laisse peu de résidus; il produit de la diarrhée, dans le cas contraire. **Emploi du lait dans les maladies.** La grande digestibilité du lait en fait un aliment précieux dans les maladies aiguës (2), la débilité, les cachexies, les maladies de l'estomac, de l'intestin, dans les diarrhées rebelles et la dysenterie, où il a l'avantage de diminuer les selles, par suite de la faible quantité de ses résidus. Outre son

(1) On pasteurise le lait en le chauffant rapidement jusqu'à 70° ou 75°, puis en le refroidissant brusquement jusqu'à 10° ou 12° centigrades (Legendre et Broca).

« Les laits pasteurisés ou stérilisés, même imparfaitement, ne « produisent ni coliques, ni diarrhée verte, ni désordres intestinaux, « et souvent il suffit de soumettre au lait ainsi conservé un enfant « atteint de diarrhée pour qu'il guérisse sans médicaments..... La « pasteurisation, même à 70° ou 75°, a pour effet de donner le pas « aux ferments de la caséine sur les ferments du sucre, à ceux qui « coagulent le lait à la façon des acides, et, si on songe à la sensi- « bilité de l'intestin du nourrisson vis-à-vis des liquides acides, à « l'utilité de l'eau de chaux pour couper le lait, dans certaines « coliques, on conclura qu'il y a toujours à redouter la présence « des ferments acidifiants dans le lait des biberons, et que le « chauffage à 70° peut rendre des services, alors même qu'il ne tue « pas tous les microbes présents dans le lait. (P. Legendre et A. Broca. Thérapeutique infantile, 1894.)

(2) Dans les maladies fébriles il est bon de donner le lait écrémé, car la graisse pourrait être mal digérée. Le lait nourrit (en tous cas, il agit au moins par son eau et ses substances salines), laisse peu de résidus, réduit au minimum la formation des toxines et élimine ces dernières, grâce à son action diurétique.

action *reconstituante*, le lait produit des *effets diurétiques*, qu'il doit à son eau, à ses sels et surtout à son sucre (G. Sée). L'action diurétique, connue dès longtemps (de temps immémorial, les Chinois prennent des nourrices lorsqu'ils sont hydropiques) le rend précieux contre les hydropisies (soit essentielles, soit cardiaques, hépatiques ou rénales), les empoisonnements par les caustiques. *Contre-indications* : dilatation de l'estomac, dégoût, troubles digestifs. *Diète lactée exclusive ou cure lactée*. Fractionner et espacer les doses en commençant par de petites quantités. Dujardin-Beaumetz conseille : un grand verre (200 gr.) toutes les heures ou 1/2 verre toutes les demi-heures. Bouchardat : toutes les deux heures, une tasse à café de lait coupé avec 1/3 d'eau et d'augmenter graduellement jusqu'à 3-4 litres en vingt-quatre heures, quantité suffisante pour assurer la nutrition. Les solutions alcalines aident à la digestion de la caséine (Parrot). Le retour à l'alimentation normale doit être progressif (pain, soupes et potages au lait, puis des mets légers). *Petit lait*. Lait dont la caséine et le beurre ont été retirés et qui renferme le sucre, les sels du lait, ainsi qu'un peu de graisse et de caséine non précipitée. Son action principale est purgative. Il est, en outre, diurétique (par l'eau et les sels de potasse) et nutritif (cure contre la phtisie, en Allemagne et en Suisse) par la lactine et la caséine (petit lait non clarifié). Au début, la digestion du petit lait est difficile ; aussi, faut-il le couper avec des eaux minérales. Celui des officines est souvent mieux supporté. Il faut souvent deux ou trois semaines de malaise pour obtenir l'effet cherché, c'est-à-dire la production facile et non douloureuse d'une diarrhée séreuse ou muqueuse, mais non bilieuse. *Indications*. D'après Bencke, le petit lait est indiqué dans les maladies par excès d'azote, qui, selon cet auteur, sont : la goutte, le rhumatisme, les hémorroïdes, la polysarcie, les congestions du foie, le catarrhe pulmonaire, les dartres humides, les caries osseuses. On le prescrit aussi aux névropathes, aux calculeux, mais, disent Trousseau et Pidoux, s'il est utile dans la pléthore (engorgements du foie et de la rate, hémorroïdes, constipation opiniâtre, obésité, affections cutanées), c'est à tort qu'on le conseille aux anémiés. Selon Binz, à part l'action purgative, les vertus nombreuses qu'on attribue aux cures de petit lait, dépendent probablement, en grande partie, des conditions climatériques (air des montagnes), éloignement des causes morbigènes, association d'eaux minérales, distractions, régime. *Doses*. On ne dépasse guère, maintenant, 1 litre ou 1 litre et demi (Nothnagel et Rossbach), qu'on coupe avec des eaux minérales, jusqu'à ce que la tolérance s'établisse. On boit, le matin, un 1er verre de 120 gr.; puis, un 2e, après un quart ou une demi-heure de promenade. On ne prend pas plus de 3 verres de lait de chèvre (plus nourrissant que celui de vache) ou d'ânesse (phtisie), 4 ou 5 de lait de vache. Le petit lait clarifié s'emploie surtout comme diurétique et émollient. Le lait non clarifié a été prescrit comme nourriture exclusive, à la dose de plusieurs litres par jour. *Durée de la cure* : 6 à 8 semaines. Du petit lait, on peut rapprocher le *raisin*, qui sert à faire des cures analogues. — **Laits fermentés alcooliques**. Le koumys, le képhyr, la galazyme (lait de Champagne) sont des boissons qu'on obtient par la fermentation alcoolique du sucre de lait. Ils constituent des aliments toniques. — Le **koumys** est obtenu, en Tartarie, par la fermentation du lait de jument. En France, on le prépare en mélangeant 2 parties de lait d'ânesse et une partie de lait de vache, puis en faisant fermenter le mélange par le *saccharomices cerevisiæ* (Manquat, d'après Schnepp). Le koumys contient de l'alcool 1 ou 2 ou 3 0/0 (suivant qu'il est frais ou vieux) et de l'acide carbonique (0,8).

Le koumys provoque quelquefois de légers troubles digestifs au début, mais les malades s'y habituent vite. On l'a surtout employé dans la tuberculose.

Le **képhir**, lait de vache fermenté, à l'aide des grains de kéfir, renferme de l'alcool, de l'acide carbonique, de l'acide lactique, des peptones et de l'alcool (0,60 à 1,50 p. 100).

Suivant qu'on prolonge plus ou moins la fermentation, on obtient un kéfir plus ou moins riche en alcool : après 1 jour, on a le kéfir faible ; après 2 jours, le kéfir moyen ; après 3 jours, le kéfir fort (Dujardin-Beaumetz et Yvon). — Non seulement le kéfir est stimulant par son alcool, mais il est, en outre, tonique, reconstituant et constitue, selon l'expression de M. Saillet, *un aliment à son maximum de digestibilité*, puisqu'il fournit à l'organisme une masse considérable d'hémi-albuminose qui se change immédiatement en peptones. Le kéfir convient particulièrement dans la phtisie, la dyspepsie hypopeptique (Hayem) ou hypochlorhydrie, l'ulcère de l'estomac, la dysenterie. Dose : 1 verre à 2 litres par jour. — La *galazyme* est obtenue par la fermentation du lait à l'aide de la levure de grains (4 gr. pour 1 litre) et du sucre (10 gr.) dans une bouteille bien bouchée. Elle renferme 1 à 2 0/0 d'alcool. *Lait*. (Troubles de la sécrétion du). Voy. Agalaxie, Galactorrhée.

LAITUE. — La laitue vireuse est un peu plus active que les autres. **Lactucarium** 0,10-0,50. Suc épaissi de plusieurs espèces de *lactuca* (virosa, sativa, scariola). Le principe actif est la *lactucine* : hypnotique. Drymond a découvert aussi dans la laitue des traces d'hyosciamine (L. Garnier). *Sirop de lactucarium opiacé*. C'est en réalité une préparation opiacée : 20 gr. de ce sirop doivent contenir la partie soluble dans l'eau de 1 centigr d'extrait de lactucarium et 5 milligr. d'extrait d'opium (Codex). Dose : 20 à 60 gr. **Thridace**. — Suc des tiges de laitue, obtenu par expression et évaporé jusqu'à consistance d'extrait. Médicament peu actif, sinon inerte 0,50-1-2 gr. *Eau distillée de laitue*. Calmante et antispasmodique. — Véhicule des potions narcotiques : 20-60 gr.

LAMINAIRE. — Se gonfle dans l'eau : moyen de distension.

LANOLINE. — Corps gras extrait de la laine des moutons. Elle absorbe facilement l'eau, les solutions salines et la glycérine. Elle est à son tour très absorbable par la peau, et les médicaments qu'on lui adjoint sont absorbés avec elle. Pour donner de la souplesse à la lanoline, on l'additionne d'axonge 5-10-25 0/0. — Lanoline boriquée 10 0/0; phéniquée 5 0/0; salicylée 2 0/0; hydrargyrique 50 0/0.

LANTANA BRASILIENSIS (Yerba sagrada) Verbénacées — Fébrifuge : 1-2 gr., en pilules de 0,10.

LARYNGITE aiguë. — Le traitement comporte, avant tout, la suppression des causes habituelles : repos de l'organe, interdiction du tabac, des boissons alcooliques, des mets épicés. Boissons chaudes et sudorifiques : tisane de jaborandi (à 5/100); inhalations aromatiques ou calmantes. Ces inhalations, d'une durée moyenne de cinq minutes, à raison de dix ou douze inspirations par minute, seront pratiquées plusieurs fois par jour, la bouche étant maintenue ouverte au dessus d'un vase à orifice étroit, ou au-dessus d'un bol coiffé d'un cornet de papier ouvert à l'extrémité. On ajoutera à l'eau bouillante des fleurs de camomille ou de tilleul, ou plus efficacement, une cuillerée à café de teinture de benjoin ou d'une solution alcoolique de menthol (à 1/20). — L'enveloppement du cou avec la serviette mouillée froide, laissée en place, sous taffetas gommé, jusqu'à réchauffement, (cravate russe) donne d'excellents résultats au début de l'affection; de même, les applications externes de révulsifs (sinapismes, iode, vésicatoires.) Localement, on devra s'abstenir des cautérisations et de toute médication irritante : on pourra, pour soulager la douleur, insuffler doucement dans le larynx et la trachée, sous le contrôle du miroir, une poudre renfermant, en égale proportion, du chlorhydrate de morphine, de l'acide borique et de la gomme adragante pulvérisée. — A l'intérieur, on calmera la toux par l'emploi des opiacés ordinaires : on ne négligera pas de maintenir le ventre libre. **Laryngite chronique.** L'affection est de longue durée et nécessite un traitement rigoureux et prolongé. Celui-ci sera local et général. On fera de la révulsion externe *locale*, par les topiques usuels, ou à *distance*, par l'emploi des drastiques ou le rappel d'hémorrhoïdes supprimées. La cure hydrothérapique a une très grande importance : on prescrira aux herpétiques l'arsenic et les eaux sulfureuses (Pyrénées, Enghien); aux lymphatiques, l'arsenic et les ferrugineux (La Bourboule). L'hydrothérapie, les bains de vapeur sagement réglés, le climat marin seront des adjuvants très utiles. Localement, on pratiquera des fumigations avec des solutions renfermant du goudron ou de l'eucalyptus; des inhalations avec un flacon à deux tubulures, contenant des cristaux de menthol, sur lesquels on verse, au moment de l'emploi, une tasse d'eau à 60°; ou encore des pulvérisations avec des solutions faibles phéniquées, cocaïnées, benzoïnées. On fera des applications caustiques locales avec le nitrate d'argent (2-10 0/0) ou le chlorure de zinc à 1/200°. On emploie depuis quelque temps, avec succès, les injections intra-trachéales d'huile d'amandes douces renfermant en dissolution 1/30 de menthol : on injecte directement dans la trachée, à l'aide d'une seringue de Pravaz, à canule longue et recourbée, 1 à 2 cent. cubes de ce mélange : deux ou trois injections suffisent à calmer les toux les plus rebelles. Enfin, on interdira le tabac, les boissons alcooliques, les mets épicés ; on recommandera le repos ou tout au moins le ménagement de l'organe. On traitera les lésions du pharynx et du nez et, chez les femmes, on surveillera la fonction menstruelle. Le croup (*laryngite diphtéritique*) et le faux croup (*laryngite striduleuse*) seront traités dans un article spécial.

LARYNGITE DIPHTERIQUE. — Voy. Diphtérie et Sérumthérapie.

LARYNGITE STRIDULEUSE (*faux croup, laryngite spasmodique*). — Ce n'est qu'une modalité de la laryngite simple. L'accès spasmodique se produit pendant le sommeil. **Traitement.** Pendant l'accès : appliquer, sur le larynx, soit une éponge ou une flanelle imbibées d'eau très chaude, soit des cataplasmes sinapisés. En Allemagne, on pratique des applications froides. Inhalations et pulvérisations de vapeurs chaudes. Bottes d'ouate. Bains chauds (Meogs et Pepper). — Vomitif. Loock kermétisé (3-5 centigr.), bromure de potassium, chloral, codéine, antipyrine (0,10 toutes les heures) alcoolature de racines d'aconit (I à V gouttes). S'il y a menace d'asphyxie : tractions rythmiques de la langue, dilatation de la glotte avec une pince à polypes (C. Paul — Comby *Formulaire*). Après l'accès, traiter, s'il y a lieu, le catarrhe nasal, les végétations adénoïdes, l'hypertrophie amygdalienne.

LAUDANUM. — Voy. Opium.

LAURIERS L. camphrier. — Voy. Camphre. **L. cannelier.** — Voy. Cannelle. **L. cerise.** — Voy. Cyanhydrique (acide). **L. rose** (Nerium oleander. Apocynacées). — Succédané du strophantus et de la digitale : tonique cardiaque, diurétique. Extrait alcoolique : 10-15-20 centigr. Les propriétés indiquées seraient surtout dues à l'*oléandrine* ou *néréine*.

LAVAGE DE L'ESTOMAC. — On le pratique à l'aide du tube mou de Faucher, de la sonde rigide de Debove, ou de la pompe stomacale. Il convient surtout dans les cas d'empoisonnement (pompe stomacale), de catarrhe, de dilatation de l'estomac avec fermentation putride, d'étranglement intestinal (Calm et Kussmaul). — Pour introduire le tube de Faucher, on l'enduit de glycérine, on le porte dans l'arrière-bouche et on le pousse légèrement, en faisant exécuter au sujet des mouvements de déglutition. Lorsque le tube est parvenu dans l'estomac (ce qui a lieu lorsque 50 centimètres ont été introduits), on élève l'entonnoir et on y verse le liquide, généralement 500 gr., quelquefois 1 ou 2 litres. Le liquide doit être un peu chaud, pour éviter une sensation trop vive. Le plus souvent, on emploie de l'eau alcaline, renfermant 3 à 5 gr. de bicarbonate de soude par litre. — L'estomac lavé, on retire le liquide. Pour cela, avant de laisser le tube se vider complètement, on n'a qu'à abaisser l'entonnoir plus bas que l'estomac, le tube forme alors siphon. Le lavage doit être renouvelé plusieurs fois dans la même séance si le liquide ne ressort pas clair. Habituellement, on fait une séance chaque jour, le matin, au lever.

LAVANDES. L. vera. L. spic. L. stæchas). — Stimulants aromatiques. Inusités. L'huile a été employée comme parasiticide.

LAVEMENTS. — M. Maurin (Formulaire pour les maladies des enfants) donne, au sujet des lavements, les indications suivantes : ne pas introduire d'air, ne pas charger la seringue d'un liquide; au-dessus de 35° ni au-dessous de 10°. La quantité maximum de liquide à donner en lavement est de : 60 à 80 gr., de la naissance à la fin de la 1re dentition; 80 à 100 gr., de la fin de la 1re dentition à la 2e; 100 à 150 gr., de la 2e dentition à la puberté. Pour les adultes, les lavements détersifs sont préparés avec 250 gr. (demi-lavement) ou 500 gr. de liquide. Les lavements médicamenteux ne contiennent que 125 gr. de liquide; ils doivent être précédés de lavements détersifs, donnés au moins 1/4 d'heure avant (Maurin). Les doses des agents thérapeutiques, pris en lavement, peuvent être doubles ou triples, au maximum, de celles prises par la bouche. Une exception sera faite pour les alcooliques, qui produisent l'ivresse plus facilement s'ils sont pris par la voie anale que par la bouche (Maurin). *Lavements alimentaires.* Rendent des services lorsqu'un rétrécissement de l'œsophage, un cancer de pylore ou une hématémèse, empêchent l'alimentation par la voie gastrique. Le bouillon, les œufs, le lait, le vin, le café, les peptones ont été employés. On additionne, quelquefois, ces lavements de sucre, pour représenter l'aliment respiratoire. Dujardin-Beaumetz conseille d'administrer, 2 ou 3 fois par jour, un lavement composé ainsi : laudanum de Sydenham, V gouttes; peptone liquide, 2 cuillerées à bouche (40 gr.) ou peptone sèche, 2 cuillerées à café; bicarbonate de soude, 0,50 (si les peptones sont acides); jaune d'œuf n° 1; lait, un verre. Les lavements nutritifs nécessitent les précautions suivantes : lavement d'eau, 1 heure avant (Fonssagrives) pour vider préalablement l'intestin; quelquefois même, petit lavement avec III ou IV gouttes de laudanum (Daremberg); température tiède; petit volume du lavement alimentaire; position horizontale, après avoir pris celui-ci.

L. d'amidon : 15/500; délayer l'amidon dans l'eau froide; porter le reste à l'ébullition; verser peu à dans le premier mélange en agitant quelques instants. *L. anthelmintique* : mousse de Corse, 12 gr.; eau 375. Faire bouillir 10 minutes et ajouter huile de ricin 30 gr. (Foy). *L. astringent.* V. Diarrhée. Dysenterie. *L. camphré* : camphre 0,60, jaune d'œuf n° 1, décoction de guimauve 250. *L. carbonique.* Voy. Carbonique (acide). *L. émollient* : espèces émollientes 30 gr. *L. laudanisé* : XV à XX gouttes de laudanum. *Lavements laxatifs* : huile d'olives, 2 cuillerées à bouche; jaune d'œuf, n° 1; eau tiède 250 à 400 — ou, miel de mercuriale 60 à 100 — ou, sel de cuisine 30 — ou, savon 8 gr. *L. purgatif* : feuilles de séné 15, sulfate de soude 15, eau bouillante 500.

LENTISQUE (Pistacia lentiscus). — A Chio, on en extrait le *mastic*. Extrait 0,30. — Antidiarrhéique.

LÈPRE (Eléphantiasis des Grecs). — La lèpre est une maladie parasitaire (bacille de Hansen) contagieuse (à Paris on n'a cependant jamais observé de cas de contagion (Tenneson), quoique fort peu inoculable (1). *Traitement interne.* Aucun médicament connu n'a d'action directe sur la lèpre (Tenneson). L'iodure et le bromure (contre les douleurs) de potassium, le phosphore, l'arsenic, le sublimé, l'acide salicylique, l'acide phénique, le salol, l'ichtyol, l'anacou, l'hura brasiliensis et crepitans, l'hoang-nan, la strychnine, la quinine (contre la fièvre) ont été prescrits. Le médicament le plus en faveur est l'huile de chaulmoogra (contre-indiquée si les reins sont malades). On commence par VI ou X gouttes, par jour (avant les repas), et on arrive progressivement à XX-XXX-CXX et CC gouttes, en 2 ou 3 fois, dans les 24 heures. L'acide gynocardique (principe de cette huile) est moins efficace, 0,20 à 3 gr., progressivement. A défaut d'huile de chaulmoogra, on emploie le baume gurjun, 6-12 gr. par jour. Toniques et reconstituants. *Traitement externe.* Sparadrap de Vigo. Acide pyrogallique (en pommade ou emplâtre à 5-10 0/0). — Chrysarobine (plus active). — Résorcine (emplâtre ou pommade 10 0/0). — Ichtyol (pommades à 5 0/0). — Huile de chaulmoogra (pure, ou incorporée à de la vaseline, ou en emplâtres). Excision ou cautérisation ignée (thermo-cautère, galvano-cautère) des tubercules les plus volumineux ou les plus gênants, par leur siège. Bains de mer, eaux sulfureuses et salines. Bains électriques (lèpre tropho-neurotique) (Brocq). *Hygiène.* Pays sec et tempéré. S'abstenir de salaisons, de poisson, de graisse et d'alcool. Bains antiseptisés.

LEPTANDRA ou **VERONICA VIRGINICA.** — Scrofulariacées. — Tonique, légèrement laxatif, cholagogue : 2-4 gr. de racine, en décoction. *Leptandrin* (extrait résineux). Purgatif doux : 0,10-0,30.

LEUCÉMIE (leucocythémie, diathèse lymphogène). — Formation exagérée permanente de globules blancs dans le sang. Trousseau a donné le nom d'*adénie* et Wunderlich celui de *pseudo-leucémie* aux cas dans lesquels l'hypertrophie ganglionnaire ne s'accompa-

(1) Le condamné Keanu, fut, en 1884, inoculé, avec succès, par Arning.

gne d'aucune altération du sang. **Traitement.** Le médicament qui réussit le mieux, est l'arsenic, à hautes doses progressives, en commençant par V gouttes de liqueur de Fowler. Le fer est peu efficace. Tamponnement, contre l'épistaxis ; trachéotomie, contre la compression de la trachée. Dans les cas d'adénie : injections intra-ganglionnaires avec la liqueur de Fowler, I goutte sur plusieurs points différents. La réaction est très vive (Viniwarter).

LICHEN. — Nous n'indiquerons que le traitement des variétés principales. **Lichen ruber planus** ou **lichen plan** (le plus typique). *Traitement interne.* D'après Fournier, le traitement arsenical est la seule médication interne dont l'action soit incontestable. Il faut donner l'arsenic progressivement jusqu'aux limites de la tolérance. Le *traitement local* est peu efficace : bains vinaigrés (Vidal) et amidonnés ; glycérolés ; onctions huileuses. Sur les plaques les plus tenaces : emplâtre mercuriel de Vigo ou emplâtre salicylé. Partout ailleurs : pommades au calomel ou à l'acide salicylique 1/30. Contre le prurit : lotions de sublimé 1-2/1000, d'acide salicylique ; douches de vapeur ; bains prolongés (Fournier) ; douches à 35 ou 38°, sur la colonne vertébrale, avec la pomme d'arrosoir et pendant 1 à 5 minutes ; lotions 1-2/1000 et bains de sublimé (10 à 20 gr.). En cas d'accidents hydrargyriques (irritation des téguments, intoxication) glycérolé tartrique 1/20. On traitera, s'il y a lieu, la néphrite, le diabète, le nervosisme, l'arthritisme, le lymphatisme (Brocq). **Lichen ruber acuminé.** Arsenic à l'intérieur ; acide phénique, sublimé, en topiques. **Lichen ruber corné.** Décaper les parties malades, avec des cataplasmes, du savon mou de potasse mélangé à de l'acide salicylique 1/20 ; puis, râcler avec la curette et recouvrir, soit d'emplâtre de Vigo, soit d'emplâtres à l'acide pyrogallique ou à l'acide chrysophanique (Brocq).

LICHEN D'ISLANDE. — (Cetraria islandica. Lichénées). — Contient un principe amer : l'acide cétrarique, qui le rend tonique, stomachique et utile contre l'atonie digestive des phtisiques. L'acide cétrarique passe pour fébrifuge — 5 à 10 centigr. — Débarrassé, par l'ébullition, de son amertume, le lichen n'est plus qu'émollient. Décocté 10-20/1250 ; réduire à 1000. *Gelée* : par cuillerées à café. — *Pâte de lichen* : 100 grammes contiennent environ 0,02 d'extrait d'opium (Codex 1884).

LIENTÉRIE. — Voy. Diarrhée simple des enfants.

LIERRE TERRESTRE (Glecoma hederacea. Labiées). — Amer aromatique, anticatarrhal. Infusé : 10-20/1000.

LIGUSTIUM VULGARE. — Antilaiteux. Voy. Galactorrhée.

LIMONADES. — On donne ce nom de limonades à des boissons rafraîchissantes acidules diversement composées (Codex). Elles sont tempérantes et antiseptiques. *Limonade commune.* Citrons n° 2. Eau distillée bouillante 1.000 gr. Sucre en morceaux, 70 gr. (Codex). *Limonade gazeuse.* Eau gazeuse 1 bouteille, sirop de limon 80 gr. (Codex). *Limonade chlorhydrique, nitrique phosphorique, sulfurique.* Voy. Acides. *Limonade purgative.* Voyez Citrate de magnésie. *Limonade tartrique*, Sirop d'acide tartrique 100 gr. Eau distillée 900 gr. Mêlez. Préparez de même : limonade citrique avec sirop d'acide citrique aromatisé au citron ; limonade à l'orange avec sirop d'acide citrique aromatisé à l'orange et les autres limonades avec sirops de cerise, de framboise, de groseille. Les limonades doivent être conservées dans des vases non métalliques.

LIN (Linum usitatissimum. Linées). — Graines (mucilagineuses) employées : en nature, contre la constipation (2 cuillerées par jour) ; en tisane (10 à 20 p. 1000 gr.) émolliente ; en farine, pour cataplasmes. (Voy. ce mot.)

LINIMENT (oléo-calcaire). — Huile d'amande douce, eau de chaux saturée ââ 100 gr. Topique émollient. *volatil.* Voy. Ammoniaque.

LIPANINE. — S'obtient en ajoutant 5 à 6 0/0 d'acide oléique à l'huile d'olives. Succédané de l'huile de foie de morue : 2 à 6 cuillerées à bouche par jour.

LIPPIA MEXICANA. — Feuilles et tiges. Cette plante aromatique (odeur de citronnelle) est employée en infusion théiforme dans les bronchites aiguës et chroniques. En Amérique, elle est très réputée comme expectorant.

LIQUIDES ORGANIQUES. — Voy. Brown-Séquard (méthode de).

LIQUEUR DE FOWLER. — Voy. Arsenic. — **d'Hoffmann.** Mélange à parties égales d'alcool à 90° et d'éther sulfurique. — Antispasmodique. Dose : 2 à 8 gr. — **de Labarraque** (hypochlorite de soude). Voy. Chlore. — **de Pearson.** Voy. Arsenic. — **de Piazza** : perchlorure de fer 25 ; NaCl 15 : eau distillée 60. Liquide coagulant, conseillé en injections dans les tumeurs érectiles. — **de Van Swieten.** Voy. Mercure : **de Villatte.** Voy. Cuivre (sulfate de).

LITHARGE. — Voy. Plomb.

LITHIASE BILIAIRE. — Voy. Cholélithiase.

LITHIASES URINAIRES. — **Pendant l'accès de colique néphrétique** : chloral, antipyrine (1 3 gr.), injections sous-cutanées de morphine, chloroformisation à la reine, contre la douleur ; boissons diurétiques, pour favoriser la progression du gravier. **Traitement dans l'intervalle des accès. Gravelles acides.** 1° *Urique.* Diurétiques : eaux minérales diurétiques, arenaria rubra, stigmates de maïs (20/1000, en tisane). Alcalins : carbonate de lithine, 0,50-1 gr. ; citrate et carbonate neutre de potasse 0,25-2 gr. Quelquefois, on prescrit aussi, comme dissolvants de l'acide urique : l'acide benzoïque 1 gr., dans 1 litre d'eau (transforme l'acide urique soluble en acide hippurique soluble), le benzoate de soude 0,20-2 gr. ; le benzoate de chaux 1-2 gr. (Picard) ; le tartrate de potasse et de soude 5-10 gr. Le pouvoir dissolvant de la soude est inférieur à celui de la lithine et de la potasse, mais elle est mieux tolérée. — Régime alimentaire : celui de la goutte. 2° *Oxalique.* Les indications sont à peu près les mêmes que pour la diathèse urique. Il faut, avant tout, éviter les aliments renfermant de l'acide oxalique ou un oxalate, source unique des calculs muraux : oseille, tomates, épinards, navets, céleri, pommes, panais, groseilles, carottes, oranges, raisin de Malaga (Picard). **Gravelles alcalines.** La *gravelle phosphatique* se montre chez les sujets débilités ou qui ont abusé des alcalins; aussi doit-on, outre l'acide chlorhydrique (V à VIII gouttes à chaque repas) prescrire les toniques. Lorsqu'elle est liée à un catarrhe vésical (urines alcalines), on donne les balsamiques et les résines (santal, boldo, buchu, pichi, térébenthine, goudron, huile de Harlem, acide benzoïque (peu efficace) et on fera des injections vésicales. On conseillera les eaux de Contréxéville, Martigny, pour entraîner les concrétions, mais on prescrira les eaux bicarbonatées sodiques. **Complications**. Voy. Hématurie, Néphrite, Pyélite. **Traitement chirurgical. Calculs du rein.** Dans le cas de pyélyte, la néphrectomie ou la néphrotomie sont quelquefois indiquées. **Calculs vésicaux.** La *lithotritie* est l'opération de choix dans la grande majorité des cas (Desnos), surtout chez les vieillards (Bouilly). La *taille* est indiquée : quand le calcul dépasse 5 centimètres de diamètre ou que sa dureté est considérable. On doit aussi la pratiquer dans le cas où une cystite rend la vessie douloureuse et irritable, et dans ceux où il existe des lésions rénales, car il faut alors débarrasser promptement la vessie (Bouilly) ; enfin, le plus souvent, chey les jeunes enfants (Desnos), La *taille hypogastrique* est la plus employée, spécialement pour les calculs volumineux atteignant ou dépassant 5 centimètres et les calculs enchatonnés. On y a recours aussi dans les cas de développement exagéré de la couche graisseuse du périnée (Bouilly). La *taille périnéale* n'est plus guère en usage que chez les enfants. — Chez la femme, lorsque la lithotritie est impossible, on pratique la *dilatation uréthrale*, lorsque le calcul ne dépasse pas 1 centimètre et demi ; au-dessus de ce diamètre, la taille vaginale, suivie de suture immédiate. Le meilleur moyen d'atténuer ou de faire cesser les symptômes ou les complications de calcul (cystite, hématurie, etc.) est le repos horizontal (Desnos).

LITHINE. — Les sels, surtout le carbonate, sont spécialement recommandés dans la goutte, la gravelle et la diathèse urique, à cause de la facilité relative avec laquelle ils dissolvent l'acide urique et les urates. Cette propriété ressort des expériences comparatives faites par Garrod, relativement au pouvoir dissolvant des divers carbonates alcalins sur les urates. Ayant placé des fragments d'os et de cartilages, provenant d'arthritiques et incrustés d'urate de soude, dans des solutions égales de carbonate de lithine, de potasse et de soude, il a pu s'assurer que le sel de lithine fait disparaître complètement ces incrustations, tandis que celui de potasse ne les dissout qu'en partie et que celui de soude n'opère nul changement. — La lithine et ses sels doivent être administrés avec prudence, car ils sont toxiques à des doses peu élevées. Le chlorure de lithium, par exemple, paraît 10 fois plus toxique que celui de sodium (expériences de Ch. Richer). *Benzoate de lithine* 0,20, en deux cachets : (gravelle urique (l'acide benzoïque agit sur les urines et la lithine sur les calculs). *Carbonate de lithine*. On l'a préconisé contre le rhumatisme, mais surtout contre la goutte et la gravelle. Bouchard a vu disparaître des concrétions tophacées sous l'influence de ce médicament. Lécorché ne l'a pas trouvé supérieur aux autres alcalins, dans l'attaque de goutte aiguë. Doses : 0,25-0,50 et même 1 gr. (Dujardin-Beaumetz) et 2 gr. (Charcot) On peut prescrire ce médicament dans l'eau de Seltz (qui augmente considérablement sa solubilité), ou en poudre et en granules effervescents, préparations composées de carbonate de lithine, de bicarbonate de soude et d'acide citrique. Contre le diabète, Martineau a recommandé le carbonate de lithine, associé à la liqueur de Fowler, dans de l'eau de Vichy ou en pilules. *Iodure de lithium* 1-2 gr. *Salicylate de lithine*. Voy. Salicylique (acide).

LOBÉLIE ENFLÉE (Tabac indien. Campanulacées). — Effets analogues à ceux de la jusquiame, ou mieux de la nicotine (Hayem). Poudre 0,25-0,50. Infusion 0,50-1 gr. Teinture 2. *Lobéline* 5-40 centigr. Antispasmodique : asthme, coqueluche.

LOMBRICS. — Voy. Ascarides.

LORETINE (acide iodoxyquinolinosulfonique). — Poudre jaune, insoluble dans l'eau. Succédané de l'iodoforme. Même dosage. — Non toxique.

LOSOPHANE (Triiodocrésol) 80 0/0 d'iode. — Succédané de l'iodoforme : affections non inflammatoires de la peau. Pommade 1/30. Solution alcoolique 1-2 0/0.

LUFFA CYLINDRICA (Mormodica cylindrica. Cucurbitacées). — Employé pour remplacer le gant de crin.

LUMBAGO. — Frictions excitantes ou révulsives, liniment térébenthiné ou ammoniacal), thapsia, vésicatoires, ventouses. Injections hypodermiques : d'antipyrine, 0,30 centigr. (G. Sée) ; de morphine. Electricité. — Bains de vapeur, douches. — A l'intérieur : antipyrine.

LUPUS VULGAIRE (lupus tuberculeux proprement dit). — On le considère généralement comme une tuberculose cutanée. **Traitement général.** Celui de la scrofule et de la tuberculose viscérale: tonique, reconstituant (huile de foie de morue), quinquina, amers, arsenic, phosphates, chlorure de sodium, iodure de fer, sirop iodo-tannique). Outre le traitement interne, on conseillera l'hydrothérapie, l'exercice, la vie au grand air. **Traitement local.** Il faut détruire localement les tubercules en produisant des cicatrices aussi peu apparentes que possible. Aujourd'hui, on donne la préférence au traitement chirurgical, particulièrement aux scarifications linéaires et à la cautérisation ignée (qui est surtout en faveur actuellement) — La rugination et le raclage sont des traitements de début (de Molènes) ; quant à l'excision, elle n'est que très rarement employée. *Scarifications linéaires* (Wolkmann, Balmano,Squire, Vidal). Elles consistent à pratiquer, avec une lame étroite (scarificateur de Vidal), quantité de scarifications losangiques, le plus rapprochées possible, qu'on fait pénétrer jusqu'au tissu sain (reconnaissable à sa dureté relative) et en ayant soin de dépasser les bords des plaques lupiques. En cas d'hémorragie, on arrête le sang avec de l'amadou, de l'ouate hydrophile ou iodoformée ou du perchlorure de fer. — On fait un lavage avec la liqueur de Van Swieten, on panse avec l'iodoforme (Tennesson) et l'ouate purifiée ; puis, avec des bandelettes d'emplâtre de Vigo. On recommence les scarifications tous les 8 jours, ou seulement toutes les 2 ou 3 semaines, suivant la marche de la cicatrisation. Les scarifications permettent mieux de limiter la surface d'action, des caustiques ; elles déterminent l'atrophie du tubercule, soit par sectionnement des vaisseaux, soit par la compression du tissu cicatriciel, qui succède aux incisions (Berlioz). — Aux méthodes sanglantes, M. Besnier préfère la *cautérisation ignée*, ponctuée ou linéaire, faite, tous les 8 jours, avec le thermo-cautère à pointe fine (chauffée au rouge sombre, pour éviter les hémorrhagies) ou avec le galvano cautère à grille. La cautérisation galvanique agit plus rapidement et plus efficacement que les scarifications linéaires (P. de Molènes). Elle n'expose ni aux auto-inoculations (1), ni aux pertes de sang et produit des cicatrices régulières. Au besoin, on peut, au moyen des scarifications, améliorer l'aspect des cicatrices. — Gartner, Hardaway. Jakson, Lustgarten ont préconisé l'électrolyse. — **Caustiques chimiques** Constituent d'excellents adjuvants du traitement chirurgical, mais il est extrêmement rare de les voir produire seuls la guérison vraie du lupus (de Molènes). *Acide lactique* (lupus des muqueuses). *Acide pyrogallique* (réducteur excellent mais douloureux et parfois toxique). Badigeonnages avec une solution au maximum ou pulvérisations avec cette solution éthérée, puis application de traumaticine ; on produit ainsi une suppuration.

Les badigeonnages et les pulvérisations sont renouvelés jusqu'à ce que tout foyer lupique ait disparu de la cicatrice (de Molènes), à laquelle succède une cicatrice lisse. Schwimmer prescrit, trois fois par jour, des applications avec une pommade avec 1 0/0 d'acide pyrogallique ; puis, la suppuration obtenue, on panse avec l'emplâtre de Vigo. *Acide salicylique* (pur ou associé à la créosote) sous forme d'emplâtres ou de collodion. *Naphtol camphré*. Pommades, emplâtres ou traumaticine, 10 à 20 0/0. On a aussi employé l'arsenic, les mercuriaux, surtout le sublimé, en compresses 1/1000, pommades 1/100, emplâtres 2 0/0 (injections interstitielles 1 ou 2 0/0) la glycérine iodée (injections interstitielles). D'après Tennesson (Traité de dermatologie, 1893), la manière la plus commode d'appliquer les caustiques, dans le traitement du lupus, c'est de les incorporer dans un emplâtre. Aucun d'eux n'a d'action spécifique et, à l'intensité près, toutes agissent de la même manière ; aussi peu importent les substances incorporées, pourvu qu'elles fassent suppurer. Quand les surfaces malades sont en pleine suppuration (pas avant, pas plus tard) il faut enlever les bandelettes, laver soigneusement et faire un pansement humide. — Après quelques jours, on applique de nouveau l'emplâtre et ainsi de suite (Tennesson). Les injections de lymphe de Koch présentent des dangers réels et ne donnent pas de résultats définitifs supérieurs aux autres moyens. — Du reste, quel que soit le traitement employé, la récidive est à peu près la règle.

« **LUPUS ÉRYTHÉMATEUX**. — Les relations très « probables, sinon actuellement démontrées pour tous « du lupus érythémateux avec l'injection tubercu- « leuse, conduisent à prescrire dans cette affection « un **traitement général** reconstituant (Thibierge). » — **Traitement local.** Les topiques, les caustiques légers, les agents réducteurs, donnent de meilleurs résultats que dans le lupus vulgaire (de Molènes). Ils ne doivent être prescrits qu'après l'apaisement des phénomènes inflammatoires, qu'on calmera par les émollients, cataplasmes de fécule, pulvérisations, corps gras, etc. (de Molènes). *Emplâtre de Vigo* (un des modes de traitement les plus recommandables lorsqu'il est bien toléré (Thibierge). *Emplâtre de Vidal*. — *Savon noir*, en application sur de la toile ou de la flanelle, pendant la nuit ; suspendre en cas d'irritation intense. *Réducteurs* : acide pyrogallique, en pommades, emplâtres, collodion, solution éthérée, traumaticine à 10 0/0 ; résorcine, en pommade à 5 ou 10 0/0 ; ichtyol à 10/0 (compresses) ; acide salicylique (5 0/0) en pommades, pâtes, collodions, emplâtres. *Caustiques*. On n'emploie que des caustiques légers (1) surtout l'acide lactique (badigeonnages) pur ou additionné de 1/4, 1/3 ou même 2 parties d'eau. Les *scarifications* (formes congestives), la *cautérisation ignée* (thermocautère ou mieux galvano-cautère), le *raclage* (forme crétacée), trouvent aussi leur indication dans le lupus érythémateux.

LYCOPODE. — Poudre absorbante retirée du lycopodium clavatum (Lycopodiacées). Elle sert aussi à confectionner les pilules.

LYMPHADÉNIE. — Voy. Adénie.

LYMPHADÉNOMES CERVICAUX. — Arsenic à l'intérieur et injections interstitielles de Fowler (Reclus) ; ablation, si la tumeur est accessible.

LYMPHANGITE. — Bains antiseptiques, pulvérisations phéniquées, tarlatane imbibée de liqueur de Van Swieten et recouverte d'une toile imperméable. Marloy a vanté les applications de perchlorure de fer. Ouverture précoce des abcès.

(1) Dans la pratique de la ville, Vidal, L. Brocq, Aubert n'ont jamais observé d'infection tuberculeuse après des scarifications (de Molènes).

(1) Il ne faut pas employer les acides sulfurique, chromique, etc., afin de ne pas produire une cicatrice plus apparente que celle pouvant résulter de la maladie abandonnée à elle-même.

LYMPHATISME. — Voy. Scrofule.

LYSOL. — On l'obtient en saponifiant un mélange d'huile de goudron et de corps gras, par un carbonate alcalin : c'est un savon au crésylol. Il contient des phénols et surtout des crésols combinés à un alcali. Le lysol se présente sous l'aspect d'un liquide brun, oléagineux, soluble dans l'eau. Antiseptique moins toxique que l'acide phénique. On l'emploie en solution à 5 0/0 pour les instruments de chirurgie ; 2-3 0/0 pour les plaies ; 1-2 0/0 pour les muqueuses ; 20 0/0 dans les dermatoses ; 3 p.1.000 pour la désinfection des étables et lieux d'aisance.

MACIS. — Voy. Muscade.

MAGNÉSIE. — Les sels de magnésie sont plus toxiques que ceux de soude, mais moins que ceux de potasse. **Magnésie calcinée** (ou décarbonatée, oxyde de magnésium, magnésie pure). Dans les pharmacies, elle existe sous deux états : hydratée et anhydre. La magnésie anhydre est complètement insoluble. La *magnésie calcinée du Codex* (magnésie ordinaire ou française) est complètement privée d'eau. Quand on l'emploie contre les troubles de l'estomac, il est bon de l'hydrater : elle happe (Trousseau) la muqueuse gastrique. — La *magnésie lourde anglaise* (D'Henry, d'Howard) a perdu la propriété d'absorber l'eau. Elle a un poids spécifique triple de la précédente ; elle est en petits grains durs. Trousseau la préfère comme purgatif à la magnésie calcinée. *Usages et doses de la magnésie calcinée,* Antiacide, absorbante : dyspepsies acide, flatulente, avec constipation. La magnésie calcinée est surtout un laxatif doux employé pour les enfants et contre la constipation habituelle. Doses : 0,50-0,60 aux enfants à la mamelle ; 5 et 8 gr., aux adultes, dans un verre de boisson acidulée. L'effet ne se produit qu'après 7 ou 8 et, quelquefois, 24-36 heures (Trousseau). Son action augmente par l'usage (contrairement à celle des sels neutres), mais on a reproché à la magnésie de former des concrétions intestinales ou bézoards. — On peut administrer la magnésie contre l'empoisonnement par l'acide arsénieux et les corrosifs, mais, dans ce cas, ou préfère l'*hydrate de magnésie* (usages de la magnésie calcinée). **Borocitrate de magnésie,** Lithontriptique (Koelher, Becker). — Des 3 **carbonates de magnésie** (qui ont du reste la même action) le *sous carbonate* est à peu près le seul usité sous les noms de *carbonate de ma-*

gnésie, hydrocarbonate, magnésie blanche, magnésie carbonatée. Il donne lieu à un dégagement d'acide carbonique ; aussi le prescrit-on quelquefois contre les vomissements, car il agit, dans ce cas, comme la potion de Rivière. On l'emploie surtout comme absorbant, 0,50 à 5 gr., mais il purge aussi bien que la magnésie (Trousseau). — *Tablettes de magnésie* 0,20 de carbonate de magnésie. — **Citrate de magnésie.** Ce purgatif n'a pas l'amertume des sels de magnésie et son action est douce, mais lente. Dose : 30 à 60 gr., avec de l'eau sucrée. Le Codex donne des formules pour préparer des limonades à 30 et 40 gr. On les prend par verre, de 10 en 10 minutes. **Sulfate de magnésie** (sel d'Epsom, de Sedlitz). Ce sel est très abondant dans l'eau de mer. Il constitue aussi le principe le plus important des véritables eaux purgatives qui, outre le sulfate de magnésie, contiennent généralement du sulfate de soude (parfois en quantité aussi grande) et du chlorure de sodium. — Le sulfate de magnésie agit plus activement que les autres purgatifs magnésiens (action plus irritante, utile quelquefois pour dériver) et que le sulfate de soude : 30-45-60 gr, dans 2-3-4 verres d'eau. L'effet se produit après 1 h. 1/2-2-4 heures. On prépare l'eau de Sedlitz artificielle en dissolvant 30 gr. de sulfate de magnésie dans 650 gr. d'eau gazeuse simple.

MAIS (stigmates de) Zea maïs. Graminées. — Diurétiques. Tisane 10/1000.

MALADIE D'ADDISON. — Voy. Maladie bronzée. — **M. de Basedow.** Voy. Goitre exophthalmique. **M. de Bright.** Voy. Néphrite albumineuse. **Maladie bronzée.**— 1° Traiter la diathèse causale, s'il y a lieu. 2° Lutter contre l'asthénie et la dénutrition, très profondes dans cette maladie et qui aboutissent souvent à la tuberculose : toniques et reconstituants (alimentation fortifiante, fer, quinquina, arsenic). 3° Combattre les vomissements : eaux gazeuses, glace, opiacés, régime lacté. 4° Calmer les douleurs lombo-abdominales : vésicatoires, qui révulsent les glandes surrénales, le plexus solaire ; injections de morphine et narcotiques ; bromure de potassium.

L'iodure de potassium et l'électricité ont été essayés contre cette maladie. Quant aux dérivatifs, ils ne doivent être employés qu'avec prudence, car ils peuvent aggraver le mal (Strümpell) : les purgatifs, par exemple, peuvent provoquer des diarrhées profuses. Les injections d'extrait de capsules surrénales, peuvent être essayées. — **M. de Friedreich.** Ataxie locomotrice héréditaire. Voy. Ataxie. **M. de Thompson.** Elle est caractérisée par des raideurs ou spasmes musculaires, au début des mouvements volontaires, par des troubles psychiques et par un développement exagéré du tissu musculaire, avec diminution des forces. *Traitement.* Massage, gymnastique, électrothérapie, douches.

MAL DE MER (Naupathie). — Le mal de mer est plus modifié par la position horizontale que par les médicaments, qui agissent sur le cerveau ou l'estomac : alcools, boissons gazeuses, champagne (J. Rochard), bromure de potassium, chloral, antipyrine (1,50 à 2 gr. par jour, en solution. — Ossian, Bonnet), M. Skinner a conseillé d'employer les médicaments capables de relever la pression sanguine, caféine, atropine, strychnine associés ensemble. L'absorption gastro-intestinale étant suspendue pendant le mal de mer, ces substances doivent être administrées par la voie hypodermique. Quant à la cocaïne, 0,10-0,30, recommandée par Manassein et Regnault, elle peut, en anesthésiant l'estomac, diminuer les vomissements, mais en revanche, il est à craindre qu'en anémiant le cerveau, elle favorise les lipothymies. — M. Rochard recommande les onctions de belladone sur l'abdomen.

MALT. — Voy. *Diastase.*

MANDRAGORE. — Atropa mandragora. Solanacées. Cette plante stupéfiante, le Circé des anciens, était employée autrefois, par les magiciens et les sorciers, pour provoquer tantôt des hallucinations, tantôt des effets léthargiques et la mort apparente. Les chirurgiens y avaient aussi recours pour anesthésier les malades qu'ils devaient opérer. En réalité, la mandragore possède les propriétés de la belladone, mais affaiblies. D'après B. Richardson, elle engourdit mieux la sensibilité et serait douée de propriétés hypnotiques; celles-ci n'apparaîtraient qu'avec les petites doses, tandis que les doses élevées déterminent de l'excitation nerveuse, analogue à l'hystérie, des rêves fantastiques, du délire et la mort. Après une dose de 1 gr. 20, la vue est amplifiée et confuse, l'ouïe est exaltée; le sujet éprouve une excitabilité analogue à celle des accès d'hystérie. La mandragore a été employée, par Michéa, à doses croissantes, jusqu'à 1 gr. de racine, contre la folie. Elle est inusitée. (Dujardin-Beaumetz, Dict. de thérap.)

MANGANÈSE. — Proposé comme succédané du fer. *Oxyde noir* 0,50-2 gr., avant les repas.

MANIE AIGUE. — Les émissions sanguines, générales ou locales, sont abandonnées, excepté chez les sujets très vigoureux, car il y a autant de manie par anémie que par congestion. Il en est de même de la diète, qui augmente l'excitation. On sustentera, au contraire, le malade par une alimentation aussi substantielle que possible et, au besoin, on le nourrira à la sonde, s'il refuse de manger. — Le maniaque sera isolé et, dans les cas d'agitation extrême, on le placera dans une cellule capitonnée et éclairée par une lumière bleue, ou tamisée à l'intérieur. On lui mettra la camisole de force, s'il est nécessaire de recourir à ce moyen, pour empêcher les violences, les auto-mutilations, la masturbation ou faciliter l'administration des aliments. Au premier rang des moyens sédatifs, qui conviennent dans les accès, on doit placer les grands bains chauds (26-28°) prolongés pendant plusieurs heures par jour, et on y joint la réfrigération de la tête. Quand on redoute le passage à l'état chronique, on a recours aux révulsifs, teinture d'iode, vésicatoires, cautères à la nuque (Régis), pommade stibiée 1/8 (Ball). *Traitement interne.* Contre l'agitation et l'insomnie, on administre les bromures de potassium, de sodium, d'ammonium (moins efficaces, d'après Ball, que dans la mélancolie), le chloral, la paraldéhyde, le méthylal, le sulfonal, l'hyosciamine, l'hyoscine, etc. On combattra la constipation, surtout dans la forme congestive (aloès, etc.) et on veillera à la propreté du malade, pour éviter les eschares.

MANNE (Exsudation du fraxinus ornus et du fraxinus rotundifolia. Jasminées). — Purgatif, employé surtout dans la médecine des enfants, à la dose de 15-30 gr. dans du lait. Chez les adultes, 30-50 gr. La *mannite* (sucre de manne) est un purgatif peu énergique. La *fraxine*, contenue aussi dans la manne, est fébrifuge.

MARRUBE BLANC (Labiées). — Amer aromatique, stimulant (emménagogue), expectorant. Infusion : 10-20 gr. Plante réellement active (Gubler).

MASSAGE. — On donne le nom de *massage* à une série de manœuvres exécutées le plus souvent avec la main, mais parfois à l'aide d'appareils spéciaux, dans le but de communiquer aux tissus vivants, un *mouvement moléculaire* dont la forme, l'intensité et l'étendue sont méthodiquement déterminées. Le massage n'est, au fond, qu'un mode particulier de *l'exercice passif*, dans lequel le déplacement que provoque une force extérieure dans le corps humain, au lieu de porter sur les leviers osseux des membres ou du tronc, se limite aux molécules des tissus mous. C'est pourquoi les Suédois rangent le massage parmi les agents de la *gymnastique médicale*, à côté des mouvements passifs.

Le massage peut faire porter son action, soit à la surface de la peau, soit sur la profondeur des masses musculaires, soit sur les tissus articulaires et les tendons, sur les vaisseaux sanguins, sur les troncs ou les filets nerveux. On masse les organes internes quand il est possible de les atteindre à travers les téguments (massage de l'estomac, du gros et du petit intestin, du foie, de la vessie, etc.), on masse encore les organes protégés par des parties osseuses quand on peut leur transmettre un certain ébranlement à travers l'épaisseur des parois qui les protègent (massage du cœur); on masse enfin la muqueuse des cavités internes et les organes qu'elles recouvrent, quand on peut les atteindre à l'aide des doigts (massage du col de l'utérus par le vagin, du fond de l'utérus par le rectum), ou bien à l'aide d'instruments spéciaux, de forme appropriée (massage de la muqueuse du pharynx, des fosses nasales, de la trompe d'Eustache).

Le mode d'application du massage implique des procédés *manuels* et des procédés *mécaniques*; mais ces divers procédés aboutissent toujours à un certain nombre de manœuvres fondamentales, caractérisées par la forme du mouvement qu'on communique aux tissus vivants. Ces manœuvres s'appellent : *effleurage*, *frictions*, *pétrissage*, *percussion* ou *tapottement*, *trépidation* ou *vibration*. Le nom même de ces divers procédés de massage en représente suffisamment la nature.

Le *massage manuel* se pratique, suivant les cas, soit avec le bout des doigts, soit avec la partie palmaire ou le bord cubital de la main, soit avec la main tout entière. Au reste, chaque école de massage, on pourrait dire chaque opérateur, a ses procédés particuliers, son « style ». Mais, dans la plupart des cas, pour appliquer utilement le massage, il n'est pas nécessaire de s'initier à tous les « tours de mains » des hommes de métier ; il suffit de déterminer la forme générale des manœuvres manuelles, d'en fixer avec précision le point d'application et, surtout, d'en proportionner exactement l'intensité au degré de sensibilité et de vulnérabilité des organes, au plus ou moins de résistance et d'accoutumance du sujet.

Dans le *massage mécanique*, la main de l'opérateur est remplacée par des appareils de diverses sortes. Les plus connus des appareils à massage sont les machines du Dr Zander, de Stockholm, machines mues par la vapeur et dont les pièces terminales mises en contact avec le corps du patient, offrent un dispositif adapté à la région qu'on veut masser et à la forme de massage qu'on veut produire. Par exemple, on produit des effets de *percussion* ou *tapottement* à l'aide de petits marteaux capitonnés ; des effets de *petrissage* par la pression et le frôlement de deux larges courroies de cuir animées d'un mouvement parallèle, mais de sens inverse, et entre lesquelles on engage le membre à masser ; des effets d'*effleurage* à l'aide de larges tampons animés d'un mouvement lent parallèlement à la surface du corps. — Des appareils plus simples et plus portatifs que ceux de Zander ont été imaginés pour y suppléer. Dans ces petits appareils destinés surtout à faire du massage par *trépidation* ou *vibration* et qu'on appelle des *vibrateurs*, la force motrice est produite tantôt par une manivelle qu'on tourne à la main, tantôt par une pédale qu'on actionne avec le pied, comme le « tour » dont se servent les dentistes, tantôt par un mouvement d'horlogerie, quand il s'agit de très petits vibrateurs, comme ceux qu'on emploie pour le massage des nerfs de la face. On a même imaginé d'utiliser l'électricité comme force motrice des appareils vibrateurs, d'où le nom de *massage électrique* donné à ce mode opératoire qui n'a rien de commun avec l'électrisation proprement dite, bien que la sensation donnée par le passage des courants interrompus ait une grande analogie avec la trépidation moléculaire que produit le contact des appareils vibrateurs. — Outre les appareils de massage mécanique dont nous cherchons à donner ici une idée, il faut faire mention d'instruments plus simples, employés surtout par les Orientaux, et dont l'emploi rentre, au fond, dans les procédés du massage manuel, parce qu'ils sont manœuvrés avec la main et employés surtout dans le massage par percussion ou tapottement : ce sont des bâtonnets, des palettes, des spatules en ébène ou en ivoire avec lesquels on frappe la partie qu'on veut masser, au lieu de percuter avec la main. Un procédé plus nouveau est celui qui consiste à utiliser une tige métallique pour masser les muqueuses des cavités qui seraient inaccessibles à la main. C'est ainsi qu'on fait, en Allemagne, le *massage de la trompe d'Eustache* à l'aide d'un cathéter plein, auquel on communique, à l'aide de la main, un mouvement de trépidation quand on l'a introduit dans le canal. Il faut avouer que des manœuvres de ce dernier genre sont passablement aventureuses et peuvent être qualifiées d'excentricités thérapeutiques.

Effets du massage. — Ils sont locaux ou généraux, suivant que le massage se limite à une région bien circonscrite ou bien s'applique à des régions très étendues du corps ou même au corps tout entier.

Le massage *local* agit *mécaniquement* sur les tissus musculaires et fibreux pour les assouplir ; sur les adhérences inflammatoires pour les distendre ou les rompre ; sur les épanchements de sang ou de sérosité pour en provoquer la rentrée dans les vaisseaux : sur les exsudats en voie d'organisation pour les ramollir, en dissocier les éléments et en faciliter la résorption ; sur les canaux vasculaires et sur les organes creux pour faire circuler les liquides ou les matières solides qu'ils contiennent. — Outre cette action mécanique, le massage agit *physiologiquement* sur les extrémités terminales des nerfs sensitifs dont il calme l'irritabilité (effets sédatifs) ; sur les muscles dont il réveille la contractilité et augmente l'énergie (effets toniques) ; sur la peau et sur tous les tissus vivants dont il accroît la vitalité et active la nutrition en accélérant les échanges organiques : d'où suractivité des fonctions d'élimination, combustion plus rapide des produits organiques ternaires, graisses et sucres, et assimilation plus régulière des principes utiles à la vie (effets trophiques).

Le massage général a surtout des effets physiologiques et donne, si on le pratique sur tout le corps avec une grande énergie, des résultats qui rappellent ceux de l'exercice musculaire : activité plus grande de la circulation du sang, élévation de la température du corps, exagération des combustions organiques d'où plus grande consommation d'oxygène et exhalation plus abondante d'acide carbonique. Le massage général représente, au point de vue hygiénique et thérapeutique, un véritable succédané de l'exercice actif.

Outre ces effets *locaux* et *généraux* du massage, il faut en étudier encore les *effets à distance* qui se produisent sur une région plus ou moins éloignée du point massé. Le mode de propagation des effets à distance est parfois purement mécanique (amélioration des troubles cardiaques, dans l'état d'asystolie, par le massage des membres inférieurs et de l'abdomen, qui active la circulation sanguine dans les vaisseaux périphériques et dans le système de la veine porte). La plupart du temps c'est par l'intermédiaire du système nerveux et par le mécanisme de l'effet réflexe que se fait le transport à distance. C'est par effet réflexe que les excitations cutanées développées par le massage peuvent réveiller l'énergie des centres nerveux et retentir sur les grandes fonctions vitales, la respiration, la digestion. La nature réflexe des effets trophiques du massage est rendue évidente par ce fait fréquemment noté que des modifications locales de la nutrition se font sentir sur des points éloignés mais symétriques de la partie massée (résorption d'un épanchement du genou droit par l'effet du massage du genou gauche ; augmentation de force d'un muscle après le massage de son congénère du côté opposé).

Emploi thérapeutique du massage. — Le massage local est indiqué dans tous les traumatismes accompagnés d'extravasations sanguines et d'exsudations, comme contusions, entorses, fractures intra-articulaires, fractures des extrémités des membres (voir pour le massage des fractures les travaux de Just Lucas-Championnière) ; dans toutes les affections caractérisées par des stases sanguines locales, des œdèmes (hors le cas de phlébite, le massage pouvant détacher un caillot de la veine et le lancer dans le torrent de la circulation en donnant lieu à l'embolie). Le massage est un remède héroïque dans les obstructions intestinales, la constipation. On l'emploie pour ses effets sédatifs dans la plupart des affections locales douloureuses, dans les affections inflammatoires, quand la période aiguë est passée, dans toutes les névralgies, myalgies, coliques, gastralgies, etc. On l'utilise pour ses effets toniques dans tous les cas d'atonie musculaire, contre l'atonie des muscles de la vie organique (tuniques de l'estomac ou ds l'intestin), aussi bien que contre l'atonie et la parésie des muscles de la vie de relation. Ses effets résolutifs en font un précieux agent de traitement contre les inflammations chroniques avec brides cicatricielles, exsudats fibrineux, etc. En obstétrique et en gynécologie, on utilise les effets mécaniques et les effets physiologiques du massage local. On sait que la *version par mouvements externes* n'est qu'un mode d'emploi du massage utérin. Dans la *méthode de Thure Brandt*, importée depuis plus de 15 ans de Suède en Allemagne et qui commence à peine à être étudiée dans notre pays, on obtient de magnifiques résultats du massage de l'utérus et de ses annexes dans les cas de déviations inflammatoires et de prolapsus de l'utérus, dans les périmétrites, les métrites et les ovarites chroniques, etc.

Le massage général produit d'excellents résultats dans tous les cas où il serait indiqué d'avoir recours à l'exercice actif mais où l'on craint de fatiguer ou d'épuiser le malade par des efforts intenses et prolongés. C'est surtout dans les affections de la nutrition, comme l'obésité, le diabète, la diathèse urique, etc., qu'on voit les bons effets du massage général pour activer les échanges organiques et les combustions vitales. Dans les cas de faiblesse générale, de neurasthénie, de misère physiologique par cause quelconque, le massage général est encore utile pour ses effets toniques et trophiques. Le massage, là encore, agit comme l'exercice musculaire dont il représente une forme atténuée.

MASTIC Résine du pistacia lentiscus. — Tonique, anticatarrhal. Ne sert plus qu'en odontologie.

MATÉ. — Ilex paraguyensis. Thé du Paraguay. Célastrinées. Succédané du café : 20 à 30 gr. pour 1.000, en infusion, pour relever les forces générales, dans les convalescences, et comme diurétique, dans la goutte. On doit administrer le maté dans l'intervalle des repas : il peut troubler la digestion (vomitif à haute dose).

MATICO. (Piper angustifolium. Pipéracées). — Sorte de poivre très rapproché du cubèbe ; astringent, hémostatique puissant (A. Ferrand), anticatarrhal. Poudre 4-8 gr., dans du pain azyme ou en électuaire. Infusion 10-30/750. Extrait hydro-alcoolique 4 fois plus actif que la poudre.

MAUVE. — Grande (Malva sylvestris) petite (Rotundifolia). Feuilles, fleurs (surtout) : émollientes (mucilagineuses).

MAZANILLO (Euphorbiacées). — Suc : vésicant, purgatif (II à III gouttes dans du lait). A hautes doses : accidents cholériformes, collapsus, mort.

M'BOUNDOU. — Convulsivant (strychnine).

MECHOACAN. — Purgatif incertain. Inusité.

MÉCORNACÉINE. — 6-25 milligr. Voy. Opium.

MÉLISSE ou **CITRONNELLE** (Melissa officin. Labiées). — Contient une huile volatile excitante (cordial). Infusion : 5-10/1000. Huile essentielle : V-X gouttes. *Eau distillée*, véhicule de potions stimulantes ; 20-80 gr. *Alcoolat de mélisse*. S'obtient en distillant la macération alcoolique suivante : fleurs de mélisse 180 ; zestes de citron 30 ; cannelle, girofle, muscade ââ 16 gr. ; coriandre, racine d'angélique ââ 8 (Jeannel). Dose : 1 à 20 gr. dans de l'eau sucrée.

MELLITES. — Voy. Miel.

MÉNINGITES AIGUES (non tuberculeuses). — **Prophylaxie.** Antisepsie rigoureuse des cavités naturelles, en cas de rhinites, de pharyngites, d'otites, etc. : le pneumocoque, le bacille d'Eberth, le streptocoque peuvent provoquer des méningites au cours de la pneumonie, de la fièvre typhoïde, de certaines angines ou entérites. — **Traitement.** *1re période ou d'excitation.* La saignée générale est rarement utile et seulement si le pouls est dur et plein. On emploie de préférence, soit les sangsues sur les apophyses mastoïdes, soit les ventouses sur la nuque (Bouchut) ou sur la ligne occipitale supérieure. — Si la céphalalgie et le délire sont violents, on maintiendra en permanence, sur la tête, des applications réfrigérantes. On y joint, quelquefois : les affusions froides, contre la fièvre ; les bains tièdes et froids, pour calmer l'agitation, dans les formes ataxiques. — Il faut, au début de l'affection, être très réservé dans l'usage des révulsifs et même s'en abstenir lorsque l'excitation cérébrale est très vive. Quant aux frictions mercurielles sur la tête, le cou, les aisselles, etc., elles doivent être employées (de même que le calomel et l'iodure) si la syphilis est en cause. — A l'intérieur, on a administré l'aconit, la digitale, le sulfate de quinine, qui sont des sédatifs de la circulation (fièvre). Dumolard avait préconisé l'ergotine. — On combat la surexcitation nerveuse par les antipasmodiques et les calmants : teinture de musc 1-2 gr., bromure de potassium 1-3-4 gr., chloral, antipyrine L'opium a l'inconvénient de constiper. En même temps on prescrira les purgatifs, qui combattent la constipation et dérivent la fluxion méningée. Assez généralement, on préfère le calomel. Souvent au lieu de prescrire ce dernier à doses purgatives (0,05-0,10-0,15 chez les enfants — 0,50-0,75 et plus chez les adultes) et de le faire prendre en 1 ou 2 fois, c'est-à-dire à doses massives, on administre cette substance selon la méthode de Law ou méthode fractionnée. La dose quotidienne n'est plus alors que de 0,01-0,05 (dose suffisante).— 0,20 par jour, divisée en 5 ou 10 paquets et plus, qu'on administre à des intervalles sensiblement égaux. — Contre les vomissements, on emploiera les moyens habituels (Voy. Vomissements.) 2e *période ou de dépression*. La plupart des moyens précédents doivent faire place aux révulsifs cutanés (sinapismes, sur les jambes-vésicatoires ou frictions avec l'huille de croton, sur le cuir chevelu préalablement rasé). Si la fièvre et les accidents nerveux diminuent, on donnera, concurremment avec les toniques, l'iodure de potassium, qui favorise la résorption des exsudats.

MÉNINGITE TUBERCULEUSE. — Prophylaxie. Outre les moyens prophylactiques de la tuberculose, on devra recommander : l'allaitement prolongé ; de couvrir très peu le tête ; d'éviter la compression du cou et toutes les causes d'excitation ; le travail intellectuel très modéré, jusqu'à 12 ans. On conseillera, en outre, la gymnastique et l'hydrothérapie — **Traitement**. Palliatif et symptomatique. — 1re *période ou d'excitation, période prodromique*. On se bornera aux ventouses, aux badigeonnages iodés, car les vésicatoires et les frictions irritantes semblent maintenant des moyens aussi cruels qu'inefficaces (Mercier). Les applications froides constituent le meilleur moyen pour combattre la détermination locale (Jaccoud, Archambault, Picot et d'Espine, Dujardin-Beaumetz). Elles paraissent incapables d'arrêter les progrès de la maladie, mais peuvent agir comme sédatifs et calmer la céphalalgie (Archambault). Les frictions mercurielles, utiles dans la méningite aiguë, sont d'une efficacité plus douteuse. Il en est de même des frictions avec la vaseline iodoformée (10 0/0) ou des applications de collodion iodoformé (1/15) sur le cuir chevelu. Contre les vomissements, on emploiera les moyens habituels ; contre l'excitation cérébrale, le délire, les convulsions, le bromure de potassium, l'antipyrine, le chloral. Contre la constipation, on prescrira la scammonée, l'huile de ricin, mais surtout le calomel 0,05-0,10, aux enfants, 0,50-0,75 aux adultes. (Voy. Méningite aiguë.) D'après Dujardin-Beaumetz, Mercier et la plupart des auteurs, le calomel, à dose altérante, ne réussirait (comme, du reste, les frictions mercurielles et l'iodure de potassium) que dans les cas où les accidents attribués à la méningite tuberculeuse auraient pour cause la syphilis. Quant aux injections hypodermiques de liquides antibacillaires, créosote, gaïacol, elles n'ont pas donné de meilleurs résultats que les autres moyens. 2e *période ou de dépression*. (Diminution de la fièvre, somnolence avec cri hydrencéphalique et interrompue ou non par des convulsions) — Lorsque l'indication des calmants a disparu, on peut donner les altérants, pour favoriser la résorption des exsudats. Le calomel ne pouvant toujours être continué, on le remplace par l'iodure de potassium : 0,30-0,90, par jour, chez les jeunes enfants ; 1 gr., de 4-6 ans (Fonssagrives). S'il y a de l'hyposthémie, il faut prescrire les toniques et les stimulants. Contre les convulsions, Bouchut employait la teinture de musc 1-2 gr , l'asa fœtida 2-4 gr. (en lavement). 3e *période ou paralytique*. Contre le coma, outre les révulsifs violents sur le cuir chevelu (pommade stibiée — Bouchut), on a proposé aussi le phosphore 0,02-0,15, dans l'huile d'amandes douces (Archambault), mais ces moyens sont abandonnés aujourd'hui.

MÉNISPERMINE. — Voy. Coque du Levant.

MENTHE. — La menthe renferme du tannin et un principe amer (tonique), une résine et une huile essentielle (anesthésique local, stimulant général, anticatarrhal). Celle-ci laisse déposer par refroidissement, un camphre appelé *menthol* (Oppenheim). La menthe est à la fois un anesthésique local, un stimulant général, un stomachique et un anticatarrhal ; elle convient contre les dyspepsies atoniques, les coliques flatulentes, la gastralgie, la dysménorrhée, l'algidité, l'adynamie (pneumonie des vieillards). Infusé : 2 gr. par tasse. Hydrolat ou eau distillée : 30-100 gr., comme excipent de potions antispasmodiques. Alcoolat 2-10. Essence (caustique) sert à aromatiser les potions, les préparations eupeptiques ou les dentifrices : 1 à X gouttes. Pastilles, 1-10 : stomachiques. **Menthol**. Stéaroptène ou camphre de l'essence de menthe, importé de Chine et du Japon, où on l'extrait de l'essence du mentha arvensis, variétés purpurescens et glabrata (E. Ferrand). Il est insoluble dans l'eau, mais soluble dans l'alcool, les huiles, l'éther, le chloroforme. C'est un antiseptique énergique et un anesthésique local puissant. *Crayons* : en frictions, contre la migraine. *Solution alcoolique* 2 à 10 0/0, comme anti prurigineux. *Huile mentholée*. Menthol 5-10, huile d'amandes douces 100 : urticaire, prurits, eczémas secs (de Molènes). — *Pommade* : menthol 1 à 5 gr., oxyde de zinc 10, vaseline, axonge āā 25 gr. *Pâte* : menthol 2 gr. oxyde de zinc et vaseline liquifiée au bain-marie ãã 50 gr. (de Molènes) *Mélange contre l'odontalgie* : menthol, acide phénique. Parties égales. En pansement sur la dent cariée.

Actuellement on emploie beaucoup le menthol, en badigeonnages, inhalations, injections trachéales (huile mentholée à 1/200) contre les affections des voies respiratoires (nez, pharynx, larynx, poumons). — Contre les rhinites (ozène, etc.), M. Gouguenheim prescrit la poudre suivante : menthol 0,25, acide borique, talc ãã 2 gr.

A l'intérieur, on peut administrer le menthol à la dose de 2 gr. en cachets. (Soulier). — Médicaments nouveaux). Il a surtout été recommandé contre les vomissements de la grossesse : menthol 1, alcool 20, sirop 30. Une cuillerée à café toutes les heures.

MÉNYANTHE trèfle d'eau. (Menyanthes triofoliata. Gentianacées). Se rapproche de la gentiane : amer (pur) et, par suite, tonique, fébrifuge. A dose élevée : effets vomi-purgatifs. Décoction ou infusion: 15-20 gr. Extrait : 0,50-3 gr. Sirop : 20-80 gr.

MERCURE. — **Physiologie**. *Absorption.* Le mercure émet, à la température ordinaire, des vapeurs qui pénètrent dans l'organisme, comme le prouvent les accidents observés chez les ouvriers qui manipulent ce métal. De sorte, qu'outre les voies gastrique et cutanée, ce dernier peut aussi pénétrer dans l'organisme par la voie pulmonaire. Dans l'estomac, le mercure peut être absorbé, non seulement à l'état de bichlorure qui est soluble, mais encore à l'état métallique, à la suite d'une réduction que font subir aux composés mercuriels les liquides de l'estomac. En frictions, le mercure est absorbé, partie en nature (d'après Rabuteau, il serait absorbé à l'état de vapeurs), partie à l'état de sublimé (résultant de l'action des sueurs sur le métal. L. Garnier). D'après Mialhe, le mercure circule avec le sang à l'état de chloro-albuminate de mercure (soluble dans un excès d'albumine et surtout dans les chlorures alcalins). Ces albuminates seraient même, a-t-on dit, des causes de phlogose pour les émonctoires et d'aplastie pour le sang. — On retrouve le mercure dans tous les organes : os, capillaires sanguins, ganglions lymphatiques, poumon, foie, reins, encéphale et dans tous les liquides. *Elimination.* Le mercure est éliminé avec: la salive (hypersécrétion, stomatite) la bile (action cholagogue ? glycosurie quelquefois), les urines (néphrite — albuminurie, qui pourrait tenir aussi à l'altération de l'albumine) le lait, les fèces (diarrhée) la sueur (éruptions, chute des cheveux). Les bains sulfureux, les iodures, les bromures, les chlorates alcalins (gargarismes) favorisent son élimination. *Action locale.* Localement le mercure métallique a une action indifférente. Incorporé à une pommade et employé en frictions, il produit une irritation, de même que les sels insolubles. Les sels solubles (sublimé, nitrate acide) sont caustiques. *Action sur le tube digestif et ses annexes.* Les premiers effets se manifestent du côté de la bouche : on voit, quelques jours après l'administration des préparations mercurielles à l'intérieur, ou quelques heures après une friction avec l'onguent napolitain, survenir une salivation abondante et fétide. Le ptyalisme est accompagné d'une saveur métallique, de gonflement des gencives avec liseré rouge sur le bord libre, de déchaussement des dents. Tous ces accidents résultent de l'élimination du mercure par la salive. Aujourd'hui on n'en observe guère d'autres chez les individus qui suivent un traitement spécifique (1). Autrefois, lorsque la méthode de Boerhave était en honneur, on recherchait la salivation, croyant qu'elle était nécessaire à l'élimination du virus. Alors les accidents de la bouche revêtaient une grande gravité et étaient analogues à ceux auxquels sont exposés les ouvriers qui manipulent le mercure : ramollissement des gencives, tuméfaction de la muqueuse buccale, plaques blanchâtres pseudo-membraneuses, puis ulcération autour des dents, gonflement de la langue, des parotides et des ganglions sous-maxillaires ; périostite alvéolo-dentaire, chute des dents, carie, nécrose des maxillaires.— Généralement, les préparations mercurielles sont bien supportées par l'estomac et l'intestin mais elles peuvent aussi provoquer des troubles digestifs. Le sublimé agit principalement sur l'estomac et détermine des pincements et quelquefois des dyspepsies très rebelles ; le protoiodure agit plutôt sur l'intestin ; c'est pourquoi, on ajoute au mercure, comme correctifs, de l'opium et des amers. Quand le tube digestif ne supporte pas les mercuriaux, on doit s'adresser aux méthodes externes : frictions, etc. *Système nerveux.* On n'observe d'accidents nerveux que dans les intoxications aiguës et chroniques (mineurs, doreurs, étameurs de glace, constructeurs de baromètres et de thermomètres, ouvriers employés à la métallurgie de l'or et de l'argent). Ils consistent en tremblements (et affaiblissements musculaires) paralysie (myélite-Popoff) anesthésie, névralgies, bégaiement, inaptitude intellectuelle, quelquefois hallucination, folie (se rapprochant de la folie alcoolique) convulsions. — *Système lymphatique.* Le mercure accroît l'activité du système lymphatique et favorise la résorption interstitielle (P. Lefert) ; cependant il n'a pas l'action anti-plastique et fondante qui l'a fait ranger dans les altérants (P. Lefert). *Circulation* et *Température.* A hautes doses, le mercure ralentit la circulation (calomel), abaisse la température (la fièvre qui accompagne la stomatite est un phénomène secondaire. *Nutrition.* Augmentation de poids (Liégeois, Armaingaud). D'après Rabuteau, le mercure agirait, à la façon de l'arsenic, comme un modérateur de la nutrition. Il ralentit le mouvement de désassimilation, diminue l'urée et l'acide carbonique exhalé (Bouchard, Rémond, Rif). *Sang.* — Les petites doses augmentent, au début, le nombre des globules (Wilbouchewitch), Hayem, Gaillard, Keyes) ; elles les diminuent (comme les doses élevées) si elles sont continuées longtemps. On peut observer ces résultats, non seulement chez les syphilitiques, mais même chez les animaux ; ce qui prouve qu'il ne faut pas, chez les syphilitiques, attribuer uniquenent l'élévation du chiffre des hématies à une amélioration de la maladie. — Les globules sont rouges, parce que le mercure s'oppose aux combustions, et que ceux-ci ne se se chargent plus d'acide carbonique. — Dans l'état cachectique (ouvriers) les globules laissent échapper, par endosmose, leur matière colorante ; puis, leur paroi crève et ils se dissolvent. On observe alors, outre un affaiblissement très prononcé, la pâleur des téguments, l'infiltration du tissu cellulaire et des hémorragies passives (1). **Empoisonnements.** *Aigu* : irritation gastro-intestinale intense, prostration, ralentissement de la respiration et de la circulation, syncope. — Contre-poison : eau albumineuse. *Chronique* (ouvriers qui manient le mercure etc.) : stomatite, tremblements, crampes, paralysies, dépression intellectuelle, cachexie. — Traitement : bains sulfureux et de vapeur, sudorifiques, chlorate de potasse, reconstituants (P. Lefert). **Thérapeutique et Phar-**

(1) Actuellement, on évite la salivation autant qu'on le peut : pour cela, on diminue les doses, on échange les méthodes ou les préparations (substitution du sublimé au protoiodure, au mercure métallique ou au calomel) et on administre le chlorate de potasse à l'intérieur et en gargarismes.

(1) Pour prévenir les accidents causés par les vapeurs mercurielles les meilleurs moyens sont : le dégagement du chlore (vases pleins d'hypochlorite de chaux), dans l'atmosphère des ateliers et, après le travail, lavage des mains, avec une solution chlorée (L. Garnier).

macologie. Les mercuriaux doivent leurs principaux effets thérapeutiques à leur propriétés parasiticides ou antiseptiques. C'est grâce à elles qu'ils peuvent être utiles : à l'extérieur, contre les poux, les oxyures, les teignes et autres affections cutanées parasitaires, sans parler de la chirurgie (sublimé) ; à l'intérieur, contre la syphilis, la dysenterie, certaines phlegmasies aiguës, etc. Lorsque ces dernières ne sont pas spécifiques (syphilis), l'efficacité des mercuriaux n'est pas assez constante pour compenser les accidents (stomatite, cachexie) qu'ils provoquent (Hayem). Nous allons passer en revue les principales préparations mercurielles et indiquer leurs usages.

Mercure métallique. — Le plus souvent, on l'emploie sous forme de pommades. *Onguent napolitain* ou *pommade mercurielle double*: parties égales de mercure et d'axonge. Antiseptique (antiphlogistique, résolutif) : syphilis (en frictions et pilules), péritonite, arthrite aiguë, méningite. *Onguent, mercuriel simple* ou *onguent gris :* pommade mercurielle 1 p., axonge benzoïnée 3 p. Parasiticide (pediculi), résolutif (adénites). — A l'intérieur, on n'administre plus le mercure *en nature*, contre l'occlusion intestinale, par tumeur stercorale. *Pilules de Sédillot* (antisyphilitiques) onguent mercuriel et axonge 2-4 par jour. *Pilules de Belloste* (antisyphilitiques) 2 par jour. *Pilules de Barberousse ou pilules bleues*, 4-6 (purgatives). **Alalinate** (*amido-propionate*) de mercure. Antisyphilitique : 5-10 milligr. par jour, en injections hypodermiques. **Albuminate.** On l'obtient par l'action du blanc d'œuf dilué (à 1 p. 8), sur une solution à 4 p. 100 de bichlorure de mercure, en présence du chlorure de sodium. **Azotate mercureux.** Pommade 1/30. A l'intérieur : comme le sublimé. **Azotate basique** (turbith nitreux). La *pommade citrine* (gale, dartres) occasionne beaucoup de salivation ; préférer les bains de sublimé. **Azotate mercurique** (*nitrate acide*). Liquide caustique, utilisé contre les ulcérations syphilitiques rebelles. Pommade : X gouttes p. 30 gr. **Azotate de mercure et d'ammoniaque** (*turbith noir*). Purgatif drastique. Inusité. **Benzoate de mercure** 43,5 p. 100 de mercure. Antisyphilitique : 0,01-0,02. En injections hypodermiques : 0,005. **Chlorure mercureux** (*protochlorure de mercure*) **calomel.** Le protochlorure préparé par voie humide, ou *précipité blanc*, qui est plus actif, parce qu'il est le plus divisé et renferme des traces d'acide chlorhydrique, n'est employé qu'à l'extérieur (pommade au précipité blanc 1/10) : eczéma, impétigo, pityriasis, phagédénisme spécifique, pustules varioliques, blépharites. Le *protochlorure par sublimation* (mercure doux, calomelas, calomel) est inusité. — A l'intérieur, on administre le *calomel à la vapeur*. L'oxyde mis en liberté par le carbonate de soude du liquide intestinal, serait absorbé, après sa dissolution, dans les corps gras que renferme l'intestin (Jannel). Le calomel est prescrit comme antiseptique, altérant, diaphorétique, antiphlogistique, antipyrétique (maladies des centres nerveux), anthelmintique, vermifuge, diurétique (maladies du cœur, hydropisies), purgatif. Comme purgatif, 0,50-1 gr., il est incertain ; aussi l'associe-t-on souvent à la scamonnée, à l'aloès, à la résine de jalap ; c'est un cholagogue qui convient dans les affections du foie, en rapport avec l'insuffisance de la fonction hépatique (Voy. Dysenterie) et dans la dysenterie ; il agit, de plus, comme antiseptique. En Angleterre, on l'administre beaucoup contre cette dernière maladie, soit à doses massives, 0,50-1 gr., soit à doses fractionnées, 0,20-0,30. Comme vermifuge, on le donne à la dose de 0,10-0,20-0,50-1 gr. Les pastilles (0,05) sont très employées dans la médecine infantile. A doses minimes et fractionnées, 0,01-0,02, 3-4 fois par jour, ou quelquefois, 0,10-0,20, en 10 doses, dministrées à des intervalles sensiblement égaux (méthode altérante ou fractionnée de Law), il a été très en faveur comme dérivatif (hypérémie céphalique) antiphlogistique et altérant. A doses moyennes 0,20-0,50-1 gr., il produit des effets diurétiques et purgatifs. Les doses purgatives provoquent moins d'effets généraux que les doses fractionnées (altérantes), parce que les premières sont éliminatrices du mercure. A hautes doses, 2-3-4 gr. le calomel ne purge pas, faute d'une quanté suffisante de sucs intestinaux pour le dissoudre ; il agit alors comme absorbant mécanique. Des doses faibles ou moyennes, 0,05-0,20, peuvent ainsi produire des effets plus violents que des doses énormes, 1-2 gr. et plus (Gubler). A moins qu'en injections hypodermiques, le calomel ne s'emploie pas contre la syphilis, à cause de la salivation et de la stomatite qu'il produit rapidement. En somme, actuellement, c'est surtout comme purgatif et vermifuge qu'on fait prendre le calomel à l'intérieur. — A l'extérieur, on l'emploie en collyre sec (sucre et calomel ãã) contre les taies de la cornée et les conjonctivites. *Incompatibles :* acides, alcalis, chlorures, bromures, iodures, iodoforme, acide cyanhydrique. **Chlorure mercurique** (bi ou deutochlorure de mercure), sublimé corrosif. Soluble dans : 15 parties d'eau ; 4 parties d'alcool à 9° ; 14 parties de glycérine. Le sublimé est un poison caustique très énergique. Comme antiseptique, il est : 10 fois plus actif que le thymol ; 30 fois plus que l'acide salicylique ; 100 fois plus que l'acide phénique. Malheureusement, il a l'inconvénient d'être toxique. Lotions à 1/1000 ; pansement des plaies, affections cutanées parasitaires, prurit, lichen. Gargarisme 1/1000 : angine syphilitique. Inhalations : 5/1000, dans la diphtérie (Kaulich, William, Thallon, Jacobi). Injections uréthrales : dans la blennorrhagie (Voy. ce mot). Infections vaginales, lavage intra-utérins 0,50-1/1000, après les accouchements (grande prudence, à cause de la toxicité du sublimé). Injections intra-pulmonaires : dans la pneumonie (Lépine) et la phtisie (Hillier, G. Sée). Bains : 10-30 gr. (sublimé 20, alcool 50, eau distillée 200), dans une baignoire émaillée ou en bois (prurigo, poux, gale). *Eau phagédénique* : sublimé 0,10, eau de chaux 32gr. Caustique : pansement des ulcères indolents, chancres, pustule maligne. — Collodion caustique : sublimé 4, collodion 30. Trochisques : sublimé 0,05, amidon 10 : pour cautérisation des trajets fistuleux. — Pommade 0,05/30 : maladies de peau. *Pommade de Cirillo* 1/8 (trop forte) : dartres rebelles, accidents syphilitiques. — A l'intérieur, on prescrit le sublimé aux doses de : 0,005-0,03-0,05 sous forme : de *liqueur de Van-Swieten* (1/1000) de *pilules de Dupuytren* (Voy. Syphilis). *Injections* sous-cutanées (Scarenzio, Liégeois, Smirnoff, Balzer) : 0,20 p. 30 gr. ; injecter XXX gouttes, dans la syphilis, le lupus. **Iodure mercureux** 0,05-0,10 et plus (Voy. Syphilis). Pommade 0,05-1/20 : ulcères vénériens, acné. **Iodure mercurique** (biiodure). Soluble dans l'eau additionnée d'iodure de potassium. Le biiodure est très irritant, caustique, toxique. (Voy. Syphilis). — Panas le considère comme le meilleur des antiseptiques oculaires. Il se sert d'une solution à 1/20000 (biiodure 0,05, alcool 20, eau 1000) Rueff et Miquel ont préconisé les pulvérisations biiodomercuriques comme microbicides, contre la phtisie (1 gr. de biiodure de mercure, 1 gr. d'iodure de potassium, 1000 d'eau). Le biiodure de mercure doit être placé au premier rang des antiputrides et des désinfectants. Il a, de plus, l'avantage du bon marché.

Oxydes de mercure : 1° *Oxyde mercureux* (protoxyde). Inusité ; 2° *oxyde mercurique* (bioxyde). Se présente sous deux formes : le *précipité rouge* (oxyde rouge) obtenu par voie sèche ; le *précipité jaune* (oxyde jaune), oxyde précipité par la potasse. Le premier est cristallisé et le second amorphe. Le précipité rouge n'est employé qu'à l'extérieur, contre la blépharite chronique. Les pommades à 1/10 environ, de Desault, du Régent, de St-Yves, de Lyon, de la Vve Farnier, sont trop fortes : il faut d'abord les faire à 1/50, puis 1/20, enfin à 1/10 (Trousseau). Le précipité jaune, naturellement impalpable, est plus commode pour préparer des pommades que le précipité rouge, dont les grains apparaissent quelquefois dans certaines pommades mal préparées (Vigier). **Peptone hydrargyrique ammonique.** Peptone sèche pulvérisée, chlorure d'ammonium ÄÄ 15 gr., sublimé corrosif 10 ; fsa (Delpech). 1 gr. de cette peptone représente 0,25 de sublimé. On l'emploie : en injections hypodermiques, en solution pour l'usage interne et en pilules. — A. Petit prépare la peptone mercurique avec : bichlorure de mercure 1 partie, chlorure de sodium 2 parties, peptone sèche 1 partie. On dissout dans la plus petite quantité d'eau et on évapore. 1 gr. d'une solution à 4 p. 100 correspond à 1 centigr. de sublimé. En injections hypodermiques, on ne doit pas dépasser la dose de 5 à 6 milligr. de sublimé (Martineau). **Succinimide de mercure.** Comme il ne coagule pas l'albumine, Vollert l'a employé comme antisyphilitique, en injections hypodermiques : 1 gr. 30-2 gr. p. 200 gr. d'eau distillée. Injecter une seringue de cette solution, en y ajoutant 1 centigr. de cocaïne. **Sulfates**. Le sous-sulfate de bioxyde (de mercure ou *turbith minéral* (sulfate jaune de mercure) a été employé comme émétique (violent), purgatif. Inusité. Pommade 1/8-10 : parasiticide. **Sulfures.** Le bisulfure est le seul employé : 1° *Sulfure noir* (œthiops minéral). Vermifuge 0,25-1,50. — 2° *sulfure rouge* (*cinabre vermillon*). A l'extérieur : 4 à 30 gr. en fumigations, sur une brique, une pelle à feu ou un réchaud contre les syphilides et les ulcères syphilitiques des voies aériennes. **Tannates**. Antisyphilitiques : 0,20-0,30. **Thymolate de mercure** 0,05-0,10, en pilules. Injections sous-cutanées : thymolate de mercure 1 gr., vaseline liquide médicinale 10 gr. Injecter 1/2 ou 1 seringue.

MERCURIALE vivace (Mercurialis perennis. Euphorbiacées). — Diurétique et laxative. A fortes doses, elle produit de la polyurie, avec paralysie des muscles vésicaux ou intestinaux (Schultz). **Annuelle** ou **foirole**. Moins active que la précédente. Infusé 20/1000. *Mellite* ou *miel de mercuriale*, 30 à 60 gr. et lavements purgatifs, pour les accouchées. plus en La *mercurialine* (Richard) est très vénéneuse (Dujardin-Beaumetz).

MÉTALLOTHÉRAPIE. — Voy. Hystérie.

MÉTHACÉTINE (para-acétanisidisine). — Ce corps a de l'analogie avec l'acétanilide et la phénacétine : propriétés antiseptiques, antithermiques et analgésiques. Chez les adultes, 0,25-1 gr., en plusieurs fois ; chez les enfants, 0,10-0,20 (rarement 0,30) en potion. — Surveiller. La méthacétine est plus active que la phénacétine, par suite de sa plus grande solubilité.

MÉTHYLACÉTANILIDE. — Voy. Exalgine.

MÉTHYLAL (diméthylate de méthylène). — Liquide volatil d'odeur agréable, soluble dans 3 fois son volume d'eau. Hypnotique. Ses effets apparaissent rapidement mais durent peu, à cause de la rapidité de son élimination. D'après Lemoine, il déprimerait le cœur ; toutefois sa toxicité est très faible : 0,50-1 gr. en potion (gastralgie). Pommade 5/30. Liniment 15/30. Injections hypodermiques (douloureuses) 0,10 (on peut renouveler l'injection toutes les 2 heures) : delirium tremens, empoisonnement par la strychnine.

MÉTHYLE (chlorure de). — Voy. Anesthésie locale.

MÉTHYLÈNE (bichlorure de). — Le véritable chlorure de méthylène est un poison très énergique (Regnauld). Quant au mélange anesthésique désigné sous ce nom, en Angleterre, ce serait, d'après MM. Regnaud et Villejean, du chloroforme (3 parties) additionné d'alcool méthylique ou esprit de bois (1 partie).

MÉTRITE. — La métrite est, à proprement parler, l'*inflammation* de la matrice. En nous plaçant au point de vue des idées modernes sur la nature de l'inflammation, ce mot doit être entendu dans le sens d'*infection* : la métrite est donc le résultat de l' *infection de l'utérus*, et tous les états pseudo-inflammatoires caractérisés simplement par la congestion de l'organe, par un écoulement banal, tel qu'on en observe au moment de la ménopause ou dans certaines formes de dysménorrhée, ou encore à la suite d'un accouchement ou d'un avortement sûrement aseptique, lorsqu'il y a régression insuffisante de l'organe, *subinvolution*, en un mot — tous ces états doivent être distraits du cadre de la métrite vraie et rangée dans ce que Doléris a appelé les *fausses métrites*. — L'infection de l'utérus peut être réalisée par trois sortes de micro-organismes : 1° Ceux de la *septicémie puerpérale* parmi lesquels figure, en première ligne, le streptocoque, soit pur, soit associé à divers staphylocoques, au vibrion septique, à des micrococques divers. — 2° Ceux de l'infection *blennorrhagique*, comprenant essentiellement le gonocoque, souvent accompagné de staphylocoques, de diplocoques ou de microcoques. — Enfin, les micro-organismes de l'*infection banale*, staphylocoques ou coccus de nature variable, la plupart vivant à l'état normal, comme commensaux dans le canal vaginal, mais pouvant exercer une action virulente sur la muqueuse utérine lorsqu'ils ont franchi l'orifice cervical et pu s'implanter dans un utérus qui ne leur offre plus une résistance suffisante, à la faveur d'un trouble fonctionnel créé par le traumatisme, la congestion ou toute autre cause. -- De là, la division des métrites, basée sur l'étiologie, en 3 groupes fondamentaux : *métrite puerpérale*, *métrite blennorrhagique*, *métrite banale*.

Métrite puerpérale. — Le traitement est le suivant : une prophylaxie très efficace sera réalisée par l'antisepsie préventive (injections de sublimé avant l'accouchement, asepsie de l'accoucheur, des pansements, des instruments et du milieu) ; puis, après l'accouchement, par des injections vaginales au sublimé, par la réparation immédiate des traumatismes du col et du périnée (périnéorraphie, suture des déchirures du col). Certains gynécologues préconisent les injections intra-utérines de solutions antiseptiques ou d'eau bouillie ; d'autres, le raclage de l'utérus à la curette mousse, pour enlever toute trace des débris placentaires. Si l'*antisepsie préventive a été suffisante*, le mieux est de respecter l'utérus et de laisser faire la nature tant que l'élévation de la température ne commande pas d'intervenir ; si la fièvre apparaît, les irrigations antiseptiques (Pinard) et, à la moindre alerte, le curettage (Doléris) s'imposent comme seuls moyens curatifs certains ; le tamponnement antiseptique de l'utérus sera pratiqué avec de la gaze imprégnée d'iodoforme ou de sublimé ou de glycérine à l'ichthyol (Blondel) : la glycérine a le triple avantage d'arrêter l'absorption des toxines, d'empêcher la pénétration de l'antiseptique, toujours plus ou moins toxique, dans le sang et de provoquer la contraction des fibres utérines ; la quinine, les toniques généraux seront administrés à l'intérieur. Contre la forme chronique, le curettage s'impose également et les annexes infectées réclament un traitement approprié à la gravité de leur état.

Metrite blennorrhagique. — [Voyez *Blennorrhagie.* Le traitement de la période aiguë doit être purement antiphlogistique : bains, cataplasmes sur le ventre, injections vaginales chaudes, lavements très chauds (Emmet), suppositoires d'ichthyol (Blondel), tamponnement glycériné (Auvard) ; toute intervention précoce sur le col serait condamnable, et le dernier des progrès accomplis dans cette voie par la thérapeutique moderne a été d'en revenir au traitement antiphlogistique de nos pères, sauf les sangsues sur le col, qui sont absolument à rejeter : toute brèche faite à la muqueuse à cette époque favoriserait la pénétration du gonocoque en profondeur, c'est-à-dire dans le réseau lymphatique, qui le conduirait aux annexes. Dès que les phénomènes généraux se seront amendés, on pratiquera de larges lavages de la cavité utérine, 2 fois par jour, avec la solution de permanganate de potasse à 1/1000 : ce lavage sera fait avec une sonde à double courant. Le plus souvent on voit la blennhorragie avorter par ce traitement. La forme chronique sera traitée par la dilatation progressive au moyen de laminaires, d'éponges préparées ou de bandes de tarlatane tassées ; la dilatation au moyen de bougies est à rejeter. Suivant que les lésions seront plus ou moins anciennes ou plus ou moins profondes, on se contentera de l'application de topiques dans la cavité utérine (iodoforme, ichthyol, glycérine au sublimé, alumnol, crayons médicamenteux) ou l'on ira jusqu'au curettage. La sclérose du col commandera l'ablation de la lèvre malade, par l'opération de Schröder : l'usage des injections caustiques *fortes* dans la cavité utérine, l'emploi des caustiques sur le col, les pointes de feu sur le col, doivent être proscrits comme tendant à accélérer et à aggraver le processus sclérogène. L'électricité est inoffensive et souvent utile, au moins contre la douleur.

Metrite banale. — Pas d'indication spéciale : comme nous l'avons dit, elle relève de l'envahissement de l'utérus, quand sa résistance est amoindrie, à la suite de troubles physiologiques, par des micro-organismes faiblement virulents, le plus souvent des saprophytes du vagin. Dans ce groupe figure ce qu'on a appelé improprement la *métrite des vierges*, la métrite des vieilles femmes ou *métrite crépusculaire* (Auvard), la pseudo-métrite hémorragique qui accompagne les fibromes et les polypes utérins ou les néoplasmes des ovaires et, en général, les lésions primitives des annexes. Cette métrite est justiciable d'un simple traitement antiseptique sous forme d'injections vaginales ou utérines avec des solutions de coaltar ou de sublimé : le curettage sera réservé contre les hémorragies. La lésion locale disparaît ainsi aisément, mais récidive indéfiniment si l'on n'a soin de traiter avant tout l'état général, cause réelle des troubles qui ont ouvert la voie à une infection toujours en éveil au seuil de l'organe.

MÉTRORRHAGIE. Traitement causal ou curatif. — Il sera approprié aux causes : maladies infectieuses (typhoïde), anémie, scrofule, syphilis, lésions anatomiques de l'utérus ou de ses annexes, métrites, déviations, polypes, fibro-myomes (extirpation, électricité) cancer, etc. **Traitement palliatif** (hémostase). Repos horizontal, boissons fraîches et acidulées (eau de Rabel, etc.). Eviter les excitants et la constipation. **Traitement interne.** *Ergot. Ergotine*, 1-4 gr. en potions, pilules, suppositoires (0,25-0,50). Injections : ergotine 2 gr., glycérine et hydrolat de laurier cerise ââ 15 gr. ; injecter 1 à 2 gr. de cette solution (Lucas-Championnière). *Ergotinine.* Chlorhydrate d'ergotinine 0,01, eau distillée 10 : une demi-seringue, en injection hypodermique, toutes les 2 heures, jusqu'à cessation de l'hémorragie (Lutaud). *Hamamelis virginica. Hydrastis canadensis.* La *quinine* (à hautes doses) et la *digitale* réussissent dans certains cas. Les *astringents* (ratanhia, tannin, perchlorure de fer) et les *balsamiques* ont une action problématique. Chéron a préconisé le capsicum : teinture, en potion, 1/120, ou mieux poudre, en pilules. D'autres emploient la teinture de cannelle ; le café, 3 à 5 tasses, à 1/2 heure d'intervalle. Quelquefois, l'extrait thébaïque, le bromure de potassium, le chanvre indien, en calmant la douleur et l'éréthisme, modèrent l'hémorragie. Outre les moyens hémostatiques, on prescrira une médication générale tonique (spiritueux, boissons alimentaires, etc.) pour combattre la syncope et la dépression consécutives aux hémorragies. **Traitement externe.** *Réfrigérants.* La réfrigération sur l'hypogastre et les cuisses doit être continuée longtemps et sans interruption : vessie de glace, compresses, injections (pendant 1/4 d'heure) froides, lavements, bains de siège froids, bains à eau courante (Gallard). *Injections vaginales chaudes* à 40-45 et même 50° C. (75° Farenheit), portées sur le col, continuées pendant 20-30 minutes et renouvelées toutes les 2 ou 3 heures. Excellent moyen hémostatique. *Révulsifs.* Outre les manuluves chauds, les sinapismes sur les seins, les ventouses sur le dos et les épaules, on a essayé aussi : les bains chauds (révulsion périphérique) et les applications chaudes sur tout le corps (Courty-Tarnier) ; celles d'eau très chaude, sur la région lombaire (Chapmann) ; les fomentations chaudes sur la tête (Kœler). Kerr à préconisé les inhalations de nitrite d'amyle. En cas de persistance de l'hémorragie ou de danger imminent, il faut recourir au tamponnement vaginal ou même utérin. *Tamponnement vaginal.* On remplit complètement le vagin avec une longue bande (de 5 mètres) de gaze iodoformée, en retirant peu à peu le spéculum. Puis on laisse la gaze en place, pendant douze ou vingt-quatre heures en ayant soin, toutefois, de faire uriner la femme : au besoin, on pratique le cathétérisme (Auvard). *Tamponnement intra-utérin* (Auvard). « Les deux lèvres du col étant saisies avec des pinces de Museux, pour les attirer à la vulve, introduire, avec le doigt ou une pince à pansement, l'extrémité d'une bande de gaze iodoformée de 5 mètres, dans la cavité utérine,

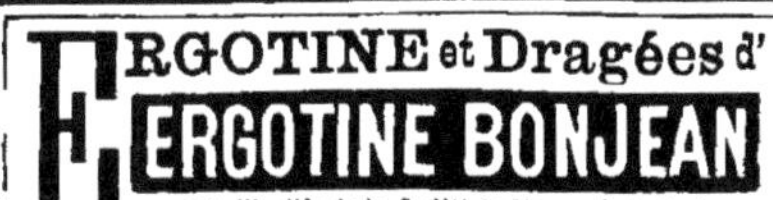

et dérouler progressivement la bande, en comblant toute la cavité de l'utérus. Après la cavité de l'utérus, il sera bon de combler aussi la cavité vaginale, c'est-à-dire de compléter le tamponnement utérin par un tamponnement du vagin; si la même bande n'est pas suffisante à cet effet, on en prendra une seconde pour terminer l'occlusion. Le tamponnement utérin peut, de même que le vaginal, être laissé 24 heures en place, mais 12 heures suffisent, en général, pour obtenir l'hémostase désirée. » Quelquefois, on applique des topiques hémostatiques dans la cavité utérine. Nous n'indiquons pas ici le traitement des hémorragies puerpuérales qui ne rentrent pas dans le cadre de cet ouvrage.

MICROCIDINE (Berlioz). — Mélange de composés naphtoliques et phénoliques avec le naphtolate de soude. Antiseptique supérieur aux acides borique et phénique (10 fois). Il n'est ni caustique, ni vénéneux et n'attaque pas les instruments. Solution pour pansements : 3-5/1000 (Berlioz).

MIEL. — Emollient, laxatif, édulcorant (tisanes, gargarismes), agent de conservation (*mellites* ou *sirops de miel*). Les mellites se conservent moins bien que les sirops de sucre. Les collutoires peuvent donner lieu à des fermentations buccales. *Mellite de soufre* : fleur de soufre, miel āā : 1 à 4 cuillerées à bouche. Purgatif.

MIGRAINE. Prophylaxie. — Sobriété, régularité des repas et du sommeil, exercice modéré, hydrothérapie, massage. Eviter le surmenage intellectuel et les refroidissements. Traiter l'anémie (ferrugineux, quinquina), la dyspepsie, les troubles menstruels, le nervosisme (bromures et antispasmodiques), l'arthritisme (alcalins), l'herpétisme (arsenic). Quinine, en cas de périodicité. Galvanisation quotidienne du sympathique cervical ou de la moelle. Calotte galvanique, portée pendant la nuit (Vanlair). **Traitement de l'accès.** Immobilité, obscurité. Applications froides sur le front. Crayon de menthol. Compresses d'eau sédative, pulvérisations d'éther ou de chlorure de méthyle, sur la région cilio-spinale (Dieulafoy); pédiluves sinapisés. Appareils vibrants, diapason (Boudet), percuteur (Mortimer, Granville) casque vibrant (J. de la Tourette, Charcot). Electrisation du grand sympathique et, de préférence, courants galvaniques. Aimants. Massage de la région douloureuse du crâne (Vanlair). Compression de la tête avec un bandeau. *Médication interne.* Dans la forme vaso-constrictive : opium; injections de morphine (0,01-0,03); antipyrine 1-4 gr. (1 gr. au début de l'accès, 1 gr. une heure après. G. Sée); phénacétine 0,50-2 gr.; acétanilide 0,25-1 gr.; exalgine; bromure de potassium 2-4 (migraine ophtalmique); salicylate de soude 2-5 gr. (goutteux et rhumatisants); nitrite d'amyle. L'ergotine (0,25-0,50), la quinine, le café et la caféine, la digitale, le paullinia, la cytisine seront essayés dans la forme dite vaso-paralytique et dans les cas rebelles.

MIGRAININE. — Mélange d'antipyrine, d'acide citrique, de caféine (Overlach). Dose : 1-2 gr. en 24 heures.

MINIUM. — Voy. Plomb.

MIROIRS ROTATIFS. — Voy. Paralysie agitante.

MIXTURE DE DURANDE. — Voy. Cholélithiase.

MOLLUSCUM VRAI (non contagieux). Brocq considère ces tumeurs comme des nævi; Recklinghausen

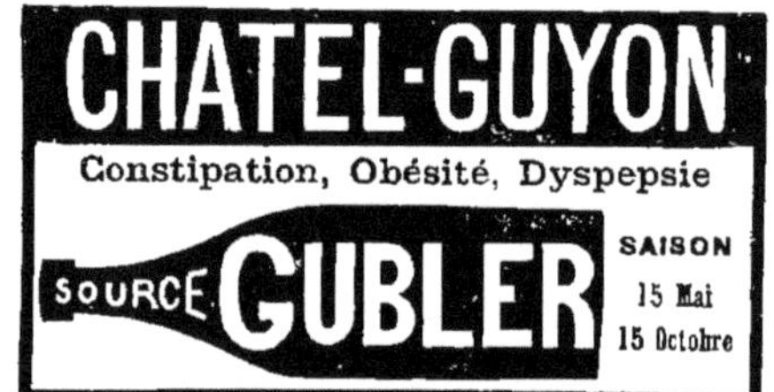

comme des neuro-fibromes, développés sur le trajet des nerfs. — *Traitement.* Destruction par la ligature, l'excision, le thermocautère, le galvanocautère, etc. (Chatelain).

MONÉSIA. — Extrait d'écorce du chrysophyllum glycyphlœum. Sapotacées. — Astringent (tannin). — Doses du kino et du cachou : extrait 2-8 gr.; teinture 4.

MORPHINE. — V. Opium.

MORPHINOMANIE. — Deux indications : supprimer la morphine, combattre les accidents consécutifs à cette suppression. Aujourd'hui, la méthode de suppression rapide est la plus en faveur. Les malades soumis à la *suppression lente* restent dans un état de malaise continuel (angoisse précordiale, collapsus, lipothymies, syncopes, anorexie, vomissements, diarrhée, spasmes, névralgies, diplopie, ischurie, agitation, insomnie, quelquefois troubles psychiques, délirium tremens. (G. André); ils perdent l'appétit, maigrissent et sont exposés, pendant un temps très long, à la tentation de revenir à la morphine, pour remédier à ces troubles. De plus, la suppression des dernières doses produit des accidents (crises (1), syncopes) analogues à ceux de la démorphinisation rapide. — Avec la *suppression rapide,* la période pénible ne dure guère qu'un ou deux jours, souvent même les douleurs, l'agitation sont moins marquées que dans la démorphinisation lente (G. Lyon). Les malades conservent un excellent appétit et digèrent très bien. La durée de la suppression varie avec l'ancienneté de la morphinisation. D'après Sollier, la suppression brusque peut être tentée chez les sujets vigoureux, qui n'ont pas dépassé de 0,20 à 0,25, mais, le plus souvent, il est préférable, chez les hommes et surtout chez les femmes, d'opérer la suppression graduelle, en 3-6 jours (suivant que les doses quotidiennes étaient plus ou moins élevées et l'intoxication plus ou moins invétérée). Les accidents sérieux éclatent vers la 30e ou la 36e heure; aussi, G. Lyon engage-t-il à administrer les doses de façon à ce que ces accidents surviennent en plein jour pour pouvoir plus facilement les combattre. — En cas de lésions cardiaque, (la démorphinisation diminue la force et la fréquence des battements du cœur), pulmonaires (dyspnée), rénales (la suppression de la morphine peut provoquer l'anurie), il faut procéder avec beaucoup de circonspection. Quelle que soit la méthode adoptée, on pourra remplacer le stimulant habituel par d'autres excitants (G. André) : la spartéine (Jennings), qui est un tonique du cœur et qu'on peut mêler à la solution de morphine, en ayant soin d'augmenter la dose de spartéine (jusqu'à 3 centigr.) à mesure qu'on diminue celle de morphine ; la nitroglycérine, à la dose de quelques gouttes, sur la langue (G. André); le vin et l'alcool (Zambaco); le café et la caféine (injections); l'acétate d'ammoniaque ; les injections d'éther. Quelquefois, on est obligé (surexcitation, insomnie) d'administrer les bromures, le chloral, la paraldéhyde (2-3 gr.) On peut aussi recourir à l'électricité statique (Grasset). Contre les douleurs, on prescrit la belladone, le gelsemium sempervirens, l'aconitine, la valériane et même la codéine, mais surtout les bains prolongés (G. André. — Maladies nerveuses nouvelles). La diarrhée, les troubles de l'estomac, etc., seront traités par les moyens appropriés. — Régime tonique. — Hydrothérapie (tiède pour calmer, froide pour stimuler). Aérothérapie, massage. — Le traitement nécessite 1 à 2 mois (Sollier). Pendant toute sa durée, il ne faut pas laisser de morphine en la possession du malade : le médecin doit toujours, lorsqu'il le peut, l'administrer lui-même. Quelquefois, en raison de l'état mental (morphinomanie), l'isolement dans une maison de santé (établissement hydrothérapique) est nécessaire.

(1) L'élimination de la morphine a lieu par crises (Westphal), correspondant avec une recrudescence des accidents morphiniques (crises éliminatoires, décharges morphiniques) et pendant lesquelles le besoin de morphine est à son maximum. Tant que ces crises apparaissent, le malade n'est pas guéri.

MORT APPARENTE DES NOUVEAU-NÉS. — Voy. Asphyxie.

MORUE (huile de). — L'huile vendue sous ce nom est extraite des foies de plusieurs poissons de la tribu des galoïdes, morue, raie, squale, mais principalement du gadus morrhua (morue blanche). L'*huile blanche*, peu sapide (riche en corps gras) s'écoule directement des foies frais ; l'*huile blonde* est obtenue par compression; l'*huile brune*, par l'ébullition des foies dans l'eau (P. Lefort). La coloration résulte de la putréfaction et du feu. Il faut employer des huiles fauves ou blondes et rejeter les huiles blanches ou noires (Gauthier et Mourgues). **Composition.** L'huile de foie de morue contient : de l'oléine, de la margarine, des acides libres : butyrique, acétique, oléique, stéarique. palmitique; des quantités infinitésimales d'iode, de brome, de soufre; des composés phosphorés (acide phospho-glycérique, lécithines), surtout abondants dans les huiles fauves; six alcaloïdes définis (butylamine, amylamine, hexylamine, dihydrolutidine, aselline, morrhuine etc.), et de l'acide morrhuique. **Action physiologique et thérapeutique.** L'huile de foie de morue est très digestible et très assimilable, grâce à l'action des ferments hépatiques qu'elle a déjà subie dans le foie : ses principes gras s'émulsionnent, se dialysent et s'oxydent facilement. Elle constitue non seulement un élément de calorification, mais encore un reconstituant (combinaisons organiques du phoshore). En outre, la morrhuine, l'acide morrhuique, excitent l'appétit et la diurèse, stimulent le système nerveux et les fonctions assimilatrices. — L'huile de foie de morue convient dans les maladies suivantes : lymphatisme, scrofule, rachitisme, phtisie torpide (l'huile de foie de morue obvie à la déperdition exagérée des phosphates, fournit à l'économie des aliments hydro-carbonés et s'oppose à la dénutrition), scorbut, rhumatisme chronique (Bradsley et Percival), héméralopie épidémique (Manquat). Elle est contre-indiquée chez les malades alités, les fiévreux et les très jeunes enfants (dont le suc pancréatique ne possède qu'un faible pouvoir émulsif), ainsi qu'en cas de diarrhée. L'administration doit être suspendue pendant la saison chaude. **Doses et modes d'administration.** 20 à 100 gr. et même 300 (Jaccoud), en commençant par de faibles doses. L'huile doit surtout être donnée avant les repas. Pour en masquer le goût, on a employé le café, le thé, l'eau-de-vie, l'essence d'eucalyptus (1/100). En cas d'intolérance, on a conseillé l'éther, pour activer la sécrétion pancréatique, qui digère les graisses. Souvent, on associe l'huile de foie de morue à la créosote : 1 à 2 pour 100 ou 150 (Manquat). Quelquefois, l'huile de foie de morue peut occasionner une éruption eczémateuse (S. Benet, Duclos) ou de petites taches rouges (Reister) et fatiguer le foie (Rabuteau). Il est bon de l'interrompre tous les mois, pour laisser reposer les villosités intestinales (Manquat). **Succédanés.** Foie gras, huiles de foies d'animaux, raie, etc. (les huiles végétales sont purgatives), lard, crème, beurre. La *lipanine*, préconisée par V. Mering, est de l'huile d'olives qui renferme 5 à 6 0/0 d'acide oléique.

MOULES (Empoisonnement par les). — L'ébullition des moules avec du carbonate de soude détruit le principe toxique. En cas d'empoisonnement, la caféine combat le poison des moules, qui a une action curarisante ou paralysante.

MOUSSE DE CORSE. — Mélange de diverses algues. C'est un de nos meilleurs vermifuges : 5-25 gr. en décoction, dans du lait. Voy. Ascarides.

MOUTARDE noire ou grise (Sinapisnigra. Crucifères).— Doit ses propriétés révulsives à une essence. Celle-ci, ne préexiste pas dans la moutarde : elle résulte de l'action qu'exercent l'une sur l'autre, la *myrosine* et l'acide *myronique* (qu'on trouve, dans la graine, à l'état de myronate de potasse). L'eau bouillante, l'alcool, les alcalis, les acides concentrés empêchent cette réaction. A 40°, la myrosine commence à s'altérer. — L'essence est un sulfocyanure d'allyle. — *Sinapismes* (cataplasmes de farine de moutarde). Pour préparer les cataplasmes, on doit préférer l'eau tiède, mais l'eau froide, si le temps presse, peut être employée avec un avantage presque égal. On laisse ordinairement les cataplasmes, en place, pendant 5-10 minutes; il n'est pas prudent de les laisser plus d'une heure. Le vinaigre, l'alcool, atténuent l'effet de la moutarde. — En répandant de la farine de moutarde sur un papier enduit de caoutchouc dissous dans du sulfure de carbone, on obtient des *sinapismes en feuilles*. – *Pédiluves. Bains sinapisés,* 500 à 1.000 gr. de farine pour les bains généraux; 125 à 200 pour les pédiluves. On doit délayer préalablement la farine dans l'eau tiède. *Essence de moutarde* 1/10-20, en liniments ou pommades. L'essence de moutarde est toxique et tue avec les mêmes symptômes que l'acide cyanhydrique (Mitscherich). — **blanche.** Elle ne donne pas d'huile essentielle, en présence de l'eau, comme la moutarde noire. Ingérée, elle stimule l'appétit, la digestion, la défécation et purge à la dose de 30 à 40 gr. Son effet, dans ce cas, paraît être surtout mécanique. Doses : 1/2 cuillerée à bouche ou une cuillerée, après chaque repas. L'effet ne se produit, quelquefois, qu'après plusieurs jours.

MOXAS. — Voy. Révulsifs.

MOYRAPUAMA (Acantha virilis).— Excitant général (aphrodisiaque) : 1-2 gr. d'extrait.

MUDAR (Apocynées). — Diaphorétique, antiherpétique (0,50-1 gr.), émétique (2-4 gr.) : diarrhée, rhumatisme chronique.

MUGUET (Convallaria maialis). — Fleurs et plante entière. — Succédané de la digitale, mais ne s'accumule pas comme elle. Légèrement laxatif (Dujardin-

Beaumetz et Yvon). Poudre 2-10 gr. Tisane 10 à 20 gr. (par jour). Extrait 1-3 gr. Teinture V-XX gouttes. Alcoolature 1-10 gr. (Bocquillon-Limousin). *Convallamarine*. Succédané de la digitaline : 0,10, *Convallarine*. Purgative : 0,20.

MUGUET. — Stomatite crémeuse. Voy. Stomatites.

MUSC. — Stimulant diffusible et antispasmodique : fièvres ataxo-adynamiques. Poudre 0,50-2 gr. ; teinture X-XL gouttes.

MUSCADE (Myristica moschata). — Le faux arille qui entoure la semence est connu sous le nom de *macis*. La muscade possède des propriétés toniques et stimulantes (Gubler). Les hautes doses (8 gr.) produisent du narcotisme. Poudre, 0,30-0,60-3 gr. Huile volatile, II-X gouttes. Huile volatile de macis : même dose que la précédente.

MUSCARINE. — Voy. Agaric moucheté.

MUSSENNA (Albizzia anthelmintica). — Tænifuge lent. Poudre XXV-LX gr.

MYDRIATIQUES. — Belladone, duboisia, datura, jusquiame.

MYÉLITES. — Nous ne nous occuperons pas ici du traitement des myélites systématiques, celui-ci étant indiqué ailleurs à propos de chacune d'elles. **Myélites aiguës.** Le nom de « myélite aiguë » est employé dans les traités de pathologie, pour désigner surtout les myélites diffuses à marche rapide. (P. Marie). *Traitement causal* (infections. intoxications. P. Marie). — *Traitement local.* Révulsion, au niveau de la région atteinte : ventouses (scarifiées ou non, sangsues, sachets de glace (moins bien supportés et soulagent moins que les bains tièdes, d'après Teissier et Laveran) ; après la disparition de la fièvre, cautérisation ignée, pommade stibiée (Leyden). P. Blocq se défie des vésicatoires, en raison du fonctionnement défectueux de la vessie. — Onctions mercurielles, en cas de myélite syphilitique. — Se garder de l'électricité, au moins dans les périodes initiales (P. Marie). *Traitement interne.* A l'intérieur, Brown-Séquard avait préconisé l'ergot de seigle. P. Blocq préfère la quinine et les antiseptiques internes, naphtol. salol, benzonaphtol, en raison de la fréquence de l'infection dans la genèse des myélites. — Préparations mercurielles, iodure de potassium (2 à 8 gr. par jour) dans la syphilis (Dieulafoy) à laquelle il faut toujours penser, qu'il s'agisse de myélite aiguë ou de myélite chronique (Delpeuch). Antipyrine, opium, chloral, bromure, contre la douleur (P. Legendre et Broca). Recommander l'immobilité, le décubitus sur un plan horizontal et, au besoin, dans une gouttière ou sur un matelas d'eau (Delpeuch).— Surveiller le rectum (constipation) et la vessie (rétention, cystite purulente). Prévenir et panser les eschares. **Myélites diffuses chroniques.** *Traitement externe.* Révulsion périodique sur le rachis : teinture d'iode, pointes de feu, cautères. — Electrothérapie (sauf dans les formes à paraplégie spasmodique) : de préférence courant (1) galvanique à direction descendante, sur la colonne vertébrale (P. Blocq), *Traitement interne.* Ergotine, associée quelquefois à l'extrait de belladone (Blocq). Dans certains cas, strychnine, phosphure de zinc, nitrate d'argent (2 centigr. par jour,— Charcot). Quant à l'iodure de potassium, il paraît, en dehors des cas de syphilis, plus nuisible qu'utile (Blocq). — *Traitement symptomatique.*

MYOCARDITE. — Traitement de l'endocardite (Vaolair).

MYOSIQUES ou *antimydriatiques.* — Fève de Calabar et ésérine, jaborandi.

MYRRHE. — Gomme résine du balsamodendron opobalsamum (Térébentacées). A l'extérieur : excitant détersif (collutoires, gargarismes). A l'intérieur, stomachique, tonique (dysménorrhée, scorbut, coqueluche. Campardon). Poudre : 0,50-4 gr. Teinture : 2-8 gr.

MYRTE. (Myrtus communis).— L'essence ou *myrtol* a été préconisée comme anti putride des voies respiratoires et urinaires (Delioux de Savignac, Linarix) de même que l'eucalyptol et l'huile de cajeput.

NÆVI. *Tatouages.* Pratiquer des piqûres, puis, saupoudrer avec du blanc de plomb (Cordier) du minium, de l'oxyde de zinc, du tannin, ou frotter avec le crayon de nitrate d'argent. *Vaccination*, sur la tumeur, chez les enfants non encore vaccinés. *Scarifications. Cautérisation.* Créosote de hêtre (badigeonnages), teinture d'iode, acides chlorhydrique, nitrique, acétique — potasse 1/2-8, pâte de Vienne, sublimé (collodion 5, sublimé 0,25) fer rouge (procédé le plus efficace). Electrolyse (nævi vasculaires et télangiectasies). Injections coagulantes (perchlorure de fer). Ces procédés conviennent surtout contre les nævi pigmentaires et les nævi vasculaires. Contre les nævi verruqueux et lipomatoïdes, la *ligature* et l'*excision* sont les méthodes de choix.

NAPELLINE. — Voy. Aconit.

NAPHTALINE (acide naphtalique). — Parasiticide, désinfectant. A l'extérieur : psoriasis, eczéma, pityriasis. Pommade 2/100-2/30. A l'intérieur : maladies des voies digestives et urinaires. Mal tolérée provoque de l'anorexie et des éruptions.

NAPHTALOL. — Voy. Salicylate de naphtol.

NAPHTOIQUE (acide). — 5 fois plus antiseptique que l'acide salicylique (Schwimmer). Pommade 10/100.

NAPHTOLS. — Le naphtol α a une valeur antiseptique supérieure à celle du naphtol β et il est 3 fois moins toxique (Maximowitch) ; malgré cela, le naphtol α, le premier utilisé en médecine, est encore presque seul employé. On les prescrit surtout comme antiseptiques des voies digestives, car sa faible solubilité assure son passage dans l'estomac. Il n'a pas les inconvénients de la naphtaline. Dose : 0,10-0,30 (Bouchard) et plus, en cachets. Pommade 3-5/30 (gale, prurigo, eczéma). Solution alcoolique : faible 1/1000 ; forte 1-2/100. Injections 1/20. Collutoires. 1/100. Eau naphtolée 0,20 à 0,30 p. 1000. *Naphtol camphré* : 1 p. de naphtol avec 2 p. de camphre. Liquide sirupeux miscible aux huiles fixes et doué de propriétés antiseptiques remarquables : diphtérie. tuberculose de la bouche. Les applications sont douloureuses.

NARANJILLO (Xanthoxyllum naranjillo. Rutacées). — République Argentine. — Succédané du jaborandi (Parodi).

NARCEINE. — Voy. Opium.

NARCOTIQUES. — D'après A. Ferrand, les narcotiques sont des somnifères, qui paralysent d'abord les

(1) Dans la myélite diffuse chronique : tous les deux jours, courants continus moyens (10 milliampères) le long de la colonne et sur les membres atteints : 20 minutes de séance avec 5 minutes de repos. — Balaruc, Lamalou (Dr J. Grasset. Consultations médicales).

éléments musculo-nerveux (vaso-moteurs, etc.), puis, consécutivement, déterminent le sommeil par stase veineuse et asphyxie (narcose). Ils sont facilement toxiques : solanées vireuses, cyaniques, papavériques, alcooliques (à haute dose), duboisia, haschisch, pituri, nitrite d'amyle.

NAREGAMIA ALATA (Ipécacuanha de Goa. Méliacées). — Racines. Emétique puissant, antibilieux, antidysentérique, expectorant. Non toxique. Teinture 1-3 gr.

NÉPHRITES. — Nous n'indiquerons ici que le traitement de la néphrite suppurée, celui des autres néphrites ayant déjà été exposé à l'article *Albuminurie*. **Néphrite suppurée.** Toujours microbienne. *Traitement.* Révulsion cutanée, sangsues, ventouses scarifiées sur la région lombaire, purgatifs légers, boissons émollientes, lait. Contre la douleur : injections hypodermiques de morphine. Contre les vomissements : glace et boissons gazeuses. Quand le pus tend à se faire jour au dehors, il faut lui donner issue. (Voy. Pyélites.)

NERIUM OLEANDER. — Voy. Laurier rose.

NERPRUM (Rhamnus catharticus. Rhamnées). — Les baies purgent énergiquement. Sirop : 15 à 30 gr.

NERVINS. — Ce mot sert maintenant à désigner les sédatifs du système nerveux ; autrefois, on l'appliquait aux substances administrées contre les troubles liés à l'atonie (obnubilations passagères, vertiges des convalescents et des débilités).

NEURASTHÉNIE. — *Traitement moral.* Vie calme, le plus possible au grand air ; exercice sans fatigue ; suspendre les travaux intellectuels ; ne pas abandonner le malade à lui-même, pour qu'il ne tombe pas dans la mélancolie ; le distraire, ne pas l'entretenir de sa maladie et ne paraître pas le considérer comme un malade imaginaire (G. Lemoine). La suggestion ne réussit que très exceptionnellement. **Formes légères.** Hydrothérapie, graduée selon l'état des malades. Souvent il est bon (surtout dans les formes où l'excitation domine) de commencer par l'hydrothérapie chaude : bains sulfureux, douches à 35°, d'une minute et en jet brisé ; jamais de douche en pluie (G. Lemoine). **Formes graves.** *Méthode de Weir-Mitchell.* Soustraire le malade à son milieu habituel et le placer dans un établissement spécial (hydrothérapique) où il sera sous la direction, continue et absolue d'un médecin résidant. Repos complet : séjour sur une chaise longue, ou même au lit. Suralimentation progressive — Massage méthodique sur tout le corps — Electrisation.

Weir Mitchell a préconisé les courants faradiques à intermittences lentes pour parer aux inconvénients du repos, mais actuellement on préfère l'électricité statique : le bain électrique (surtout), qui est sédatif ; l'étincelle, qui agit sur la contraction musculaire et l'excitation cutanée; la friction électrique (avec une pointe qu'on passe en appuyant sur les vêtements du malade), qui réussit surtout contre les symptômes de congestion spinale, les spasmes, la spermatorrhée (G. Lyon). — Après amendement : immersions froides dans la baignoire, suivies d'un séjour au lit ; plus tard, douches froides très courtes (formes asthéniques). Espérer surtout des moyens hygiéniques et prescrire peu de médicaments : quinquina, kola, amers (strychnine contre les symptômes médullaires, la myélasthénie, G. Lyon), phosphates et glycérophosphates alcalins (soude, potasse) et quelquefois de fer, arsenic. Injections de liquide testiculaire. — S'abstenir des bromures (excepté parfois dans la forme cérébrale), qui augmentent la dépression cérébrale et musculaire. Contre la céphalée : chanvre indien (X à XX gouttes de teinture ou 5 centigr. d'extrait). En cas d'insomnie : sulfonal; bains tièdes, pris, le soir, immédiatement avant le coucher. — Contre les vertiges, la céphalée, Charcot a obtenu de bons résultats avec le casque trépidant, dont les vibrations étaient déterminées par un petit moteur électrique. *Neurasthénie par entéroptose*. M. Glénard a constaté que les neurasténiques présentent souvent un abaissement de quelque organe splanchnique, intestin, foie, rein, matrice. Ce prolapsus est-il la cause ou la conséquence de la neurasthénie ? Il serait difficile de le dire, mais le fait est certain. Chez ces malades, M. Glénard recommande les purgatifs légers, un régime alimentaire sévère et approprié, les alcalins et une ceinture abdominale.

NÉVRALGIES. — *Contre la douleur.* Acétanilide, 0,50 à 1 gr., en 2 paquets. Aconitine cristallisée et ninitrate d'aconitine (névralgie du trijumeau), 1 à 4 dixièmes de milligr., en granules. Antipyrine, 1-4 gr. en potion, cachets, ou 0,50-1 gr. en injection hypodermique (solution à 1/3). Belladone : extrait 0,06, en pilules (avec partie égale de poudre), ou en suppositoires. Atropine (expose à l'intoxication), 1/2 à 1 milligr. en injections : seule ou associée au chlorhydrate

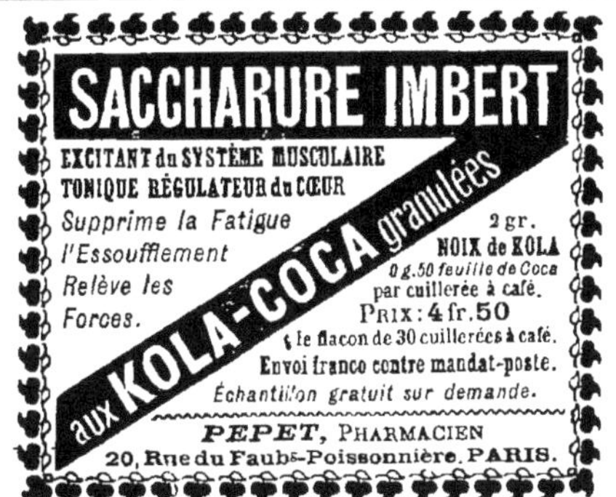

(1/2 centigr.) de morphine (E. Gourin). Bleu de méthylène, 0,10-0,30. Bromures. Chloral. Cocaïne : 0,01 à 0,03 de chlorhydrate, en injections. Ethoxycaféine, 0,25. Exalgine, 0,25-0,75, en cachets. Gelsemium sempervirens (névralgie du trijumeau), 0,05-0,20 d'extrait. Jusquiame, 0,20 d'extrait, ou 1 à 4 pilules de Méglin. La jusquiame, de même que la belladone, ne présente pas d'avantages sur les opiacés (M. Boulay). Opiacés : extrait thébaïque et chlorhydrate de morphine (en cas d'injections, prendre garde au morphinisme). Paraldéhyde. Phénacétine, 0,50-1 gr. Piscidia erythrina : XV gouttes, 3 fois par jour. Quinine (névralgies périodiques, surtout des nerfs craniens). Salicylate de soude (névralgies rhumatismales). Solanine : 0,05-0,25, en pilules. Salipyrine (salicylate d'antipyrine), 1-4 gr. Térébenthine (sciatique) : 5 à 10 capsules d'essence. Eucalyptol (sciatique et névralgies musculaires) — (E. Gourin). — A l'extérieur : baume tranquille, laudanum, huile de jusquiame ; menthol, en crayons ou pommade 1/10 (névralgie faciale) ; pommade à la vératrine, 1/20 (Vanlair) ; liniments chloroformés, 1/10 (avec baume tranquille) ; compresses et injections sous-cutanées de chloroforme ; liniments térébenthinés, ammoniacaux. Baume de Fioraventi. Liniment 1/2 ou compresses de sulfure de carbone (odeur repoussante). Ventouses. Ether. Chlorures d'éthyle, de méthyle (sciatique) en pulvérisations. Huile de croton. Vésicatoires, pointes de feu. Injections de chloroforme. Injections parenchymateuses de nitrate d'argent : IV à V gouttes d'une solution à 1/20-1/10 d'acide osmique (2 fois par jour : une seringue d'une solution à 1/2 ou 1 0/0). L'électrisation est réservée pour les cas où les autres moyens échouent : courants interrompus, quand il n'y a pas de lésion nerveuse ; courants continus (1) s'il y a névrite périphérique ou lésion centrale (M. Boulay). — On emploiera les étincelles statiques, la faradisation énergique avec le balai métallique, en se servant de la bobine à fil fin avec intermittences rapides, ou mieux encore la galvanisation intense sur les points d'élection des nerfs. Au besoin, on essaiera les courants alternatifs ou sinusoïdaux.

L'acupuncture est abandonnée.

Traitement de la cause. — Névropathie (hydrothérapie, électrisation, — surtout statique, — eaux thermales — Néris, Plombières, — antispasmodiques), paludisme (sulfate de quinine, arsenic), rhumatisme (salicylate de soude, eaux thermales), goutte (alcalins, colchique), diabète (régime, antipyrine, opium), chlorose (fer, hydrothérapie), syphilis, tumeur, traumatisme, maladies de l'appareil digestif ou génital (métrite, etc.). *Traitement chirurgical.* La résection (nerfs sensitifs), qui, souvent, ne donne que des résultats temporaires, et l'élongation (qui sidère les troncs et les centres nerveux et qui est préférable à la section pour les nerfs mixtes, car elle n'entraîne pas de paralysie) ne doivent être employées qu'en désespoir de cause. — **Névralgie faciale**. Outre le traitement causal, on emploiera les moyens suivants : quinine, à haute dose, 1-2-3 gr. (Vanlair), aconitine, acétanilide, gelsémine, butylchloral, hyoscine, sulfate de cuivre ammoniacal (Féréol), opium, morphine, phénacétine, exalgine, hypnal, injections de cocaïne, nitrite d'amyle, les 2 genres d'électricité (Vanlair), applications de menthol. **Migraine, Sciatique**. Voy. ces mots.

NÉVRITE. — Lutter contre la cause : foyer inflammatoire (désinfection et régularisation des plaies), in-

(1) Courants continus le long du nerf malade ; courants faibles (au-dessous de 5 milliampères) pour la névralgie du trijumeau ; plus forts, pour les autres, spécialement pour la sciatique (Grasset).

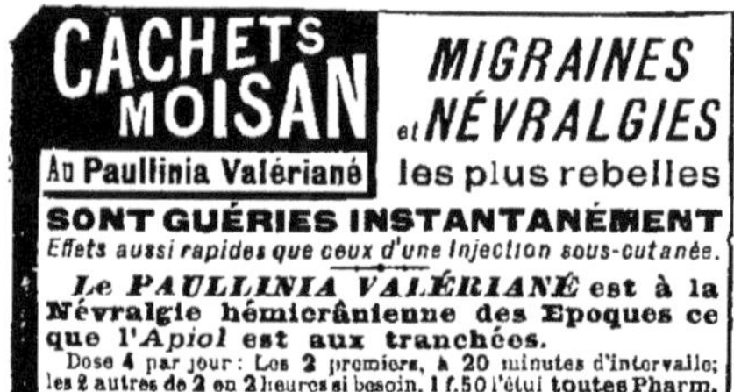

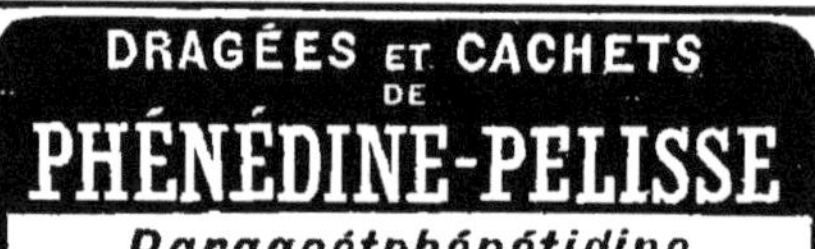

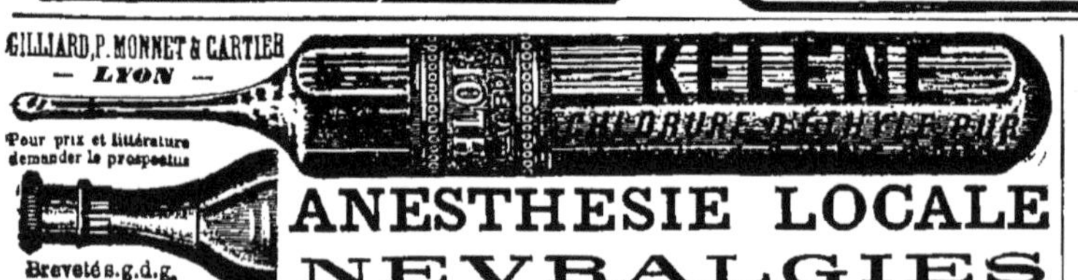

toxication (alcool, plomb, arsenic, etc.), syphilis. — Antiphlogistiques, émissions sanguines (sangsues, etc.), bains tièdes locaux et généraux. Si la douleur est vive (névrite aiguë) : injections de morphine, de cocaïne. — Courants galvaniques stabiles, en plaçant l'anode (+) sur le point douloureux (Vanlair). Plus tard : révulsifs, teinture d'iode, vésicatoires, pointes de feu, iodure de potassium. — Moyens usités contre les paralysies. Electrisation (courants continus) pour combattre la paralysie et l'atrophie musculaire (Dujardin-Beaumetz). Quand la contractilité sera revenue : massage, gymnastique, hydrothérapie, bains sulfureux, cures thermales, bains de mercure. Dans certains cas : désenclavement, élongation, résection du nerf (Vanlair).

NÉVROMES. — Traitement de la névrite chronique : calmants, révulsifs locaux, compression du nerf (au-dessus de la tumeur), galvanisation, élongation, extirpation (Vanlair).

NÉVROSTHÉNIQUES. — Voy. Toniques.

NIAOULI (Melaleuca veridiflora. Myrtacées). — Propriétés analogues à celles du myrte et de l'eucalyptus.

NITRATE d'*aconitine*. — Voy. Aconit. — d'*argent*. Voy. Argent, etc., etc.

NITRE. — Voy. Potasse (azotate de).

NITRIQUE (acide). — Voy. Azotique.

NITRITES (1). **Nitrite d'amyle** (éther amyl-nitreux). — L'inhalation de quelques gouttes de ce liquide, détermine à la face, une rougeur qui peut s'étendre aux membres et au tronc. Si on continue l'inhalation, le pouls s'accélère, la pression artérielle diminue. Ces phénomènes paraissent devoir être rapportés à une paralysie des vaso-moteurs, car, après la section de la moelle allongée, la dilatation vasculaire ainsi provoquée, est encore augmentée par le nitrite d'amyle (Hayem). Ce dernier, outre la dilatation vasculaire, peut produire des effets hypnotiques (Buschau). Le nitrite d'amyle est un poison hématique. Il amène la mort par asphyxie. *Mode d'administration et applications thérapeutiques.* C'est en inhalations qu'on prescrit presque toujours le nitrite d'amyle. On peut le donner à la dose de V-X gouttes, mais IV ou V gouttes suffisent. On l'a employé principalement pour accélérer les mouvements du cœur, combattre l'ischémie cérébrale et les spasmes avec excès de tension vasculaire : syncope, submersion, accès d'angine de poitrine (il dilate les vaisseaux périphériques et diminue l'obstacle contre lequel lutte le cœur), épilepsie (avec pâleur). Son action est douteuse sur les accidents convulsifs (Paulier). **Nitrite de sodium.** Le nitrite de sodium est un sel qu'on fait ingérer en solution. Ses usages sont ceux du nitrite d'amyle (il est plus toxique et plus déglobulisant que le nitrite d'amyle) et de la nitro-glycérine. Il se rapproche surtout de cette dernière, dont il n'aurait pas les effets secondaires désavantageux (nausées, vomissements, sensations de faiblesse). Dose : 0,15 (en potion) plusieurs fois par jour. **Nitro-glycérine.** (*Trinitine, glonoïne*). Vaso-dilatatrice par paralysie des nerfs vaso-moteurs ; elle diminue les résistances périphériques, augmente l'énergie du cœur et diminue la tension artérielle. Consécutivement à la dilatation vasculaire (rougeur de la face, hypérémie cérébrale), elle peut produire de la pâleur, de la faiblesse, des nausées, quelquefois des syncopes, du collapsus. Ses effets thérapeutiques sont moins accentués que ceux du nitrite d'amyle. La formule suivante est la plus employée : eau distillée, 100 gr., solution de trinitine à 1/100, X gouttes f. s. a. ; 3 cuillerées à dessert par jour. On pourra porter la dose à 3 cuillerées à soupe, s'il ne survient pas de céphalalgie.

NOIX de galle. — Voy. Chêne. — **Vomique.** Voy. Vomiquier.

NOMA. — Voy. Stomatites.

NOURRICES. — Voyez Allaitement.

(1) D'après Mathew Hay, l'action physiologique et thérapeutique du nitrite de sodium, du nitrite d'amyle et de la nitro-glycérine réside dans l'acide nitreux qui en est le principe actif. Ces trois corps ne diffèrent que par l'intensité de leurs effets, qui se produisent instantanément avec le nitrite d'amyle et seulement 6 à 10 minutes après la nitro-glycérine et le nitrite de sodium. Si, avec ces derniers, l'action se développe plus lentement, par contre, elle dure davantage : 2 ou 3 heures avec la nitro-glycérine ; 4 ou 5 heures et plus avec le nitrite de sodium. Ces substances produisent, selon Binz, deux ordres de symptômes : 1° une dépression du système nerveux ; 2° une destruction de la fonction respiratoire de l'hémoglobin .

NOYER commun (Juglans regia). — Les feuilles et le péricarpe (*brou*), qui renferment une résine amère et une grande quantité de tannin, ont été employés, à l'extérieur, comme astringents, parasiticides, antiseptiques et, à l'intérieur, comme stomachiques, toniques, stimulants. La seconde écorce passe pour émétique et rubéfiante. Le séjour sous un noyer couvert de feuilles produit de la céphalalgie soporeuse (Gubler et Labbée). *Tisane de feuilles* (infusion) 10/500. *Décoction pour l'usage externe* : 50/1000.

Noyer cendré d'Amérique (Juglans cinerea). — On retire de l'écorce un extrait résineux : le *juglandin*, purgatif cholagogue (succédané de la rhubarbe). Dose : 0,15 à 0,30. Extrait fluide : 4-8 gr. (Etats-Unis).

OBÉSITÉ. — Supprimer les causes, soit hygiéniques (oisiveté, abus de sommeil — plus de 7 heures — alimentation défectueuse) soit pathologiques (arthritisme, lymphatisme, chlorose, pertes sanguines — flux menstruel prolongé —). *Régime alimentaire.* Diminuer la quantité d'aliments; s'abstenir de corps gras, de lait, de féculents, de sucre et de salaisons. Recommander les aliments suivants : viande bien dégraissée, rôtie et saignante ; œufs ; légumes verts ; pain en petite quantité et toujours sec ou grillé; fruits acides. Supprimer, aussi complètement que possible, les liquides (diète de boissons), non seulement aqueux mais alcooliques (l'alcool engraisse). *Exercice.* Le muscle en travail brûle des hydrocarbures, de la graisse, des matières amylacées, et transforme en force mécanique la chaleur produite ; aussi, doit-on, outre le régime alimentaire, avoir recours aux exercices musculaires (surtout à jeun) pour diminuer l'élément adipeux, tout en fortifiant le muscle (promenades, chasse, équitation, escrime, gymnastique). La méthode de traitement par *l'exercice forcé ou entraînement* consiste dans l'exercice forcé progressif, la sudation et les purgations. Les sujets en traitement font des courses à pied et avec toute la vitesse possible, en se couvrant de flanelle, etc. pour transpirer. Cette méthode est brutale, mais efficace. G. Sée conseille, en outre, les bains de vapeur, les bains d'air chaud, les bains d'eau froide ou chaude.

Massage. — Electricité statique. — Contre l'obésité locale : étincelles et courants continus (10 à 20 milliampères.

Les altérants (alcalins, cures de raisins ou de petit lait, iodiques, et particulièrement iodure de potassium), les diurétiques, les purgatifs salins ne doivent être considérés que comme des adjuvants du traitement hygiénique. L'emploi abusif des altérants et des purgatifs peut provoquer une véritable athrepsie.

OCCLUSION INTESTINALE aiguë. — A surtout pour cause l'étranglement interne (brides cellulaires, diverticules), le volvulus, l'invagination, certains rétrécissements, le cancer, les calculs biliaires. **Traitement.** « Diète absolue, même hydrique ; permettre « seulement au malade de sucer de la glace (G. Le- « moine). Proscription des purgatifs (augmentent les contractions, les douleurs, et peuvent, dit-on, provoquer la perforation). *Médication calmante.* Belladone à petites doses. Morphine, en injections hypodermiques, 2 ou 3 fois par jour, ou extrait thébaïque à l'intérieur (diminuent les vomissements, les douleurs, peuvent favoriser la réduction d'un volvulus). D'après Bouchard, la constipation est surtout à craindre quand elle est accompagnée de contractions intestinales : d'où, l'utilité de la médication opiacée. Celle-ci ne présente qu'un danger, c'est d'inspirer une sécurité trompeuse et, quelquefois, de retarder d'une façon dangereuse l'intervention chirurgicale (P. Boulloche *Glace.* Applications sur le ventre (calment la douleur et l'inflammation). *Grands lavements liquides ou gazeux* (siphon d'eau de seltz ou introduction d'acide tartrique et de bicarbonate de soude dans le rectum). Ces lavements sont peu utiles dans l'occlusion aiguë, sauf le cas de volvulus. *Entérocentèse* ou *ponction aspiratrice* (pour diminuer le tympanisme et la dyspnée respiratoire). Peut infecter le péritoine. *Lavage de l'estomac* (Küsmaul). Evacue les matières, prévient la stercorémie, peut provoquer des contractions intestinales et faire disparaître l'obstruction, lorsqu'elle est due à un spasme réflexe (G. Lemoine). *Courants continus*, sous forme de *lavement électrique*. (Voy. Electrothérapie). Sauf le cas d'invagination, l'électricité (1) constitue le meilleur des traitements médicaux (A. F. Plicque). Si, après 2 ou 3 séances, on n'obtient pas de débâcle, l'intervention chirurgicale s'impose. Celle-ci est « formellement indiquée aussitôt qu'apparaissent « les vomissements fécaloïdes ; il en est de même « quand on constate, avec un ballonnement notable, « un état général sérieux qui se manifeste par l'alté- « ration du facies, la prostration des forces, la fré- « quence des vomissements fécaloïdes ou bilieux et « la vivacité de la douleur. On n'a le droit de tempo- « riser que lorsque les vomissements sont rares et

(1) L'électricité a surtout fourni de bons résultats dans le pseudo-étranglement. Elle est contre-indiquée quand existent une péritonite ou une invagination.

« l'état général bon » (Chaput). — On peut pratiquer soit la laparotomie, soit l'entérotomie (création d'un anus contre nature). En règle générale, la *laparotomie* est la méthode de choix (Peyrot) dans les étranglements aigus. Elle est plus dangereuse, plus difficile que l'entérotomie, mais elle permet de rechercher et de faire disparaître la cause de l'étranglement : section d'une bride ou d'un diverticule, réduction d'un volvulus ou d'une invagination, glissement ou extraction d'un calcul ou d'un corps étranger. L'*entérotomie* convient surtout dans les cas d'occlusion à marche lente (rétrécissements, compression par tumeurs inopérables) et de gangrène de l'intestin (quelquefois on pratique l'entérotomie après la laparotomie). L'entérotomie est une opération palliative, mais facile, rapide et n'exigeant qu'une anesthésie locale. Elle peut réussir dans des conditions d'antisepsie médiocres et chez un malade épuisé (P. Boulloche). Suivant le siège de l'occlusion, on choisit, soit la région iliaque, soit la région lombaire, pour établir un anus contre nature (1).— L'ouverture dans le flanc permet toujours d'arriver sur une anse intestinale gonflée appartenant au bout supérieur (Dupuytren).— **Lente** (chronique). Outre l'atonie intestinale et le durcissement des matières fécales, ses causes principales sont ordinairement les rétrécissements, la compression. **Traitement.** En présence d'une obstruction résultant de matières durcies et accumulées dans l'ampoule rectale, il sera quelquefois nécessaire d'opérer l'évacuation au moyen d'une curette mousse, d'une petite cuillère ou même d'un doigt. — Dans les autres cas, on aura recours aux purgatifs, aux lavements, à l'électricité. Le mercure métallique est abandonné *Purgatifs.* Purgatifs doux et, de préférence, l'huile de ricin, qui ne nécessite pas, comme les purgatifs salins, l'introduction dans l'intestin d'une grande quantité de liquide, cause de distension et conséquemment de douleur (G. Lemoine). *Lavements huileux.* Ne provoquent pas de douleur comme les lavements au séné et au sulfate de soude (G. Lemoine). Toutes les heures : lavement avec 1/2 litre d'huile de lin (G. Lemoine). *Lavements d'eau de Seltz.* On adapte à un siphon une sonde œsophagienne qu'on introduit ensuite aussi haut que possible dans le rectum. On peut injecter ainsi plusieurs siphons (G. Lemoine). *Lavement électrique.* Il produit ses meilleurs effets dans l'occlusion lente. S'il existe de l'atonie intestinale, on prescrira la *noix vomique* (G. Lemoine). Si tous les moyens médicaux échouent, on interviendra chirurgicalement, par l'*entérotomie* (surtout) ou la *laparotomie* (qui permet de pratiquer la résection) de la portion malade de l'intestin, l'entérorrhaphie, l'entéro-anastomose).

(1) Le lieu d'élection de l'entérotomie est au niveau de la fosse iliaque droite, à quelques travers de doigt au-dessus de l'arcade crurale (Tillaux).

ODONTODOL. — Préparation odontalgique : chlorhydrate de cocaïne, 1 gr., essence de laurier cerise 1 gr.; teinture d'arnica, 10 gr.; acétate d'ammoniaque, liquide 20 gr. On emploie l'odontol : soit sur un tampon, qu'on introduit dans la dent; soit en lavages de la bouche (30 gr. d'odontol dans 50 gr. de décoction de graine de lin); soit en frictions (quelques gouttes) sur la partie douloureuse.

ŒDÈME. — Combattre la cause. **Œdème généralisé.** Voy. Hydropisies. **Œdème circonscrit.** Contre l'œdème de cause locale : frictions stimulantes, bains excitants, douches, position élevée et compression méthodique (bandes élastiques) des parties infiltrées, courants continus. Si la tension est extrême : scarifications, ponctions capillaires. **Œdème algide des nouveau-nés.** Voy. Sclérème. **Œdème de la glotte.** *Aigu.* Vomitifs, saignées locales, vésicatoires. En cas de dyspnée intense, préférer la trachéotomie aux scarifications (des replis aryténo-épiglottiques) qui sont le plus souvent inefficaces et peuvent devenir des foyers ulcératifs chez les phtisiques (Jaccoud). *Chronique.* Pulvérisations et gargarismes à l'alun ou au tannin; diurétiques, purgatifs. Trachéotomie, s'il y a menace de suffocation (W. Morain).

ŒTHIOPS MINÉRAL. — Voy. Mercure (sulfure mercurique).

OIGNON. — Allium cepa. Liliacées. Diurétique.

OLÉANDRINE. — Voy. Laurier rose.

ONGUENTS. — Médicaments de consistance molle, employés à l'extérieur et composés de résines et de corps gras. *Onguent Canet.* Emplâtre à base de colcothar. *O. égyptiac.* Voy. Cuivre (acétate). *O. populeum.* Voy. Peuplier.

OPIUM. — L'opium est le suc épaissi des capsules vertes du pavot (papaver somniferum), L'opium officinal est celui d'Anatolie (opium de Smyrne). L'opium contient, outre diverses matières extractives et résineuses, de l'acide méconique et une vingtaine d'alcaloïdes (Soulier), les uns hypnotiques (morphine 2-15 p. 100, narcéine, 0,06, codéine 0,7), les autres convulsivants (thébaïne 0,15, papavérine 1, narcotine 6,10) (1). La codéine et la morphine sont convulsivantes aussi, mais faiblement ; la narcéine ne l'est pas (Soulier). Par suite de la prédominance de la morphine (2 à 15 p. 100) dans l'opium, l'action de celui-ci (2) peut être considérée comme analogue à celle de cet alcaloïde.

Action physiologique de la morphine. *Système nerveux.* A faibles doses, la morphine excite d'abord légèrement, puis déprime, paralyse le système nerveux et surtout le cerveau ; c'est pourquoi, elle influence l'homme beaucoup plus que les animaux (3). Au début, elle produit des nausées, des titubations, du myosis, de la chaleur périphérique, des sueurs et de la somnolence. — Le sommeil arrive d'autant

(1) Au point de vue des effets soporifiques, on range ces alcaloïdes dans l'ordre suivant : narcéine, morphine, codéine, narcotine; la thébaïne et la papavérine ne sont pas soporifiques. Sous le rapport de l'action convulsivante on les classe ainsi : thébaïne, papavérine, narcotine, codéine.

(2) A la dose de 1-2 centigr. l'*opium* est un stimulant du système circulatoire, en même temps qu'un sédatif de la sensibilité. A la dose de 5 à 10 centigr., l'excitation circulatoire est rapidement suivie de dépression, de nausées (de vomissements quelquefois) avec inertie musculaire, confusion des idées et une invincible propension au sommeil. En résumé : diminution de la sensibilité, paralysie du cerveau, sommeil. *Intoxication aiguë.* D'après Hoffmann, la dose mortelle est 1 gr. Mêmes symptômes que pour la morphine. On observe, quelquefois, des convulsions au début, tandis qu'avec la morphine, elles ne surviennent que dans la période asphyxique. En général les pupilles sont extrêmement contractées ; cependant, d'après Tardieu, on pourrait, dans la forme foudroyante, observer une dilatation.

(3) On peut injecter 1 gr. de morphine à un chien sans l'empoisonner.

plus vite que le sujet est plus vigoureux et moins nerveux. Il paraît résulter, non d'une congestion ou d'une anémie encéphalique, mais d'une action spéciale sur les cellules du cerveau. Binz a constaté qu'un morceau de substance grise cérébrale placé dans une solution de morphine présente ensuite un aspect trouble des cellules, qu'on observe seulement après le contact avec les substances somnifères, le chloral, le chloroforme, etc. — La morphine produit aussi une analgésie (paralysie de la sensibilité) d'origine centrale : les nerfs sensitifs conservent leur conductibilité à moins d'applications locales (injections). — La moelle est moins influencée que le cerveau. Les petites doses l'excitent et les réflexes persistent pendant le sommeil : si on endort un chien avec de l'opium et qu'on fasse du bruit, l'animal se réveille en sursaut (surexcitabilité de la moelle). Il faut des doses énormes pour paralyser les nerfs moteurs, et encore incomplètement (Berlioz). — A doses moyennes, la paralysie du système nerveux n'est pas (ou très peu) précédée d'excitation. Les doses élevées ou toxiques amènent rapidement le sommeil, le coma, le myosis, la faiblesse de la respiration et du cœur (paralysie des ganglions cardiaques), l'abolition de la sensibilité et de l'excitabilité réflexe. Si la dose est très forte, le sujet meurt dans un collapsus subit ou à la suite de convulsions. La mort est produite par l'asphyxie résultant de l'arrêt mécanique de la respiration (paralysie des nerfs diaphragmatiques. A l'autopsie : congestion de l'asphyxie. *Respiration.* Ralentissement. *Circulation.* La morphine abaisse la pression sanguine, consécutivement à la dilatation des vaisseaux périphériques résultant d'un affaiblissement du centre vaso-moteur (Christeller). *Sécrétions.* Comme l'opium, la morphine possède un pouvoir anexosmotique supérieur à celui de tous les autres alcaloïdes de l'opium : sauf la sueur et quelquefois la salive, elle diminue toutes les sécrétions.

Intoxication chronique par l'opium ou la morphine (Voy. Morphinisme). Les mangeurs (thériakis, opiophages) et les fumeurs d'opium, les morphinomanes, cherchent dans l'opium ou la morphine, non le sommeil, mais une légère excitation, une sorte d'ivresse. L'opium, en effet, stimule le cerveau, mais en troublant, en déséquilibrant ses fonctions : il produit une sorte de délire imaginatif, émousse la sensibilité, dénature les perceptions. A l'excitation, succède un affaissement proportionné à la stimulation. Pour combattre ce dernier, les morphinomanes ou les opiophages ont recours à de nouvelles doses de morphine ou d'opium et se créent vis-à-vis de ces poisons une accoutumance relative (1). Ce que nous venons de dire des effets excitants de l'opium est vrai seulement pour les petites doses et pour les individus habitués à l'opium, car, chez ces derniers, des fortes doses ne produisent pas plus d'effets que les petites quantités chez les sujets non accoutumés. Malheureusement, comme il faut, chaque jour, augmenter la dose, l'usage habituel des opiacés amène, à la longue, l'abrutissement, la cachexie et la mort. Le morphinisme est assez analogue à l'alcoolisme : besoin impérieux de morphine, troubles digestifs, désordres nerveux (insomnies pénibles, affaiblissement de la mémoire, fourmillements, douleur dans les membres, tremblements). Il peut s'accompagner d'albuminurie, de glucoserie. Chez les femmes, on observe l'absence de désirs vénériens, l'aménorrhée, la stérilité ; chez les hommes, l'impuissance.

Thérapeutique. L'opium peut être remplacé par la morphine dans tous les cas, sauf contre la diarrhée, où il agit plus efficacement que son alcaloïde. Trois parties d'opium agissent comme 1 de morphine (Nothnagel et Rossbach).

On emploie ces médicaments :

Comme *somnifères*, contre l'insomnie causée par la douleur (l'opium calme mieux la douleur que le chloral) l'insomnie des aliénés accompagnée de tristesse et d'affaissements (Trousseau et Pidoux), le délire asthénique avec anémie (1) cérébrale, le délire d'inanition, à la fin (mais nom dans la période hyperthermique des maladies aiguës (très petites doses d'opium). Comme *analgésiques* : névralgies (on emploie moins la morphine depuis que l'usage de l'antipyrine s'est répandu), gastralgies, coliques hépatiques et néphrétiques, otite, cancer, syphilis. Comme *antispasmodiques* (pour diminuer les contractions réflexes) : toux, vomissements péritonite, perforation intestinale, spasmes douloureux de la dysenterie, iléus spasmodique (Voy. Occlusion intestinale) hernie étranglée (la morphine facilite la réduction), cystalgie (la morphine s'élimine par les urines), érections de la blennorrhagie. coqueluche, asthme, tic douloureux. Dans les affections convulsives, chorée, épilepsie, la morphine a peu d'efficacité (elle agit principalement sur les nerfs sensitifs, très peu sur les nerfs moteurs) ; on peut l'essayer cependant, dans l'épilepsie et le tétanos réflexe. Comme *antidypnéiques* : affections aortiques (mais non dans les affections mitrales) avec anémie cérébrale, pâleur — angine de poitrine — Pour combattre les hypercrinies (diminuer les sécrétions), c'est-à-dire *comme anexosmotique*, on emploie l'opium : choléra (diarrhée prodromique) dysenterie (l'ipéca est souvent préférable). Dans le *diabète*, l'opium ralentit le mouvement de désassimilation (Pécholier) et diminuerait la formation du sucre dans le foie. Dans la *variole*, on obtient de bons effets avec l'opium, associé à l'éther. (Voy. Variole.

Quand on administre les opiacés, il faut éviter l'accoutumance, l'élévation des doses et ne pas confier de morphine aux malades, pour que ceux-ci ne deviennent pas morphinomanes.

Contre-indications de l'opium. Etats inflammatoires du système nerveux central, avec éréthisme circulatoire, pouls plein et dur. Irritabilité nerveuse due à la congestion : méningite (chloral, bromure) ; fièvre (médication antipyrétique) ; surmenage intellectuel ; tendance à l'apoplexie. Adynamie extrême. Altérations rénales (crainte de défaut d'élimination). Les très jeunes enfants supportent mal les opiacés.

Pharmacologie et posologie. L'opium des pharmaciens, séché à 100°, doit contenir au moins de 10 à 12 0/0 de morphine et donner environ 50 0/0 d'extrait *Opium brut* dose : 2 à 20 centigr. L'opium brut forme la base (1/10) de la poudre de Dower (azotate et sulfate de potasse, ipéca). Un gramme de cette poudre renferme 0,10 d'opium sec, correspondant à 5 centigr. d'extrait d'opium. Sudorifique, calmant. *Extrait thébaïque* (extrait gommeux ou aqueux) représente le double de son poids d'opium brut et 1/5 de morphine — Dose : 1 à 10 centigr. *Pilules de cynoglosse* (1/10 d'extrait d'opium). Chaque pilule contient 2 centigr. d'extrait d'opium. *Thériaque.* Elle contient des amers (gentiane), des aromatiques (cannelle) et de l'opium. On l'a surtout prescrite contre la gastralgie — 4 gr. = 0,05 d'extrait d'opium, représentant 0,25 d'extrait thébaïque. Inusitée. *Diascordium.* Outre de l'extrait d'opium (6 milligr. pour 1 gr.) le diascordium contient diverses substances astringentes et des feuilles

(1) Comme pour la morphine, certaines personnes arrivent à ingérer des doses énormes d'opium : 4 gr. d'extrait gommeux d'opium (Gubler), 750 gr. de laudanum par jour (Trousseau).

(1) L'opium congestionne le cerveau. A petites doses, il provoque de l'excitation cérébrale ; à doses suffisantes, il fait dormir. L'opium procure le sommeil aux anémiques en diminuant l'anémie cérébrale qui occasionnait l'insomnie (Dujardin-Beaumetz). Chez certains vieillards affaiblis, on obtient le sommeil en donnant du café.

de scordium (plante inerte, comme la cynoglosse). Dose : 2-4 gr. et plus (8 gr) contre la diarrhée. *Sirop thébaïque ou d'opium*, 20 gr = 4 centigr. d'extrait. *Sirop Karabé.* C'est le sirop d'opium auquel on ajoute 0,50 de teinture de succin, pour 100 gr. de sirop. *Sirop diacode* : 1 centigr. d'extrait pour 20 gr. de sirop. Il est 4 fois moins actif que le sirop thébaïque. Dose : 20 à 80 gr. *Sirop de lactucarium*, 20 gr.=5 milligr. d'extrait d'opium. *Teintures.* On prépare une teinture alcoolique, une teinture vineuse ou vin d'opium et une teinture acétique. *Teinture d'extrait d'opium*. Doses du laudanum. *Teinture d'opium camphrée* (Codex) ou *élixir parégorique* (teinture anglaise d'extrait thébaïque). Elle renferme des aromates, de la teinture d'anis, du camphre, etc. Elle est 5 fois moins forte que le laudanum de Sydenham : 10 gr. = 0,05 d'extrait thébaïque. *Laudanum de Sydenham* ou *vin d'opium composé* : opium brut 200; safran 100 ; girofle, cannelle (antidyspeptique) ââ 15 ; vin de grenache 1.600. XXV gouttes contiennent 10 centigr. d'opium brut (soit 5 centigr. d'extrait thébaïque ou 1 centigr. de de morphine). Dose : X à XX gouttes. *Laudanum de Rousseau.* Obtenu par fermentation (miel additionné de levure de bière, l'alcool dissout l'opium) Il ne renferme pas d'aromates ; aussi, n'irrite-t-il pas comme celui de Sydenham. Pour l'usage interne, on devrait préférer le laudanum de Rousseau, et, pour l'usage externe, celui de Sydenham. Ce dernier est 2 fois moins actif que le premier. *Teinture acétique* (*gouttes noires anglaises*) 2 fois plus active que le laudanum de Rousseau : 0,20 centigr. = 0,10 d'opium brut et 5 cent. d'extrait. **Morphine.** A cause de son insolubilité dans l'eau, on l'emploie à l'état d'acétate, de bromhydrate et surtout de chlorhydrate. Dose : 1 à 3 centig. *Sirop de morphine* (Codex) : 1 centigr. de chlorhydrate par cuillerée à bouche. Dose 20 à 60 gr. *Solution pour injections hypodermiques.* 1/50. Un gramme ou XX gouttes (une seringue de Pravaz) contiennent 2 centigr. de chlorhydrate. Renouveler souvent cette solution. Pour la conserver, on peut y ajouter 0,60 d'hydrate de chloral ou 1 gr. d'eau de laurier cerise. *Méthode endermique* (vésicatoires morphinés) 1 centigr. matin et soir. **Codéine.** Très peu suporifique et 3 ou 4 fois moins calmante que la morphine. Elle n'est pas anexosmotique. Dose : 3-10-20 centigr. (au-dessous de 3 centigr. son effet est peu appréciable). *Sirop de codéine* 4 centigr. d'alcaloïde par cuillerée à bouche (Codex). **Narcéine.** Produit un sommeil peu profond, mais calme et sans excitabilité au bruit (par hyperexcitabilité réflexe), contrairement à la morphine. Elle ne provoque pas de nausées et ne laisse pas, après elle (au réveil), de céphalalgie, d'anorexie et d'abattement, comme la morphine ; elle ne suspend pas non plus les sécrétions (sauf celle de l'urine) comme cette dernière. — La narcéine convient plus spécialement aux femmes, aux enfants et aux sujets nerveux. Dose double de la morphine : 0,05-0,10. La méconarcéine (Laborde) n'est qu'une narcéine très pure (Berlioz). Dose : 0,02-0,03.

OPOPONAX OU OPOPANAX. — Gomme résine de l'opoponax chironium. Ombellifères. Très aromatique, stimulant.

OR. — A hautes doses, les préparations auriques agissent comme les poisons corrosifs (Bouchardat). A faibles doses, elles stimulent le système nerveux et la nutrition générale. Quelques médecins emploient les chlorures (qui sont solubles), à doses altérantes, contre la syphilis ancienne, le lymphatisme, la scrofule, les dartres, les cachexies, l'anémie, l'aménorrhée *Chlorure d'or* ou *muriate d'or*. Cristaux d'un rouge brun, solubles dans l'eau (la solution est jaune). — Dans la syphilis, Cullerier, Biett, Cazenave, n'ont obtenu, avec le chlorure d'or, que des résultats problématiques. Ricord, qui l'avait associé au mercure, y a bien vite renoncé. Chrestien le mélangeait à une poudre inerte et l'employait en frictions sur les gencives, la langue, la plante des pieds, etc. A l'intérieur : 2-5-10 milligr. — On doit donner la préférence au *chlorure d'or et de sodium*. On l'administre en pilules ou en solution (5 centigr. pour 200 gr. d'eau).

ORANGER. — Feuilles et fleurs. Antispasmodique, sudorifique. L'écorce (zeste), est apéritive, tonique stimulante ; la pulpe, acide, tempérante, diurétique. L'essence de fleurs d'oranger porte le nom de *néroli* ; celle de zeste, celui *d'essence de Portugal*. Le néroli peut produire des effets stupéfiants diffusibles, comme toutes les essences (Fonssagrives).

OREILLONS. — Cette maladie est surtout caractérisée par des localisations sur le système glandulaire. *Traitement.* Eviter le froid (métastases), repos à la chambre, ouate sur la région parotidienne. Antisepsie buccale : gargarismes tièdes à l'acide borique ou au chloral 1/100. En cas de fièvre, lit, diète lactée ; d'embarras gastrique, laxatifs légers, vomitifs ; de douleur, pommade mercurielle belladonée, baume tranquille, cataplasmes laudanisés. Chez les adultes, il est quelquefois nécessaire d'administrer l'opium à l'intérieur ; très rarement d'appliquer des sangsues La suppuration est exceptionnelle ; si elle survient, on pratiquera une incision évacuatrice. On combattra les autres symptômes, l'adynamie, l'algidité, l'anémie (plus effrayants que graves) par des médications appropriées. En cas d'orchite, les courants continus (à 4 ou 5 milliampères, pendant 10 minutes) sont indiqués pour enrayer l'atrophie testiculaire consécutive à l'orchite. *Prophylaxie.* Isolement, pendant la maladie et 15 jours après la guérison. Les enfants au-dessous de 2 ans contractent rarement les oreillons (A. F. Plicque).

OREXINE (chlorhydrate de phénylhydroquinazoline). — L'action apéritive et eupeptique qu'on lui attribuait, est peu marquée. Dose : 0,25 de chlorhydrate, en cachets, 2 heures avant les repas (Hoffmann et Penzoldt).

ORIGAN (Origanum vulgare). — Stimulant, stomachique. Infusion : 15-20/1000.

ORPIMENT. — Voy. Arsenic (sulfure).

ORTHINE (acide orthohydrazin-paraoxybenzoïque). — Antipyrétique puissant : 0,30-0,50 (Kobert). Elle a l'inconvénient de produire des sueurs profuses, du collapsus et d'attaquer les globules sanguins.

OSMIQUE (acide hyper). — Antiseptique puissant (Miquel), antinévralgique. Dans la sciatique et les névralgies : injection hypodermique de V à X gouttes d'une solution à 1/100. L'acide osmique a été employé, à l'intérieur, contre l'épilepsie (Wildermuth) sous forme d'osmate de potasse : 0,015. Toxique.

OSTÉOMALACIE. — Traitement du rachitisme : phosphore (W. Busch) phosphate de chaux, huile de foie de morue, bains de mer, régime tonique, séjour à la campagne. Eviter de nouvelles grossesses. — Chez la femme, la *castration* a pu plusieurs fois enrayer l'ostéomalacie, dans des cas où la thérapeutique médicale et l'accouchement avaient été sans influence (Winckel, Muller, Hoffa, Truzzi, Hofmeier, Schauta). Schauta pense que l'oophorectomie est surtout utile parce qu'elle supprime la menstruation : il a observé plusieurs cas où les règles ramenaient chaque fois une aggravation. (P. Le Gendre, Traité de méd. — Charcot et Bouchard.)

OUABAIO (Acocanthera ouabaïo. Apocynées). — Agit comme le strophantus. Il est très toxique. *L'ouabaïne* ne doit être donnée qu'à dose moitié moindre de la strophantine (G. Bouchardat).

OXALATES. — *O. de Cerium.* — Sédatif, vomissements de la grossesse. — 0,30 à 1 gr. 50 et même 3 gr. en 24 heures. *O. ferreux.* Voy. Fer. *Oxalates de potasse.* Inusités. Brenner avait proposé le sel d'oseille (mélange de quadroxalate et de bioxalate de potasse) contre la métrite.

OXALIQUE (acide). — A été proposé comme emménagogue. — 2/1000 : une cuillerée à bouche d'heure en heure (Poulet, de Plancher-les-Mines).

OXYMEL SCILLITIQUE. — Voy. Scille.

OXYNAPHTOIQUE (acide). — Obtenu par l'action de l'acide carbonique sur le naphtol. Doses et formes de l'acide salicylique.

OXYTOCIQUES. — Moyens qui hâtent l'accouchement (E. Littré). Ils excitent la contractilité utérine, resserrent les capillaires et sont hémostatiques par vaso-constriction : ergot, caulophyllum thalyctroïdes, chrysophyllum glycyphlœum, douches utérines, faradisation.

OXYURES. — Se borner aux moyens locaux (Fonssagrives). Lavements avec : eau froide, pure ou vinaigrée, eau de chaux (Ringsley, de St-Louis), huile (surtout de foie de morue) et corps gras, glycérine additionnée de moitié d'eau), sel marin (40-50 gr.) sucre (40-50 gr.) dans un verre d'eau, phénol (J. Simon), suie 10 gr., calomel (en suspension dans un jaune d'œuf) 0,15 à 0,30, sublimé, naphtaline (1 gr. chez l'enfant, 3 gr. chez l'adulte, dans de l'huile) dermatol 0,50-2 gr. Amers (infusion de quassia — ou aloès 1 gr., jaune d'œuf n° 1, décoction d'absinthe 250), camphre, éther, semen-contra, mousse de Corse, kousso (1/100, en infusion), grenadier, asa fœtida. — Onctions avec : calomel 0,60, beurre de cacao 4. Suppositoires avec de l'onguent gris, du calomel (0,60).

OXYGÈNE. — Antiseptique (atténuation de certains virus), excitant local, eupnéique, stimulant du système nerveux, de la nutrition et des combustions interstitielles (Fonssagrives). — *Effets immédiats* : légère excitation cérébrale, fourmillement des extrémités, augmentation de l'appétit, soif, fréquence plus grande de la respiration et du pouls, sans élévation de la température (Aude). *Effets consécutifs* : activité plus grande de l'assimilation, accroissement du nombre des hématoblastes et des globules rouges (Hayem), augmentation du poids du corps, de l'urée, etc. *Usages.* En inhalations dans les cas suivants : asthme, asphyxie (des nouveau-nés, etc.) submersion, dyspnée urémique, croup, affections du cœur ; empoisonnements par l'oxyde de carbone, le chloroforme ; diabète, albuminurie, chloro-anémie avec dyspepsie (Hayem), vomissements incoercibles de la grossesse. Doses : inhaler tous les jours, à jeun, 2 à 3 litres d'oxygène. Aude en a fait inhaler, sans inconvénients, 100 litres par jour. L'oxygène n'est dangereux que s'il est comprimé, car alors, il devient toxique. — A l'extérieur : plaies (1) atoniques (Demarquay), asphyxie locale des extrémités (on fait pénétrer le gaz dans un manchon, qui entoure le membre.

Eau chargée d'oxygène. Ne pas confondre cette eau avec l'eau oxygénée de Thénard. On charge d'oxygène, des siphons contenant de la limonade, du vin, etc., et on boit ce liquide comme l'eau de seltz, dans les cas de dyspepsie, de nausées, de vomissements. On en obtient peu de résultat, (Dujardin-Beaumetz). **Eau oxygénée** (titre habituellement 2 à 6 volumes d'oxygène). — Oxydant très énergique, antiseptique (plaies, muguet, diphtérie) et désinfectant très puissant. Pour la destruction des productions épidermiques, elle agirait mieux que l'acide nitrique (Duchaussoy). Dans la diphtérie, on l'a conseillée aussi en pulvérisations, dans la gorge. Pour les enfants, on y ajoute un peu de glycérine. A l'intérieur, l'eau oxygénée a été proposée, à la dose de 3 à 6 gr. étendue d'eau, contre le choléra (Larrivé), les fermentations du tube digestif (stercorémie), l'urémie, la septicémie, l'érysipèle. L'eau oxygénée se décomposant très vite, il ne faut pas en faire usage lorsqu'elle est altérée.

OZÈNE VRAI. — *Rhinite atrophique.* Le pseudo-ozène ou ozène symptomatique (altérations osseuses, traumatiques, professionnelles, diathésiques) relève d'un traitement chirurgical ou médical approprié (antisyphilitique, etc.). **L'ozène vrai** ou **essentiel** est une inflammation chronique de la muqueuse de Schneider, par agrandissement (par atrophie) des fosses nasales et accumulation, dans ces cavités, de mucosités desséchées et très fétides (Martin). La lésion ne peut être modifiée par les cautérisations (teinture d'iode pure ou glycérinée à 1/30 ou 1/50, créosote, acide phénique, chlorure de zinc, naphtol camphré ou sulforiciné, galvanocautère) ou tout autre moyen énergique (curettage, etc.) (2). Le traitement doit avoir pour objectif de débarrasser les fosses nasales des croûtes qui leur communiquent leur mauvaise odeur : pince coudée, lavages avec une seringue, une poire en caoutchouc, le tube de Weber ou la douche d'Esmark. *Irrigations* : chlorure de sodium, chlorate de potasse, bicarbonate, benzoate, borate, salicylate de soude, solvéol résorcine, acide borique 3/100,

(1) Il retarde la cicatrisation (Berlioz).

(2) D'après Tissier, la lésion primitive porte sur le système ethmoïdal. Cet auteur préconise l'abrasion du foyer osseux.

chloral 1/100, sublimé 1/5000. Les liquides employés en lavages doivent avoir une température de 25 à 30°. *Pulvérisations*. Huile de vaseline, 30 gr., essence de géranium rosat VI gouttes (Ruault). Eau oxygénée. Solutions astringentes (tannin, alun, nitrate d'argent). *Insufflations pulvérulentes* (peu employées). Acide borique (1/50), iodoforme, salol, naphtol. *Pommade boriquée* 5/25 ou 5/15 (Lubet-Barbon). *Tampons* (Gottstein), 2 ou 3 fois par semaine, introduction dans les fosses nasales (parallèlement à la direction du cornet inférieur) d'un long cône d'ouate hydrophile imbibée de : salol 5, rétinol 45 — ou aristol 1, rétinol 30. Le tampon rétrécit les cavités, augmente la force du courant d'air expiré, favorise l'expulsion des sécrétions fétides et, en irritant la muqueuse, empêche son dessèchement (Tissier).

OZONE. — Voy. Electrothérapie.

PAINS de *gluten*, de *soya*, etc. — Voy. Gluten, Soya. *Pains de son*. Contient des phosphates assimilables.

PALPITATIONS. — Bromures de potassium ou de sodium, vératrine, aconit, arsenic, eau de laurier cerise, réfrigération (Vanlair), contre les palpitations dues à l'hypersystolie ; digitale et ses succédanés, contre celles qui sont liées à l'hyposystolie ; antispasmodiques, chez les hystériques et les nerveux ; eupeptiques et régime, lorsque les troubles cardiaques ont pour cause un mauvais état de l'estomac ; toniques, quinquina, fer, valérianates de fer et d'ammoniaque, bains de mer, hydrothérapie (Peter), chez les anémiques. Suppression du tabac, du thé, lorsqu'ils sont la cause du mal.

PALUDISME. — **Prophylaxie.** Favoriser la végétation (cultures, plantation d'eucalyptus, etc.), l'écoulement des eaux. Comme lieu d'habitation, on choisira un point éloigné des régions à fièvre (défrichements, etc.), et à l'abri des vents qui passent à leur surface. Les fenêtres resteront fermées le soir (condensation de la vapeur et des miasmes). L'alimentation doit être fortifiante. Pour l'alimentation, n'employer que de l'eau pure. On ne traversera pas à jeun les endroits marécageux. Les personnes qui doivent aller sous les climats torrides, n'y arriveront pas pendant les saisons extrêmes, où l'acclimatement est difficile. Les voyages ou les expéditions seront réservés pour la saison la plus clémente. On se prémunira contre l'influence des oscillations thermométriques. Les individus qui quitteront les pays intertropicaux, ne devront pas rentrer en Europe pendant l'hiver : l'abaissement de la température peut faire apparaître de graves manifestations palustres. *Médication préventive*. Elle consiste à donner de faibles doses de sulfate de quinine (certains médecins contestent l'efficacité de ce moyen) et du vin de quinquina, aux troupes, etc., en campagne. L'acide arsénieux a peu d'efficacité comme préventif. **Traitement.** Les toniques, vin, café, arsenic, amers, hydrothérapie, etc., en favorisant la phagocytose, peuvent suffire contre les fièvres légères. Dans les fièvres graves, il faut recourir à la quinine : elle tue les hématozoaires, cause de la malaria (Laveran). *Fièvre intermittente simple*. Pendant 3-4 ou 6 jours, administrer, 1 ou 2 fois, plusieurs heures avant l'accès et, de préférence, au moment des repas : 0,60-1 gr. de sulfate ou mieux de chlorhydrate de quinine (ou 8 gr. de quinquina jaune). Après quelques jours d'interruption, recommencer la médication, même s'il n'y a pas eu de nouvel accès. *Fièvres continues palustres*. 0,60-0,80 de sel de quinine, matin et soir, jusqu'à la chute de la fièvre. *Formes pernicieuses*. Administrer le sel de quinine, sans perdre de temps, et à haute dose, 1,80-2-3 gr. Après la chute de la fièvre, la médication doit être continuée pendant plusieurs mois, par séries de 4 à 5 jours (traitements successifs de Laveran), séparées par des intervalles de plus en plus longs. Le plus souvent, dans les formes graves du paludisme, on est obligé de recourir à la méthode hypodermique, car, outre qu'elle agit rapidement. il est souvent difficile de donner la quinine par la bouche (vomissements, difficultés de déglutition). Le chlorhydrate de quinine est, en raison de sa solubilité, le meilleur sel de quinine que l'on puisse prescrire pour les injections hypodermiques. De plus, il contient 81 p. 100 de quinine, tandis que le sulfate n'en renferme que 59; il provoque moins souvent que les autres sels de quinine, des accidents locaux. De Beurmann et Villejean recommandent, pour les injections hypodermiques, la solution suivante: bichlorhydrate de quinine 5 gr., eau Q. S. pour faire 10 cent. cubes; un cent. cube de cette solution représente exactement 0,50 de bichlorhydrate de quinine. Dans les cas graves, on peut aller jusqu'à 1 gr. 50 et 2 gr. par jour, en 2 fois (Laveran). La formule suivante, de Vinson, est très bonne, si on n'a pas de chlorhydrate : sulfate de quinine 1 gr., eau distillée 10 gr. acide tartrique 0,50. **Traitement symptomatique.** Dans les fièvres pernicieuses, outre la médication quinique qu'il faut prescrire le plus tôt possible et à hautes doses (injections, etc.), on instituera une médication symptomatique. *Algidité.* Boissons chaudes excitantes, thé alcoolisé, acétate d'ammoniaque, injections hypodermiques d'éther (2-4 gr.), de caféine, frictions excitantes. *Accès ataxiques.* Chloral, morphine, grands bains avec affusions froides sur la tête. *Accès comateux.* En cas de forte congestion encéphalique : sangsues aux apophyses mastoïdes, applications froides sur la tête, révulsifs aux extrémités, drastiques. *Vomissements.* Boissons gazeuses, glace. *Diarrhée abondante.* Opium. *Fièvre bilieuse.* Ipéca, calomel. **Succédanés de la quinine.** Aucun ne mérite ce titre. Le *sulfate de cinchonine*, plus toxique et beaucoup moins actif, ne donnerait pas lieu, d'après Pampoukis, à l'hémoglobinurie et devrait être substitué au sulfate de quinine, chez les malades sujets à cet accident. L'*antipyrine* diminue seulement la céphalalgie et la fièvre. Ce n'est qu'un traitement palliatif, qui peut rendre des services dans les fièvres continues palustres (Laveran). Les propriétés fébrifuges de l'*eucalyptus* sont contestées. L'*acide arsenieux* agit surtout comme tonique, contre la cachexie. Dieulafoy a obtenu des succès avec l'*acide phénique*, en injections hypodermiques, contre les fièvres palustres, il injectait, deux fois par jour, 2 et même 8 centigr. et demi d'acide phénique; les accès furent coupés le 13e jour. Grinnell, Anderson, Morisson, Giblons, Villibrand, Bartholow ont préconisé l'*iode*. Il n'a qu'une efficacité très faible (Atkinson, Wodds). **Anémie et cachexie palustres.** Remplacer la quinine par: le quinquina, en poudre, 6-8 gr., dans du café ou en électuaire; les amers (XX-XXX gouttes de teinture de noix vomique), l'arsenic, le fer, l'hydrothérapie. L'arsenic doit toujours être donné à doses toniques, c'est-à-dire à petites doses: VI à VIII gouttes de liqueur de Fowler, ou 1 à 6 milligr. d'acide arsénieux, et non à fortes doses, comme le faisait Boudin. On conseillera, en outre, une bonne alimentation, un air pur, le séjour à une certaine altitude et, au besoin, le changement de climat.

PAMBOTANO (Calycandra Houstoni. Légumineuses). — Ecorce. Fébrifuge : 70 gr. en décoction (paludisme chronique).

PANCRÉATINE. — Ferment digestif complexe, qui, dans un milieu alcalin, aurait, comme le suc pancréatique, la triple propriété : d'émulsionner les graisses et de les dédoubler en glycérine et en acides gras; de transformer ou plutôt d'achever la transformation des albuminoïdes en peptones et des amylacés en glycose. Doses : 0,30-2 gr., dans les dyspepsies avec garde-robes graisseuses, l'ictère (la bile n'émulsionne plus les graisses), etc.

PAO-PAREIRO ou **Pao-Pereira** (Geissospernum lœve, Apocynacées-Brésil).— Ecorce.— Tonique et fébrifuge. Le chlorhydrate de *pereirine* ou de *geissospermine* a été proposé comme succédané du sulfate de quinine, contre les fièvres intermittentes. Doses : jusqu'à 2 gr. (Ferreira).

PAPAINE (pepsine végétale). — Voy. Pepsine.

PAPIER NITRÉ. — Voy. Asthme.

PARACETPHÉNÉTIDINE. — Voy. Phénacétine.

PARACRÉOSOTATE DE SOUDE. — Succédané du salicylate de soude. Antipyrétique, antirhumatismal. Il est dépourvu de propriétés toxiques 0,50-1 gr.

PARALDÉHYDE ÉTHYLIQUE. — Hypnotique, mais non anesthésique : 2 à 3 gr. dans une infusion aromatique.

PARALYSIES. — Combattre la cause, qui peut être une lésion : des *muscles* (paralysie musculaire pseudo-hypertrophique, myopathie atrophique progressive.—Landouzy); des *nerfs* (névrites, névromes); de la *moelle* (méningite, méningo-myélite, ramollissement, congestion, compression, paralysie infantile, maladie de Landry, ataxie locomotrice, myélite diffuse aiguë, syringomyélie, etc.); de l'*encéphale* (hémorragie cérébrale); sans compter l'hystérie, le saturnisme, l'alcoolisme, la diphtérie, le rhumatisme. la syphilis. **Traitement.** La strychnine (1 à 5 milligr. par jour, en pilules de 1 milligr. ou en injections hypodermiques), la noix vomique (X à XX gouttes de teinture), le massage, la gymnastique, l'hydrothérapie et surtout l'électricité constituent la base du traitement. « On peut employer les courants induits ou les cou- « rants continus ; ces derniers sont mieux indiqués « quand il y a atrophie musculaire, en même temps « que paralysie. Les courants induits seront appli- « qués directement sur les muscles ou sur les nerfs « paralysés ; si l'on emploie les courants continus, on « placera l'électrode positive sur la région vertébrale, « au-dessus de l'origine du nerf lésé, le pôle néga- « tif, au niveau du muscle frappé d'impuissance.

« (Delpeuch. — Guide de thérapeutique générale et « spéciale.) *Eaux minérales*: Bourbonne, Lamalou, « Barèges, Aix, Luxeuil.

PARALYSIE AGITANTE (Maladie de Parkinson). — Les **médicaments** qu'on a préconisés sont : ou nuisibles, comme la strychnine, l'ergot; ou dangereux, comme la picrotoxine (1 à 5 milligr.); ou inefficaces, comme l'opium, la belladone, les arsenicaux, l'iodure de potassium ; ou ne produisent qu'une amélioration très passagère, comme la solanine (1-4 centigr.), le chlorhydrate d'hyoscine (1/2 milligr., en injections hypodermiques), l'hyosciamine (cristallisée) 1 milligr., le sulfate de duboisine (2 ou 3 dixièmes de milligr., en injections, 2 ou 3 fois par jour. Mendel), le sulfate de spartéine (1 à 3 centigr. Potts), le borate de soude (1, puis 2-3 gr. Sacaze). Les **moyens physiques** ne constituent aussi que des palliatifs. *Courants continus* : de la moelle aux racines nerveuses (cuivre sur la colonne vertébrale, zinc sur les côtés des vertèbres), dans la région correspondante à l'émergence des nerfs des régions affectées. *Bains galvaniques* (C. Paul). *Massage*. Diminue la rigidité musculaire. *Fauteuil trépidant*. Charcot eut l'idée de recourir à ce moyen en observant le soulagement éprouvé par les parkinsonniens qui voyagent en chemin de fer ou en voiture. La médecine vibratoire diminue la rigidité musculaire et l'insomnie, mais n'influence pas le tremblement. Ses effets ne se prolongent pas au-delà de 24 heures (Gilles de la Tourette). On a aussi essayé les *miroirs rotatifs* (qui finissent par amener du collapsus et le sommeil. Luys), la *suspension*. L'*hydrothérapie*, les *eaux thermales* indifférentes à température élevée, sont inefficaces (G. Lyon).

PARALYSIE FACIALE. — Traitement causal : syphilis, maladies de l'oreille. — Tous les jours ou tous les 2 jours, applications de courants continus, le long du nerf : 5 à 10 milliampères; séances de 20 minutes, avec 5 minutes de repos (Grasset). On placera le pôle positif sur l'apophyse mastoïde ou le tronc du facial, au niveau de la parotide; le pôle négatif, sur chaque muscle intéressé (Delpeuch). La faradisation est souvent plus nuisible qu'utile (Larat), à cause des contractures qu'elle peut provoquer. — Massage. — Strychnine, 1 à 5 milligr. par jour : commencer par 1 milligr. et augmenter de 1 milligr. par jour; puis, après 5 jours, redescendre à 1 pilule (Grasset).

PARALYSIE GÉNÉRALE. — Au début, avant que les lésions n'aient étouffé les éléments nerveux, on peut intervenir, sinon avec l'espoir d'enrayer l'évolution des phénomènes morbides, au moins de provoquer des rémissions prolongées et de modifier avantageusement la marche de la maladie (Cullerre). Dans les 2e et 3e périodes, la thérapeutique est inefficace; il faut se contenter des soins hygiéniques et de la collocation (Vanlair). *Traitement moral*. Eviter les causes d'excitation, travail intellectuel, alcool, et tout ce qui a contribué à faire éclore l'affection. Souvent, il est nécessaire de conseiller la séquestration : dans ce cas, il faut interdire les visites des parents, pendant les premiers temps de l'internement. *Traitement externe*. Les révulsifs, particulièrement la cautérisation ponctuée sur la nuque, sont utiles au début. Les applications irritantes, sur le cuir chevelu, doivent être proscrites. Il en est de même de l'hydrothérapie, de la saignée générale (Cullerre). Quant aux émissions sanguines locales, elles ne conviennent qu'exceptionnellement, en cas d'hypérémie encéphalique, car il faut éviter de débiliter le malade. — Les courants galvaniques, sur la moëlle épinière, ne sont que très rarement utiles. — Si la congestion encéphalique s'accompagne d'excitation, on aura recours aux bains chauds, prolongés pendant 2 ou 3 heures, à une température de 27 à 28°, en ayant soin d'entretenir sur la tête du malade un léger filet d'eau froide, pendant toute la durée du bain. Les douches à pression ont des conséquences défavorables (Christian, Ritti). D'après P. Blocq et G. Ballet, on peut avoir recours aux lotions froides et à l'enveloppement prolongé dans le drap mouillé, chez les malades excités. *Traitement pharmaceutique*. Employer surtout les dérivatifs intestinaux (aloès, jalap, scammonée), dans les cas d'excitation. Comme moyens décongestifs, on a préconisé l'arsenic, l'ergotine (peu utile), la digitale, la vératrine, le nitrate d'argent (Bouchut), le tartre stibié (peu de succès), les bromures alcalins (surtout contre les attaques épileptiformes), le chloral, l'hyosciamine, l'hyoscine. L'opium aggrave les symptômes congestifs et peut provoquer le coma et l'apoplexie (A. Voisin, Cullerre). L'iodure de potassium, à dose modérée, a été conseillé pour combattre la prolifération des éléments conjonctifs, mais il est peu efficace, même quand la syphilis est en cause, en tout cas, son administration doit être surveillée, car il a paru quelquefois favoriser les accidents congestifs (Ballet, Blocq). — Dans les formes dépressives, on prescrira les toniques, quinquina, amers, ferrugineux, huile de foie de morue. — Le refus d'aliments ou sitiophobie (alimentation par la sonde), l'agitation, la rétention d'urine, les eschares au sacrum, les maladies incidentes, seront traitées par les moyens appropriés. On évitera avec soin les refroidissements, car les paralytiques généraux sont très sujets à des congestions pulmonaires graves.

Traitement chirurgical (Clay, Shaw et Harrisson Cripps). — La trépanation, soit simple, soit suivie de lavage, la ponction du confluent arachnoïdien ne paraissent pas avoir donné des résultats assez encourageants pour autoriser les tentatives dans cette voie (Ballet, Blocq).

PARALYSIE INFANTILE (paralysie atrophique de l'enfance). — C'est une myélite aiguë des cornes antérieures. — **1re Période**. *Inflammatoire*. 1 ou 2 sangsues, à l'anus; teinture d'iode, petits vésicatoires, pointes de feu, sur le rachis. Bains de vapeur ou d'air chaud (dans le lit même), décubitus ventral. — Dérivatifs intestinaux : calomel, scammonée. Teinture d'aconit et de ciguë, ââ V gouttes, en potion (J. Simon). Ergotine, 0,15-0,20, en potion ou injections hypodermiques, pour obtenir l'ischémie de la moëlle (Althaus). Quinine. **2e Période**. *Paralytique*. Courants continus faibles (2, puis 3, 4, 5 milliampères) et descendants : pôle positif sur la colonne vertébrale; pôle négatif sur les parties paralysées. Séances quotidiennes de 2-5-10-20 minutes, progressivement. Frictions stimulantes avec le liniment de Rosen ou des liniments à base de baume de Fioraventi, d'ammoniaque, de croton tiglium ou de teinture de cantharides. Vésicatoires (West). Bains sulfureux, douches, bains de mer. A l'intérieur : teinture de noix vomique, sulfate de strychnine (1 milligr. par jour), en surveillant. **3e Période**. *Atrophique et de déformations*. Outre l'hydrothérapie, le massage, les eaux minérales (Salies, Salins, Bourbonne, Aix) : gymnastique (méthode de Ling), galvanisation et faradisa tion (ne la continuer que si elle détermine des contractions) limitées aux groupes musculaires atrophiés; appareils orthopédiques, pour suppléer mécaniquement aux muscles déficients. **Traitement chirurgical.** Quelquefois, redressement manuel (ténotomie, résections osseuses, suivant les lésions), rugination des cartilages diarthrodiaux et ankylose en bonne attitude (P. Le Gendre et A. Broca). — Picot et d'Espine ne sont pas partisans de la ténotomie. « Cette « opération, disent-ils, qui rend de grands services « dans le pied bot congénital, est proscrite, par la « plupart des chirurgiens, dans le traitement des dé- « formations paralytiques ; elle augmente la faiblesse « musculaire sans guérir définitivement la déviation « (Malgaigne, Volkmann). »

PAREIRA BRAVA (Menispermacées). — Diurétique, diaphorétique, emménagogue, fébrifuge. Infusion : 20 p. 1.000.

PARIÉTAIRE. — Diurétique (azotate de potasse). Infusion 10/1000.

PASTILLES *de sous-nitrate de bismuth* 0,10, par pastille — *de borate de soude* 0,10 — *de calomel* 0,05 — *de charbon* 0,50 — *de chlorate de potasse* 0,10 — *de kermès* 0,01 — *de soufre* 0,10 (Codex).

PATE DE CANQUOIN. — Voy. Zinc (chlorure de) et Caustiques. *P. Carbo-sulfurique.* Voy. Chancres. *P. du frère Cosme.* Voy. Caustiques (acides), Arsenic.

PAULLINIA. — Voy. Guarana.

PAVOT BLANC (Sirop de). — 20 gr. = 0,20 d'extrait de pavot blanc.

PÊCHER (Sirop de fleurs de). — Laxatif : 1 à 2 cuillerées à dessert.

PECTORAUX. — Émollients réputés, autrefois, spécifiques contre les affections des voies respiratoires : lichen, espèces pectorales (capillaire, bouillon blanc, violettes), fruits pectoraux (dattes, jujubes, figues, raisins).

PELADE (teigne décalvante (1) et achromateuse).— **Prophylaxie.** Dans les écoles : exclusion des jeunes sujets péladiques, isolement des sujets plus âgés. Conserver en permanence une coiffure occlusive (bonnet), ou maintenir sur les plaques : du collodion (médicamenteux), de la traumaticine ou un emplâtre recouvert de cheveux (comme on en prépare maintenant — Brocq). Désinfection des coiffures et objets de toilette ; lavages réguliers du cuir chevelu. **Traitement.** Maintenir les cheveux courts autour des plaques; raser même le cuir chevelu si les plaques sont nombreuses. Tous les 8 ou 10 jours, épiler le tour des plaques (Besnier, Brocq). Deux fois par semaine, lavages du cuir chevelu (avec un savon phéniqué ou au goudron.— Besnier). — Comme topiques, les stimulants et les irritants sont supérieurs aux parasiticides. Rien n'empêche, du reste, d'associer les deux méthodes ; d'autant plus que certains agents, comme la teinture d'iode, sont à la fois antiparasitaires et stimulants (2). *Médication parasiticide.* Lotions au sublimé 1/250-500, suivies d'une friction à la pommade au turbith 1-2/30, ou à la pommade soufrée ou salicylée 1/40. Duhring a préconisé l'acide phénique : A. phénique 1,75; alcool 50; huile de ricin 7 ; essence d'amandes amères X gouttes. Pommade à la chrysarobine. *Médication excitante.* Exciter la nutrition du système pileux par des révulsifs modérés (en évitant de produire une dermite pustuleuse ou ulcéreuse, qui pourrait détruire le bulbe) : teinture d'iode, teinture de cantharides (pure ou étendue), acide acétique cristallisable (pur ou additionné de chloroforme. — Besnier), pommade à la poudre de goa (Besnier), baume opodeldoch, essence de térébenthine, eau alcoolisée, ammoniaque, alcool de Fioraventi (auquel on ajoute 10-30/100 de teinture de cantharides, de capsicum), vératrine (Hébra). On parfume avec : eau de Cologne, essence de thym, de romarin, de girofle. Pour la clientèle de ville, Lallier conseille la formule suivante : alcool à 90°, 100 gr., essence de bergamote 15, essence de Wentergreen 5, ammoniaque 5. — On applique aussi une préparation appelée vésicatoire liquide, de Bidet, coupée de moitié de chloroforme. Les injections de pilocarpine et l'électricité (1) (pelades nerveuses) ont donné des résultats contradictoires. *Traitement général.* On devra, quelquefois, instituer une médication générale (tonique), contre le lymphatisme, la scrofule, l'anémie, etc. Dans les cas rebelles, on enverra les malades aux eaux sulfureuses chaudes (Luchon, Aix), ou aux eaux chlorurées sodiques (Salins), ou aux chlorurées sulfurées (Uriage).

PELLAGRE. — Cette maladie est due non à un champignon, le verdet, mais à un alcaloïde, la pellagrésine, qui résulte de l'altération putride du maïs mal conservé. La maladie se manifeste par des troubles digestifs cutanés et nerveux. *Traitement.* La pellagre n'est curable qu'au début. Il faut, avant tout, remplacer le maïs par une alimentation substantielle, composée de pain de froment, de viande, de légumes frais et de vin. Ce dernier modère les manifestations de la pellagre. On joindra les amers, le quinquina, le fer, l'arsenic, l'hydrothérapie, les frictions avec le chlorure de sodium, les bains sulfureux. Pendant les paroxysmes, le sujet sera soumis au régime lacté. On prescrira le sous-nitrate de bismuth et le calomel (Cullerre), contre la diarrhée; les bains, contre les troubles cutanés et nerveux. Enfin, on recommandera aux sujets qui ont été atteints par l'érythème, d'éviter le soleil, surtout au printemps.

PELLETIÉRINE. — Voy. Tænias.

PEMPHIGUS. — **Traitement local.** Le même que celui des brûlures. S'abstenir de topiques humides (cataplasmes, etc.). En cas d'érosions : liniment oléo-calcaire boriqué, aristolé, iodoformé ou thymolé 1,50/100 (Lassar) ; vin aromatique ; solution faible

(1) La pelade décalvante est la pelade généralisée.

(2) Sublimé 0,50; teinture de cantharides et de romarin āā 25 ; alcoolature de Fioraventi 50 ; eau de Cologne 500 (Brocq).

(1) Les courants continus doivent être préférés aux faradiques, à cause du voisinage des centres nerveux. Le courant sera faible (4 ou 5 milliampères) et les séances quotidiennes. Le pôle positif sera placé sur la nuque et le pôle négatif sur la plaque dénudée. Ce traitement ne doit pas être commencé trop tôt, car si la maladie dépend d'une névrite périphérique, il en précipiterait la marche (Leloir).

d'alun ; vaseline boriquée ou salolée 1/10. Topiques pulvérulents : talc, oxyde de zinc, sous-nitrate de bismuth, avec acide salicylique 1/20, acide borique pur (Legroux), quinquina, sous-carbonate de fer. Ouate hydrophile antiseptique. Emplâtres à l'oxyde de zinc, au minium ou au cinabre (emplâtre rouge de Vidal). Hébra a préconisé, contre le pemphigus généralisé (surtout le pemphigus foliacé), les bains continus (quelques malades y sont restés plusieurs mois). **Traitement interne.** *Pemphigus aigu.* Repos, nourriture douce, boissons rafraîchissantes. Dans le cas d'embarras gastro-intestinal : laxatifs. *Pemphigus chronique* et *Pemphigus foliacé* (pronostic très grave) : régime (régime lacté dans le pemphigus foliacé) et médication tonique : fer, quinquina, arsenic (arséniate de soude 0,005 à 0,01 — arséniate de fer 0,01 à 0,03, en pilules — Hardy), amers, etc. Combattre les troubles gastro-intestinaux. — *Pemphigus aigu épidémique et contagieux des nouveaux-nés.* On veillera à ce que les enfants aient une bonne nourrice ou un allaitement convenable et soient isolés (usage de la têterelle). On fera des pansements antiseptiques, pour empêcher la contagion et l'auto-inoculation.

PENDAISON. — Voy. Asphyxie.

PENSÉE SAUVAGE. (Viola tricolor. Violacées). — Les fleurs, qui sont légèrement purgatives (dépuratives) et diaphorétiques, ont été préconisées contre l'eczéma. La racine est vomitive, comme celle de violette.

PENTAL. (Trimétyléthylène. Isoamylène). — On le retire de l'amylène du commerce ; il est même connu sous le nom d'amylène. — Anesthésique rapide, mais fugace, proposé pour la chirurgie dentaire (Hollsender). Son odeur désagréable est un obstacle à son usage.

PEPSINE. — En présence d'un acide dilué (acides chlorhydrique, lactique, tartrique), ce ferment transforme les aliments albuminoïdes en principes solubles et assimilables appelés *peptones*. Une température supérieure à 50° et l'alcool concentré, rendent la pepsine inactive. **Pepsine extractive** (sous forme d'extrait). Se retire des estomacs de porc, des caillettes de mouton ou de veau. Elle doit se dissoudre dans de l'eau sans laisser de résidu (Codex). **Pepsine médicinale.** Poudre d'un blanc grisâtre, résultant d'un mélange de pepsine extractive et d'amidon. La pepsine extractive étant très hygrométrique, l'addition d'amidon a pour but de faciliter sa division et sa conservation. Le titre des pepsines est très variable. Il en est qui digèrent 200 et même 1.000 fois leur poids de fibrine, tandis que d'autres sont inactives. D'après le Codex, la pepsine officinale (*amylacée*), à la dose de 0,50, et la pepsine extractive à la dose de 0,20, doivent peptoniser 10 gr. de fibrine de porc. On trouve, dans les officines, des pepsines neutres et des pepsines acides. La pepsine amylacée est souvent acidifiée avec l'acide tartrique ou l'acide lactique. Le Codex a donné, avec raison, la préférence à l'acide chlorhydrique. Dose : 0,50-1gr., avant les repas. *Sirop de Corvisart* : élixir de Garus, sirop de cerises aigres, eau distillée āā 50 gr. ; pepsine amylacée 10 gr. Une cuillerée à bouche, avant les repas. *Vin de pepsine* (Codex) 20 gr. = 1 gr. de pepsine. Usages : dyspepsies par insuffisance de suc gastrique, convalescence, gastro-entérite, vomissements. **Antagonistes de la pepsine.** Alcalins, ferrugineux, astringents, alcool concentré. **Succédanés.** Pepsines végétales : papaïne, ficoïne. — La *papaïne* est retirée du carica papaya. Comme l'acide chlorhydrique, elle dissout la fibrine, mais ne la peptonise pas. Elle émulsionne les graisses et se rapproche ainsi de la *trypsine*, ferment pancréatique.

PEPTONATE DE FER. — Peptone sèche 5 ; eau distillée 50 ; solution de perchlorure de fer 12 gr. Le coagulum est redissous par une solution de : ammoniaque Q. S. ; chlorhydrate ammon. 5 gr. ; eau 50. On ajoute ensuite glyc. 75 gr. et eau pour faire 200 gr. Une cuillerée représente 1 centigr. de fer métal. — (Bouchardat — Formulaire 1894).

PEPTONES. — Produits dialysables et assimilables, qui résultent de la transformation des matières albuminoïdes sous l'influence des sucs digestifs naturels ou artificiels (L. Garnier), la pepsine (peptones pepsiques), la pancréatine ou mieux la trypsine (peptones pancréatiques). Les peptones artificielles représentent de l'albumine digérée et qui, théoriquement, ne nécessite aucun travail stomacal. Leur emploi est rationnel dans : la dyspepsie par défaut de sécrétion gastrique, le cancer de l'estomac, l'entérite chronique ; les cas où les malades ne peuvent prendre que des aliments liquides ou de très petit volume (rétrécissement de l'œsophage, œdème de la glotte) ; les vomissements incoercibles de la grossesse ou de la phtisie, l'anémie, la dyspnée grave et lorsque l'alimentation rectale est indiquée. — Les peptones artificielles sont de 2 sortes : liquides et solides. La solution de peptone marquant (à froid) 19° à l'aréomètre Baumé, représente 3 fois son poids de viande ; les peptones sèches, 3 à 5 fois leur poids. On les administre quelquefois dans du vin, du sirop, du bouillon etc., par la voie gastrique, mais *le plus souvent en lavements nutritifs.* Au début, on ne dépassera pas 3 cuillerées.

Les peptones servent quelquefois de véhicule pour les injections mercurielles dans la syphilis (Martineau).

PERCHLORURE DE FER. — Voy. Fer.

PÉRICARDITE aiguë. — Deux indications principales : combattre d'abord la phlegmasie, puis, l'affaiblissement du myocarde. — Révulsifs, ventouses scarifiées, sangsues (la saignée générale (1) est à peu près abandonnée), pointes de feu, vésicatoires. Contre l'éréthisme cardiaque du début (palpitations, dyspnée nerveuse, douleur, insomnie) : extrait thébaïque, injections de morphine, à condition que le pouls ne soit ni faible, ni irrégulier ; vessie de glace (pendant 1 heure, 1 heure et demie, au maximum 2 heures) sur la région précordiale, dans les formes douloureuses avec hyperthermie. En cas d'asthénie cardiaque : al-

(1) Une saignée déplétive peut être utile dans les cas de congestion passive des poumons avec cyanose, dilatation cardiaque et menace de suffocation (André Petit).

cool (potion de Todd), champagne, café, acétate d'ammoniaque, digitale (0.30 en infusion ou XL gouttes de teinture), inhalations d'oxygène ; injections d'éther, de caféine, marteau de Mayor, faradisation de la région précordiale, contre les accidents syncopaux. S'il survient un épanchement séreux : vésicatoires, diurétiques (calomel, scille), purgatifs drastiques (séné, jalap, scammonée, gomme gutte, aloès). *Paracentèse du péricarde*. On n'y a guère recours qu'en cas d'urgence, lorsque la compression exercée par l'épanchement est assez forte pour faire redouter la mort par syncope. Ponction aspiratrice (appareils de Potain, Dieulafoy, Debove) rigoureusement aseptique, dans le 4e ou le 5e espace intercostal gauche, à 6 centimètres environ du bord du sternum (pour éviter la mammaire interne). « La paracentèse du péricarde est « bien loin de donner les heureux résultats de la « thoracentèse ; et la raison, c'est que la plupart des « ponctions qui ont été faites se sont adressées à des « péricardites secondaires, le plus souvent associées à « la tuberculose et, par conséquent, incurables » (Dieulafoy). L'incision large et le lavage du péricarde ont été pratiqués dans des cas de péricardite purulente. La mort est survenue, le plus souvent, par suite de la gravité de la maladie causale ; on a cependant publié des cas de guérison (Rosenstein, West). — **Chronique.** Révulsifs, fer, arsenic, régime tonique. Contre les accidents qui pourront résulter de la dégénérescence du myocarde : mêmes indications que pour les affections organiques du cœur. En cas de persistance ou d'abondance de l'épanchement (phénomènes menaçants) : paracentèse (A. Petit).

PÉRINÉPHRITE. — Voy. Abcès périnéphrétique.

PÉRITONITE AIGUE. — **1re période.** Ventouses scarifiées (Aviravignet), sangsues : 10 à 20 et réitérer au besoin (Siredey). Fomentations narcotico-émollientes (jusquiame, pavot). — Applications froides (vessies de glace, cataplasmes glacés) : calment la douleur, resserrent les vaisseaux. Il faut qu'elles soient continues, pour empêcher la dilatation qui succéderait au resserrement vasculaire, si l'application était trop courte. Il est bon de séparer la glace de la peau, par une compresse de flanelle (Roux) Les vésicatoires sont inférieurs à la glace, dans la péritonite suraigue. Il en est de même du collodion, qu'on applique par couche, pour immobiliser le ventre. *Traitement interne*. Tout traitement de la péritonite doit avoir le repos pour base, car les mouvements imprimés généralisent l'inflammation, en disséminant les agents pathogènes ; c'est dans ce but qu'on prescrit l'opium à haute dose (surtout dans les cas de perforation) : 5-10-25 centigr. en 24 heures, en fractionnant et graduellement. Quelquefois, on remplace l'opium par des injections hypodermiques de morphine, ou l'antipyrine. Certains auteurs conseillent les antiseptiques intestinaux. — Dans la péritonite simple, on s'abstiendra des purgatifs, quoique la constipation soit habituelle au début, tandis que la diarrhée est la règle, dans la péritonite puerpérale (1). Dans cette dernière, l'opium remplira l'indication antidiarrhéique. Contre les vomissements, on emploiera les moyens habituels : glace, boissons gazeuses (potion de Rivière), injections de morphine. **2e période.** On combattra l'état inflammatoire local, par les révulsifs, qui diminuent l'épanchement : vésicatoires, grandes compresses de térébenthine (Vidal). On relèvera les forces avec le vin, l'alcool, le musc, le camphre, l'esprit de Mindererus, les injections sous-cutanées d'éther. En même temps, on prescrira des laxatifs légers. **Traitement chirurgical de la péritonite aiguë.** En cas de péritonite purulente et enkystée: laparotomie, suivie du lavage du péritoine (eau naphtolée à 0,20 0/0). On ne doit pas, en général, toucher aux adhérences intestinales et on s'abstiendra de pressions, d'explorations. « Pour faciliter la guérison, on laissera un tube à drainage dans la cavité péritonéale (E. C. Aviragnet) ». En cas d'appendicite : ablation de l'organe malade et drainage du foyer à l'aide de l'incision iliaque. Suture, s'il existe une perforation de l'intestin. Enlever la tumeur, s'il y a ouverture d'un kyste. En présence de la rupture d'une salpingite, on doit préférer le drainage à l'ablation, qui comporte toujours des décollements considérables dans un milieu septique. (Chaput. Guide de thérap. générale et spéciale p. 492.) **Hygiène.** Recommander l'immobilité. Permettre seulement l'ingestion, très divisée, de boissons glacées (champagne, lait, bouillon glacés etc.) : une cuillerée à café tous les quarts d'heure, pendant les 24 premières heures (Bouchard). D'après Bouchard, il vaut mieux utiliser le rectum pour administrer la boisson et ce mode doit même être adopté exclusivement en cas de péritonite par perforation. La période aigüe ne durant que très peu de jours, cette diète momentanée est sans inconvénients. Dans la période de déclin, l'alimentation ne sera reprise qu'après la cessation de l'opium, car celui-ci arrête la digestion. Elle sera graduelle et très fractionnée : on administrera d'abord des lavements de peptone, des œufs, des potages, d'abord sans pain, puis avec des pâtes et du pain, ensuite de la pulpe de viande, etc. **PÉRITONITES CHRONIQUES.** — La chronicité s'observe surtout avec les péritonites partielles et les péritonites tuberculeuses et cancéreuses (Dieulafoy). La péritonite tuberculeuse est de beaucoup la plus fréquente. On la rencontre surtout chez les enfants et les adolescents. **Péritonite chronique simple.** Révulsifs (teinture d'iode, vésicatoires), cataplasmes, iodures. On remédiera, par des purgatifs (I-II gouttes d'huile de croton) et des suppositoires, à la constipation résultant de la paralysie du plan musculaire de l'intestin (Ferrand). En cas de tympanisme, l'introduction d'une sonde, dans l'anus, pourra soulager, en donnant issue au gaz (Ferrand). Régime lacté. Médication tonique (I. Bruhl). Pour le traitement de l'ascite. Voy. ce mot. **Péritonite tuberculeuse.** Le traitement général et l'hygiène alimentaire (capitale) sont les mêmes que pour la tuberculose. Contre les exacerbations : vésicatoires volants, teinture d'iode, pointes de feu. Contre les douleurs : applications de linges chauds, lavements opiacés ; collodion (Robert de Latour) sur toute l'étendue de l'abdomen, surtout s'il y a de la tympanite. Contre l'ascite, on aura re-

(1) En cas de péritonite puerpérale, il faut réaliser l'antisepsie des voies génitales, en remuant la femme le moins possible.

cours aux moyens habituels (Voy. Ascite). *Traitement chirurgical de la péritonite tuberculeuse.* La péritonite tuberculeuse peut être améliorée, quelquefois même guérie, par une simple incision suivie du lavage du péritoine (Lawson Tait, Kilner, Clarke, O'Collagan, Terrillon). L'intervention chirurgicale est utile, non seulement en cas de purulence (le plus souvent), mais même d'ascite ; car, dans ce dernier cas, elle débarrasse la cavité péritonéale d'un véritable bouillon de culture où pullulent les micro-organismes (Morange). — Si l'on est en présence d'une péritonite tuberculeuse qui s'aggrave tous les jours, si l'ascite augmente, si l'état général s'altère de plus en plus et si la généralisation menace de se faire, le chirurgien doit intervenir (Morange) à condition, toutefois, que la maladie n'ait pas attaqué sérieusement d'autres organes. On pratiquera la laparotomie simple et on la fera suivre de lavages antiseptiques et d'une application d'iodoforme (Bruhl). Debove a obtenu de bons résultats en faisant, après la ponction de l'ascite, des lavages avec de l'eau stérilisée ou une solution boriquée stérilisée. On a aussi essayé, avec succès, des injections avec diverses substances antiseptiques et même de l'air stérilisé. (I. Bruhl. *Manuel de médec.*, publié par Debove et Achard, t. V.).

PÉRITYPHLITE. — Voy. Typhlite.

PERMANGANATE DE POTASSE. — Agent d'oxydation et désinfectant (oxyde les matières organiques) énergique, mais fugace. Astringent (jusqu'à 1/1000), irritant (de 1/1000 à 1/250. — Manquat), caustique (à 8 p. 100. Réveil. — caustique léger à 1/100. — Berlioz). **Usages.** *Blennorrhagie aiguë* (Bourgeois) : 1-2/1000 en injection tiède, ou 1/4000 et même 1/1000 en lavages sans sonde (Voy. Blennorrhagie). *Morsures de serpents* (de Lacerda. Driout, Kauffmann) : injections interstitielles à 1/100, dans la blessure, quelquefois au pourtour. *Ulcères* : 1-4/1000. *Cancer utérin et infection puerpérale :* 1/200. — A l'intérieur, comme emménagogue, 0,10-0,20, contre la dysménorrhée douloureuse (S. Ringer-Murrel). Pour les solutions, on doit toujours se servir d'eau distillée.

Le permanganate de potasse est employé pour déceler dans les eaux potables la présence des matières organiques (qui décolorent la solution violette).

PERSIL (Apium petroselinum. Ombellifères). — Les racines passent pour diurétiques et les feuilles pour résolutives. Les graines jouissent des propriétés de l'apiol, leur principe actif. L'apiol se présente sous l'aspect d'un liquide jaunâtre, oléagineux. Il est employé comme tonique, fébrifuge, excitant du système nerveux et surtout comme emménagogue. Dans ce dernier cas, on l'administre en capsules de 0,25, matin et soir, pendant les 8 jours qui précèdent l'époque présumée des règles.

PESTE A BUBONS. — Cette maladie, endémique en Orient, en Mésopotamie, en Perse et en Egypte, est la plus redoutable des affections typhoïdes, mais aussi la plus courte. Il y a une *forme sidérante* et une *forme hémorragique.* La mortalité n'est pas inférieure à 60 0/0 ; elle a été quelquefois de 90 0/0. Une première attaque confère l'immunité.

Prophylaxie. Dans les ports, on établira des quarantaines. 10 jours suffisent, y compris le temps de la traversée, car l'incubation de la maladie n'est que de 8 jours. Sur terre, on placera des cordons sanitaires autour des localités atteintes. Les objets contaminés et les cadavres seront détruits par le feu ou les procédés chimiques.

Traitement interne. L'eau-de-vie, l'acide salicylique, la quinine n'ont pas donné de résultats avantageux à Dœpner, pendant la peste de Vetlyanka. Contre l'adynamie et l'état typhoïde : toniques (quinquina) et stimulants. Contre les hémorragies : acides et astringents, perchlorure de fer, ergot de seigle, etc. — **Traitement externe.** Ouverture des bubons (adénites) au moyen du bistouri et non des caustiques ; pansements antiseptiques. Incision, avec le fer rouge, des charbons pestilentiels (anthrax, gangrènes, qui succèdent aux pétéchies). Dœpner a essayé, sans succès, les onctions mercurielles (Roux. — Maladies des pays chauds. 1889). Les bains froids et les affusions froides peuvent être utiles (de Brun).

PETIVERIA ALLIACEA. — Pipi (Phytolaccacées). Diurétique.

PÉTROLE. — Il contient des hydrocarbures anesthésiques, du phosphore, du soufre, de l'arsenic, etc. Il passe pour sédatif (comme les bitumes), tonique, anticatarrhal. *Pétrole brut* (huile de Gabian). Succédané de la créosote. Dose : 15 gr. *Naphte ou essence de pétrole* (passe, dans la distillation, avant le pétrole raffiné, ou huile minérale, ou pétrole). Alimente le thermo-cautère. Antipsorique et anticatarrhal, comme le pétrole. *Pétroléine (vaseline, graisse minérale).* Excipient de pommades, elle offre l'avantage de ne pas rancir. *Vaseline liquide (huile de vaseline).* Véhicule pour injections hypodermiques.

PHELLANDRIE (Phellandrium aquaticum). — Moins délétère que les autres espèces de ciguë (Trousseau). Propriétés analogues à celles de la grande ciguë (sédative, fébrifuge). La *phellandrine*, huile volatile (principe actif), est éliminée par les poumons : c'est ce qui a fait employer la phellandrie contre les affections des voies respiratoires, toux convulsive, asthme, etc. Infusion 10/1000. Poudre 0,25-0,30 (dose initiale), 1 gr. et plus, progressivement. Sirop : 20 à 80 gr.

PHÉNACÉTINE. *Phénédine* (para-acet-phénétidine. — Inférieure, comme antipyrétique, à l'antifébrine (acétanilide) et à l'antipyrine, elle constitue, en revanche, un excellent analgésique. Doses : 0,50-0,75-1 gr. ; maximum, 2 gr. (surveiller) ; en cachets, poudre ou pilules (la phénacétine est insoluble).

PHÉNÉDINE. — Voy. Phénacétine.

PHÉNIQUE (Acide). — *Acide carbolique. Phénol ordinaire. Carbol.* — On le retire de l'huile lourde du goudron de houille. Il existe à l'état normal dans l'urine de l'homme et du cheval. — L'acide phénique est peu soluble dans l'eau, très soluble dans l'alcool, la glycérine, les huiles fixes et volatiles. **Action locale et générale.** L'acide phénique est caustique, lorsqu'il est pur ou en solution à 10 0/0 ; de là, les irritations qu'il détermine sur les surfaces avec lesquelles il est en contact. Certains excipients, l'alcool, la glycérine-l'huile, l'acide sulforicinique, lui enlèvent sa causticité (Berlioz). Il possède des propriétés désinfectantes, antiseptiques, anesthésiques (1), astringentes et anti-

(1) La solution à 5 0/0 produit des fourmillements.

pyrétiques (chez les fébricitants). — L'acide phénique est un antiseptique faible : comme stérilisant (des bouillons ensemencés de staphylocoques dorés), Bouchard le place après le sublimé, les 2 naphtols et la créosote. Selon les uns, ses propriétés antiseptiques résultent d'effets coagulants; suivant d'autres, elles sont dues à une action directe sur les ferments figurés ou amorphes, que l'acide phénique désorganise ou tout au moins frappe de paralysie. Cette dernière opinion trouve le plus de créance (Soulier). — Le phénol abaisse la vitalité des éléments du sang, s'empare de l'oxygène destiné à l'hématose et produit des phénomènes d'asphyxie. Lépine attribue plutôt l'action antipyrétique aux modifications subies par le système nerveux qu'à celles des globules (le phénol est un poison du système nerveux). — L'acide phénique s'élimine surtout par les urines, et cela assez rapidement pour rendre difficile un empoisonnement chronique. Il peut communiquer à celles-ci une coloration noirâtre, indice d'un commencement d'intoxication. Les enfants sont plus facilement intoxiqués que les adultes. L'empoisonnement peut survenir à la suite de pansements. — Les symptômes de l'empoisonnement (1) sont les suivants : vertiges, bourdonnements d'oreille, stupeur, sueurs, frissons, vomissements, souvent diarrhée, diminution et coloration brune ou vert olive des urines, et à un degré plus élevé, mais qu'on observe plus rarement, dépression du cœur, hypothermie. Les fortes doses paralysent immédiatement les centres nerveux, et la mort arrive rapidement, en 1 à 10 heures (on l'a vue survenir en 10 minutes), dans le collapsus et le coma. Chez l'homme, la mort est rarement précédée de convulsions (par excitation de la moelle), comme chez les animaux, surtout les animaux à sang froid. — **Usages thérapeutiques.** L'acide phénique a beaucoup perdu de la faveur dont il jouissait. Néanmoins, il est encore très employé à l'extérieur : comme révulsif et caustique (avec partie égale d'alcool), lorsqu'on redoute les effets de la cantharidine (brightiques) ; comme anesthésique, contre l'odontalgie (Hervetson) ; comme antiseptique (astringent), en chirurgie (pansement de Lister), en obstétrique (injections) ; comme antiseptique, anesthésique, en pulvérisations, contre l'anthrax (Verneuil) ; en badigeonnages ou inhalations, 5/100, contre la diphtérie (Voy. ce mot). — Pour l'usage interne, il est à peu près abandonné : 0,10 à 1 gr., en solution à 1/1000. — Sirop phéniqué (à 1/1000), 20 à 60 gr. : fièvre typhoïde (antithermique, antiputride), affections pyoémiques et prurigineuses (lichen, eczéma, prurigo). Lavements : 0,25 (dose déjà un peu forte) à 0,50. — Injections sous-cutanées (pustule maligne, anthrax, fièvre intermittente) : 0,05 et même 0,10, par jour, en solution à 1/100.

Pharmacologie. — *Acide phénique impur ou du commerce* (acide phénique brut). Liquide rougeâtre qui contient, outre l'acide phénique (80 0/0), du crésol, de la naphtaline, etc. On ne l'emploie que comme désinfectant. — *Phénol ou acide phénique officinal pur.* Il est en cristaux. L'acide phénique liquide des pharmacies est un mélange à parties égales d'acide phénique cristallisé et d'alcool. La chaleur, l'adjonction d'acide tartrique (5 p. 1000) ou d'acide chlorhydrique (2 p. 1000) augmentent la puissance antiseptique de l'acide phénique (Laplace). L'alcool, l'huile atténuent celle-ci. C'est pourquoi, Lucas-Championnière recommande les solutions à la glycérine. — **Solution forte** à 5 0/0 ou à 1/20 (Lister) : acide phénique cristallisé, 50 gr. ; glycérine, 50 à 75 gr. ; eau, 1.000 gr. Cette solution sert à nettoyer les instruments (l'acide phénique émousse leur tranchant), les éponges, les drains, la peau, et à pratiquer le lavage terminal des plaies avant la suture (l'astringence de cette solution favorise l'occlusion vasculaire). — **Solution faible** à 2 gr. 50/100 ou 1/40 (Lister) : acide phénique cristallisé, 25 gr. ; glycérine, 25 gr. ; eau, 1.000 gr. Cette solution sert pour nettoyer les mains, faire les lavages nécessaires pendant l'opération et imbiber les linges de pansement qui restent en contact avec les plaies. Elle est employée aussi pour les injections et les bains antiseptiques des mains (panaris, écrasement). *Phénate de camphre (phénol camphré. Camphre phéniqué)* : acide phénique, 1 ; camphre, 2. Antiseptique puissant, qu'on a utilisé, en applications locales, contre la diphtérie. *Phénate de mercure.* Antisyphilitique, 0,02-0,03, en injections sous-cutanées. *Phénate de soude (Phénol sodique).* Solution de phénate de soude. Cette solution renferme : phénol, 70 ; soude caustique, 100 ; eau Q. s. pour 1 litre (Codex). C'est cette solution que le vulgaire désigne plus spécialement sous le nom de **phénol**. Elle possède les propriétés de l'acide phénique, mais elle est moins irritante. On peut masquer l'odeur en ajoutant de l'acide thymique. *Huile phéniquée*, 1/100 (Dujardin-Beaumetz et Yvon). Pour enduire les cathéters, spéculums, on fait usage d'une huile phéniquée à 5 0/0 (Manquat). *Glycéré*, 1/10. *Pommade*, 1/10.

PHÉNOCOLLE (chlorhydrate de). — Antipyrétique, analgésique : rhumatisme, névralgies, 1 à 3 gr. (Kuchargewski, Certello).

PHÉNO-SALYL (Christmas). — Association de plusieurs antiseptiques qui, par leur réunion, sont plus actifs que s'ils étaient employés isolément à poids égal (Tarnier). La formule varie quelque peu : acides phénique, salicylique 1 gr., lactique 2, menthol 0,10, eucalyptol 0,50, essence de Wintergreen, 0,50. Le phéno-salyl se présente sous la forme d'un liquide de consistance sirupeuse. Pur, il est caustique. Il est 3 fois plus antiseptique que l'acide phénique (Cornil). En injections : 5 à 10 p. 100 (Cornil).

PHÉNYLACÉTIQUE (acide). — Employé, dans la phtisie, pour diminuer l'expectoration : 0,20-0,40.

PHÉNYLMÉTHANE (Giacomini). — Antipyrétique, antirhumatismal et analgésique, 0,50.

PHLÉBITE. — Inflammation des veines. *Traitement.* Repos, immobilité (gouttière garnie d'ouate), position élevée de l'extrémité du membre. Antiphlogistiques locaux et généraux, au début : sangsues, au niveau du tronc veineux, (œdème inflammatoire rouge et douloureux) ; embrocations mercurielles ; topiques émollients et narcotiques (baume tranquille, huile de jusquiame belladonée ou opiacée) ; bains prolongés. Enveloppement dans l'ouate, recouverte de taffetas gommé. — Si la suppuration survient : évacuer le pus et panser avec la gaze iodoformée. En cas de pyoémie : quinquina, sulfate de quinine, acides végétaux. Si la phlébite se termine par oblitération ou si l'œdème persiste : bandage roulé ou bas élastique. Vésicatoires, alcalins, altérants, électricité, massage. La phlébite utérine se traite comme la métrite.

PHLEGMATIA ALBA DOLENS. — Voy. Phlébite.

PHLEGORHIZA ADSTRINGENS (guay-curu du

(1) *Traitement de l'empoisonnement suraigu* : respiration artificielle, stimulants diffusibles (injections sous-cutanées d'éther) ; sulfates de magnésie, de soude.

Chili?) — Un des plus puissants astringents du règne végétal (Molina).

PHORMIUM TENAX. — Antiseptique puissant (M. A. Mouckton).

PHOSPHORE.— « Le phosphore existe dans les os (phosphate de chaux), le cerveau (lécithines), les muscles (phosphate de magnésie), le sérum (phosphate de soude), les hématies (phosphate de potasse). Le lait, les urines, les fèces en éliminent chaque jour une dizaine de grammes » (Berlioz). *Absorption et élimination.* Le phosphore peut pénétrer en nature dans le sang et agir ainsi sur l'organisme, car on produit les phénomènes caractéristiques de l'empoisonnement par le phosphore en faisant pénétrer celui-ci directement dans la circulation (Hermann). On ne connaît pas la combinaison sous laquelle il circule dans le sang (hydrogène phosphoré ? — Rabuteau — phosphoniums toxiques? — Berlioz). L'élimination a lieu sous divers états, phosphore en nature, phosphates, combinaison organique et se fait par les selles (1/4), et surtout (3/4) par l'urine (Manquat). *Action locale.* Appliqué sur la peau, le phosphore ne produit d'abord aucun effet; puis, il se transforme en anhydride phosphoreux, ensuite en acide phosphoreux, et détermine une sensation de brûlure. De même dans l'intestin, en cas d'intoxication, les produits d'oxydation du phosphore attirent l'eau des tissus et les détruisent (Munck et Leyden). *Action sur le tube digestif.* A très faible dose, excitation de l'appétit; à doses moyennes, irritation, éructations alliacées, coliques, diarrhée. Après un certain temps, gastrite, avec induration de la muqueuse. A hautes doses, douleurs épigastriques, vomissements, symptomatologie de l'ictère grave. (Voy. Empoisonnement.) *Nutrition.* Le phosphore accroît la désassimilation des albuminoïdes (augmentation de l'urée), mais ralentit les combustions organiques (matériaux incomplètement oxydés, diminution de l'oxygène absorbé et de l'acide carbonique exhalé). C'est cet abaissement des oxydations (1) qui domine dans l'action du phosphore (Manquat). Il a pour conséquence la dégénérescence graisseuse des tissus, par suite de l'insuffisance de l'oxygène pour brûler la graisse provenant de la désassimilation (Manquat). *Température.* Augmentée, au début de l'intoxication. *Système nerveux.* Sauf dans l'empoisonnement (où l'on observe des douleurs rachidiennes, de l'anesthésie, du délire, du coma), le système nerveux est peu influencé, bien que le phosphore y fasse élection (Berlioz) : excitation nerveuse (et éréthisme vasculaire), hypéresthésie générale, aphrodisie (Paulier). *Système osseux.* L'action ostéogénétique a été mise en évidence par Wegner. Chez des animaux, en voie de croissance, auxquels il faisait prendre du phosphore, cet expérimentateur a vu les cartilages intermédiaires des os, donner naissance d'emblée (sans formation préalable de tissu spongieux) à du tissu compact, semblable à la partie corticale des os longs. Ayant interrompu de temps en temps l'administration du phosphore, il a trouvé, à partir du cartilage intermédiaire, des couches alternantes de tissu compact et de tissu ordinaire à mailles larges. Chez les animaux adultes, Wegner a observé, par suite de l'administration du phosphore, le rétrécissement des canalicules de Havers et même l'oblitération de la cavité médullaire. Les produits de transformation du phosphore ne déterminent pas comme lui cette « irritation formative spécifique sur les tissus ostéogènes ».— Chez les ouvriers qui manipulent le phosphore, l'absorption continue de vapeurs phosphorées produit la nécrose des maxillaires, surtout du maxillaire inférieur (périostite ossifiante, puis suppurée et nécrose.— P. Lefert). On a attribué celle-ci, soit à la pénétration du phosphore au niveau des caries dentaires (Magitot), soit à une élimination du phosphore par la salive. **Empoisonnement.** Félix indique comme dose mortelle 0,15-0,30, mais des doses bien inférieures à celles-là peuvent être toxiques. Kuborn a signalé des cas où la mort est survenue avec 5 centigr. et demi. Quelques milligrammes peuvent empoisonner des enfants. — A doses toxiques le phosphore produit les troubles suivants : vomissements à odeur alliacée (ulcérations, perforations de l'estomac), coliques, diarrhée, soif intense; hypothermie (au début, élévation de la température), dépression des forces, crampes musculaires, collapsus (L. Garnier); nécrobiose (commence 6 ou 7 heures après l'ingestion) ou dégénérescence graisseuse de la plupart des organes, foie (1) (ictère d'origine hématique), cœur, parois des vaisseaux (hémorragies, épanchements sous-cutanés), reins (albuminurie, urémie). Mort dans le coma. Des doses lentement progressives déterminent de la gastrite chronique avec induration de la muqueuse, hépatite interstitielle, parfois bronchite ou pleuro-pneumonie (P. Lefert). La gastralgie, les coliques, la diarrhée sont des signes d'intolérance résultant de l'accumulation (P. Lefert). — **Thérapeutique.** Comme stimulant diffusible (dynamogène, thermogène), excitant du système nerveux (dont il est l'un des éléments constitutifs) et de l'ostéogénèse, le phosphore a été administré dans les cas suivants : affaiblissement intellectuel consécutif à une trop grande tension d'esprit, anémie cérébrale, vertige sénile, impuissance (aphrodisiaque douteux), paralysies (avec lésion peu étendue), paraplégie récente et sine materia, ataxie locomotrice (amélioration peu sensible), névralgies dues à une altération du sang, chloro-anémie (Wegner l'associait au fer), collapsus, choléra, hypotrophies osseuses, rachitisme, etc. L'utilité du phosphore en thérapeutique est très discutée. Leroy, Kolhaus, Conradi, Löbenstein, Löbel, Œrtel, Suffert, Sunderlin attribuent au phosphore une valeur extraordinaire, dans le collapsus, l'adynamie (Gubler), mais on ne peut, dit Gubler, en espérer qu'une action fugace et passagère, pour donner un coup de fouet (empoisonnements, choléra, période algide, épuisement nerveux, dépression après des émotions vives). D'après Rabuteau, le phosphore n'aurait jamais rien guéri et serait très dangereux.

Pharmacologie. Le phosphore ordinaire est seul officinal (2) : 1-2-5 milligr. (avant les repas), progressivement et en ayant soin d'interrompre tous les 15 jours. La meilleure préparation est l'huile phos-

(1) Rabuteau, Manquat placent le phosphore après l'arsenic, parmi les modérateurs de la nutrition.

(1) Les sels biliaires passent dans le sang, détruisent le globule sanguin et mettent l'hémoglobine en liberté (L. Garnier).

(2) Le *phosphore rouge* ou *amorphe* est inusité, quoiqu'il ait, d'après Gubler, une action analogue au *phosphore ordinaire*. Son action est plus lente, mais moins dangereuse (Gubler).

phorée (1/1000) : 2 à 6 capsules (de 1 milligr.) par jour. Le plus souvent, on donne le phosphore à l'état de combinaison.

Glycéro-phosphates. La présence du phosphore organique à l'état d'acide phospho-glycérique dans les centres nerveux (1) a fait supposer à M. A. Robin qu'en fournissant à l'organisme du phosphore en combinaison organique aussi rapprochée que possible de celle qu'il affecte dans le système nerveux, on obtiendrait des effets plus marqués avec une élection possible sur l'appareil de l'innervation. C'est ainsi que M. A. Robin a utilisé, soit par la voie sous cutanée, soit par la voie stomacale, les phospho-glycérates de soude, de chaux, de potasse, pour combattre la dépression nerveuse. Il a obtenu avec ces agents de bons résultats dans les cas suivants : neurasthénie, anémie et cachexies, chlorose torpide, albuminurie phosphatique, convalescences lentes, ataxie, paralysie, impotence sénile. Les glycéro-phosphates stimulent la nutrition générale, par l'intermédiaire de leur action sur le système nerveux (A. Robin); leurs effets sont analogues à ceux produits par le liquide testiculaire, qui ne devrait ses propriétés qu'au phosphore organique qu'il contient (A. Robin). *Glycérophosphates de chaux, de fer, de potasse, de soude* : 0,10 à 0,20, en injections hypodermiques; 0,20-0,40, par la voie stomacale.

Hypophosphites alcalins. L'hypophosphite de soude et l'hypophosphite de chaux jouissent des mêmes propriétés physiologiques. Ils agissent comme incitants vitaux (Burggraeve) reconstituants : ils activent la nutrition en raison du phosphore qu'ils renferment sous une forme oxydable (Thorowgood). *Usages* : chloro-anémie, phtisie, glycosurie. — *Contre-indications* : complications gastro-intestinales, éréthisme, état fébrile. — *Doses* : 0,50-1-1,50. D'après Van Renterghem, il est prudent de ne pas dépasser 0,50. **Phosphate d'ammoniaque** — 5 gr. : gravelle urique. **Phosphates calcaires.** Tous contiennent deux éléments très importants de régénération (2), le phosphore et la chaux; aussi tous ont-ils été prescrits comme toniques reconstituants (convalescence, phtisie), ostéogénétiques (rachitisme, carie, grossesse, allaitement). — Pour un traitement prolongé, il faut donner la préférence aux phosphates solubles ou solubilisés, qui non seulement ne distraient rien de l'acide du suc gastrique, mais peuvent même agir comme eupeptiques, par la petite quantité de leur acide libre, tandis que les phosphates insolubles absorbent le suc gastrique et amènent des troubles digestifs. — Si on recherche l'action locale, antiacide, absorbante, antidiarrhéique, on donnera les phosphates de chaux insolubles (neutre et basique). 1° *Phosphate monocalcique* (biphosphate, phosphate acide de chaux). C'est le seul phosphate de chaux soluble dans l'eau. Il a l'inconvénient d'être très acide. On l'emploie quelquefois comme reconstituant : 0,50-1-2 gr., en solution, sirop (1 cuillerée = 0,25). 2° *Phosphate bicalcique* (phosphate neutre, phosphate bibasique). Mêmes usages et mêmes doses que le phosphate tricalcique, mais un peu plus assimilable. Le **phosphate gélatineux** est le phosphate bi-basique non desséché; il est plus soluble dans l'estomac, ce qui permet de le prescrire à une dose élevée (Réveil et Parisel). On l'administre en suspension dans du sirop contenant jusqu'à 3 gr. de phosphate gélatineux par cuillerée à bouche. Le **chlorhydro-phosphate**, le **lacto-phosphate** ne constituent pas des sels définis : ce sont des solutions chlorhydrique ou lactique de phosphate de chaux bi-basique. — Les sirops ou solutions doivent contenir environ 0,25 de phosphate bi-calcique. Doses : 1 ou 2 cuillerées à chaque repas. 3° *Phosphate tricalcique* (basique, sous-phosphate de chaux, phosphate des os). C'est le phosphate tribasique qu'on délivre quand le médecin ne spécifie pas. Dans l'estomac, il cède une petite quantité de son acide, mais non sa base. Absorbant, reconstituant (hypertrophies osseuses, phosphaturie) : 0,50-1 gr.; antidiarrhéique . 5-10 gr. Le phosphate tribasique constitue la base de la **décoction blanche de Sydenham** (antidiarrhéique), qu'on administre par cuillerée aux enfants et par verre (1 à 4) aux adultes. **Phosphates de fer.** *Proto-phosphate de fer.* Tonique : 0,30-1 gr. *Pyrophosphate de fer.* Tonique légèrement astringent, de même que le *pyrophosphate de fer ammoniacal* : 0,20-0,60. **Phosphate de soude.** Purgatif : 20 à 50 gr., excitant tonique : 1 à 5 gr. **Phosphorique** (acide). Inactif (Gubler, Rabuteau, Nothna-

(1) L'acide phospho-glycérique est l'un des constituants de la lécithine, qui entre pour une si grande part dans la composition du système nerveux (A. Robin.)

(2) Le phosphate de chaux entre pour une grande part dans la composition des os (57 0/0) et existe dans presque tous les liquides et tissus de l'organisme (sang, lait, sperme). Il est nécessaire à la transformation de l'albumine des aliments en cellules et en tissus.

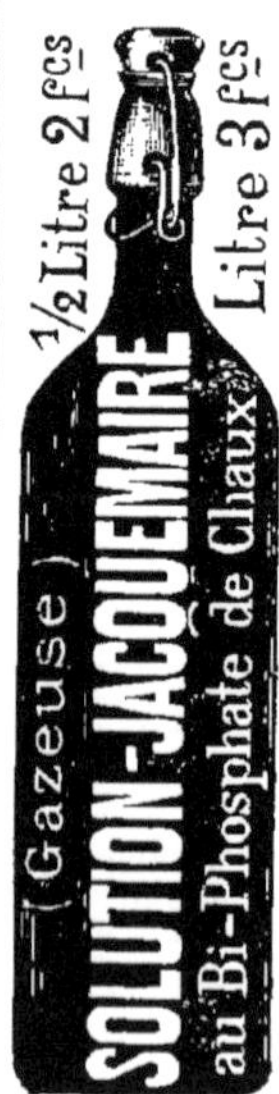

gel et Rossbach). *Limonade phosphorique.* Voy. Acides. **Phosphure de zinc** (1/4 de phosphore). Il n'a pas d'autre action que celle du phosphore, mais, comme il est moins irritant, on le préfère à ce métalloïde : 4-8 milligr. et, progressivement, 2 centigr. par jour, en pilules.

PHTHIRIASE OU PEDICULOSE. — On a appelé ainsi les lésions cutanées produites par les poux. Contre les poux de la tête et du pubis : poudre de staphysaigre ou de pyrèthre ; pétrole, baume du Pérou ; lotions phéniquées ou au sublimé ; pommades au sublimé 0,03/30, au naphtol. Contre les poux du corps (pediculi corporis): bains de sublimé, bain sulfureux, fumigations cinabrées, outre les moyens précédents. Les lentes (œufs) sont enveloppées d'une sorte de coque, grâce à laquelle l'étuve est sans action sur elles ; aussi, faut-il porter plusieurs fois les vêtements à l'étuve, pour que les pediculi soient tués à mesure qu'ils éclosent. Le vinaigre a été préconisé comme dissolvant de l'enveloppe des lentes : vinaigre 300, sublimé 1 gramme (Brocq).

PHYSOSTIGMINE OU ÉSÉRINE. — Voy. Fève de Calabar.

PHYTOLACCA DECANDRA. — Laxatif doux et cholagogue puissant. Extrait fluide : X à XXX gouttes.

PICHI. (Fabiana imbricata). — Diurétique puissant et stimulant du foie. Décoction du bois : 30/1000 (pour 24 heures). Extrait fluide : 4 à 5 cuillerées par jour.

PICRIQUE (acide). — *Acide trinitro-phénique. Acide carbazotique.* Très amer (substitué quelquefois au houblon dans la bière). Astringent, faiblement antiseptique (Adler), hypothermique ; employé, sans succès, comme tonique et antipériodique, de même que les picrates. L'acide picrique a l'inconvénient d'être détonant à chaud, de colorer la peau en jaune, de produire des crampes d'estomac, et, surtout, d'être toxique (somnolence, vertiges, diarrhée, anurie, délire, convulsions, affaiblissement des battement du cœur, abaissement de la température). Doses : 10-20-40 centigr. L'acide picrique est un bon réactif des alcaloïdes; il peut aussi déceler la présence du sucre dans l'urine (Johnson).

PICRŒNA EXCELSA (Rutacées). — Propriétés du Quassia.

PICROTOXINE. — Voy. Coque du Levant.

PIED DE CHAT. — Voy. Fleurs pectorales.

PIERRE DIVINE. — Voy. Cuivre (sulfate).

PIGNON D'INDE. — *Gros.* Semences du jatropa curcas. Propriétés de l'épurge : drastiques. — *Petit.* Graines du croton tiglion. Voy. Croton.

PILIGAN (Lycopodiacées). — Eméto-cathartique. Toxique.

PILOCARPINE. — Voy. Jaborandi.

PILULES. — *P. d'Aloès* 0,10 — *P. d'Anderson* ou *écossaises.* Aloès, gomme gutte ââ 0,10 : purgatives ; 2-6. *P. Ante-cibum* : extrait de quinquina, cannelle, absinthe, aloès. Une ou deux avant chaque repas, comme digestives ou purgatives. *P. Asiatiques.* Voy. Arsenic. *P. de Blaud* : 0,20 centigr. de carbonate de fer — 1 à 5 par jour. *P. Bleues* : mercure purifié 5, conserve de rose 7,50, poudre de réglisse 2,50. Pour 100 pilules. *P. de Bontius* : aloès, gomme gutte, gomme ammoniaque, vinaigre. *P. de Cynoglosse.* Leur principe actif est l'opium : 1-2, le soir, en se couchant. *P. de Dioscoride.* Voy. Arsenic (Acide arsénieux). *P. de Dupuytren,* Voy. Syphilis.— *P. ou grains de santé de Franck* : aloès, jalap ââ 100, rhubarbe 25, sirop d'absinthe Q. s. F. des pilules de 0,01, argentées. Dose : 1 à 12. *P. d'Helvétius* : alun 0,10, sang dragon 0,05. *P. de Méglin* : extrait de jusquiame (semences), extrait de valériane, oxyde de zinc. 1 gr. de chaque. Pour 20 pilules ; à prendre de 3 à 10 par jour, comme calmant, antinévralgique. *P. de Morisson.* Voy. Aloès. *P. de Ricord.* Voy. Syphilis. *P. de Sédillot.* Voy. Syphilis. *P. de Segond.* Voy. Dysenterie. *P. de Vallet.* Voy. Fer (Carbonate de).

PIPÉRAZIDINE (*éthylamine, pipérazine*). — Cet alcaloïde diffère de la spermine de Schreiner. L'urate de pipérazidine est le plus soluble de tous les sels d'acide urique (8 fois plus que le carbonate de lithine), aussi, la pipérazidine a-t-elle été préconisée contre la goutte, la gravelle et autres manifestations de la diathèse urique. Elle jouit aussi de propriétés stimulantes. Doses : 0,40-0,80 à 2 gr., soit pure, soit à l'état de chlorhydrate.

PIPÉRINE. — Principe neutre du piper nigrum.

PIPER METHYSTICUM. — Voy. Kawa.

PIPI. — Voy. Petiverie.

PIQURES D'INSECTES. — Collodion élastique 19 gr., acide salicylique 1 gr. sublimé corrosif 0 gr. 10, M. : en badigeonnages.

PISCIDIE DE LA JAMAIQUE (Piscidia erythrina Jamaïca dogwood. — bois de chien. Légumineuses). — Propriétés narcotiques contestées. La piscidie convient surtout quand l'insomnie a pour cause la douleur. On l'a employée contre la toux, les névralgies. Ecorce 4 gr. (en 4 fois). Extrait fluide 2-4 gr. Teinture XL à L gouttes. Commencer par de faibles doses.

PITCHURI. — Voy. Duboisia. Hop Woodii.

PITYRIASIS. — Ce mot désigne une forme de desquamation furfuracée, aussi, pour faire un diagnostic précis, doit-on ajouter une épithète pour caractériser l'affection dont il s'agit (Brocq). *Pityriasis rosé de Gibert.* Bains de son (additionnés de borate de soude). Bains et glycérolés d'amidon, pour calmer les démangeaisons. Bains sulfureux, chez les sujets dont la peau n'est pas irritable. *Pityriasis rubra de Hébra.* Affection très rare et généralement mortelle. Le traitement est à peu près celui des pemphigus : poudres sèches ou applications humides ou huileuses. Bains continus, etc. (E. Chatelain). *Pityriasis rubra pilaire* (lichen pilaris, kératose pilaire, maladie de Devergie). Le traitement diffère peu de celui du psoriasis : au début, émollients, puis irritants (Berlioz). Pommades à l'huile de cade, à l'acide pyrogallique, au naphtol. Emplâtre mercuriel de Vigo, emplâtre rouge, emplâtre à l'acide salicylique. *Pityriasis simplex ou blanc,* On peut l'observer à la tête (pityriasis capitis), à la face (dartres farineuses) et aussi, quelquefois, dans d'autres régions. On aura soin de couper les cheveux très courts, s'il s'agit du pityriasis du cuir chevelu (1). Lotions émollientes, puis huileuses (pour combattre la sécheresse de la peau), savonneuses ou alcalines, pour nettoyer la surface cutanée et en modifier la sécrétion. On fera aussi des lotions résolutives, astringentes, substitutives ou

(1) Le pityriasis capitis doit être attribué tantôt à la séborrhée squameuse, tantôt à un érysipèle ou un eczéma.

même, dans certains cas, parasiticides : eau blanche, tannin 5/100, chloral 25/500, acide nitrique 1/100, huile phéniquée 2/20, sublimé 1-2/1000, acide borique 1/250, quinine, chloroforme, coaltar saponiné 20/1000. Ichthyol 5 à 50 gr., alcool à 90°, éther āā 50 (Unna). *Pommades*. D'abord à l'oxyde de zinc 1/15-30; plus tard, au goudron, à l'huile de cade, à l'acide salicylique 0.50-1 gr. p. 40. Si ces médicaments ne réussissent pas, on prescrira des pommades avec : résorcine 1/30, calomel 1-2/100, turbith minéral 1/60, onguent citrin 1/10. On pourra aussi employer avec avantage les autres sels ou oxyde de mercure (protoiodure, biiodure, sublimé 1/1000, oxyde rouge), la fleur de soufre 1/10-30-60, l'acide nitrique 1/30. Bains sulfureux, en cas de lymphatisme; bains alcalins, en cas de goutte, etc. Un traitement interne, antiherpétique, antiarthritique, antiscrofuleux, suivant les sujets, est souvent utile. *Pityriasis versicolore ou parasitaire.* Amener la chute du parasite (microsporon furfur), par la desquamation de l'épiderme où il est logé : teinture d'iode, savon de pierre ponce, savon noir; savons au goudron, au naphtol, à l'ichthyol ; pommade soufrée (6 p. 100 de soufre précipité ou lavé), au turbith minéral, au calomel (1 à 2 p. 30); pommade oxygénée (XX à XL gouttes d'acide nitrique). Langdon a préconisé la benzine. Lotions de sublimé 1-2/1000, à l'acide chrysophanique 0,20/8 (Adams). Bains de sublimé (10 gr. et plus), bains sulfureux, bains alcalins. Traitement interne antidyspeptique, hydrothérapie, massage (de Molènes et Costilhes). Désinfecter les chemises, etc.

PLEURÉSIE SÉRO-FIBRINEUSE. — A part la thoracentèse, dont nous formulerons plus loin les indications, il n'existe pas de traitement curatif de la pleurésie.

La saignée générale préconisée, au début, pour enrayer l'épanchement, est abandonnée. Les vésicatoires, qui congestionnent le rein et diminuent la diurèse, doivent être proscrits dans la 1re période (1) et réservés pour la fin de la maladie. — Contre la douleur, le point de côté, on prescrira les ventouses (scarifiées, si l'état général le permet); quelquefois, les injections de morphine, l'antipyrine. Contre la toux (qu'on peut supprimer sans inconvénient, puisqu'il n'y a pas d'expectoration) : opiacés, alcoolature d'aconit (Delpeuch.) Contre la fièvre, on a préconisé la quinine (s'il y a de la rémittence), la digitale (particulièrement chez les cardiaques), le salicylate de soude 4-6 gr. (surtout si la pleurésie est rhumatismale), le calomel à doses fractionnées (peu recommandable). En cas d'état saburral : vomitif ou émèto-cathartique. Contre la dyspnée : morphine, bromure de potassium, si elle est réflexe; caféine (0,25 toutes les 6 heures), si elle a une origine cardiaque (G. Lemoine); thoracentèse en cas d'épanchement considérable. Contre l'adynamie : toniques. — Après la chute de la fièvre : vésicatoires (pour favoriser la résorption du reliquat de liquide, surtout après une ponction); pointes de feu; purgatifs (sulfate de magnésie, huile de ricin, eau-de-vie allemande), diurétiques, lait et alcalins, de préférence à la scille et au nitre, qui irritent le rein. Le jaborandi et la pilocarpine (sudorifiques) ne sont plus guère employés. — Ponction ou thoracentèse. **Thoracentèse.** On la pratique par la méthode aspiratrice, au moyen des appareils de Potain, de Dieulafoy ou de Debove. Elle est tantôt urgente, tantôt discutable (Dieulafoy). 1° Selon M. Dieulafoy, **l'urgence existe** (qu'il y ait ou non dyspnée, fièvre) lorsque l'épanchement atteint environ 2 litres, évaluation qu'on peut faire assez facilement. « Prenons, par exemple, une pleurésie gauche : lorsque la matité et l'absence des vibrations remonte en arrière jusqu'à l'épine de l'omoplate, lorsque la submatité remplace en avant, à la région claviculaire, la tonalité normale, ou la tonalité élevée du son skodique; lorsque enfin le maximum du bruit systolique cardiaque siège au bord droit du sternum ou entre le sternum et le sein droit, bien qu'à ce moment la cavité pleurale ne soit pas remplie au maximum, de tels signes, chez un adulte, dénotent que l'épanchement atteint ou avoisine deux litres. Dès lors la thoracentèse est urgente ; elle s'impose.

Quand l'épanchement pleural siège du côté droit, l'évaluation de la quantité du liquide épanché est un peu plus difficile, car on n'a pas ici, comme du côté gauche, la déviation du cœur, qui est un signe si précieux. Néanmoins, les signes tirés de la percussion et de l'examen des vibrations thoraciques donnent des renseignements identiques à ceux que je signalais il y a un instant. J'ajouterai que l'abaissement du foie, quand il existe, est un signe de grande valeur. Le foie, en effet, ne se laisse déprimer et abaisser que sous l'influence d'épanchements déjà considérables, et que j'estime environ à 1.500 ou à 1.300 gr. au minimum. On voit donc que la difficulté de l'évaluation de l'épanchement est plus difficile du côté droit que du côté gauche; elle n'en est pas moins tout aussi importante, car dans la statistique que j'ai établie plus haut, la mort subite survenue du fait de l'épanchement est plus fréquente dans les pleurésies droites que dans les pleurésies gauches. »

2° **La thoracentèse est discutable** lorsque pour la pratiquer on se guide seulement sur la *durée* de l'épanchement (épanchement relativement ancien ayant résisté aux autres moyens et sans tendance à diminuer). Avant le 15e, le 20e jour (Talamon), il n'y a pas lieu de pratiquer la thoracentèse si l'épanchement n'est pas très abondant, mais *après le 20e ou le 25e jour* (1) et la disparition de la fièvre (2), il faut, si l'épanchement n'a pas de tendance à diminuer, recourir à la ponction aspiratrice, pour éviter les adhérences et, par suite, le développement possible de pleurésie enkystées ou la pneumonie interstitielle (Brouardel). En tout cas, on surveillera, avec soin, l'évolution de l'épanchement, surtout s'il s'agit d'une pleurésie gauche (déplacement rapide du cœur). *Contre-indications de la thoracentèse.* Tuberculose, rhumatisme (l'épanchement disparaît rapidement). *Lieu d'élection* — 7e ou 8e espace intercostal, dans l'axe d'une ligne verticale abaissée du creux axillaire, c'est-à-dire en dehors de l'angle inférieur de l'omoplate. — « Bien souvent, il est préférable de ponctionner là où

(1) *1re période* (*fébrile* ou *inflammatoire* ou *d'exsudation*). L'épanchement se forme et s'accroît. *2e période.* Période d'état ou *stationnaire*. L'épanchement a cessé de croître (Delpeuch.)

Lorsque le mouvement fébrile décline et, à fortiori, lorsqu'il cesse, l'épanchement peut être considéré comme totalement effectué. (Jaccoud.) *3e période.* Quelquefois, adhérences, atrophie musculaire, déformations thoraciques.

(1) Les statistiques prouvent qu'à partir de la 4e semaine, plus on retarde la ponction, plus la mortalité est grande (Lemoine.) Chez les cardiaques, la pleurésie doit être ponctionnée de bonne heure, car ils sont particulièrement exposés à la thrombose cardiaque et aux embolies. (G. Lyon).

(2) Bouilly a montré, d'après les statistiques de Cochin, qu'il existait une fièvre pleurétique dont la durée moyenne était de 30 jours, et que la thoracentèse ne diminuait pas notablement la durée de cet état fébrile, mais en atténuait l'intensité. (Dujardin-Beaumetz, Cliniques, p. 721).

Quand la ponction est faite pendant la période fébrile, le liquide se reforme presque toujours assez rapidement (G. Lemoine).

D'après G. Sée, il ne faut pas ponctionner avant le 30e jour, époque de la résorption spontanée.

la matité présente son maximum, car on peut avoir affaire à une pleurésie plus ou moins enkystée. » (G. Lemoine.) Si, par suite de la présence de fausses membranes, on échouait sur un point, on recommencerait sur un autre. *Manuel opératoire.* Asepsie rigoureuse des instruments, de l'opérateur et du malade, pour éviter la purulence. Opérer le malade couché plutôt qu'assis : pour éviter la syncope et arriver plus facilement sur l'épanchement, car le point le plus déclive de la plèvre occupe ainsi non plus seulement la base du thorax, mais une plus grande étendue de la paroi (Courtois Suffit.) — Après s'être assuré que le point choisi pour la thoracentèse présente de la matité, on le déprime avec l'index de la main gauche, puis on saisit le trocart (qui doit être fin) avec la main droite, en ayant soin d'en placer la pointe vers l'extrémité unguéale du doigt placé dans l'espace intercostal et on l'enfonce d'un coup sec et brusque dans la cavité thoracique (Dujardin-Beaumetz), presque perpendiculairement à la paroi thoracique. « Il est bon de placer l'index droit sur l'aiguille et de le serrer contre elle, car il sert d'arrêt, en venant buter contre la paroi thoracique, au cas où l'aiguille aurait une tendance à s'enfoncer trop profondément. » (G. Lemoine.) Puis, on procède très lentement à l'aspiration. On la suspend si le malade a une toux quinteuse ou éprouve une sensation de déchirement dans la poitrine. (A.-F. Plicque.) Il faut limiter à 500 gr. (Dujardin-Beaumetz) ou un litre (Dieulafoy) la quantité de liquide retiré en une seule séance (1) et recommencer le lendemain s'il y a lieu (2) plutôt que de décomprimer brusquement (3) le poumon. Ces précautions sont nécessaires pour permettre au poumon de se déplisser peu à peu, éviter les quintes de toux, la congestion pulmonaire, l'expectoration albumineuse, les menaces d'asphyxie, l'anémie cérébrale (syncope), la mort subite. Elles ont permis à M. Dieulafoy de pratiquer plus de 380 thoracentèses sans le moindre inconvénient. Après l'évacuation du liquide, le trocart est retiré d'un seul coup, en ayant soin de placer immédiatement le doigt sur la petite plaie qu'on recouvre ensuite de baudruche fixée avec du collodion ou du diachylon. L'opération terminée, le malade se couchera, évitera de tousser et prendra d'abord quelques toniques et, plus tard, du bouillon, des potages, du lait.

Certains médecins appliquent des ventouses, des pointes de feu, etc., après la ponction, pour éviter la reproduction du liquide. Lorsque celui-ci se reforme, on ponctionne de nouveau : la pleurésie est alors symptomatique et comporte un pronostic plus grave (Courtois-Suffit.)

Les atrophies musculaires, les déformations thoraciques, les adhérences (qu'elles soient consécutives à un épanchement, ou primitives, dans la pleurésie sèche) sont traitées par la gymnastique respiratoire, l'aérothérapie (bains d'air comprimé), l'électrisation locale, l'hydrothérapie et la médication iodurée (Delpeuch.)

(1) Bucquoy, Rigal, Proust, Tapret, sont d'avis, au contraire, de retirer la totalité du liquide, mais alors il faut employer un trocart très fin pour retirer très lentement le liquide.

(2) Une nouvelle thoracentèse n'est indiquée que dans le cas où le liquide laissé dans la plèvre dépasse 1 litre environ, car le reliquat est d'autant plus vite absorbé qu'une partie du liquide a été retirée (Dieulafoy). La résorption est activée par le déplissement du poumon, dont la surface non couverte de fausses membranes facilite l'absorption. (Teissier et Laveran.)

(3) Pour plus de sécurité, on peut placer sur le trajet du tube aspirateur un manomètre de Potain. La pression maxima intrapleurale est de 20 à 30 millimètres de mercure ; dans les grandes décompressions, elle peut s'abaisser à — 25 — 30. (Teissier et Laveran.) — Cuffer conseille de ne pas dépasser une pression intrapleurale de 1 centimètre 1/2 de mercure, mesurée au manomètre,

Dans la convalescence, on recommandera une bonne nourriture, l'huile de foie de morue, l'arsenic pour combattre l'envahissement microbien, car la pleurésie est souvent une manifestation de la tuberculose.

PLEURÉSIE PURULENTE. Diagnostic. — Persistance de la fièvre, avec exacerbations vespérales, frissons, anorexie, vomissements, diarrhée fétide, hecticité, sueurs profuses, abattement général, teint terreux ; disparition de la pectoriloquie aphone, si elle existait auparavant ; quelquefois œdème de la paroi thoracique du côté malade. Ponction exploratrice. **Traitement.** Il faut évacuer le pus dès qu'on a reconnu sa présence. Deux méthodes conduisent à ce résultat : celle des ponctions ou thoracentèse, et la pleurotomie ou empyème. La **méthode des ponctions** (ponctions aspiratrices avec l'aiguille n° 3 ou 4 de l'appareil de Dieulafoy) ou **thoracenthèse** est généralement suffisante contre les *pleurésies à pneumocoques* (métapneumoniques), car ces pleurésies ont une tendance à guérir seules, et le pus se reproduit rarement après la 1re ponction. Quand le pus se reforme après une 2e ponction, c'est qu'il existe des streptocoques à côté des pneumocoques ; alors, il faut ouvrir la plèvre avec le bistouri. Au contraire, les *pleurésies à streptocoques*, c'est-à-dire celles qui ne sont pas la conséquence d'une pneumonie ou de la tuberculose, doivent être traitées par la pleurotomie, car les ponctions seraient insuffisantes et n'empêcheraient pas le malade de décliner rapidement. (G. Lemoine. *Manuel de thérapeutique.*) **Pleurotomie.** C'est l'empyème par incision intercostale. Elle consiste à ouvrir largement, entre deux côtes, la cage thoracique, pour permettre la sortie du liquide épanché. Dans les épanchements limités, on est forcé de pratiquer l'incision là où la percussion et la ponction exploratrice ont montré la présence du pus (Peyrot), mais, quand on le peut, il faut pratiquer la pleurotomie dans un point déclive. On a conseillé d'opérer dans les 8e ou 9e espaces (Velpeau, Malgaigne, Lefort), mais alors on risque de blesser le diaphragme ; aussi, Chauvel dit il de ne pas descendre au-dessous du 7e espace, et Wagner, Lagrange préfèrent-ils le 6e espace. En général, on opère dans le 7e ou 8e espace. Après avoir fait, au tiers moyen de l'espace choisi, une ponction exploratrice pour s'assurer de la présence du pus, on laisse en place le trocart, pour servir de conducteur, et on pratique une incision cutanée de 5-6 ou même 8-10 centimètres (Chaput) qui, commencée près de la ligne axillaire (ligne verticale tirée par le sommet de l'aisselle) est dirigée en arrière, en suivant le bord supérieur de la côte inférieure. L'espace intercostal est maintenu écarté par l'application de l'index gauche dans la gouttière intercostale. Ensuite, on incise rapidement, couche par couche, jusqu'à la plèvre, on ponctionne celle-ci avec un bistouri ; puis, on sectionne, d'arrière en avant, la paroi pleurale sur une sonde cannelée, soit avec un bistouri boutonné, soit avec un ténotome mousse. On facilite l'évacuation du pus en inclinant le sujet sur le côté malade et en provoquant des mouvements d'expiration et de toux. (G. de Vernejoul.) Le pus évacué lentement, on procède à un lavage (1) immédiat de la plèvre, avec des liquides tièdes, rendus antiseptiques : eau tiède stérilisée par l'ébullition, ou eau boriquée à 5 0/0. On se sert, à cet effet, d'un entonnoir en verre auquel on adapte

(1) Actuellement, quelques auteurs conseillent de ne pratiquer des lavages, après l'empyème, que si le pus est fétide. En tous cas, les lavages devront être faits avec soin et sans forte pression, car, outre l'absorption de liquides toxiques (sublimé), ils peuvent, faute de ménagements, provoquer des attaques syncopales et éclamptiques (éclampsie puerpérale) suivies de paralysie et quelquefois même de mort.

un tube en caoutchouc et une canule. L'évacuation terminée, on place dans la plaie un gros drain (ou même plusieurs, pour le cas où l'un deux s'obstruerait), fixé au moyen d'une épingle de sûreté, retenue elle-même, par 2 fils, à la paroi thoracique, afin d'éviter la chute des drains dans la cavité pleurale; puis, on applique un pansement rigoureusement antiseptique. Le malade se couchera ensuite sur le côté malade, pour faciliter l'écoulement du pus. *Soins consécutifs à l'opération de l'empyème.* Les pansements seront faits d'abord tous les jours (Moizard), ensuite espacés de plus en plus, suivant l'abondance de la sécrétion. A chaque pansement, les drains seront raccourcis, lavés ou même changés. Les lavages répétés de la cavité pleurale sont, habituellement, plus nuisibles qu'utiles. Outre de violentes quintes de toux, des accidents syncopaux et épileptiformes, des refroidissements, ils peuvent produire une espèce de traumatisme, nuire aux adhérences et retarder la guérison, puisque l'abcès pleural ne guérit que par l'accolement de ses parois, c'est-à-dire la symphyse des deux feuillets de la plèvre. Les lavages (eau bouillie, solution de chlorure de zinc 1-2/100, solution boriquée 5 0/0, d'acide salicylique 1/2000, de sublimé 1/2000 (1) ne conviennent que si le pus devient fétide et s'il survient de la fièvre ou des symptômes d'infection purulente, indiquant la stagnation du pus. Si la température s'élève, il faut s'assurer que le drain n'est pas obstrué, ou que la rétention du pus ne nécessite pas une contre-ouverture. **Résection costale. Opération d'Œstlander** ou de **Letiévant.** Dans certains cas, la rétraction de l'espace intercostal rend difficile l'introduction ou le séjour des drains et entraverait l'écoulement du pus. Il faut alors élargir l'ouverture et pratiquer la résection costale sous-périostée. L'opération d'Œstlander ou de Letiévant consiste à ouvrir largement la plèvre, en enlevant plusieurs côtes. 5 ou 6, si cela est nécessaire. Elle a pour but de mettre en contact et de faciliter l'accollement du poumon et des parois thoraciques, que la rigidité des côtes empêche d'aller à la rencontre l'un de l'autre; elle vise à combler la cavité purulente, en opérant le rapprochement des parois.

Il ne faut pas toucher à la *pleurésie tuberculeuse*, car elle se résorbe quelquefois, tandis que l'opération ne peut que l'aggraver; le pus se reproduit et suinte par la plaie. Toutefois, si l'épanchement est abondant et menace la vie, on l'évacuera par la thoracenthèse. (G. Lemoine, Dieulafoy.)

PLOMB. — Absorbé à l'état d'albuminate ou de chlorure dans les voies digestives, le plomb se fixe à l'état d'albuminate; puis, s'élimine très lentement par la bile (rétraction du foie), l'urine (néphrite). Le plomb qui arrive dans l'intestin par la bile est en partie réabsorbé et en partie transformé en sulfure, que les selles (noirâtres) évacuent.

A faibles doses ou à doses moyennes, les *composés plombiques solubles* (en général les acétates, seuls usuels) produisent les effets suivants : action astringente (coagulation des principes albumineux, ratatinement des cellules superficielles), diminution des sécrétions et des mouvements péristaltiques, constipation et troubles digestifs; rétrécissement des vaisseaux, diminution de la sueur, ralentissement du pouls, abaissement de la température. A doses toxiques (2) et en solution concentrée : irritation gastrointestinale: mortification des couches superficielles de la muqueuse (exsangue) des voies digestives, qui se détache par plaques blanches laissant au-dessous d'elles des ulcérations; symptômes de gastro-entérite (douleur, vomissements, diarrhée) crampes, prostration, paralysie, coma. Avec les *composés insolubles*, les accidents sont tardifs et n'apparaissent que vers le 4e ou 5e jour; la mort est rare. — **Acétate de plomb cristallisé** (acétate neutre, sel de Saturne). Astringent. Extérieur : collyres 0,30 pour 100 (contre indiqués en cas d'ulcérations de la cornée, car ils pourraient laisser une tache blanche); injections vaginales 10 p. 1000; injections uréthrales (on l'associe souvent au sulfate de zinc) 0,50 p. 100 ou 200; pommades (engelures). A l'intérieur : 1-20 centigr., en pilules ou en poudre : diarrhées, sueurs des phtisiques, hémoptysies, catarrhe bronchique. Croq, qui, comme Oppolzer, a vanté ce médicament contre la pneumonie, chez les sujets débilités, lorsque la fièvre est tombée et que la résolution est lente, l'a prescrit impunément (il n'a observé que de la diarrhée) à la dose de 0,40 et même de 1 gr. par jour, pendant quelquefois 15 jours. **Sous-acétate de plomb liquide** (acétate tri-basique, extrait de Saturne ou de Goulard). Astringent (siccatif, résolutif) : entorses, engelures, blennorrhées, leucorrhées (intoxication saturnine). *Eau blanche* : sous-acétate de plomb liquide 20, eau commune 980 (entorses, contusions). *Eau de Goulard* ou *eau végéto-minérale.* On remplace, dans la précédente, 80 gr. d'eau par 80 gr. d'alcoolat vulnéraire. *Cérat saturné* ou *de Goulard* 1/9 : plaies atoniques. **Carbonate de plomb** (céruse, blanc de plomb). Siccatif et résolutif (pommade 2-20 p. 1000). Très employée en peinture, la céruse est la cause la plus habituelle de l'intoxication saturnine. **Iodure de plomb**. Résolutif. Pommade 1/10 : ulcères des paupières, engorgements scrofuleux. **Protoxyde de plomb.** 1° Litharge. 2° Massicot. *Litharge* (protoxyde de plomb fondu, pierre d'argent). Sert à fabriquer les emplâtres proprement dits : l'emplâtre simple (1/3 de litharge), l'emplâtre de Vigo, de la mère Thècle, etc. *Massicot* (céruse jaune). Employé pour décolorer les liquides ou précipiter certaines matières organiques. **Deutoxyde** (oxyde rouge, minium). Siccatif : pommade (1/8), emplâtre. C'est la base active de l'*emplâtre de Nuremberg.* **Nitrate de plomb.** Désinfectant, cicatrisant : poudre (ongle incarné), soluté, crayon. **Tannate de plomb.** Siccatif : 10 p. 100, en pommade (plaies atoniques).

PLOMB (intoxication chronique par le). — **Coliques de plomb.** *Prophylaxie.*— Grande propreté; ne pas tenir les pinceaux à la bouche; bains; manger hors des ateliers; éviter la constipation, les excès alcooliques (qui empêchent l'élimination du plomb); le travail à jeun. Le blanc de zinc doit être substitué au blanc de céruse. *Traitement.* 1° Calmer la douleur : opiacés, surtout injections de morphine, extrait de belladone, 0,10 par jour (Trousseau), cataplasmes glacés (Monneret) (1).—2° Contre la constipation (qui cède mieux après la disparition des coliques) : huile de ricin, sulfate de soude ou de magnésie 30-60 gr., séné 15-20 gr. (associé quelquefois au sulfate de soude). — Sirop de nerprun, eau-de-vie allemande ââ 20-40 gr. (Jaccoud). Dans les cas rebelles, huile de croton 1-11 gouttes, dans un looch ou de l'huile de ricin. Dans les cas d'intolérance stomacale ou pendant les jours qui suivent l'administration de purgatifs énergiques : lavements avec 60 gr. de miel de mercuriale ou sulfate de soude 20 gr. et séné (infusion) 15-20 gr. 3° Des moyens accessoires, usités pour rendre le plomb inactif et l'éliminer, on n'a guère

(1) L'emploi du sublimé doit être suivi d'un grand lavage à l'eau bouillie.

(2) Contre-poisons : savon, albumine, sulfureux et surtout mélange d'un vomitif et de sulfate de soude (L. Garnier).

(1) On a préconisé aussi l'antipyrine (la douleur et le spasme sont probablement la cause de la constipation), les grandes irrigations intestinales (Tripier) très chaudes (calmantes), l'huile d'olives, à la dose de 1 verre. Cette dernière apaise la douleur, non seulement de la colique, mais des myalgies, arthralgies, etc.; elle débarrasse l'intestin et élimine le plomb (Weill, de Lyon). Les courants continus favorisent l'élimination du plomb (Semmola).

conservé que : les bains de vapeur ; le soufre, bains sulfureux, mellite de soufre (soufre et miel ââ) 50 gr. par jour ; les purgatifs ; l'iodure de potassim, qui favorise, d'après Gubler, la désassimilation des albuminates de plomb ; les diurétiques, si le saturnisme n'a pas déterminé de lésions rénales. **Douleurs.** Souvent soulagées par la pression. **Convulsions, délire.** Diète lactée, drastiques, bains tièdes, bromures. **Coma.** Injections de caféine. **Paralysies** (portent sur les extenseurs des mains et respectent le long supinateur). Courants faradiques, massage. **Anémie.** Toniques (quinquina, etc.). **Dyspepsie.** Amers.

PNEUMONIE LOBAIRE AIGUE. — Prophylaxie. Le pneumocoque, cause de cette maladie, peut non seulement venir du dehors, mais exister dans la salive, soit des sujets chez lesquels se développe une pneumonie, soit de ceux ayant été atteints autrefois de cette maladie (60-70 0/0. Netter) — soit même des sujets sains (1/5) ; aussi, devra-t-on veiller à l'antisepsie buccale (acide thymique 1/1000, acide borique 4/1000, chloral 1/100), surtout dans les maladies infectieuses (fièvres éruptives, fièvre typhoïde, etc.), qui prédisposent à l'infection secondaire des voies respiratoires. On isolera les sujets atteints de pneumonie ou de broncho-pneumonie et on désinfectera les crachats (crachoirs avec une solution de sublimé à 1/1000), la literie et les effets de ces malades. On évitera le froid, les fatigues, les excès, qui peuvent diminuer la résistance de l'organisme vis-à-vis du pneumocoque et des divers microbes (streptocoques, staphylocoques, bacilles encapsulés de Friendlander) qui engendrent la broncho-pneumonie (G. Lyon). **Traitement.** On croyait naguère encore, pouvoir, plus ou moins, au moyen des antiphlogistiques et des contro-stimulants, émissions sanguines (Bouillaud), révulsifs, tartre stibié (0,20-0,50 — même 1 gr. Rasori), digitale, (0,60-1,50. Traube. Hirtz — 4-8 gr. Petrescu), veratrum viride, vératrine (Aran), quinine (1 gr. 50 à 2 gr. Briqsuet, Binz) bains froids, etc., juguler la pneumonie lobaire aiguë, regardée comme une simple maladie inflammatoire ; aujourd'hui, que sa nature parasitaire ou infectieuse est démontrée et aussi sa tendance naturelle vers la guérison (après 7 à 9 jours), les prétendues médications spécifiques ou systématiques comptent de moins en moins de partisans.

La pneumonie a une évolution cyclique, et tant que la thérapeutique n'aura pas trouvé le moyen d'agir sur le pneumocoque même, on ne doit pas plus espérer enrayer cette maladie que les fièvres éruptives, par exemple. Les tentatives de Meister, de Lépine, de Gouguenheim, pour faire pénétrer, par des injections intra-pulmonaires un agent antiseptique au millieu de la région hépatisée, sont plus intéressantes au point de vue de l'innocuité que de l'efficacité. Peut-être la sérumthérapie (injections de sérum provenant d'animaux immunisés), qui a déjà donné dans la pneumonie des résultats encourageants à F. et G. Klemperer, à Fox et à Scabia, permettra-t-elle d'atteindre le but cherché ? En attendant, la seule thérapeutique de la pneumonie est celle des indications. — Il faut, avant tout, dit Hanot, considérer l'état des forces du malade et augmenter son pouvoir de résistance comme dans toutes les maladies infectieuses (toniques). En outre, on veillera au bon fonctionnement des organes excrétoires, pour éliminer les matériaux de désassimilation et les toxines (régime lacté, boissons abondantes, régularité des garde-robes). **Embarras gastrique très prononcé** (pneumonie bilieuse). Vomitif (*ipéca*, 1,50-2 gr.) ou un verre d'eau purgative. **Douleur** (point de côté). Rarement, *injection de morphine*. *Ventouses* scarifiées (utiles aussi contre la dyspnée et la congestion). En Allemagne, on applique quelquefois des *vessies de glace* (Ashby, de Manchester, a également préconisé ce moyen) ou des *compressesde Priessnitz* (1), contre le point de côté très intense. Il faut s'abstenir des *vésicatoires*, qui diminuent la secrétion urinaire (Gignoux) augmentent l'agitation, immobilisent la poitrine et gênent l'expectoration (Dauvergne, Alix, Gignoux, Mennetrier). **Fièvre.** Elle doit être combattue lorsque la température atteint ou dépasse 40°. *Digitale* (anti-thermique, tonique cardio-vasculaire, décongestif, diurétique) — 0,30-0,50-1 gramme de feuilles, en infusion. — *Quinine* (sans effet, à moins qu'on ne donne des doses élevées, 1,50, qui ne sont pas sans inconvénients). D'après Binz, la quinine préviendrait aussi la suppuration, en paralysant les globules blancs et en les empêchant de traverser les parois vasculaires. *Antipyrine* (favorise le collapsus, diminue l'excrétion urinaire). *Antimoniaux* (2). (Voyez dyspnée). *Aconit* (alcoolature de racine). *Bains froids* (antithermiques, sthéniques, diurétiques) si l'hyperpyrexie (40-41°) coïncide avec des phénomènes ataxo-adynamiques intenses et si les malades ne sont ni trop jeunes (bains tièdes progressivement refroidis), ni trop âgés (plus de 50 ans), ni cardiaques, ni artério-scléreux, ni brightiques, ni diabétiques, ni menacés de collapsus (Vogel, Weber, Liebermeister, Ziemmesen, Fismer, Jürgensen, Lebert, Gignoux, Juhel-Rénoy, Barth, Rendu).

Ces bains relèvent l'activité du cœur. Il faut, avant et après le bain, donner du vin au malade (Netter). — En cas de résistance de la famile : *enveloppements froids* (3) ou *bains tièdes* à 34°, répétés au moins 3 ou 4 fois en 24 heures (G. Lemoine). Strumpell conseille des bains à 24-25°. Ces bains facilitent l'expectoration, la respiration et relèvent l'état général. Les enveloppements froids et les bains tièdes sont bien inférieurs

(1) G. Lyon recommande comme un moyen révulsif, excellent et inoffensif, l'enveloppement du thorax avec des compresses imbibées d'eau froide, fréquemment renouvelées et recouvertes de taffetas gommé. La compresse de Priessnitz détermine, par action réflexe, une action décongestive du poumon.

(2) A l'exemple de Trousseau, M. Dieulafoy prescrit les pilules suivantes : kermès 2 gr. ; extrait de digitale 0,20 ; savon médicinal Q. S. pour 20 pilules — 10 à 15 par jour.

(3) *Enveloppements froids.* (Eloy) 1er temps : tremper un drap dans un baquet rempli d'eau à 15° ou 18°. — 2e temps : étendre sur le lit, en les superposant, une toile cirée, une couverture de laine et le drap mouillé, après avoir exprimé celui-ci pour enlever l'excès de liquide ; — 3e temps : étendre le malade déshabillé sur le drap, replier vivement ce dernier, en assurant son contact exact sur tout le corps (enrouler chaque membre séparément), mais sans serrer beaucoup. Ramener ensuite la couverture de laine sur les épaules, autour du cou et sous les pieds. Couvrir d'un ou deux édredons et d'une alèze (sous le menton), qui recevra les produits d'expectoration. — Durée de l'enveloppement : 30 minutes à 1 heure (jusqu'à l'apparition des phénomènes réactionnels, sudation, expectoration, diurèse). Donner des grogs chauds, pendant ce temps ; faire garder l'immobilité complète au malade. — L'effet (réaction) obtenu, on enlève la couverture et le drap, puis on place le malade dans des alèzes chaudes où on le laisse transpirer. Après une sensation passagère de froid, le malade a une période de bien-être et même parfois de sommeil ; alors, la peau devient rouge (l'enveloppement produit une sorte de révulsion), le pouls s'accélère, la température baisse un peu et toute une réaction favorable se produit. (Lemoine. — Manuel de thérapeutique clinique.)

On ne répète l'enveloppement que 2 fois par 24 heures, au maximum.

aux bains froids. **Agitation, ataxie, insomnie.** Outre les *bains froids*, *musc*, *bromures*, *extrait thébaïque* 0,05-0,10 (agitation, délire des alcooliques), *chloral* (contre-indiqué si le cœur faiblit), *sulfonal* (1 gr., en cachets, contre l'insomnie). **Dyspnée.** *Ventouses* (sèches ou scarifiées) si la gêne respiratoire résulte du point de côté; *saignée* de 250 à 500 gr., en cas de congestion pulmonaire rapide, avec menace d'asphyxie, chez les pléthoriques; *tartre stibié* (0,20-0,30, en potion), chez les sujets jeunes et vigoureux, avec pouls dur et plein (pour diminuer la congestion et la fièvre). Les simples *vaporisations d'eau* facilitent l'expectoration (G. Lyon).

Les *injections hypodermiques d'essence de térébenthine* (Fochier), qui provoquent des abcès superficiels (abcès de fixation) agiraient, soit par révulsion, dérivation, suivant les uns, soit en activant la genèse des phagocytes et la destruction des microbes, suivant d'autres auteurs. Leur efficacité (Lépine, Dieulafoy, Gingeot) ne résulte pas d'une fixation des microbes, car le pus des abcès ne contient pas de microbes pathogènes (Chantemesse, Marie). Dieulafoy conseille d'essayer ces injections (on injecte 1 centimètre cube d'essence à la partie externe des cuisses ou dans la région deltoïdienne), dans les pneumonies graves, lorsqu'on redoute l'hépatisation grise. **Adynamie.** *Alcool* (stimule sans élever la température — aliment d'épargne, qui passe directement dans la circulation — parasiticide?) : 60-80-100 gr. (Dieulafoy) d'eau-de-vie ou sous forme de vins liquoreux, champagne, etc. On ne donne plus l'alcool comme antithermique, car, pour abaisser la température, il faut arriver à des doses stupéfiantes, qui favorisent l'asphyxie. L'alcool convient, outre l'adynamie, contre le délire des alcooliques. Souvent, on additionne l'alcool d'*acétate d'ammoniaque* (stimulant, expectorant) ou d'*extrait de quinquina*. *Inhalations d'oxygène* : 60 litres et plus par jour (A.-F. Plicque). Préparations de *kola*. — En cas de **défaillance cardiaque** : *digitale* (XXX à XL gouttes de teinture), *caféine* (0,25, en injections, 2, 3 ou 4 fois par jour, ou 0,50 à 1 gr., en potion) ; *ergot de seigle* (décongestif) ; *injections d'éther* (3 ou 4 par jour), d'*huile camphrée*, de *sulfate de strychnine* (1 ou 2 milligr.), de *spartéine*.

S'il existe, au moment de la défervescence (lorsque l'exsudat se liquéfie), quelques signes de bronchite : balsamiques (*terpine*, *eucalyptol*). — En cas de persistance d'un foyer d'hépatisation : quinquina, kola, strychnine, *iodure de potassium* (G. Lyon).

Quant aux acétates de plomb (Strohl, Leudet, Crocq) et de cuivre, qui ont été employés pour favoriser l'absorption de l'exsudat, ils constituent des médicaments de 2e ordre dont l'emploi est plus ou moins justifié (Hanot).

Malgré la proscription dont les vésicatoires sont actuellement l'objet, beaucoup d'auteurs les conseillent cependant encore, dans les cas où la résolution de l'induration est lente et lorsqu'il n'y a pas d'albuminurie.

Régime. Boissons alimentaires, bouillon, œufs et surtout lait (aliment, diurétique), eau vineuse, boissons émollientes (dites pectorales) ou acidules (Dieulafoy).

PNEUMONIE DES ENFANTS. — Expectation : Oxyde blanc d'antimoine (expectorant) 0,50-0,75. En cas d'agitation, de délire : chloral, bains tièdes (de 1/4 d'heure de durée); lavements, avec 2-4 gr. de musc. Dyspnée intense : bains sinapisés (A. Sallard). Soutenir les forces : vin (malaga, champagne, coupés).

PNEUMONIE DES VIEILLARDS. — Caféine, éther, alcool.

PNEUMOTHORAX. — Lutter contre le collapsus, par l'alcool, les préparations éthérées, le camphre, les révulsifs cutanés, sinapismes, frictions, ventouses (Eicchorst).

Si le pneumothorax est simple, sans exsudat et comprime d'une façon inquiétante le cœur ou les poumons, on extraira, par *aspiration*, autant d'air que possible. S'il existe du liquide, on agira comme dans la pleurésie (thoracentèse, empyème, suivant les cas.) Pour éviter les accidents qui résultent de la décompression intra pleurale, au moment de l'évacuation du liquide (réouverture de la fistule, douleurs), injecter de l'air (stérilisé) dans la plèvre pendant qu'on retire le liquide. (Appareil de Potain).

PODOPHYLLE (Podophyllum peltatum. Berberidées). Purgatif cholagogue, très utile contre la constipation habituelle, parce qu'il ne produit ni accoutumance, ni constipation consécutive. Poudre de racine 0,50-1 gr. Préférer la résine, appelée *podophyllin* ou *podophylline*, 1-2, rarement 3 centigr., en une pilule, qu'on prend en se couchant. L'effet laxatif se produit 12 heures après.

POIVRE (voir Cubèbe, Kawa, Matico). — **Poivre noir.** Baies desséchées du piper nigrum. *Poivre blanc.* Fruit mondé du précédent.

Le poivre contient une essence et un alcaloïde, le *piperin*. Il est rubéfiant, parasiticide, excitant, stomachique, aphrodisiaque, mais surtout employé comme aromate. Il aurait aussi guéri quelques fièvres intermittentes, rebelles au quinquina; peut-être n'a-t-il agi, dans ces cas qu'en stimulant la digestion et en faisant disparaître l'atonie? (Nothnagel et Rossbach). Doses : poivre noir 5 centigr. à 2 gr., en pilules. *Pipérine.* Fébrifuge (Melli) 25 à 50 centigr. à 4 gr. en pilules. **Poivre de Guinée** (piment des jardins. Capsicum annuum. Solanacées). Poudre, 1 gr. Teinture : XX-XXX gouttes. A été employé comme vaso-constricteur, contre les hémorrhagies utérines, etc.

POIX *jaune* (poix de Bourgogne et des Vosges). — Térébenthine du Pinus abies (epicea). Comme les autres poix, celle-ci sert à préparer des emplâtres employés comme révulsifs contre les rhumatismes et les catarrhes. — *Noire.* Produit de la combustion imparfaite des résidus de bois qui ont servi à la préparation de la térébenthine. Usages du goudron (Fonssagrives). Inusitée.

POLYGALA (P. de Virginie. P. Senega). Racine. — Stimulant, expectorant, diurétique ; à hautes doses, éméto-cathartique. Tisane 10/1000. Poudre 0,50-2 gr. Pastilles : 1 centigr. de poudre. Sirop 30 à 60 (pour édulcorer les potions expectorantes).

POLYNÉVRITES. — Combattre la cause : infection (névrites infectieuses), intoxication (plomb, arsenic, oxyde de carbone, alcoolisme), dyscrasie (diabète, etc.)

Traitement. D'abord, ventouses scarifiées ; puis, cautères, le long du rachis. — Après la cessation des douleurs et des crampes : courants continus. — Massage. — A l'intérieur : ergotine, noix vomique, phosphure de zinc. — S'il s'agit de paralysies toxiques, on aura recours aux diurétiques, à l'iodure de potassium, aux stimulants cutanés. — « A la période « d'atrophie : courants continus, avec les courants à « gros fil et à intermittences rapides ; ou courant « galvanique, selon la méthode de Erb (large électrode sur la dernière vertèbre cervicale et l'autre « électrode sur le sternum). M. Romain Vigouroux « s'est servi, avec succès, de l'électricité statique pour « le traitement de la paralysie saturnine et de la « paralysie alcoolique. » — Les paralysies toxiques réclament quelquefois une intervention chirurgicale : comme les pieds bots de l'alcoolisme ou de l'arsenicisme passés à l'état de difformités permanentes (A. André.— Les nouvelles maladies nerveuses.)

POLYURIE.— La quantité normale d'urine est de 12 à 1.500 gr. en 24 heures ; au-dessous de 2 litres, il y a polyurie. *Traitement.* Supprimer ou traiter la cause : ingestion exagérée de boissons, excès d'alcool, refroidissement, néphrite interstitielle, hypertrophie cardiaque (excès de tension), troubles du système nerveux (le plus souvent), azoturie, phosphaturie, diabète sucré. Conseiller une alimentation azotée, la diète sèche, l'exercice, les frictions cutanées, les douches froides, les médicaments antispasmodiques, particulièrement l'extrait de valériane (8-10 gr. et plus), le bromure de potassium, l'antipyrine et la belladone. Dans les cas d'azoturie : repos absolu, médicaments antidéperditeurs (opium, quinine, arsenic).

POMMADES. — Les pommades sont des médicaments de consistance molle (le plus souvent) ayant pour base, soit l'axonge seule ou benzoïnée, soit un mélange de corps gras, soit la vaseline, auxquels on associe divers principes médicamenteux. Les pommades diffèrent des onguents en ce qu'elles ne contiennent pas de substances résineuses (Ludovic Jammes). *Pommade antipsorique ou d'Helmerich.* Voy. Gale. *P. mercurielles.* Voy. Mercure. *P. citrine ou onguent citrin* : axonge, huile d'olive ãã 400, mercure 40, acide azotique offic. 80. *P. de la Vve Farnier, de Lyon, du Régent.* Voy. Mercure (oxyde rouge).

PONGAMIA GLABRA. — L'huile a été vantée par Gibson, contre les maladies de la peau (gale) et le rhumatisme.

POSOLOGIE. — Partie de la pharmacologie qui a pour objet l'indication des doses auxquelles les médicaments doivent être administrés, suivant l'âge, le sexe, les cas pathologiques. Le même médicament peut produire, selon la dose, des effets très différents : le sulfate de soude est diurétique à petite dose et purgatif à haute dose ; l'alcool, à petite dose, excite le cerveau et le paralyse, à dose élevée ; la digitale ralentit les battements du cœur, à petite dose, tandis qu'elle les précipite, à dose toxique ; l'ipéca, vomitif à haute dose, agit comme expectorant à petite dose. D'après Claude Bernard, une substance produit généralement, à petite dose, des effets opposés à ceux qu'elle détermine à dose élevée ou toxique. — L'effet des médicaments varie aussi d'après le mode d'administration, c'est-à-dire qu'on les prend soit en une dose unique, forte ou massive, soit à petites doses répétées à des intervalles plus ou moins éloignés dans la journée (doses réfractées). Les tables de Gaubius, de Gauthier (de Leyde), de Cottereau, la formule d'Young et celle de Fonssagrives ont été proposées pour établir rapidement la dose qui convient à chaque âge. Les résultats qu'elles fournissent, diffèrent peu. En représentant par 1 la dose à prescrire pour l'homme adulte, il faut donner : aux enfants de moins de 7 semaines : 1/16 de la dose d'adulte ; au-dessous de 1 an : 1/12 ; de 1 à 3 ans : 1/6 ; de 3 à 7 ans : 1/3 ; de 7 à 14 ans : 1/2 ; de 14 à 20 ans : 2/3 ; de 20 à 60 : la dose entière (Dictionnaire des sciences médicales par M. Duval. Lereboullet. Dechambre). Ces tables ne peuvent être appliquées pour tous les médicaments : les enfants supportent bien certains médicaments, comme la belladone, l'arsenic, le mercure, mais difficilement l'acide phénique, les opiacés, etc. Chez les femmes et les personnes faibles, la dose est des 2/3 de celle de l'homme. En injections hypodermiques, la dose doit être 5 ou 6 fois moindre et au plus la moitié de celle qu'on donnerait par la bouche (E. Maurin. Formulaire pour les maladies des enfants). *Nombre de gouttes au gramme des principaux liquides médicamenteux* : Alcool (à 90°) LIX gouttes ; alcoolature d'aconit LII ; ammoniaque (à 22°) XXII ; chloroforme LX ; éther sulfurique LXXX ; laudanum XXXIV ; liqueur de Fowler XXX ; teinture d'arnica LIX ; de belladone LII ; de scille LIV. Comme on le voit, la fixation moyenne de la goutte médicamenteuse à 5 centigr. est erronnée. *Poids de diverses cuillerées.* Une cuillerée à café d'eau pèse 4 gr. ; de sirop, 5 gr. ; d'huile, 3 gr. Une cuillerée à dessert remplie d'eau équivaut à 10 ou 12 gr. ; de sirop, 16 gr. ; d'huile, 9 gr. Une cuillerée à bouche d'eau pèse 16 gr. ; de sirop, 21 gr. ; d'huile, 12 gr. En pratique, pour les potions, on peut considérer que la cuillerée à bouche équivaut à 20 gr., la cuillerée à entremets à 15 gr. et la cuillerée à café à 5 gr. *Verres.* Le verre ordinaire à boire contient 250 à 300 gr. d'eau ; le verre à bordeaux, 80 à 100 gr. ; à madère, 60 à 75 gr., à liqueurs, 20 à 25 gr. *Poignées.* Une poignée de feuilles ou de racines équivaut à 40 gr. ; de semences, à 75. *Pincées.* Une pincée de feuilles = 5 gr. ; de fleurs, 2 gr.

POTASSIUM. — Les sels de potassium existent surtout dans les parties solides du corps (globules, muscles, système nerveux), tandis que les sels de sodium se trouvent principalement dans les liquides. L'alimentation introduit constamment dans l'organisme des sels de ces 2 métaux : c'est ainsi que la viande fraîche, le bouillon, les pommes de terre, par exemple, contiennent une forte proportion de potassium. L'insuffisance de ce dernier dans les aliments amène le scorbut. (Voy. ce mot.)

L'action exercée sur la circulation, par les sels de *potassium*, a quelque analogie avec celle de la digitale (Traube) : à faibles doses, ils augmentent l'énergie des pulsations cardiaques, ralentissent le pouls, élèvent la tension sanguine ; à doses élevées, ils paralysent le cœur et dépriment la pression du sang. Ces effets ne résultent pas d'une action sur le pneumogastrique, car la section de la moëlle au-dessus de l'atlas n'empêche pas l'élévation de pression (Mickwitz) ; ils doivent être vraisemblablement attribués à une action sur les ganglions cardiaques, ainsi que sur le tissu musculaire du cœur et des vaisseaux. — Les sels de potassium agissent plus énergiquement que ceux de sodium, mais ils paraissent peu cholagogues (Rhuterford). Ils sont plus irritants et plus toxiques (42 fois, d'après Bouchard) que ceux de sodium, cependant on a exagéré leur toxicité : d'après Nothnagel et Rossbach, 50 gr. ne constituent pas une dose mortelle (1) pour un homme de 75 kilogr. — *Acétate de potasse* (terre foliée de tartre). Diurétique : 1-10 gr. *Antimoniate neutre de potassium.* (Antimoine diaphorétique.) Contro-stimulant. Voy. Antimoine. *Arsenite de potasse.* Voir Arsenic. *Azotate de potasse*

(1) Leur toxicité est, cela va sans dire, beaucoup plus grande lorsqu'ils sont introduits directement dans le sang ; aussi, faut-il éviter de confondre les résultats expérimentaux, au point de vue de la dose mortelle.

(nitre, salpêtre). Diurétique, 0,50-2 gr.; contro-stimulant, 4 à 10 gr. Beaucoup de plantes diurétiques (chiendent, etc.) doivent leur action à l'azotate de potasse qu'elles renferment. A doses élevées, ce sel produit les accidents suivants : gastro-entérite, œdème, anurie; quelquefois, convulsions, paralysies musculaires, cyanose, syncope, arrêt du cœur (L. Garnier.) **Papier nitré.** On le prépare en trempant des feuilles de papier (sans colle) dans une solution saturée à froid de sel de nitre. L'utilité de ce papier, employé, en fumigations, contre l'asthme, doit être attribuée à la pyridine résultant de la combustion plutôt qu'à un dégagement d'oxygène. (Voy. Asthme). *Bromure de potassium.* Voy. Brome. *Carbonates de potassium.* 2 sortes : 1° carbonate de potasse (sous-carbonate, carbonate neutre, potasse du commerce); 2° bicarbonate, (carbonate acide). Propriétés des alcalins. (Voy. ce mot). Les sels de potassium à acides végétaux sont, en grande partie, transformés dans l'organisme en carbonate (Wöhler). Cette transformation explique l'action des fruits (cure de raisins, de fraises.) (L. Garnier. Chimie médicale, 1895.) — *Chlorate de potasse.* Excitant et même irritant local, antiputride (Binz) (cancroïdes et ulcères). Serait, a-t-on dit, un agent d'oxydation. – Il s'élimine par l'urine (diurétique), la salive, etc. Comme modificateur des muqueuses qu'il traverse ou sur lesquelles on l'applique en topiques, on le prescrit dans les affections suivantes : stomatites, gingivites, glossites mercurielles, angines. Employé pendant longtemps, intus et extra, contre les épithéliomes, il pourrait les faire disparaître. (Bergeron, Leblanc). Il est loin d'être inoffensif, surtout chez les enfants (poison hématique et cardio-musculaire); aussi, ne faut-il pas dépasser, à l'intérieur, 6 ou 8 gr. pour les adultes, et doit-on espacer les doses le plus possible (Castaing). *Chlorure de potassium.* (Sel fébrifuge de Sylvius.) Diurétique, purgatif, résolutif. A la dose de 5 gr., il augmente les oxydations (augmentation de l'urée) et ralentit le pouls (Rabuteau.) Inusité. *Chromate (bi) de potasse.* Caustique, antinéoplasique. Voy. Chromique (acide). *Iodure de potassium.* Voy. Iode. *Oxalate.* Voy. Oxalique (acide). *Permanganate de potasse.* Désinfectant. Voy. Permanganate. *Silicate de potasse.* Voy. Silicates. *Sulfure de potassium.* Voy. Soufre. *Savons de potasse.* Voy. Savons. *Sulfate de potasse* (sel de Duobus). Purgatif (antilaiteux), 4-8 gr. Il a donné quelquefois lieu à des accidents. Inusité. *Tartrate borico-potassique* : (Crème de tartre soluble). Diurétique, 5 à 15 gr.; tempérant, contro-stimulant, purgatif, 15 à 45 gr. Rarement utilisé à cause de son acidité. *Tartrate (bi) de potasse.* (Tartre purifié. Crème de tartre.) Rarement administré à cause de son peu de solubilité dans l'eau. Diurétique, antiphlogistique, 2-4-10 gr., purgatif (peu irritant, mais peu énergique), 8-30 gr. Le bi-tartrate joue le rôle principal dans la **cure de raisins** (1), conseillée quelquefois contre la constipation chronique, la pléthore abdominale (congestion hépatique etc.), l'obésité, la goutte, la lithiase, le scorbut, etc. *Tartrate neutre* ou *tartrate soluble.* Altérant, 1 à 2 gr.; diurétique, 2 à 5 gr.; purgatif, 15 à 30. Saveur amère et désagréable. — Inusité. *Tartrate de potasse et de soude.* (Sel de Seignette). Très soluble et à peu près le seul sel de potasse employé comme purgatif : 15-40-60 gr. A petites doses, 1-2 gr., il est diurétique, altérant et contro-stimulant, comme les alcalins. *Tartrate d'antimoine et de potasse.* (Emétique.) Voy. Antimoine (tartrate d'antimoine et de potasse). Expectorant, vomitif, purgatif, contro-stimulant.

(1) On débute par 1/2 kil. ou 1 kil. de raisins; puis, on arrive à 1 kil. 1/2, 2 ou 4 kil., suivant qu'on désire obtenir un effet altérant, diurétique ou purgatif. (Trousseau et Pidoux.) Dans ce dernier cas, il faut éviter la diarrhée et se borner à 3 ou 4 selles molles. On interrompt la cure pendant la période menstruelle.

POUDRES. *P. de Capucins.* — Voy. Cévadille. *P. du Caucase.* Insecticide (pyrèthre). *P. de Dower* ou *d'ipécuanha opiacé* : nitre 40, sulfate de potasse 40, ipéca 10, extrait d'opium desséché 10 (rhumatisme, catarrhe, diarrhée). Un gramme renferme 0,10 d'opium sec, correspondant à 5 centigr. d'extrait environ et autant d'ipéca, 0,40 de sulfate de potasse, 0,40 de nitre. Cette poudre produit rarement du narcotisme. Dose : 0,50. *P. épilatoire.* Voy. Arsenic. *P. de Goa.* Voy. Araroba. *P. de lait.* Voy. Lait. *P. persane.* Insecticide (pyrèthre). *P. du duc de Portland.* Antigoutteuse. A pour base des toniques amers. *P. de St-Ange.* Sternutatoire (cabaret, ellébore). *P. de Swédiaur.* Employée contre les papillomes. Elle renferme de la sabine. *P. de Viande.* Voy. Viande. *P. de Vienne.* Voy. Caustiques (Alcalins).

POULS LENT PERMANENT. — Il a pour cause l'ischémie bulbaire; aussi, doit-on, pendant les crises, avoir recours aux vaso-dilatateurs : iodure de sodium, trinitine ou nitro-glycérine, nitrite d'amyle (Fernet).

POUX. — Voy. Phthiriase.

PRÉCIPITÉS. *P. blanc.* — Voy. Mercure (protochlorure). *P. jaune.* Voy. Mercure. *P. rouge.* Voy. Mercure (bioxyde).

PROPYLAMINE. — Voy. Ammoniaques composées.

PRURIGO. — Voy. Lichen. Phthiriase.

PRURIT généralisé. — Régime sévère (Voy. Eczéma). Traiter l'état général : nervosisme, arthritisme, modifications des humeurs et des émonctoires, diabète, arthritisme, maladies des organes génito-urinaires (reins, utérus), ictère, néphrite, etc. *Traitement interne.* Bromures; teinture de belladone II à XII gouttes; acide phénique, 0,20-0,60, en pilules de 5 à 10 centigr. (Brocq); antipyrine, quinine (en cas d'accès). *Traitement externe.* Douches chaudes à 35 à 38°, avec la pomme d'arrosoir, pendant 1 à 5 minutes (Brocq). Lotions avec de l'eau aussi chaude que possible, simple, vinaigrée, phéniquée (0,50 à 1 gr. pour 100) ou additionnée d'eau blanche, de sublimé 1/200 (Brocq), d'alcool camphré 1/4, d'éther 1/3 (Quinquaud), d'acide borique 10/1000. Pommades au naphtol 1/20, à l'acide phénique 1/50, à l'essence de menthe 0,50-1/50-60. Glycérine, glycérolé tartrique 1/20. Poudre d'amidon. Enveloppement dans de la tarlatane imbibée d'une faible solution des substances antiprurigineuses que nous venons d'indiquer et recouverte d'un tissu imperméable, ou enveloppement avec des emplâtres additionnés de ces substances. Emplâtres à l'huile de foie de morue pure, phéniquée ou naphtolée; emplâtres à l'ichthyol ou à la résorcine (Brocq). Bains vinaigrés (1 litre). Bains de sublimé (10-20 gr.). **Prurit hiemalis** (d'hiver). Il est probablement causé par l'arthritis (G. Thibierge). Eviter les variations de température. **Prurit sénile.** Il est souvent impossible de le faire disparaître. Bains de son, lavages avec de l'eau à 40°, phéniquée, 4/200 (Besnier). Saalfred a essayé l'usage du menthol 2,50/100. **Prurits localisés.** Traiter la maladie causale : dermatose, hémorroïdes, oxyures, ascarides (prurit anal), maladies des organes génito-urinaires (prurit scrotum et prurit vulvaire), glycosurie. Contre le prurit localisé, on emploiera les mêmes moyens que pour le prurit généralisé. S'ils échouent, on aura recours à la cautérisation avec une solution au nitrate d'argent 1/50 à 1/10; à l'occlusion (enveloppement, emplâtre); aux scarifications et même à l'ignipuncture. *Prurit anal.* Détruire les oxyures, les ascarides; traiter les hémorroïdes. Onctions grasses, avant les selles; irrigations chaudes, cataplasmes d'amidon, bains de siège; lotions avec de l'eau tiède additionnée d'acide borique 10/1000; mèches enduites de pommade belladonée, de cold cream à la cocaïne 5 gr. pour 100 (Grellety); suppositoires cocaïnés (2 à 5 centigr.), morphinés. *Prurit vulvaire.* Peut être idiopathique ou symptomatique. Outre le traitement de la cause (maladies des organes génito-urinaires, grossesse, diabète, oxyures) : sublimé 1-2 p. 1000, acide phénique, morphine 0,05/30 (Besnier). Baume du Pérou (Hufeland, Tansky) 4/50, coaltar saponiné 1/30. Bains de sublimé 10 gr., bains de gélatine (500 gr.). Solution de sublimé. Lotions vulvaires très chaudes (50°) avec un petit tampon imbibé d'une solution de cocaïne 1/10 (Brocq). *Prurit idiopathique.* Electricité, bains, hydrothérapie, bromure de potassium; quelquefois, résection des tissus où siège le prurit (Brocq).

PRUSSIATES. PRUSSIQUE (acide). — Voy. Cyaniques.

PSORIASIS. — Le traitement externe est le plus important. Il faut d'abord faire tomber les sqames : bains émollients ; enveloppements avec de la toile de caoutchouc très fine ; compresses de tarlatane imbibées d'eau de son tiède, glycérinée à 25 0/0, additionnée d'acide borique et recouvertes d'une toile imperméable (Besnier) ; savon noir ; pierre ponce ou savon mélangé à son poids de pierre ponce ; emplâtre de Vigo ou emplâtre rouge de Vidal ; onctions grasses Après le décapage, on aura recours aux préparations d'huile de cade, d'acide chrysophanique (le meilleur anti-psoriasique), d'acide pyrogallique, de naphtol, d'acide salicylique ou à certaines pommades mercurielles. *Huile de cade.* D'abord mitigée (huile, glycérolé d'amidon) 5 à 50 0/0 ; puis, pure. Elle a une odeur désagréable. *Acide pyrogallique* 3-10 0/0, en pommade, (traumaticine), collodion, épithèmes, Pour augmenter l'adhésion et limiter les effets de l'acide pyrogallique, on applique de la traumaticine après la solution suivante : acide pyrogallique 5-15 ; éther sulfurique 85 à 95. *Acide chrysophanique* (chrysarobine) (Balmano-Squire). Constitue le meilleur anti-psoriasique. On l'emploie aux mêmes doses (P. de Molènes) que l'acide pyrogallique et sous les mêmes formes. L'acide chysophanique est très irritant pour les yeux, tache le linge et colore en violet la peau saine, en jaune brun les ongles, les poils et les cheveux (E. Chatelain). On ne doit pas employer les acides pyrogallique et chysophanique sur le cuir chevelu et la face. Quand on les prescrit sur les parties glabres, il faut toujours procéder par applications fractionnées et successives et en surveiller les effets, car ils peuvent déterminer une irritation locale, quelquefois très vive, et des accidents toxiques. *Naphtol* 5-10-15 0/0, en pommade (surtout) et épithèmes ; 1-4 0/0, en solution alcoolique; 2 à 6 0/0, en savon. Le naphtol agit lentement, mais n'irrite pas, ne tache pas et n'est pas toxique. En raison de son innocuité, il convient dans les psoriasis très étendus. *Acide salicylique* 2 à 4 0/0. Insuffisant, si on l'emploie seul. *Mercure.* Pommades aux précipité blanc, rouge ou jaune.

L'acide phénique (2 à 3 0/0, en pommade) le thyol, le salol, le sulfate de zinc, l'ichthyol (10 0/0), l'anthrarobine (10 à 20 0/0), le calomel (3 0/0), l'aristol 5 à 10 0/0 (n'a pas donné les résultats espérés), le dermatol (5-10-15 0/0, le tuménol, l'hydroxylamine (irritant, toxique), l'hydracétine 10 0/0 (non irritant, mais extrêmement toxique), la benzine, le pétrole, etc. sont délaissés.

Traitement interne. L'iodure de potassium à hautes doses progressives, 3, 4, 10, 12 gr. et plus (C. Bœck, Haslund, Gutteling l'ont prescrit aux doses énormes de 5-20-30-50-57 gr.), est encore l'agent le plus actif de la médication interne, mais il faut qu'il soit bien supporté. Il semble que les formes arthropathiques du psoriasis soient particulièrement justiciables du traitement ioduré (Thibierge). — *L'arsenic* modifie moins la dermatose que l'état général. D'après Brocq, il ne convient que dans les psoriasis torpides. Liqueur de Fowler : VI à XII gouttes, progressivement. Liqueur de Pearson : dose double de la liqueur de Fowler. Pilules asiatiques : 2-6, progressivement. Granules de Dioscoride : acide arsénieux 0.10; mannite pure 4 gr.; miel Q S — 2 à 6 pilules par jour, progressivement.

Suivant les dispositions diathésiques, on prescrira l'arsenic (lymphatiques, anémiques), les alcalins, les ferrugineux. En cas de manifestation névropathique, les bromures, la valériane, les douches seront d'autant mieux indiqués que la dermatose peut être sous la dépendance d'une altération du système nerveux (1) (Thibierge) P. de Molènes propose d'essayer, dans certains cas, les injections de Brown-Séquard, comme dans les maladies nerveuses.

L'acide phénique, le mercure, l'antimoine, le soufre, le goudron, le copahu et les balsamiques, l'essence de térébenthine, la pilocarpine, l'huile phosphorée, l'acide chrysophanique (chrysarobine), la belladone, la teinture de maïs altéré, l'hura brasiliensis, le rhus radicans, le daphne mezereum, l'hydrocotyle, le jus de citron, le teinture de cantharides, le carbonate d'ammoniaque, l'extrait de corps thyroïde sont abandonnés (P. de Molènes).

Aucune médication, interne ou externe, ne peut empêcher le psoriasis de récidiver.

PSYLLIUM (Herbe aux puces. Plantago psyllium. Plantaginées). Les graines ont été, comme celles du lin, utilisées contre la constipation (15-45 gr.) et pour obtenir du mucilage (collyres).

PTARMIQUES. — Sternutatoires : migraine, accidents soporeux (Récamier).

PTYCHOTIS AJOWAN (Ombellifères). — Antiseptique, tonique, carminatif. Macération 10/100 : 25 à 50 gr. Huile de graines : 1 à 11 gouttes.

PULSATILLE. — Voy. Anémone.

PULVÉRISATIONS. — Il est peu probable que les liquides pulvérisés arrivent jusqu'à l'intérieur de la trachée; arrêtés par la contraction de la glotte, ils ne dépassent pas le larynx. Aussi, la pulvérisation, excellente pour la gorge, ne convient pas pour la trachée (Dujardin-Beaumetz. Cours professé à l'école pratique).

PUNAISIE. — Voy. Ozène.

(1) Parmi les théories pathogéniques du diabète, l'une attribue à cette dermatose une origineuse nerveuse, l'autre une origine parasitaire. Cette dernière n'est rien moins que prouvée (Thibierge).

PURGATIFS. — Médicaments qui facilitent et augmentent d'une manière notable les évacuations alvines, sans produire des symptômes d'empoisonnement.

D'après leur **composition**, Fonssagrives divise les purgatifs en *salins*, *salés*, *huileux*, *sucrés* et *résineux*.

Relativement à leur **action physiologique**, G. Sée les classe en : *excitants neuromusculaires* (café, belladone, tabac), *mécaniques*, *irritants*. A ce même point de vue, on les divise aussi en *dialytiques*, ou *osmotiques* (salins, sucrés), *mécaniques* ou *eccoprotiques* (graines de moutarde et de lin, charbon, huiles douces, huile de ricin), *irritants* ou *drastiques* (résines, huiles de croton et d'épurge, coloquinte). — Pour Vulpian, l'irritation (1) qui produit une excitation sécrétoire et une stimulation musculaire, joue un rôle prépondérant, sinon unique, dans l'action purgative.

On peut aussi, dans l'action des purgatifs salins, attribuer une part d'influence à la force osmotique (Berlioz).

D'après **l'intensité d'action** (Bouchardat), on range les purgatifs en : *forts* ou *drastiques* (huile de croton, aloès, coloquinte, gomme gutte, jalap, turbith, scammonée, podophylle, iridine, etc.) ; *moyens* ou *cathartiques* (magnésie et purgatifs salins, calomel, huile de ricin, rhubarbe, cascara, séné, nerprun) ; *doux* ou *laxatifs* ou minoratifs (graines de moutarde blanche, charbon, huile de ricin et huiles comestibles, purgatifs sucrés). Enfin, d'après la **nature des garde-robes**, on a encore distingué : des *cholagogues*, qui provoquent des selles bilieuses (podophylle, aloès, etc. Voy. Cholagogues) ; des *hydragogues*, qui produisent des selles séreuses (salins, drastiques), etc.,

Un même purgatif, le podophyllin, par exemple, peut produire des effets laxatifs ou drastiques, selon la quantité administrée, quantité qui influe sur son action cholagogue. Du reste, toute classification des purgatifs repose seulement sur la prédominance d'action (non exclusive d'autres effets) des différents purgatifs. La classification suivante, empruntée en grande partie à Dujardin-Beaumetz, ne doit pas être différemment interprétée.

1° Purgatifs qui augmentent la sécrétion intestinale, sans exagérer les mouvements péristaltiques : purgatifs salins, sucrés (miel, manne), végétaux non drastiques. 2° Purgatifs qui excitent la sécrétion et les mouvements de l'intestin : drastiques (activent surtout la sécrétion intestinale). Ce sont les purgatifs les plus énergiques : séné, convolvulacées purgatives (jalap, scammonée), gomme gutte, elaterium (le plus violent de tous les drastiques), croton tiglium. 3° Purgatifs exclusivement musculaires : strychnos, café, atropine. 4° Purgatifs mécaniques. L'abondance de leur résidu distend l'intestin et provoque des besoins d'expulsion ; ils agissent, en somme, par indigestion. Ce sont des laxatifs, pour la plupart : graines de lin et de moutarde blanche, charbon. L'huile de ricin et les huiles végétales comestibles (à hautes doses) purgent aussi par le même mécanisme. **Thérapeutique.** L'action évacuante (matières stercorales, bile, déchets organiques, toxines, aliments non digérés) n'est pas la seule qu'on recherche dans l'emploi des purgatifs : souvent, on utilise aussi leur action dérivative et spoliative. **Action exonératrice.** *Constipation.* Si elle est accidentelle : huile de ricin et purgatifs doux. Contre la constipation habituelle, on prescrit peu les purgatifs salins (1), qui laissent après eux de la constipation ; souvent, on préfère aux purgatifs (mécaniques — quelquefois drastiques, podophyllin, aloès, coloquinte) les simples lavements avec de l'eau froide. *Occlusion intestinale* (Voy. ce mot). Les purgatifs (drastiques) ne conviennent que dans les occlusions à marche lente, spécialement dans les obstructions fécales, par atonie du gros intestin (vieillards). Ils sont contre-indiqués dans l'étranglement interne, le volvulus, l'invagination et autres obstacles infranchissables (traitement chirurgical). *Embarras gastrique* : huile de ricin ou purgatifs salins. *Indigestion* : purgatifs doux. *Fièvre typhoïde.* La méthode évacuante (Louis, Larroque) prédispose à la perforation ; aussi, n'emploie-t-on plus guère les purgatifs que s'il y a constipation. M. Bouchard prescrit 15 gr. de sulfate de magnésie tous les 3 jours. *Diarrhée* (avec embarras gastrique) : purgatifs salins. *Dysenterie.* Sels neutres, dans les formes légères ; calomel, dans les formes graves (Manquat). Ne jamais prescrire de fortes doses, ni des premiers, ni du second. *Intoxication.* Dans l'empoisonnement par le phosphore, ne pas donner de purgatifs huileux (qui dissoudraient le phosphore). Dans l'intoxication saturnine, conseiller les cholagogues (eau-de-vie allemande etc.), la bile étant une des principales voies d'élimination du plomb (Osdo et Silbert) — (Manquat). *Urémie.* Les purgatifs constituent un moyen peu efficace, car ils n'enlèvent pas d'urée (Bouchard). *Obstruction biliaire* (Voy. Ictère) *Hépatite* (non consécutive à la dysenterie). Les purgatifs favorisent la circulation biliaire (1° calomel, 2° huile de ricin, séné, aloès) et empêchent la résorption des toxines. **Action dérivative.** Congestions : du cerveau (purgatifs salins — ou aloès et drastiques, suivant que la congestion est habituelle ou accidentelle) ; des yeux, des poumons, des reins (purgatifs salins), etc. L'aloès, qui congestionne l'utérus, ne sera employé chez les femmes que pour favoriser l'écoulement menstruel. **Action spoliative.** Par suite de la soustraction de liquide (comparée à une saignée blanche), les purgatifs activent la résorption des liquides extra-vasculaires et favorisent l'amaigrissement. *Hydropisies* (néphrites, affections cardiaques) : scammonée, jalap, eau-de-vie allemande. *Obésité* (surtout eaux minérales

(1) Les purgatifs, dit Vulpian, agissent en irritant la muqueuse : « l'excitation des extrémités périphériques des nerfs intestinaux centripètes est portée jusqu'aux ganglions nerveux thoraciques inférieurs et intra-abdominaux (ganglions mésentériques, des plexus solaires, des plexus de Mesmer et d'Auerbach), puis, se réfléchit, par les nerfs vaso-moteurs, sur les vaisseaux des parois intestinales et, par les nerfs sécréteurs, sur les éléments anatomiques de la membrane muqueuse, entre autres sur ceux des glandes de Lieberkühn » ; d'où, congestion de la muqueuse et sécrétion active.

Certains purgatifs irritent directement les parois intestinales et leurs ganglions ; d'autres, agissent par suite d'une action réflexe se produisant par l'intermédiaire des fibres gastriques des nerfs vagues, etc. (l'huile de croton produit son effet purgatif lorsqu'elle est encore dans l'estomac).

A fortes doses, les purgatifs violents peuvent déterminer des paraplégies (Hervier). Celles-ci doivent rentrer dans le cadre des paralysies d'origine périphérique (Berlioz).

(1) Les purgatifs salins les plus employés, sont le sulfate de magnésie, celui de soude et le citrate de magnésie.

purgatives. A la longue, les purgatifs amènent l'amaigrissement. **Contre-indication des purgatifs** (surtout salins et drastiques) : gastro-entérite, menstrues, métrorrhagie, grossesse, anémie très prononcée.

PURPURA (1). — Il peut être simple ou hémorragique, essentiel et primitif (maladie de Werlhoff), ou symptomatique (rhumatisme, fièvres éruptives, typhus exanthématique, fièvre jaune, mal de Bright, cirrhose hépatique, intoxications par le phosphore ou l'arsenic, emploi de préparations iodiques (Fournier), anémie pernicieuse, leucémie, myélite, névrites, névralgies, phlegmatia alba dolens, artérite, cardiopathies, hémophilies, cachexies). **Traitement.** Favoriser la circulation : par l'élévation du membre, dans le purpura des bras ; par le repos au lit (qui améliore beaucoup les malades) et un bandage compressif, lorsque le malade se lève, dans le purpura des membres inférieurs. Protéger les ecchymoses contre les chocs extérieurs. L'ergot de seigle doit être donné par l'estomac lorsque les malades ne vomissent pas, mais il faut éviter les injections sous-cutanées d'ergotine, qui peuvent être le point de départ d'hémorrhagies importantes dans le tissu cellulaire (Hutinel). On y joindra aussi l'usage des acides minéraux (eau de Rabel) ou végétaux (acide citrique) et du perchlorure de fer, qui agira sinon comme hématique, du moins comme tonique (Hutinel). — **Indications particulières relatives aux diverses variétés de purpura.** *Purpura exanthématique rhumathoïde* (Péliose rhumatismale). Repos au lit, salicylate de soude (douleurs musculaires), antipyrine 2-3 gr. *Purpura névropatique.* Traitement de l'altération nerveuse (névrite). *Purpura infectieux.* Antiseptie buccale et intestinale. Toniques (Kola, extrait de quinquina) ; sulfate de quinine (fièvre) ; hémostatiques (hémorragies) ; lait, pulpe de viande, vin, grogs. *Purpura toxique.* Supprimer la cause, médicament (iodure de potassium, chloral, quinine, acide salicylique) etc. *Purpura cachectique.* Combattre l'anémie. Les ferrugineux sont indiqués dans cette variété de purpura, comme dans les autres, mais leur efficacité n'est pas démontrée. (Albert Mathieu. — Dict. des sciences médicales).

PYÉLITE. Inflammation de la muqueuse des bassinets et des calices. *Prophylaxie.* N'employer que des sondes aseptiques et ne pas entreprendre d'opérations sur les voies urinaires quand les urines contiennent des bactéries. Dilatation ou section des rétrécissements de l'urèthre. *Traitement de la pyélite aiguë.* Saignées locales, ventouses, pointes de feu. Dérivatifs intestinaux : 3 fois par jour, une pilule contenant 0,25 de scammonée et 0,05 de calomel (A. Robin). Antisepsie des voies urinaires : bi-borate de soude 2 à 6 gr. (Terrier), acide benzoïque 1-3 gr. (dans un litre d'eau avec 100 gr. d'eau distillée de cannelle. A. Robin) *Pyélite chronique.* Balsamiques (copahu, tolu, goudron) : non toujours bien tolérés. Astringents : tannin, ratanhia. Eaux alcalines (si les urines sont chargées d'urates), sulfureuses. Eaux dites de « lavage » Contrexéville, Martigny. Révulsifs (pointes de feu). Contre les douleurs lombaires : révulsifs, pulvérisations de chlorure de méthyle, injections sous-cutanées de morphine, antipyrine. Contre les hématuries : astringents, seigle ergoté. Eviter le froid.

PYLÉPHLÉBITE. On désigne sous ce nom l'inflammation de la veine porte. Le traitement est celui de la cirrhose joint au traitement de la maladie causale (Vanlair).

PYOCTANINES (**pyocktanins, apyonines**). « Les couleurs d'aniline sont antiseptiques, surtout à l'égard du pus (pyoctanines) ; les violets et les jaunes sont les plus efficaces ». (L. Garnier). Stilling, Vortmann, O. Liebreich les considéraient même comme supérieurs au sublimé. (Bocquillon-Limousin). Le violet de méthyle ou violet de Paris (**pyoctanine bleue**) sert en chirurgie. Les jaunes (**auramine**) sont employés (0,50-1/1000) en oculistique (L. Garnier). La pyoctanine jaune est moins active que la bleue. Néanmoins on les emploie l'une et l'autre aux mêmes doses. Elles ne sont pas toxiques, mais colorent la peau. L'eau de javel ou la teinture de savon font disparaître les taches produites par ces médicaments. **Doses.** *Poudre.* Pure ou à 1-20/1000, sert à saupoudrer les plaies. *Pommade, coton, gaze :* 1-2 pour 100. *Solution :* 1-10 pour 1000. Injections (blennorrhagie) : 1/100. (Voy. Aniline).

(1) Pour la rédaction de cet article, nous nous sommes surtout inspirés de celui que M. A. Mathieu a fait paraître dans le Dictionnaire des sciences médicales.

PYONÉPHROSE. La ponction suffit rarement. Lorsque la pyélite se complique d'une poche formant une tumeur avec fièvre, douleur, pyurie : néphrotomie ou incision du rein. On ne pratiquera la nephrectomie (extirpation du rein) qu'en cas d'absolue nécessité ou si la nephrotomie a été insuffisante. (V. Widal).

PYRÈTHRE. *P. officinal* (Anthemis pyrethrum. Synanthérées-Afrique). — La racine (très irritante) est employée, en teinture, comme dentifrice, odondalgique. Les fleurs pulvérisées du *pyrèthre du Caucase* (pyrethrum carneum et pyrethrum roseum) sont parasiticides (punaises).

PYRIDINE. — Cette base prend naissance dans la fumée du tabac et la distillation sèche des matières organiques (os). Elle se présente sous l'aspect d'un liquide incolore, doué d'une odeur *sui generis*. Cet alcali diminue l'action réflexe de la moëlle et du bulbe et excite l'excrétion broncho-pulmonaire. On l'emploie, en inhalations, comme calmant, antispasmodique, expectorant, dans l'asthme, l'angine de poitrine : 4-5 gr., sur une soucoupe, au-dessus de laquelle le malade vient respirer, 3 fois par jour, pendant 20 à 30 minutes. L'action anti-asthmatique des cigarettes de datura, de belladone, de tabac, est attribuée à la pyridine contenue dans la fumée qu'elles dégagent.

PYRODINE. — Son principe actif est l'hydracétine. Antipyrétique, analgésique (migraine, etc.). Dose : 0,50-0,70. Mauvais médicament malgré sa puissance fébrifuge : détruit les globules.

PYROGALLIQUE (Acide) ou **PYROGALLOL** (Trioxybenzol). — Produit de la distillation sèche de l'acide gallique. Réducteur très énergique, en raison de son avidité pour l'oxygène. Ses propriétés antiseptiques sont contestables (Thibierge). On l'emploie surtout contre le psoriasis (comme efficacité, il doit être rangé immédiatement après l'acide chrysophanique), le pityriasis rubra pilaire, les eczémas secs rebelles, le lupus érythémateux (Thibierge), les chancres phagédéniques. — Cet acide est très toxique (par son avidité pour l'oxygène, il empêcherait l'hématose) : suspendre les applications quand les urines brunissent. — On doit aussi éviter l'usage du savon sur les parties soumises aux applications pyrogalliques (coloration noire). Solution : 5/50. Teinture alcoolique : 10/1000. Pommades : 5 à 10 0/0. Collodion : 15/50. Emplâtre (très irritant) : gomme ammoniaque, 20 ; cire jaune, 50 ; lanoline caoutchoutée, 50 ; colophane, 20 ; térébenthine de Venise, 50 ; acide pyrogallique, 120.

PYROSIS (Acidité des voies digestives). — La sensation de brûlure à l'épigastre est produite par la fermentation butyrique et surtout lactique des aliments. D'après Bourget (privat docent à la Faculté de Genève), on doit traiter la pyrosis non seulement par les eaux alcalines, la magnésie calcinée et la craie préparée, mais aussi par l'acide chlorhydrique, car la production de l'acide lactique est arrêtée, quand le liquide stomacal contient une proportion normale d'acide chlorhydrique (2 à 3 0/0). Sydney a préconisé, contre la pyrosis et le développement des gaz dans l'estomac, la glycérine, à la dose de 1,50 à 3 gr., dans du thé, du café ou de la limonade. *Régime*. Diminuer les aliments féculents, graisseux ou sucrés, ainsi que le vin, et même supprimer ce dernier.

PYROTHONIDE (Huile de papier). — Liquide empyreumatique et astringent, obtenu en faisant brûler des chiffons et qui a été employé en solution aqueuse, pour collyres et injections.

QUASSIA AMARA. — Amer pur, tonique, apéritif. Le quassia est utile contre l'atonie des organes digestifs (dyspepsies des vieillards, diarrhées non inflammatoires). Le quassia narcotise les organismes inférieurs (Nothnagel et Rossbach). Il a été employé contre les ascarides et entre encore dans la préparation du papier tue-mouches. Poudre, 0,50-1-2 gr. Extrait, 0,50-1 gr. (Deschamps). Macération, 5-10/1000 (à boire par verres). Teinture (à 1/5), 2-10 gr. (Jeanne). Vin, 30/1000. — *Quassine amorphe* : 0,025-0,05-0,10, en pilules. Ne pas arriver immédiatement aux doses fortes. La quassine cristallisée serait 10 fois plus active que l'amorphe ; elle ne doit pas être administrée au-dessus de 0,02.

QUEBRACHO BLANC (Aspidosperma quebracho. Apocynées). — Son action se rapproche de celle de l'acide cyanhydrique et de la morphine. Il paraît abaisser l'excitabilité du centre respiratoire, atténue la sensation de malaise résultant d'une hématose insuffisante et produit une tendance au sommeil. On l'a surtout employé contre les dyspnées essentielles, l'asthme convulsif, l'emphysème : son action paralysante combat le spasme des canaux aérifères ou des muscles respirateurs. Poudre : 0,30-0,50. Décoction : 1/20. Teinture ou extrait : 0,50-4 gr. *Aspidospermine* : 0,05-0,15.

QUILLAYA SAPONARIA (Ecorce de Panama). — Succédané du polygala. Il contient de la saponine et jouit de propriétés émulsives.

QUININE. — Voy. Quinquina.

QUINOIDINE. — Voy. Quinquina.

QUINOLINE. (Chinoline, quinoléine). — Base liquide extraite des goudrons de houille. Antiseptique, antithermique (J. Donath). Solution 1-5 : 1.000, en badigeonnages, dans la diphtérie, — Le tartrate a été employé : en poudre, pour les pansements ; en injections 1/500, contre la blennorrhagie.

QUINQUINA. — Ecorce de divers arbres du genre cinchona ou quinquina.— Rubiacées.— Le quinquina contient des sels de quinine, de la cinchonine, du tannin, etc. L'écorce des jeunes branches donne le quinquina gris ; celle des branches moyennes, le quinquina jaune ; celle des grosses branches, le quinquina rouge. Le quinquina gris (officinalis) est celui qui renferme le moins de quinine (Réveil) ; il contient surtout de la cinchonine et du tannin. Le quinquina jaune (calisaya) est celui qui contient le plus de quinine : 28-31 p. 1000. Le quinquina rouge (succirubra) renferme une quantité faible et à peu près égale des deux alcaloïdes : 8-10 pour 1000. Il est très riche en tannin. **Usages externes**. A l'extérieur, on emploie le quinquina en poudre ou en décoction (15 à 30 gr. p. 200) : comme antiseptique, astringent, sur les plaies fétides ou gangréneuses ; comme dentifrice (mêlé à du charbon), dans les gingivites (1). **Usages internes** Le quinquina est fébrifuge par excellence et antiseptique; mais il est, de plus, tonique, astringent (tannin); aussi, ses alcaloïdes ne peuvent-ils toujours le remplacer. Il convient dans les cachexies paludéennes, les anémies, les convalescences, la dysenterie, l'adynamie de la pneumonie et des fièvres éruptives. *Poudre de quinquina jaune* (fébrifuge) 6 à 30 gr. *Extraits alcooliques* (résineux). Contiennent les résines et plus d'alcaloïdes que les extraits aqueux. Ces derniers sont simplement toniques. *Quinium*. Extrait alcoolique purifié avec la chaux. Il contient, outre les substances résineuses, la presque totalité des alcaloïdes du quinquina. Dose : moitié moindre que celle des extraits précédents, 0,50-2-3 gr, *Teinture*. 10 gr. = 2 gr. de quinquina. *Vin*. Calisaya 30/1000 ou quinquina gris (le plus employé pour cet usage) 60/1000. C'est après le repas que le vin de quinquina est le mieux toléré. *Sirop* (enfants) 20 gr. = 0,20 d'extrait de quinquina. *Tisane* : quinquina gris, 15 à 20 p. 1000. Tonique. *Pilules* : extrait mou 0,25 ; poudre Q. S. Toniques. *Potion tonique* : extrait mou 2-4 gr. ; eau distillée de cannelle 120 gr., sirop d'écorce d'oranges 30. **Quinine** Action antiseptique. D'après Manquat, l'action toxique de la quinine est nulle sur les spores végétales, faible sur les bactéries vivantes, énergique vis-à-vis des infusoires, hématozoaires du paludisme, etc. *Absorption*. En nature ou à l'état de chlorhydrate. *Elimination*. Principalement par l'urine. *Toxicité*. Monneret a prescrit jusqu'à 8 gr. de sulfate de quinine ; en revanche, Trousseau et Pidoux ont observé du délire avec des doses de 3 gr. et même de 1,25 ; en réalité, la dose de 3 gr. ne présente aucun danger (Laveran), mais constitue à peu près la dose maxima (Manquat). *Action locale*. Irritante (vomissements, gastralgie — quelquefois diarrhée, mais plus souvent, constipation). *Sang*. Le ralentissement des oxydations (antipyrèse) a été attribué à une diminution de la capacité respiratoire du sang. Hayem a toujours trouvé cette capacité normale. Hayem met aussi en doute la perte des mouvements amiboïdes des globules blancs et la suppression de leur diapédèse à travers les parois vasculaires, suppression qui empêcherait la suppuration. *Système nerveux*. Avec 1 ou 2 gr., bourdonnements, troubles de la vue, vertiges, titubations (ivresse qui-

(1) Le quinquina gris est surtout administré comme tonique ; le jaune, comme fébrifuge ; le rouge, comme astringent et principalement à l'extérieur (dentifrice, etc.). Du reste, on n'emploie plus guère la poudre de quinquina comme fébrifuge ; on lui préfère le sulfate de quinine, etc.

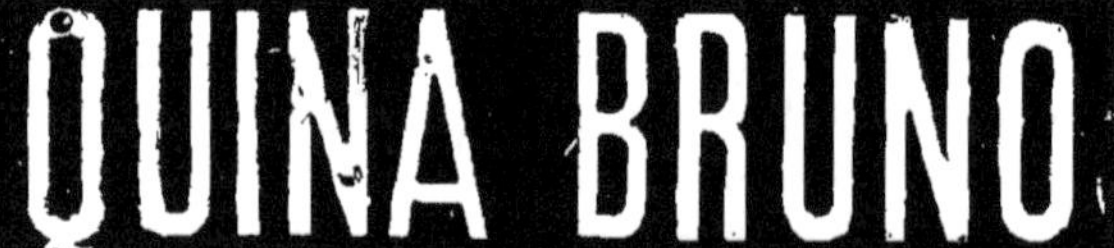

nique). Avec 2-4 gr. délire, diminution de la sensibilité tactile et de l'excitabilité réflexe (d'après Nothnagel et Rossbach, les convulsions tétaniques de la strychnine peuvent être empêchées par la quinine), assoupissement. Au-dessus de 4 gr., collapsus. *Cœur et circulation.* Les faibles doses, 0,30-0,60, augmentent la pression artérielle (vaso-contriction). Les fortes doses, 1-4 gr., ralentissent le cœur et abaissent la pression sanguine. Les doses toxique produisent l'arrêt du cœur, en diastole (Briquet), par paralysie des ganglions auto-moteurs et affaiblissement du muscle cardiaque lui-même (Lewitzhy, Eulenbrerg). Le ralentissement se produit même après la section du pneumo-gastrique. La vaso-dilatation a pour cause la paralysie des nerfs vasculaires et du centre vaso-moteur (Scroff). *Nutrition.* Diminution du pouvoir oxydant du sang (Binz), ralentissement des combustions organiques. *Température.* Il faut toujours une forte dose pour produire un abaissement notable de la température. Celui-ci est peu sensible dans la fièvre typhoïde; il se produit surtout dans les fièvres telluriques. **Thérapeutique.** Dans le paludisme, la quinine exerce une action spécifique et antiseptique sur les hématozoaires, cause de la maladie. Dans la fièvre typhoïde, (1) elle agit comme parasiticide, antithermique et prévient aussi les accidents ataxiques (Berlioz). Dans la scepticémie et l'infection purulente, elle paralyserait les leucolytes et diminuerait la suppuration. Dans la pneumonie, l'érysipèle, elle n'a pas d'action sur l'hyperthermie. Dans le rhumatisme articulaire aigu, elle est inférieure au salicylate et à l'antipyrine. Elle est utile dans la grippe, les névralgies (calmant), la coqueluche, le vertige de Ménière (qu'elle exaspère d'abord), la leucocythémie (diminution des globules blancs). *Sulfate de quinine*, 0,05-0,10. (Stimulant) 1-2 gr. (fébrifuge, calmant). Pilules : sulfate de quinine 1 gr. ; acide sulfurique pur, IV gouttes ; miel Q. S. Faire des pilules de 0,18. On ajoute de l'acide sulfurique, parce que le sulfate neutre est peu soluble. L'antipyrine favorise aussi la dissolution : on peut dissoudre 1 gr. de sulfate de quinine dans 2 gr. d'eau distillée en ajoutant 0,50 d'antipyrine. — Injections hypodermiques: Voy. Paludisme (fièvres perni ieuses) — Le *nitrate*, le *citrate*, le *tartrate*, le *chlorhydrate*, l'*hydroferrocyanate*, le *salicylate*, le *bromhydrate*, le *sulfate acide* de quinine jouissent de propriétés analogues au sulfate et s'emploient sous les mêmes formes et aux mêmes doses (Bouchardat). Le chlorhydrate est plus soluble et renferme plus de quinine. **Cinchonine, Cinchonidine, Quinidine.** La cinchonine, la cinchonidine, la quinidine, succédanés de la quinine, sont, avec la quinine, les 4 principaux alcaloïdes du quinquina.—La quinine, en injections sous-cutanées, provoque de la stupeur, tandis que la *cinchonine*, à doses relativement faibles, fait apparaître de véritables attaques épileptiformes. Laborde a proposé la cinchonine comme succédané de la strychnine. La cinchonine est moins toxique que cette dernière. La *cinchonidine*, la *quinidine* sont aussi des convulsivants. Elles sont plus toxiques que la quinine, car, outre le ralentissement progressif des contractions cardiaques, elles produisent des intermittences et des phénomènes d'arrêt (Laborde et J. Simon). Le *sulfate de cinchonine* ne donnerait pas lieu à l'hémoglobinurie et devrait, d'après Pampoukis, être substitué au sulfate de quinine, chez les malades sujets à cet accident. **Quinoïdine.** C'est un mélange de quinine, de cinchonine et de matière résineuse, retiré des eaux-mères du sulfate de quinine.

(1) A dose massive, elle peut favoriser la mort subite (Laborde, J, Simon).

RACHITISME. — Les troubles digestifs jouent un rôle capital dans la pathogénie du rachitisme : ils empêchent l'assimilation de la chaux ou favorisent sa désassimilation (G. Lyon). — Avant tout, il faut donc surveiller l'alimentation et l'approprier à l'âge des enfants : elle doit être suffisante, mais non trop substantielle, ni prematurée. Le régime lacté prolongé est préférable à toute autre alimentation. On donnera une bonne nourrice aux très jeunes enfants et on ne les sevrera que très tard. — On recommandera la vie au grand air et à la lumière et surtout le séjour au bord de la mer. On devra éviter avec soin l'humidité et le froid. **Traitement pharmaceutique.** Bien que l'assimilation des *préparations phosphatées* soit contestée, la plupart des auteurs les conseillent : phosphate de chaux (0,25-1 gr.), chlorhydro-phosphate de chaux, sirops à base de lactophosphate de chaux (1 à 3 cuillerées à café par jour), lait (1) phosphaté (obtenu en soumettant des vaches à un régime spécial), eau de chaux (combat l'acidité intestinale et aide à la digestion de la caséine du lait, comme les alcalins. Parrot). Kassowitz a préco-

(1) On trouve aujourd'hui, dans le commerce, des laits naturellement phosphatés, contenant 5 à 7 gr. de phosphate de chaux par litre, au lieu de 1,5 à 2 gr. chiffre habituel (Comby).

Au-dessous de 1 an, se borner au lait phosphaté (Comby). Au-dessus de cet âge, essayer avec prudence l'huile de foie de morue et le phosphore (Comby). A partir de 2 ans : aliments riches en phosphates, cervelle (Bouchard), œufs, bouillies, purées de légumes secs et surtout de haricots (G. Lyon).

nisé le *phosphore*. Comby pense que l'*huile de foie de morue* (très utile dans le rachitisme), dans laquelle on a administré le phosphore, a peut-être eu une large part dans les résultats observés. Kassowitz ne dépasse pas 1/2 à 1 milligr. par jour; Schwechten, 1/2 milligr. La formule la plus commode est la suivante : phosphore 0,01 ; huile de foie de morue 100 gr. — 1 à 2 cuillerées à café par jour. En cas de syphilis, traitement spécifique. **Balnéothérapie.** Bains excitants, bains de mer, bains salés (1 kilogr. de sel gris — le même peut servir plusieurs fois), bains de sable chaud, bains sulfureux. **Electrothérapie.** Galvanisation de la colonne vertébrale (Tedeschi, Sagretti Claudio). Galvanisation ou faradisation de certains muscles atrophiés et semi-paralysés. **Massage** des tissus péri-articulaires pour combattre l'atrophie musculaire. **Traitement des déviations.** Pour éviter les déformations, on recommandera le repos au lit, pendant la période de ramollissement des os (Lannelongue) : plus tard, pendant celle de consolidation, on promènera les enfants dans une voiture ou sur les bras ; enfin, on arrivera progressivement aux mouvements actifs. La gymnastique de Ling convient pour atteindre ce dernier but. *Traitement chirurgical.* Une fois la maladie en décroissance (période de réparation), on peut opérer sous le chloroforme la réduction manuelle (chez les très jeunes enfants) ou recourir aux moyens mécaniques pour redresser les déviations. Les moyens contentifs et les appareils orthopédiques (1) nécessitent beaucoup de surveillance, car ils peuvent, pendant la période d'état, amener des troubles circulatoires ou des eschares. Pour obtenir le redressement, dans les déformations anciennes, on emploiera l'ostéoclasie (rupture, soit des os, soit des épiphyses) ou l'ostéotomie (ostéotomie cunéiforme dans les courbures à petit rayon — ostéotomies linéaires multiples dans les courbures à long rayon) (Plicque).

RAGE. — Mettre en observation les chiens suspects et enfermer ceux qui sont errants; abattre ceux qui ont été mordus par un chien enragé. **Traitement préventif ou abortif.** Ne pas tuer l'animal qui a fait la morsure, mais l'enfermer et le placer en observation : 1° **Traitement local.** Pour entraver l'absorption, on doit, sans perdre de temps, recourir aux moyens suivants : ligature au-dessus de la plaie, débridement (et même excision), expression, lavage

(1) Comby est peu partisan de ces appareils : ils réussissent rarement, dit-il, et, de plus, la fatigue que leur poids impose aux enfants doit les faire écarter. Toutefois, pour la scoliose rachitique, Comby, outre la gymnastique suédoise, conseille un corset orthopédique.

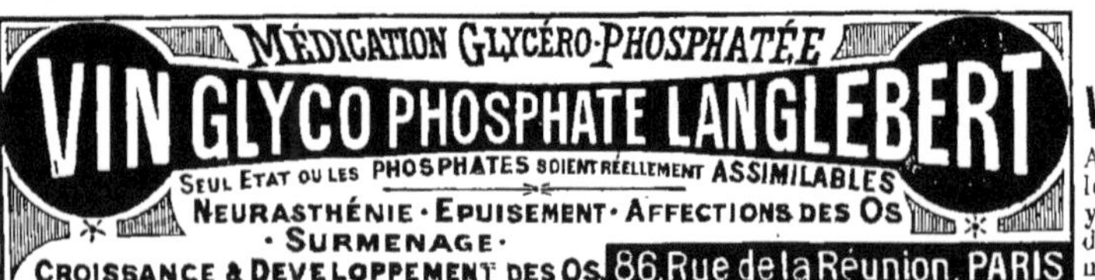

(au besoin avec de l'urine), cautérisation immédiate et énergique avec le thermo-cautère ou le fer rougi à blanc. A défaut de fer rouge, on se servira du beurre d'antimoine, du chlorure de zinc, des acides sulfurique ou nitrique. Si la cautérisation était impossible, on ferait des lavages avec l'eau bouillie saturée d'iode, qui est supportée même par l'œil (Galtier). 2° En dehors du traitement local, le seul traitement préventif consiste en inoculations, suivant la *méthode de Pasteur* (vaccination pastorienne), pratiquées d'une manière plus ou moins intensive, selon la gravité des morsures. Ces inoculations s'imposent surtout si l'on est certain que l'animal, cause des morsures, était atteint de la rage (1). Pasteur a perfectionné sa première méthode : au lieu de se servir de virus-vaccins atténués (singes) ou renforcés (lapins), par leur passage dans diverses séries animales, il emploie maintenant des moëlles de lapin desséchées (à 23°, dans des flacons stérilisés) dont la virulence est en proportion inverse de l'état de dessiccation. Il pratique des inoculations avec des moëlles de plus en plus virulentes. La méthode de Pasteur n'est pas infaillible (2), mais ce n'est pas une raison pour l'accuser non seulement d'inefficacité, mais encore de donner la rage. Les très rares sujets qui meurent de cette maladie, après le traitement pastorien, sont des sujets mordus : qu'y a-t-il donc d'étonnant à ce qu'ils succombent aux atteintes d'un mal pour lequel ils sont venus se faire inoculer? Leur mort prouve que la méthode n'est pas infaillible, mais non qu'elle est dangereuse. Dit-on que la quinine provoque les accès de fièvre qu'elle a été impuissante à empêcher? Ce qu'il y de certain, c'est qu'aucun des élèves de Pasteur, qui se sont soumis à la vaccination antirabique (pour se mettre à l'abri d'éventualités de laboratoire), n'ont eu d'accidents. Les sudorifiques, les purgatifs, les sialagogues, les diurétiques, etc., sont des moyens illusoires. Le sujet mordu devra avoir une excellente hygiène et on évitera toute allusion à son accident.

Traitement tardif. La rage confirmée se compose : 1° d'une phase convulsive, qui dure 1, 2, 3 jours; 2° d'une phase paralytique et asphyxique, d'une durée de quelques heures. Le traitement ne peut être que palliatif. Il consiste à éviter toute excitation (courants d'air, objets brillants) et à atténuer les symptômes les plus pénibles, spasmes douloureux, angoisses : morphine (5-10 centigr.), en injections sous-cutanées; chloral, à hautes doses, en lavements (on a pu aller jusqu'à 20 gr. de chloral). Les courants continus (un pôle sur la nuque, l'autre à la plante des pieds) suspendent momentanément le spasme (Mennesson). On a aussi conseillé la faradisation le long de la colonne vertébrale.

Si l'on pouvait intervenir tout à fait au début des accidents, peut-être réussirait-on, dans quelques cas, à empêcher l'évolution de la maladie, par une nouvelle série d'inoculations (Delpeuch).

RAIFORT SAUVAGE (Cochlearia armorica. Crucifères). — Racine. Rubéfiant, antiscorbutique,

RAISINS (**cure de**). — Voy. Potassium.

RAISINS SECS DE CORINTHE. — Voy. Fruits pectoraux.

RAMIE (Bochmeria nivea. Urticacées). — Coupard a proposé la blousse de ramie pour les pansements. Elle est plus légère que la ouate, absorbe 3 fois plus d'eau et ne coûte que le 1/3.

RATANHIA (Krameria triandra). — Les racines sont moins astringentes que l'écorce du chêne. Infusion 10-20/1000. Extrait 2-4 gr. Teinture 5-20 gr. Sirop (20 gr. = 0,50 d'extrait).

RÉDUCTEURS (désoxydants). — Ce sont des agents qui, d'après Unna, ont la propriété de soustraire de l'oxygène aux tissus cutanés. Tels sont : l'ichthyol, la résorcine, la chrysarobine, l'acide pyrogallique, le goudron, les sulfureux, le sucre. Le premier effet de la soustraction de l'oxygène sur la peau, consiste en une kératinisation de l'épithélium, un épaississement de la couche cornée de l'épiderme. En même temps, les agents réducteurs diminuent le volume des vaisseaux cutanés (Unna), Puis, si l'action est plus intense, elle aboutit à la formation de vésicules, de bulles, par mortification des cellules épineuses ou dentées de l'épiderme (Manquat).

REFRIGÉRANTS. — Voy. Anesthésie locale. Froid.

RÉGIMES. — Voy. Albuminurie, Constipation, Diabète, Diarrhée, Dyspepsie et maladies de l'estomac, Entérite, Goutte, Gravelle, Lait (régime lacté), Obésité, etc.

RÉGLISSE (Glycirrhiza glabra. Legum). — La racine et le rhizome, qui contiennent un sucre non cristallisable appelé *glycirrhizine*, sont très employés en tisane émolliente, délayante et pour édulcorer certaines boissons. On peut remplacer la réglisse par 0,50 de glycirrhizine ammoniacale (Codex). Dans la confection des pilules, la poudre de réglisse est employée comme excipient. Avec l'extrait sec, on prépare une pâte noire et une pâte brune, remèdes populaires contre les bronchites. La pâte brune contient environ 2 centigr. d'extrait d'opium pour 100 gr. (Codex).

REIN MOBILE. — Eviter les secousses. Appareils contentifs (ceinture à pelote, bandage à ressort) : généralement inefficaces. Repos au lit, dans les moments de crises douloureuses. *Traitement chirurgical.* Néphrorrhaphie (fixation du rein). — Néphrectomie (extirpation), si le rein est irréductible, altéré ou douloureux après sa réduction.

REINE DES PRÉS. — Voy. Ulmaire

RENONCULES. — Généralement âcres et irritantes (rubéfiantes et vésicantes). Elles produisent, si elles sont administrées intérieurement, des nausées, des vomissements, de la diarrhée.

RÉSINES. — Composés ternaires (peu oxygénés, mais riches en carbone et en hydrogène) qui, pour la plupart, exsudent d'un grand nombre de végétaux et qui se distinguent des gommes par leur fusibilité. Ils préexistent à l'état de térébenthine dans les plantes, où ils sont maintenus à l'état liquide par des essences. Lorsque ces composés sont exposés à l'air, leurs essences s'évaporent, s'épaississent et, le plus souvent, ils se solidifient. En somme, les résines résultent de l'oxydation des essences. La plupart des résines sont des acides faibles ou des anhydrides d'acides et peuvent se combiner aux alcalis en formant des savons dits de résine. — Les résines où domine l'essence restent fluides et portent le nom de *térébenthines* (térébenthine ou baume de copahu, térébenthine de Venise, etc.); celles qui renferment de l'acide benzoïque ou cinnamique, sont désignées sous le nom de *baumes*; celles qui sont mélangées de suc gommeux, constituent les *gommes résines*. — Certaines résines comme le succin, le bitume, la hachettine, l'ozokérite sont fossiles et proviennent de végétaux disparus; d'autres, sont extraites de substances végétales, par différents procédés de laboratoire (résine de jalap, etc.). Les résines ne forment pas un groupe bien naturel et leurs propriétés varient avec leur composition (J.-L. Soubeiran). Les résines possèdent généralement des propriétés stimulantes; quelques-unes sont irritantes (caustiques), purgatives (E. Ferrand). D'après Manquat, les résines des coni-

(1) La virulence du bulbe d'un animal ou d'un homme morts de la rage, constitue un moyen de diagnostic.

(2) La mortalité est 11 fois plus élevée chez les sujets non inoculés. Aussitôt qu'on aura acquis la certitude que le chien était enragé, les malades devront être envoyés à l'Institut Pasteur, rue Dutot, 21, à Paris. Leur séjour à l'Institut sera de 15 à 20 jours.

fères et des végétaux qui fournissent les baumes semblent agir localement à la façon des astringents; on les considère comme des vaso-constricteurs (sang-dragon).

RÉSINOL. — Voy. Rétinol.

RÉSOLUTIFS (moyens). — Favorisent la disparition graduelle des engorgements, c'est-à-dire la résorption des matières liquides ou solides infiltrées dans les tissus. Les uns agissent en combattant la cause de l'engorgement, inflammation, infection (antiphlogistiques, émollients, révulsifs, astringents et parasiticides. — Voy. Altérants); d'autres, en diminuant la plasticité du sang (alcalins); d'autres, en activant la circulation, l'absorption locale ou générale, la dénutrition : excitants, iodure de potassium, diurétiques, purgatifs et dérivatifs, massage, compression, position du membre.

RÉSORCINE ou **résorcin** (meta-dioxybenzol). — Phénol diatomique, dérivé du benzol. La résorcine est antiseptique et antithermique comme les acides phénique et salicylique, dont elle a les propriétés affaiblies. Elle est inodore, très soluble, très peu caustique, moins toxique que l'acide phénique. La résorcine est un poison bulbaire, un convulsivant éclamptique comme l'acide phénique, mais non tétanique comme la strychnine : 6 gr. constituent un maximum qu'on ne dépasse pas sans produire des effets toxiques (H. Provost). *Usages externes.* On emploie la résorcine comme antiseptique : en poudre ou en solution, 2-5/100, pour le pansement des plaies, du chancre mou (Leblond, Fissiaux); en collyre, 1 1/2 0/0, contre la conjonctivite catarrhale (E. Labbée); en pulvérisations, 1 à 2 0/0, contre la coqueluche (Moncorvo); en injections uréthrales, vaginales ou rectales, 1-3/100, contre la blennorrhagie; en pommade, solution glycérique, 1-2-1/20, contre l'eczéma. Les propriétés légèrement caustiques de la résorcine, qui ne s'exercent guère sur la peau saine, ont été utilisées contre les hyperplasies telles que les condylomes (solution à 4-6/100), les cancroïdes (pommade à parties égales). La résorcine a l'avantage d'être peu douloureuse et de produire une anesthésie locale. Elle paraît inférieure à l'iodoforme (Bardet et Egasse).

RÉSORCINOL (Bielaiew). — Obtenu en chauffant parties égales de résorcine et d'iodoforme. Antiseptique, antiprurigineux. En nature, sur les plaies gangréneuse; en pommade, 2-4/30, sur les chancres, les ulcères, la gale, le psoriasis, l'eczéma.

RÉTENTION D'URINE. — Cathétérisme évacuateur avec toutes les précautions antiseptiques (surtout chez les prostatiques (1) ou le cathétérisme peut donner lieu à des accidents très graves). L'évacuation de la vessie devra être faite lentement (aucune pression sur la région hypogastrique) et jamais totalement (Bouilly) En cas d'échec : ponction capillaire hypogastrique (à 1 ou 2 centimètres du pubis, sur la ligne médiane), de préférence avec l'aiguille n° 1 (Dieulafoy). L'opération peut être répétée tous les jours et pendant longtemps, sans inconvénients (Dieulafoy). Traitement causal : sangsues au périnée, bains chauds, cataplasmes émollients dans la rétention congestive; bougie fine à demeure et au besoin uréthrotomie interne, chez les rétrécis (Bouilly), etc.; moyens appropriés dans les cas de calcul ou de corps étranger, d'hypertrophie de la prostate, d'atonie vésicale, de spasme sphinctérien.

(1) En cas de rétention chez les prostatiques, abandonner dans la vessie une petite quantité d'un antiseptique (solution boriquée à 5 p. 100, etc.) et, en plus, s'il y a déjà infection, 0,50 d'iodoforme (Desnos). A cause de la gravité du cathétérisme dans ces cas, Poncet préfère pratiquer et maintenir ouverte une boutonnière hypogastrique (cystostomie).

RÉTINOL OU ROSINOL. — Huile obtenue par distillation de la colophane. Elle contient du crésylol, de l'acide crésylique, de l'acide phénique, de la créosote et ses dérivés pyrogénés. Propriétés des balsamiques : antiseptiques, toniques (Gautrelet). A l'extérieur : en applications, injections, etc. A l'intérieur : 4 à 6 gr. en capsules de 0,50, comme antiseptique (fièvres putrides, cancer, ulcère stomacal) et anticatarrhal (bronchites, catarrhe vésical).

RÉTRÉCISSEMENTS. R. aortique, R. mitral. — Voy. Endocardite chronique. **R. Œsophagien.** *Traitement général* : en cas de rétrécissement syphilitique (mercure, iodure de potassium) et de rétrécissement spasmodique. *Traitement chirurgical.* Dilatation graduelle, au moyen de sondes ou de bougies à olives, dans le cas de rétrécissements spasmodiques ou cicatriciels. Contre ces derniers, on pourra aussi employer l'électrolyse et au besoin l'*œsophagotomie*, après laquelle on introduit une sonde pour le passage des aliments. L'œsophagotomie externe est une opération grave, contrairement à l'interne. Dans les cas de rétrécissements infranchissables, on peut tenter la *gastrotomie*, mais mieux vaut nourrir le malade avec la sonde œsophagienne à demeure, lorsqu'on peut la passer et la maintenir sans trop de violence ni de douleur. Quand l'introduction de la sonde devient impossible, on a recours aux lavements alimentaires. **R. de l'urèthre** (Desnos). — La dilatation progressive constitue la méthode de choix. Lorsqu'elle sera contre-indiquée (par la résistance de l'orifice, une urétrite, une cystite ou des accès de fièvre survenant après chaque dilatation), on aura recours à l'uréthrotomie interne. L'uréthrotomie externe convient dans les rétrécissements infranchissables, ou très durs, très étroits, récidivant facilement ou compliqués de fistules. M. Desnos n'est pas partisan de l'électrolyse (courants continus) : après l'électrolyse linéaire, les récidives sont rapides et le nouveau tissu se prête mal à la dilatation ultérieure; l'électrolyse lente (Newmann) exige un temps très long (3 à 10 mois).

RÉVULSIFS. — Aujourd'hui, on appelle révulsifs, les agents qui, pour décharger la partie primitivement irritée, stimulent, en d'autres points, l'activité organique, jusqu'à y développer parfois une lésion artificielle plus énergique, mais moins dangereuse que la lésion primitive. Le type des révulsifs est le séton. Le mot de *dérivatifs* s'applique aux moyens qui agissent par simple spoliation. Les émissions sanguines, les purgatifs, les vomitifs, les diaphorétiques, sont les principaux moyens de dérivation.

Tous les révulsifs n'agissent que d'une façon réflexe, en provoquant sur un point du corps une action morbide, dont le retentissement lointain exerce une action favorable sur une lésion éloignée (Bouchut) (1). Ce sont surtout les réflexes cardio-vasculaires qui paraissent jouer le plus grand rôle dans la révulsion (Hayem). Il y a, en même temps, anémie des parties profondes (Zuelzer), ralentissement du cœur et de la respiration (une douleur vive peut occasionner une syncope et un état asphyxique), abaissement de la température intérieure. D'après l'intensité de leur action, on divise les révulsifs en rubéfiants, vésicants et caustiques. Les *rubéfiants* produisent seulement de l'érythème ou des papules (certains produiraient la

(1) Il y a des points sympathiques, comme le prouve le transfert, dans la métallothérapie.

vésication, si l'application était prolongée): chaleur, froid, (chlorure de méthyle), frictions, emplâtres de poix de Bourgogne, moutarde, liniments ammoniacaux, ventouses sèches, pinceaux électriques. Ils conviennent contre les congestions au début, les douleurs rhumatismales erratiques ; ils peuvent aussi réveiller l'action du cœur dans la syncope, l'asphyxie. Les *vésicants* ou *épispastiques* déterminent des phlyctènes : calorique (marteau de Mayor, eau bouillante), ammoniaque, vésicatoires cantharidés, thapsia, huile de croton, tartre stibié. Les vésicants conviennent pour obtenir une irritation prolongée, dériver le sang, supprimer la douleur ou favoriser la résolution dans les bronchites, la pleurésie, la pneumonie et les inflammations des séreuses (quand la fièvre est tombée), arthrites, hydropisies, névrites. *Caustiques.* Ils détruisent les tissus sur lesquels on les applique : caustiques chimiques, fer rouge, thermocautère, moxas. Voy. Caustiques.

RHAMNUS. — *R. alaternus.* Antilaiteux. *R. purshiana.* Voyez Cascara sagrada.

RHINACANTUS COMMUNIS (Acanthacées). — Vermifuge, antiseptique, succédané de l'acide chrysophanique.

RHINITE. — Voy. Coryza.

RHUBARBE (Rheum officinale. Polygonacées). — Tonique, 0.30-0,60, purgative, 2-5 gr. Elle colore les urines en jaune verdâtre. La propriété purgative est due à l'*acide cathartique*; la propriété colorante, à l'acide *chrysophanique* ou *rhubarbarine* (elle existe en trop faible proportion pour produire une action laxative); les effets eupeptiques et toniques, à un principe amer. L'extrait aqueux se donne aux doses de la poudre; l'extrait alcoolique à dose moitié moindre. La rhubarbe convient surtout contre la dyspepsie avec constipation et acrinie. **Sirop de rhubarbe ou de chicorée composé** (20 gr. = 88 centigr. de rhubarbe). Dose : 10-40 gr. Ce sirop est très employé pour purger les enfants : une cuillerée à café 2 ou 3 fois par jour (Bouchardat).

RHUMATISME ARTICULAIRE AIGU. — La médication salicylée (antiseptique (1), analgésique, antithermique) peut être considérée comme spécifique du rhumatisme articulaire *aigu* (Maclagan, Bristowe, Senator). Le salicylate de soude est, à juste titre, la plus employée des préparations salicyliques : 5-6-8 gr., dans une potion ou infusion aromatique (menthe, etc.), en fractionnant les doses. On diminuera graduellement la dose, car il ne faut pas suspendre brusquement l'administration du médicament (la cessation favorise les récidives). Beaucoup d'auteurs conseillent de le continuer pendant 8-15 jours après la sédation des symptômes aigus. Lorsque le salicylate échoue ou s'il est contre-indiqué (néphrite) ou mal toléré (bourdonnements, surdité, vertiges, collapsus, rarement excitation, délire), on a recours à l'antipyrine, 2 gr. et plus. On peut associer l'antipyrine au salicylate, si celui-ci ne se montre pas suffisamment efficace (récidives constantes). Le salol (Sahli), 5-8 gr., l'antifébrine, 0,25-0,50, l'exalgine, la phénacétine (acétanilide) sont des succédanés du salicylate de soude et de l'antipyrine. Parmi les autres médicaments qu'on emploie quelquefois contre le rhumatisme articulaire aigu, nous citerons le sulfate de quinine, les alcalins à hautes doses (Bouchard associe le bicarbonate, 10 gr., au salicylate), le tartre stibié (conseillé par Jaccoud, contre certaines complications viscérales). Contre les sueurs profuses, on prescrit le sulfate neutre d'atropine 1, 2 milligr. (Œttinger). *Traitement local.* Immobilisation des jointures (manchon d'ouate), baume tranquille, laudanum. En cas de douleur vive : injection hypodermique d'eau pure ou de morphine (Dieulafoy) : *Hygiène et régime.* On ne laissera pas les malades se lever trop tôt (tant que la fièvre persistera), car on provoquerait des récidives. Strumpell conseille de les maintenir au lit, pendant 8 jours après la cessation des douleurs. Régime lacté (qui ne sera pas nécessairement exclusif), limonade au citron (Jaccoud), eau vineuse, tisanes de chiendent, de feuilles de frêne. **Complications.** *Endocardite.* Ventouses scarifiées, vésicatoires volants. Les complications cardiaques ne nécessitent pas la suspension du traitement salicylé (W. Œttinger). *Rhumatisme cérébral* (et hyperpyrexie, 40°,5). Bains froids (suivant la méthode de Brand. Voy. Fièvre typhoïde), à 20° ou 22° C°, pendant 10 minutes ou 1/4 d'heure (à moins de frissons violents), 3-4-5 fois par jour (Raynaud, Dieulafoy). Pendant le bain : affusions froides, sur la tête et la nuque, frictions sous l'eau. A défaut de bains froids : bains à 36° ou 30°, qu'on refroidit progressivement jusqu'à 20 ou même 16°, de façon à ramener la température à 38°,5 environ. Contre le coma : injections de caféine ou d'éther. Contre l'agitation : bromure de potassium 3-6 gr., chloral. **RHUMATISME SUBAIGU.** Salicylate de soude, à doses faibles (2 gr.), pendant 10-15 jours (peu efficace); salicylate de lithine, 1-2 gr.; antipyrine, en cas de dou-

(1) On admet généralement aujourd'hui la nature infectieuse du rhumatisme articulaire aigu (G. Lemoine).

leur vive : alcalins (particulièrement le carbonate de lithine 1-2 gr.); iodure de potassium, à faibles doses, longtemps continuées (résolutif). Les moyens externes donnent de meilleurs résultats que le traitement interne : vésicatoires (douleurs articulaires tenaces), sudorifiques, bains alcalins ou sulfureux, bains de boue, de sable chaud, massage, douches de vapeur, applications térébenthinées, cures hydro-thermales (eaux chaudes peu minéralisées et eaux sulfureuses. Delpeuch). Les eaux chlorurées sodiques devront être évitées lorsque le rhumatisme se fixe sur une jointure (Courants induits. — Dieulafoy). **RHUMATISME ARTICULAIRE CHRONIQUE.** — Quatre formes (Dieulafoy) : 1° rhumatisme chronique simple primitif ou consécutif au rhumatisme aigu; 2° rhumatisme noueux; 3° rhumatisme chronique partiel (arthrite sénile localisée à la hanche et nodosités d'Heberden ou rhumatisme chronique des phalanges); 4° rhumatisme fibreux, portant principalement sur les ligaments, les aponévroses (déformation des doigts de la main). *Rhumatisme chronique simple.* Teinture d'iode, vésicatoires, etc. *Rhumatisme noueux* (rhumatisme chronique osseux multiarticulaire, rhumatisme chronique progressif, rhumatisme goutteux). C'est la forme clinique la plus importante du rhumatisme chronique (Teissier et Laveran). Pendant les recrudescences fébriles et douloureuses : antipyrine, salicylate de soude, quinine, alcalins à hautes doses (Charcot), poudre de ciguë (0,05-0,10), opium (Gueneau de Mussy). Entre les poussées aiguës : toniques (ferrugineux, quinquina) et altérants, huile de foie de morue, iodiques (iodure de potassium 0,25-0,75 — teinture d'iode, VI-XII-XX gouttes, au moment des repas) arsenic (peu efficace). Courants continus (seul traitement efficace, d'après Jaccoud) : combattent l'atrophie musculaire. Bains très chauds (G. Homolle). Bains arsenicaux (peu efficaces), avec 2-10 gr. d'arséniate de soude (dans les cas où il n'y a pas de phénomènes réactionnels). Cures hydro-thermales (la thermalité importe plus que la minéralisation) : Luxeuil, Plombières, Néris, Bourbon l'Archambault, Louëche, Dax, Aix, Bourbonne; les eaux sulfurées et chlorurées ne seront conseillées que dans les formes torpides. Bains de sable chaud, sur les jointures hyperplasiées et douloureuses. Badigeonnages à la teinture d'iode, dans les périodes d'accalmie. Massage. *Rhumatisme chronique partiel.* Traitement du rhumatisme noueux. Pointes de feu, sur la région fessière (Morax, — Guide des sciences médicales).

RHUS AROMATICA (Térébinthacées). — Excitant des fibres musculaires de la vessie et de l'utérus : incontinence nocturne d'urine (Unna), ménorrhagie : Poudre et extrait fluide, 2 gr.50. Extrait mou, 0,25 à 0,50.

RICIN. — On l'extrait des graines du ricinus communis (Euphorbiacées) (1). Les **semences**, qui sont puissamment éméto-cathartiques, devraient leur action à un principe oléo-résineux, qui paraît exister dans les enveloppes : 8 à 10 graines et même moins, suffisent pour empoisonner (accidents cholériformes, entérite intense). L'**huile** ne renferme pas le principe oléo-résineux des semences : l'effet purgatif serait dû surtout à l'acide ricinolique ou ricinique ; l'élément oléagineux ne ferait que rendre plus douce l'action de celui-ci. L'huile préparée à froid, seule usitée, contient moins de matière âcre que celle exprimée à chaud. Avec le temps, l'huile de ricin devient plus active mais aussi plus âcre et plus nauséeuse. *Posologie et modes d'administration.* Avec 8-10 gr., chez les enfants, 20-30, chez les adultes, l'effet se produit après 1 heure ou 2 heures et dure pendant 5 ou 6 heures. — Vingt-cinq grammes suffisent pour purger et il est inutile de provoquer des indigestions en administrant 30-40-60 gr. On prend l'huile de ricin dans du bouillon, du café noir, du cassis (Siredey), ou un peu d'eau chaude sucrée, dans laquelle on exprime un citron ou une orange. Il faut mélanger l'huile avec le moins de

(1) A. Petit a retiré des graines du ricinus communis un alcaloïde toxique, mais non purgatif, la ricinine, qui produit des hémorragies intestinales multiples et coagule le sang.

liquide possible, car, en la délayant, on diminue son action. Pour cette raison, on s'abstiendra de boisson pendant deux heures après l'ingestion du médicament. Après ce temps, Yvaren et Bouchardat conseillent de prendre une tasse de bouillon de viande, chaud et dégraissé. Emulsion : huile de ricin 40-50 gr.; eau de menthe 100 gr. ; sirop de sucre 30 gr. ; jaune d'œuf nº 1. Un autre moyen très commode consiste à administrer, à jeun, 1 ou 2 cuillerées à café d'huile de ricin dans 3 cuillerées à café de sirop de violettes; généralement, l'effet laxatif se produit, malgré cette faible dose, si on évite de boire. L'huile de ricin n'irrite pas ; aussi, convient-elle chez les femme enceintes ou en couches, et dans les cas où il y a métrorrhagie, inflammation du canal intestinal. Pour rendre le collodion élastique, on y ajoute de l'huile de ricin.

RIZ. (Oryza sativa. Graminées). — Beaucoup de fécule (88 0/0), peu de matières grasses et protéiques (8 0/0). — Eau de riz (50/1000) émolliente : diarrhée symptomatique d'une entérite.

ROCOU (Bixa orellana. Bixacées). — Graines astringentes. La matière colorante, qui est légèrement purgative, paraît agir à la façon de l'ipéca, contre les dysenteries (Dujardin-Beaumetz et Egasse).

ROMARIN (Rosmarinus officin. Labiées).— Essence : irritant cutané (rhumatisme), parasiticide (gale, pediculi).

RONCE (Rubus fruticosus. Rosacées). — Feuilles astringentes : tisane 10/1000 ; gargarisme. Les fruits (mûres des haies) servent à faire un faux sirop de mûres (E. Ferrand).

ROSIERS (Rosacées). — Propriétés astringentes (tannin), comme beaucoup de plantes de la même famille. Le miel rosat (mellite) est préparé avec les roses de Provins ; l'eau de roses collyres, etc,), avec les roses pâles. *Cynorrhodon.* Fruit du rosier sauvage. Astringent (tannin).

ROSINOL. — Voy. Rétinol.

ROTOINE. — Voy. Scopolia.

ROUGEOLE. — Se borner aux soins de propreté, dans les cas simples : lit (pendant la période fébrile), température douce (16-18°), boissons tièdes (bourrache, bouillon blanc, violettes, limonade, eau vineuse), lait. Lors de la chute de la fièvre, augmenter l'alimentation : bouillon, jus de viande (obtenu avec la presse ou la marmite américaine), œufs, etc. Pour éviter les infections secondaires (la broncho-pneumonie, l'otite), on évitera les agglomérations de morbilleux (chambre de 4 ou 6 lits au plus, dans les hôpitaux), on séparera complètement les cas compliqués (Sevestre) et on recommandera l'antisepsie de la bouche et des fosses nasales : solutions d'acide borique 4 0/0, de naphtol 0,20 p. 1000, de permanganate 1/5000 (G. Lyon), de coaltar. Galippe recommande la formule suivante : thymol 0,15 : acide phénique 5 gr.; eau 1.000. Redouter les refroidissements (accidents bronchiques) pendant la convalescence et garder le malade en chambre. Conseiller un bain au borate de soude avant de reprendre la vie commune (après 15 à 20 jours). Désinfection des linges et objets.

Quelquefois, il faut instituer un traitement symptomatique contre les complications et les phénomènes morbides excessifs, mais, cependant, il faut se garder de médications intempestives. *Trachéo-bronchite intense* (toux violente, oppression, catarrhe). Ventouses, (sèches ou scarifiées), sinapismes sur la poitrine, cravate mouillée entourée de flanelle (laryngite) et inhalations de vapeurs d'eau tiède (laryngite); ipéca 0,050-1,50 (adultes), Chez les enfants, J. Simon conseille de donner, matin et soir : V gouttes d'un mélange à parties égales de teinture de belladone et d'alcoolature d'aconit ââ ; ou une cuillerée à café d'un mélange à parties égales, de sirops de belladone, de codéine et de tolu. *Eruption lente ou incomplète.* Boissons chaudes, acétate d'ammoniaque 5-10 gr. (potion), sinapismes promenés sur tout le corps (Sevestre), éther et stimulants diffusibles (alcool, vins généreux), lotions chaudes, frictions. *Hyperthermie.* Quinine, antipyrine. — Bains tièdes, avec affusions froides sur la tête, bromure, chloral, contre les convulsions. Affusions froides, bains froids (20-18° chez les adultes, 25-22 chez les enfants au-dessus de 2 ans ; 30° au-dessous de cet âge — Sevestre), enveloppements dans le drap mouillé, en cas de coma (Picot et d'Espine). La pneumonie n'est pas une contre-indication des bains froids. *Conjonctivite.* Eau boriquée. *Epistaxis.* Compression, injections d'eau chaude, bourdonnets imbibés d'une solution d'antipyrine. *Ulcérations vulvaires.* Iodoforme (Parrot).

RUBIDIUM. — Ses effets se rapprochent de ceux du potassium. Il est moins toxique (expériences de Ch. Richet).

RUE (Ruta graveolens). — Feuilles (aromatiques).— A doses médicinales, la rue produit les effets généraux des stimulants et est emménagogue. A doses élevées, elle peut quelquefois provoquer l'avortement et son action est celle des narcotico-âcres : délire, stupeur, anesthésie générale, troubles des sens, refroidissement, collapsus. La rue déterminerait une congestion active de l'utérus (non une congestion passive, comme la sabine) et la contraction des fibres de cet organe : son action, d'après Beau, serait même plus énergique que celle de l'ergot. *Usages internes.* Stimulant (coliques flatulentes), emménagogue, hémostatique, (métrorrhagie). Poudre 1-2 gr. Infusion 4/1000. Essence, II-VI-X gouttes. Extrait, 5-10 centigr. La rue est une substance dangereuse. Eviter d'y recourir lorsqu'on a lieu de supposer une grossesse ou une inflammation utérine. *Usages externes.* Ceux de la sabine.

RUPIA SIMPLE. — *Traitement général* tonique. — *Traitement local.* Voy. Ecthyma. — Le rupia n'est plus considéré par les auteurs français comme une espèce nosologique distincte (Chatelain) : les croûtes du rupia s'observent dans l'ecthyma, la syphilis, la variole, les éruptions pemphigoïdes (P. de Molènes).

RUSMA ou *pâte épilatoire des Turcs.* V. Arsenic.

SABINE (Sabina off. Conifères). — L'essence jouit des propriétés physiologiques de l'essence de térébenthine, mais elle est plus irritante (Nothnagel et Rossbach). Elle stimule ou irrite, suivant la dose (Gubler). L'action emménagogue est très incertaine. Dans l'aménorrhée torpide, préférer à la sabine des moyens moins dangereux. — Infusion 0,50-2 gr. Huile volatile ou essence, II-VI-X gouttes. La poudre est employée comme cathérétique, contre les végétations, qu'elle flétrit.

SACCHARINE (Acide anhydro-sulfamido benzoïque). — Substance blanche, pulvérulente, dérivée de la houille. Elle sucre 300 fois plus que le sucre de canne : 0,05 suffisent pour sucrer 200 gr. de liquide. Il faut, pour que la saccharine ne trouble pas les fonctions digestives, l'associer avec partie égale de bicarbonate de soude. La saccharine est employée : pour remplacer le sucre dans l'alimentation des diabétiques ; comme antiseptique, contre les stomatites (muguet, etc.), les dyspepsies avec fermentation. Trousseau s'en est servi pour l'antisepsie oculaire.

SAFRAN (stigmates du Crocus sativus. Iridées). — Stimulant aromatique, cordial, stomachique, emménagogue. — Poudre, en infusion, 1-4/1000. Teinture (alcoolature) 5-10 gr. — Sirop : 20 gr. = 5 centigr. de safran.

SAIGNÉE (Hayem). — Les effets immédiats de la saignée modérée, sur la fièvre, le pouls (diminution de fréquence et d'amplitude du pouls, abaissement de la température), la dyspnée, la douleur, sont de courte durée et bientôt suivis d'une période réactionnelle, d'autant plus accentuée que les saignées ont été plus répétées. — La phlébotomie ne doit être employée que dans les maladies à évolution rapide et à défervescence brusque et pour atténuer quelques phénomènes fâcheux par leur intensité (oppression intense dans la pneumonie fibrineuse, chez des sujets robustes), ou lorsqu'une fluxion peut, par son intensité ou sa rapidité, compromettre le fonctionnement d'un organe important (pneumonie fortement congestive, néphrite aiguë primitive). La saignée peut aussi être utile dans l'apoplexie cérébrale, avec éréthisme circulatoire généralisé. De tous les effets thérapeutiques de la saignée, le plus net et le plus important est son efficacité contre la dyspnée accompagnant la phlegmasie thoracique. Dans ce cas, mieux vaut faire une seule et large saignée de 400 à 600 gr. suivie d'une réaction peu prononcée, que des petites saignées multiples. La saignée classique est de 500 gr. c'est-à-dire 1/120 du poids du corps et 1/10 de la masse totale du sang.

SALICINE. — Existe, en général, dans les espèces des genres Salix et Populus. Fébrifuge douteux (Trousseau): antirhumatismal, inférieur au salicylate de soude — 2-5-10 gr.

SALICYLACÉTOL (éther salicylique de l'acétol). Propriétés du salol, mais avec moins de toxicité (par suite de l'absence de phénol). Antiseptique intestinal (diarrhées estivales et cholériformes) et des voies urinaires, antirhumatismal (Bourget). On l'administre dans de l'huile de ricin, qui, en excitant la sécrétion des liquides alcalins de l'intestin, favorise la décomposition du salacétol en acide salicylique et en acétol. Les nourrissons supportent bien ce médicament (Bourget).

SALICYLAMIDE (amide de l'acide salicylique). — Action analgésique plus accentuée que celle des salicylates, 0,15-0,20-0,80-1 gr., au maximum (Nesbit), en cachets, contre les névralgies, le rhumatisme.

SALICYLATES. Salicylate d'acetyl paramidophénol ou **salophène**. Antiseptique interne ; 2-6 gr., en cachets. **Salicylate d'alumine** (insoluble dans l'eau) et **salicylate d'alumine et d'ammoniaque** (soluble dans l'eau). Ces deux salicylates sont employés en insufflations et en badigeonnages, contre l'ozène. **S. d'antipyrine ou salipyrine**. Antithermique, antirhumatismal : 4-6 gr. (Guttmann). **S. de bismuth**. Antiseptique intestinal, astringent : 1-4 gr. **S. de chaux**. Antidiarrhéique 0,25-0,30, chez les enfants. **S. de crésylol (crésalol)**. Usage du salol : 2-5 gr. par jour, dans les fièvres intestinales (Nenki). **S. de lithine** 2-4 gr., contre le rhumatisme subaigu ou chronique, le rhumatisme fibreux, la goutte (Vulpian). **S. de mercure**. Soluble dans une solution de chlorure de sodium. A l'intérieur : antisyphilitique, 0,01-0,05, en pilules ; 0,01-0,02, en injections intra-musculaires. A l'extérieur : antiseptique ; pommade à 1/100, contre le chancre ; collyre, 0,50/30 (ajouter du carbonate de potasse pour dissoudre). **S. de naphtol ou salinaphtol ou bétol**. Antiseptique intestinal, antipyrétique (rhumatisme) : 0,25-2 gr. **S. de phénocolle ou salocolle**. Antipyrétique, analgésique : 1-2 gr., en cachets. **S. de phénol ou salol**. Antiseptique intestinal, antigonorrhéique, antirhumatismal (succédané du salicylate de soude, l'action sédative ne se produit qu'après 3 ou 4 jours. Anfrocht) : 0,50-4 gr. et plus, en cachets de 0,25. En chirurgie, on l'emploie comme l'iodoforme. *Salol camphré* (moins irritant que le naphtol camphré) : applications intra-utérines, pansement des ulcérations buccales ou laryngées. **Salicylate de soude**. Moins irritant, mais 2 fois plus faible que l'acide salicylique. Le salicylate de soude est le spécifique du rhumatisme articulaire aigu ; il apaise la douleur, décongestionne les articulations. Les rechutes sont fréquentes, mais peu graves ; pour les prévenir, on doit continuer pendant quelques jours la médication salicylée à doses décroissantes. Le rhumatisme prend une allure subaiguë et cède à de nouvelles doses de salicylate. (Vulpian). Contre la goutte aiguë, il se montre aussi d'une incontestable utilité (G. Sée, Vulpian, Dujardin-Beaumetz), mais il est infidèle. Les théories sur le mode d'action de l'acide salicylique et du salicylate de soude, dans le rhumatisme articulaire aigu, sont nombreuses, nous mentionnerons seulement les principales : 1° Le salicylate de soude agit par ses propriétés analgésiantes. 2° Vaso-dilatateur de tout l'appareil capillaire, il atténue, par l'hypérémie généralisée, les fluxions rhumatismales localisées. 3° Antipyrétique, il modère les centres calorigènes. 4° Diurétique, il favorise l'excrétion de l'acide urique (Vulpian). 5° Les effets curatifs sont la conséquence d'une action antiseptique sur certains microbes pathogènes ; aujourd'hui, que le rhumatisme est considéré comme une maladie microbienne, cette opinion est très accréditée. — Le salicylate a été préconisé contre la fièvre typhoïde, comme antiseptique intestinal, antithermique, éliminateur des déchets (A. Robin) ; contre l'érysipèle (intus et extra), la phtisie (effet antipyrétique plus marqué qu'avec la quinine). On l'a donné aussi, comme modérateur nervin, dans le diabète (Kamen), les névralgies. On l'a conseillé encore, comme cholagogue (Prévost, Binet), dans les maladies du foie ; comme antiseptique, dans la dyspepsie putride, le catarrhe vésical. — Le salicylate peut être continué pendant longtemps. L'intolérance tient à un état pathologique de l'appareil urinaire ; quelquefois, à l'impureté du médicament (acide phénique). Entre autres effets désagréables, on observe les suivants : bourdonnements, surdité, vertige, délire bruyant, hypérémie du cerveau ; à dose toxique (au-dessus de 8 gr. d'acide, 12 gr. de salicylate de soude), paralysie des vaso-moteurs de l'encéphale, collapsus, hébétude, dyspnée intense, albuminurie, mort par syncope. Contre-indications : néphrites (surveiller l'élimination), dyspnée, délire, grossesse (action abortive). A l'extérieur (solution à 1/20 ou 1/30) : érysipèle (Hallopeau). A l'intérieur : 3-6-8-15 gr. **Salicylate de théobromine et de soude**. Diurétique : 6 gr. **S. de zinc** 4 0/0, en injections.

SALICYLIQUE (acide). Antiseptique (supérieur à l'acide phénique pourvu que le milieu ne soit pas alcalin, parce qu'alors il se transforme en salicylate alcalin), antithermique, analgésique, éliminateur des déchets organiques (augmentation de l'urée). Il produit une dilatation des capillaires (par action sur les centres vaso-dilatateurs du bulbe, d'après Oltramare), surtout marquée du côté de la tête ; des bourdonnements (congestion de l'oreille) ; quelquefois, des troubles de la vue ; à doses élevées, des vertiges, du délire, une sorte d'ivresse.

D'après Kohler, la diminution de fréquence du pouls résulte d'une paralysie du muscle et des nerfs accélérateurs (la section des pneumo-gastriques n'empêche pas ce ralentissement) ; celle de la respiration a la même cause. L'acide salicylique s'élimine surtout par l'urine, à l'état d'acide salicylurique. A l'extérieur, on l'emploie en poudre, en solution alcoolique (1/1000) ou sous forme d'ouate salicylée (trempée dans une solution à 1/300), pour le pansement des plaies (il offre, sur l'acide phénique, l'avantage de n'avoir pas d'odeur et de n'être pas toxique); en injections à 1/100, contre les flueurs blanches; en badigeonnages à 1/100, contre la diphtérie; à l'état de collodion salicylé, 1/10-1/20, contre les cors (désagrège les productions épidermiques); en pommade à 1/50. D'après Berlioz, l'acide salicylique, en lotions ou pommade, est le meilleur traitement de l'eczéma. A l'intérieur, comme antirhumatismal, 4-5-8 gr. Pour l'usage interne, on remplace l'acide salicylique (à cause de son peu de solubilité et de son action irritante) par le Salicylate de soude.

SALINAPHTOL. — Voy. Salicylate de naphtol.

SALIPYRINE. — Voy. Salicylate d'antipyrine.

SALIX-NIGRA. — Voy. Saule noir.

SALOCOLLE. — Voy. Salicylate de phénocolle.

SALOL. — Voy. Salicylate de phényle.

SALOPHÈNE. — Voy. Salicylate d'acétylparamidophénol.

SALSEPAREILLE. — Racine adventive de certaines espèces de smilax (S. medica, etc.) Ses effets sudorifiques (attribués, par Gubler, à l'action nauséeuse de la smilacine) l'ont fait considérer comme dépurative. — Décoction, 6/1000. Extrait alcoolique, 8 gr. — La *tisane de Feltz* est plus active par l'arsenic que par la salsepareille qu'elle contient (Gubler).

SANG DRAGON. — Résine des fruits du calamus draco (Palmiers). Astringente, hémostatique : 1 à 5 gr. — Elle entre, avec la térébenthine, dans l'eau hémostatique de Tisserand.

SANG. — Voy. Anémie. — Hémoglobine.

SANGSUES. — Les sangsues ont, comme les ventouses, une action révulsive. Cette dernière est d'autant plus prononcée que le nombre des sangsues est plus petit. Chaque sangsue tire environ 10-12-15 gr. de sang : elle en absorbe environ 5 à 6 gr., et le reste s'écoule ensuite par la piqûre (Gubler). Avec les sangsues, comme avec les ventouses, on se contente de tirer en moyenne 200 à 250 gr. de sang (Gubler). Dans le cas où une sangsue aurait été avalée : boire de l'eau salée.

SANGUINARIA CANADENSIS (Papavéracées). — A petites doses : narcotique, expectorant. A doses élevées (XX gouttes de teinture) : éméto-carthartique, contro-stimulant. La sanguinaire doit ses propriétés nauséeuses et narcotico-acres à un alcaloïde, la *sanguinarine*, identique à la *chélérythrine* du chelidonium majus.

SANTAL. — Arbre de l'Inde et de l'Océanie. L'essence de Santal citrin est administrée comme un succédané du copahu et du cubèbe (blennorrhagie), chez les malades qui redoutent les troubles digestifs et l'odeur communiquée à l'urine par ces deux médicaments. Elle est utile aussi contre le catarrhe vésical. Doses : 10 à 12 capsules de 0,40, ou 3 fois par jour XXV-XL gouttes (5-8 gr. en 24 heures) d'essence aromatisée avec de la teinture de cannelle.

SANTOLINE. — Voy. Ascarides.

SANTONINE. — Voy. Ascarides.

SAORIA. — Poudre de baies sèches du mœsapicta. Tænifuge : 15-30-40 gr. dans une bouillie de froment.

SAPIN (bourgeons de). — Abies pectinata (Conifères). Propriétés des térébenthines : anticatarrhales, diurétiques. — Tisane, 10-20 p. 1.000. Sirop, 20 à 100 gr.

SARRACENIA PURPUREA. — Diurétique (goutte) : 1 à 2 cuillerées à café de poudre de feuilles.

SASSAFRAS. — Aromatique stimulant, sudorifique. Poudre, 4 gr. Infusion, 8-30/1000. Huile essentielle, II-X gouttes.

SATURNISME. — Voy. Plomb.

SAUGE (Labiées). — Antiseptique, astringente (tannin); plus stimulante que les autres labiées. Infusion : 5/1000.

SAULE NOIR (Salix nigra). — L'écorce, qui est très amère, est considérée comme tonique et fébrifuge, anaphrodisiaque : 3-5 gr. d'extrait fluide (Pain).

SAVONS. — Combinaisons d'acides gras avec des alcalis. **Savon mou de potasse** (*savon noir, savon vert*). Légèrement irritant. Très employé contre les maladies chroniques de la peau : chloasma (produit une sorte de décapage), gale (ramollit l'épiderme), acné, eczéma chronique, lupus, papillomes, ichthyose. **Savon médicinal** ou **amygdalin** (*à la soude*). Sert d'excipient pour les pilules purgatives. Quelquefois, 1 à 4 gr. par jour, en pilules de 0,05, comme laxatif et résolutif (effets des alcalins), dans les engorgements du foie. Il peut rendre des services dans les empoisonnements par les acides. — Lavements laxatifs : 2-10 gr. Suppositoires : constipation des enfants.

SCAMMONÉE. — Gomme-résine du convolvulus scammonia. Purgatif puissant et même drastique, comme le jalap, mais d'une action inégale, comme lui. — Poudre de racine, 0,60-1 gr., dans des confitures. Résine (principe actif), 0,40-0,60, dans du lait sucré. La scammonée entre dans la composition de l'eau-de-vie allemande (avec le jalap et le turbith) et de l'électuaire diaphœnix. Elle sert aussi à confectionner un grand nombre d'autres préparations purgatives, pilules, biscuits, petits-fours, chocolat, anisette.

SCARLATINE. Prophylaxie. — Il n'y a d'efficaces que l'isolement rigoureux du malade, la désinfection des objets qui ont été en contact avec lui et celle des locaux où il a séjourné. **Traitement de la scarlatine normale ou régulière.** On doit se borner généralement : à maintenir dans la chambre une température de 16 à 18 ou 20° ; à aérer ; à prescrire des boissons abondantes (pour éliminer les toxines), eaux minérales acidules, édulcorées avec des sirops de fruits, tisanes d'orge ou de chiendent, eau vineuse ; à aseptiser les cavités naturelles, particulièrement la bouche et le pharynx, porte d'entrée des infections secondaires (L. Guinon). Les irrigations de solutions chaudes (40° — 42°) d'acide borique 3 0/0, ou salicylique 2 0/0, ou thymique, seront employées pour atteindre ce dernier but. Chez les jeunes enfants qui ne peuvent se gargariser : badigeonnages avec la glycérine boriquée (1/5) ou phéniquée (2 0/0). En outre, on pratiquera, 3 ou 4 fois par jour, dans le nez, des insufflations avec de l'huile de vaseline boriquée et on fera des lavages de la vulve. — La plupart des auteurs récents recommandent aussi de donner, chaque jour, dès le début, et pendant toute la durée de la maladie, un bain tiède à 35° et d'une durée de 15 à 20 minutes, non seulement pour calmer l'excitation fébrile et le prurit, faciliter la sécrétion sudorale, mais surtout nettoyer et aseptiser le tégument cutané. — Tant que durera la fièvre, le malade ne sera nourri qu'avec du lait (le meilleur moyen prophylactique de la néphrite. Jaccoud). Après la chute de celle-ci, on augmentera l'alimentation, à condition que les urines ne contiennent pas d'albumine. — La convalescence sera surveillée avec soin. Le malade ne se lèvera pas avant 15 jours (s'il n'existe pas de néphrite); il portera de la flanelle, évitera le froid et on analysera chaque jour ses urines. La desquamation sera hâtée par des bains tièdes (35°). En même temps, on fera des onctions grasses (huile phéniquée 1/10, bichlorurée 1/1000, pommade au sublimé 0,10 0/0, axonge benzoïnée), pour empêcher la dissémination des pellicules. Quand celle-ci sera complète, le malade pourra sortir : après environ 3 semaines en été, 6 semaines en hiver, sauf albuminurie. La rentrée à l'école ou dans la vie commune n'aura lieu qu'après 50 jours. **Formes anormales et compliquées.** Les 3 processus particulièrement redoutables sont l'hyperthermie, les accidents nerveux et l'angine (L. Guinon). **Hyperthermie.** Elle s'accompagne presque toujours d'accidents nerveux (convulsions, délire, ataxo-adynamie). La quinine est inefficace. L'antipyrine 0,60 (Friedlander) abaisse la température et produit l'euphorie, mais favorise le collapsus; mieux vaut l'hydrothérapie froide. Les lotions (avec une éponge imbibée d'eau à 25 ou 18°), les affusions froides (1), les enveloppements (2) avec le drap mouillé (pendant 10 minutes et renouvelés toutes les 2 heures) sont bien inférieurs aux bains froids et ne seront employés qu'à défaut de ceux-ci. La technique, les indications et contre-indications des bains froids, ne diffèrent pas de celles de la fièvre typhoïde.(G.Lemoine).

(1) Trousseau conseille, suivant la méthode de Currie, de placer le malade dans une baignoire vide et de lui jeter coup sur coup, sur le corps, 3-4 seaux d'eau froide à 15 ou 20° (Sanné). Le malade est ensuite enveloppé dans des couvertures, sans avoir été essuyé, et replacé sur son lit où la réaction s'établit après 1/4 d'heure. On recommence jusqu'à sédation des symptômes. Loin de faire pâlir l'exanthème, l'application du froid le ranime quand il était languissant (Sanné).

(2) Les enveloppements, qu'on a surtout recommandés chez les enfants, irritent, fatiguent et n'abaissent pas la température (L. Guinon).

Quant aux bains tièdes à 25-30°, ils ne conviennent que chez les très jeunes enfants ou' dans les cas de troubles nerveux sans hyperthermie (Legendre et Broca). Contre l'*agitation*, le *délire*, on prescrit le chloral (Vilson), le bromure de potassium. Contre l'*adynamie*, l'alcool et les vins alcooliques, le café l'acétate d'ammoniaque (2-3 gr. et plus, en potion), les injections sous-cutanées d'huile camphrée, d'éther, de caféine. **Angine.** Au début, outre l'angine érysipélateuse, on peut observer une angine pseudo-membraneuse de nature streptococique (irrigations phéniquées 1/100, nettoyage avec le phénol sulforiciné) ; dans la convalescence, on voit quelquefois survenir une angine diphtérique (bacille de Loffler). Cette angine tardive sera traitée comme la diphtérie : glycérine phéniquée 3-5 0/0, bichlorurée. Contre cette dernière, Huebner a conseillé d'injecter, dans les amygdales, une solution d'acide phénique à 3 0/0; on y a injecté aussi une solution de sublimé 1/1000. Voy. Diphtérie. **Albuminurie tardive.** C'est une néphrite infectieuse dans la production de laquelle le froid n'agit que comme cause occasionnelle. Voy. Albuminurie. **Arthropathies** (P. Legendre et Broca). *Arthralgie.* Séjour au lit, enveloppement ouaté, liniment laudanisé, antipyrine, salicylate. *Arthrite* (gonflement, empâtement). Teinture d'iode, pointes de feu, immobilisation, puis mouvements passifs. *Arthrite suppurée.* Arthrotomie.

SCHINUS MOLLIS (Térébenthacées). — Le fruit contient une résine et de la pipérine : antiblennorragique. Poudre : 10-15 gr.

SCIATIQUE. — Lorsque la sciatique est symptomatique, on doit diriger le traitement contre la cause de celle-ci : attitudes professionnelles vicieuses, traumatismes, compression, accumulation de matières fécales, déviations utérines, hernie, varices (bas élastiques) et stases veineuses, tuberculose, blennorrhagie, syphilis, chlorose, paludisme, arthritisme (rhumatisme, goutte), diabète (sciatique double), alcoolisme, saturnisme, hystérie (suggestion). **Traitement externe.** Bains simples prolongés, quelquefois pendant plusieurs heures (excellents résultats); bains sulfureux; bains de vapeur; enveloppement dans de l'ouate saupoudrée de fleur de soufre; fleur de soufre répandue entre les draps du lit où repose le malade; ventouses sèches et scarifiées, sur le trajet du nerf; liniments térébenthinés, chloroformés, etc.; vésicatoires volants et en forme de rubans, au moyen desquels on poursuit la douleur ; cautérisation transcurrente, ponctuée ; révulsion par le chlorure de méthyle (très utile), pulvérisé sur la peau, préalablement enduite de vaseline. Dans les *paroxysmes* : injections sous-cutanées de morphine, d'antipyrine (antipyrine 1, chlorhy. de cocaïne 0,01,

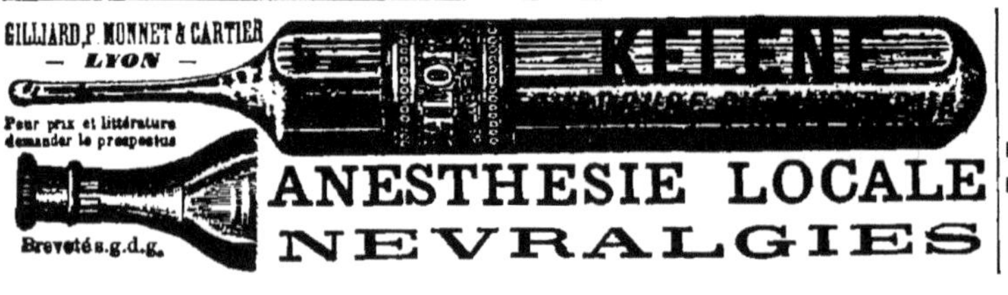

eau l., Hirsch), de bleu de méthylène (1 ou 2 centimètres cubes d'une solution à 2 0/0. Ehrlich); acupuncture; applications directes d'eau à 85° ou 90° (Thompson). Contre les *sciatiques rebelles*, on emploie surtout l'électricité et les eaux thermales. Quant aux injections interstitielles irritantes de nitrate d'argent (V gouttes d'une solution à 1/15. Luton, Damaschino), de chloroforme (X-XX-XXX gouttes-Besnier), etc., elles sont abandonnées. — L'électricité (pendant les accès ou dans leurs intervalles) donne des résultats extrêmement satisfaisants (C. Paul) : tous les jours ou tous les 2 jours, et pendant 5 à 10 minutes, courants continus (Rema) sur le trajet du nerf. On emploie, le plus souvent, les courants descendants, mais, en cas de douleurs très vives, les courants ascendants (commencer par des courants d'intensité moyenne de 100 à 150 dix-milliampères. Doumer) sont préférés; d'après C. Paul, la direction du courant a peu d'importance. On applique le pôle positif sur le point le plus douloureux : la sédation est limitée au point d'application du positif. Un autre procédé consiste à placer l'électrode négative dans une cuvette pleine d'eau où plonge le pied et à faire passer un courant très faible dont on porte progressivement l'intensité jusqu'à 8 ou 10 milliampères; après 10 minutes, on ramène l'aiguille du galvanomètre à zéro (G. Lyon). La faradisation ou fustigation cutanée (Duchesne), pratiquée avec un pinceau, est révulsive et vaso-motrice; elle est peu employée et se montre surtout utile contre les paresthésies et l'anesthésie cutanée. En cas d'atrophie : usage alternatif de courants induits ou interrompus et de courants continus. — Les eaux thermales qui conviennent le mieux contre la sciatique chronique sont les eaux indifférentes chaudes (Plombières, Neris) et les eaux sulfureuses (Bagnères, Luchon, Aix en Savoie, Eaux chaudes). On y joindra le massage.

Autrefois, on faisait la résection du tronc nerveux, mais la récidive, plus ou moins rapide, était presque la règle. L'élongation (inférieure à l'électricité. C. Paul) est préférable. — Peut-être, avant de recourir à celle-ci, devrait-on essayer l'opération de Billroth, l'élongation par flexion forcée du membre inférieur. Pour pratiquer cette opération, on endort le malade; on fléchit la cuisse sur le ventre, puis on étend la jambe sur la cuisse, de façon à faire toucher au gros orteil la cuisse malade. **Traitement interne**. On a surtout recours aux analgésiques : opium; antipyrine, 2-3 gr.; antifébrine ou acétanilide 1 gr., en cachets de 0,25 (G. Lemoine); phénacétine; bleu de méthylène, 0,10 en pilules ; solanine (inconstante). En outre des médicaments précédents, on prescrit : le salicylate de soude aux rhumatisants; le salicylate de lithine, 1,50-2 gr. aux goutteux; le salol, le benzoate de soude, s'il existe une blennorrhagie; la quinine, en cas de périodicité.

SCILLE. — Scilla maritima (Liliacées). Acre et irritante, la scille, à doses élevées, produit des effets éméto-cathartiques. A petites doses, elle est diurétique, par le même mécanisme que la digitale (augmentation de tension), mais elle ne s'accumule pas dans l'organisme. Les effets expectorants dus, dit-on, à son élimination par la muqueuse pulmonaire, sont incertains. — La scillitine (glucoside considéré généralement comme le principe actif de la scille) paraît être un mélange mal défini (de scillipicrine, de scillitoxine et de scillitine. Merck), de même que la scillaïne ou scilléine (Jarmersted). Ces substances sont toxiques. — La scille est prescrite comme diurétique, dans les hydropisies et comme expectorant, dans les bronchites. — Poudre et extrait aqueux 0,10-0,50. Extrait alcoolique 0,10-0,30 (peu usité, préférer la teinture). Teinture (1/5) XX-XXX gouttes. On associe souvent la teinture de scille à celle de digitale. Les vins diurétiques suivants contiennent de la scille et se prescrivent à la dose de 1 à 3 cuillerées à bouche. *Vin scillitique* du Codex 60/1000. — *Vin diurétique (amer et tonique) de la Charité*. Contient, outre la scille et du quinquina, des plantes stimulantes (angélique, mélisse, absinthe, écorce de Winter, macis etc.) et convient dans les hydropisies asthéniques. *Vin diurétique de l'Hôtel-Dieu* (Trousseau) ou *vin de digitale composé*. Renferme, outre de la digitale (en trop grande quantité), de l'acétate de potasse, de la scille, des baies de genièvre. On le prescrit dans les hydropisies cardiaques. Il est contro-stimulant. *L'oxymel* (vinaigre scillitique 50, miel blanc 2.000) est une préparation infidèle : 30-40 gr. dans une tisane diurétique. Il a été très recommandé par Netter (de Nancy), contre la coqueluche. *Vinaigre scillitique* (1/10 de scille) 2-4 gr. **Scillitine** 0,005-0,010. Violent poison (narcotico-âcre).

SCLÉRÈME DES NOUVEAU-NÉS. — (œdème aigu, œdème algide, algidité progressive, athrepsie). L'induration des téguments est progressive et s'accompagne d'algidité et de troubles digestifs. *Traitement*. Réchauffer le corps : bouillottes, enveloppement dans de la laine, bains chauds à 37°, bains de vapeur, bains de sable ou de son chauds, couveuse, frictions (huile de camomille camphrée, de lavande, de romarin). Massage. Vins liquoreux ou de Bordeaux (étendu d'eau, chaud et sucré), cognac, en lavements, injection d'éther, d'huile camphrée, de caféine (P. Le Gendre et Broca). Si l'enfant ne peut téter : alimentation artificielle, avec la sonde stomacale et le lait stérilisé. Contre la diarrhée : acide lactique 2 0/0.

Sclérème des adultes. Voy. Sclérodermie.

SCLÉRODERMIE. — Toniques et modificateurs du système nerveux : fer, quinquina, huile de foie de morue, arsenic, bromures, hydrothérapie. Massage. Bains sulfureux, bains de vapeur et injections sous-cutanées de pilocarpine pour activer les fonctions de la peau (toujours diminuées). Inhalations d'oxygène, en cas d'asphyxie des extrémités. Electricité (bains électriques), électrolyse (introduire l'aiguille sous les plaques, parallèlement à la surface de la peau). Emplâtres résolutifs (mercuriel, etc.). L'iodure de potassium est inefficace (Berlioz). Bonne hygiène, porter de la flanelle, éviter le froid et toutes les causes du rhumatisme.

SCLÉROSES. — **S. du foie**. — Voy. Cirrhoses. **Sclérose de la moëlle épinière.** Voy. Myélites. Tabes. **Sclérose latérale amyotrophique**. *Symptômes* : parésie, contractures, trépidation, exagération des réflexes, atrophie. Terminaison fatalement mortelle. (P. Marie). *Traitement*. La méthode révulsive (cautérisation ponctuée le long du rachis) est encore celle qui paraît la plus logique (P. Marie). Quant à l'électrisation des muscles, il n'est pas impossible qu'elle soit plus nuisible qu'utile (P. Marie). **Sclérose en plaques**. — (Sclérose en plaques disséminées, sclérose multiple cérébro spinale, encéphalomyélite chronique.) Elle est habituellement de nature infectieuse. *Symptômes*: paralysies, vertiges, nystagmus, embarras de la parole, contractures, exaltation des réflexes, tremblement à l'occasion des mouvements volontaires et occupant surtout les muscles de la racine des membres, enfin troubles trophiques et intellectuels. *Traitement*. Hydrothérapie, cautérisation ponctuée (sur la colonne vertébrale, tous les 8 jours), nitrate d'argent. On a aussi employé la strychnine pour combattre la parésie. Marie conseille, sans y avoir grande confiance cependant, les iodures de potassium ou de sodium à petite dose, mais d'une façon continue, contre l'élément « sclérose » et les antiseptiques internes, particulièrement le mercure, contre l'élément « infection ». Il est possible dit-il, que ces médicaments favorisent les rémissions si fréquentes dans cette maladie. Il espère qu'on arrivera peut-être, par l'emploi de quelque vaccin, à enrayer un jour d'une façon absolue, l'évolution de la sclérose en plaques. Grasset a employé la solanine contre les tremblements, l'exagération des réflexes et la trépidation épileptoïde (thèse de Sarda. — 1888). **Sclérose rénale.** Voy. Albuminurie.

SCOLOPENDRE (Fougères). — Passait pour astringente. Inerte.

SCOPARINE. — Voy. Genêt.

SCOPOLIAS. — Les rhizomes de *Scopolia Japonica* (belladone du Japon) et de *S. lurida* (Solanées) contiennent les mêmes principes : la scopoléine et la rotoïne. Les propriétés de la *scopoléine* sont analogues à celles de l'atropine. La *rotoïne* est aussi un mydriatique. De la racine de la *scopolia atropoïdes*, on extrait un alcaloïde, la *scopolamine*, qui possède les propriétés de l'hyoscine (les hyoscines du commerce ne seraient, d'après Ernst, que de la scopolamine impure) et de l'atropine. La scopolamine, a une action mydriatique très persistante (ne pas y recourir pour un simple diagnostic) et une action analgésique plus prononcée que l'atropine ; elle n'augmente pas la pression intra-oculaire (peut être employée dans les états glaucomateux), n'accélère pas le pouls (mais le ralentit), ne dessèche pas la gorge et ne produit pas d'excitation cérébrale comme l'atropine (Rahlmann). En oculistique, on emploie (instillations) une solution à 1 ou 2 p. 100 de chlorhydrate de scopolamine, solution qui équivaut à 0,5 ou 1 p. 100 d'une solution d'atropine (E. Merck).

SCORBUT. — **Prophylaxie.** Eviter le froid, l'humidité, les fatigues excessives, l'inertie, la privation de vivres frais et par suite l'insuffisance de sels de potasse dans l'alimentation. Sur les navires, embarquer, entre autres vivres, les suivants : farine de bonne qualité, pommes de terre, choucroûte (riche en sels de potasse), lait conservé, beurre, poudre d'œufs, oseille confite, conserves de légumes, pommes, raisins secs. Le vin (qui contient du tannin et du bitartrate de potasse) sera préféré à l'alcool. — Dans la marine anglaise, on fait, aux équipages, des distributions (14 à 16 gr. tous les 10 jours) de *lime juice*, jus de citron additionné d'alcool pour sa conservation, et mis en bouteilles. Aux premières manifestations de la maladie : évacuation des locaux infectés, rapatriement. **Traitement.** Alimentation substantielle (1). Beaucoup de végétaux frais et surtout : choux, poireaux, oignons (huile volatile très analogue à celle des crucifères), cresson, moutarde, raifort (les crucifères renferment un principe sulfuré stimulant), dent de lion, oseille, laitue, fruits riches en sels de potasse (Lind) et légèrement acides (oranges, etc.). Boissons excitantes, toniques : vin rouges, etc. Boissons acidulées (limonades). Ferrugineux. Quinquina et amers. — Contre l'affection des gencives : fomentations alcooliques, astringentes (décoction de quinquina, solution de sulfate de fer), antiseptiques, (eau boriquée, 20 0/0), solution de chlorate de potasse 2.50 0/0 ; attouchements avec un pinceau imbibé d'acide chlorhydrique dilué, etc. Les autres complications seront traitées par les moyens ordinaires. — Pour éviter les récidives du scorbut, entretenir l'activité organique : bains de mer, etc.

SCORDIUM ou **germandrée d'eau.** (Teucrium scordium. Labiées). — Aromatique amer : excitant tonique, stomachique. A donné son nom à l'électuaire *Diascordium*.

SCROFULE. — La médication générale et la dié-

(1) En Russie, on soumet, avec succès, les scorbutiques au régime lacté (Tchcltsoff).

tétique sont à peu près celles de la tuberculose (1), avec cette différence que les iodures sont particulièrement efficaces. En hiver, on administrera l'*huile de foie de morue*, le meilleur remède de la scrofule. On doit commencer par des doses très faibles, une cuillerée à café, une demi-cuillerée même, et quelquefois seulement tous les 2 ou 3 jours, puis arriver progressivement à des doses élevées, 6-8-10-12 cuillerées à soupe et plus en 24 heures (Grancher). En été, on prescrira les *préparations iodées* ou iodurées : eau iodée, iodures alcalins et métalliques, surtout l'iodure de potassium, 0,25, et l'iodure de fer, 0.50-1 gr., pour amener la résolution des tumeurs. On conseillera, en outre, les préparations toniques : *phosphate de chaux*, *phosphate de soude*, lait salé, *amers* : quinquina, gentiane, (vin), quassia, noyer (tisanes de feuilles sèches 5 : 500, 2 à 5 tasses par jour), aunée (stimulant, stomachique), camomille, sirop antiscorbutique. Le *fer* convient en cas d'anémie, mais il est contre-indiqué dans

(1) On envisage la scrofule « comme une diathèse, c'est-à-dire un « trouble permanent de la nutrition, dont les principaux effets sont « la prédisposition à la stase de la lymphe dans les tissus et les « ganglions sous l'influence de la moindre irritation, et la constitu- « tion d'un terrain de culture, particulièrement favorable à l'infec- « tion bacillaire ». (P. Le Gendre et A. Broca. Thérapeutique infantile — 1894.)

SCROFULE Voir à l'article *Anémie* les établissements (pensionnats, etc.), du littoral ou des stations balnéaires qui reçoivent des enfants, etc., lymphatiques ou scrofuleux.

le type irritable (Grancher, Quinquaud). *L'arsenic* est utile dans les scrofulides secondaires, muqueuses ou cutanées : arséniate de soude 0,05, eau 300, 5 cuillerées à café. **Hygiène. Traitement externe et hydrominéral.** Alimentation tonique (viandes noires grillées, œufs, poissons, légumes frais, vins généreux), la vie au grand air (air des bois, des montagnes et surtout du littoral), un climat un peu chaud pendant l'hiver (plages méditerranéennes), l'exercice soutenu mais modéré, sont les plus puissants modificateurs de la scrofule (Grancher). On recommandera, en outre : les bains de rivière, les bains de mer, les bains sulfureux, les bains salés ; des *douches* de courte durée (10 à 15 secondes), suivies de massage, d'une friction sèche et précédées d'une douche chaude dans les premiers temps. On doit conseiller les bains de mer de préférence à toutes les eaux minérales. Si l'enfant présente des contre-indications à l'emploi de l'eau de mer, ou au séjour sur le littoral, on le dirigera vers les *eaux chlorurées* ou *sulfuro-chlorurées* (qui s'appliquent plus particulièrement au traitement de la scrofule proprement dite. Guibout), *sulfureuses* (toniques et propres à modifier les manifestations sur les muqueuses), *arsenicales* (association de la scrofule à l'herpétisme. Guibout), *ferrugineuses.* Dans la forme irritable, pseudo pléthorique, il faut éviter les eaux excitantes ; les eaux sulfureuses et arsenicales sont préférables. D'ailleurs, les eaux arsenicales doivent être déconseillées s'il existe des troubles digestifs (E. Quinquaud). Les accidents locaux seront traités par les moyens habituels.

SEBORRHÉE. — Surveiller les digestions et instituer un traitement constitutionnel : ferrugineux aux anémiques, alcalin aux arthritiques, etc. (Brocq). Duhring conseille le sulfure de calcium (1 à 2 centigr. par jour) ; d'autres, les préparations arsenicales. *Traitement local des séborrhées et des alopécies séborrhéique,* (Brocq). Tenir les cheveux courts et frictionner la tête avec un savon, pour débarrasser le cuir chevelu des squames et des croûtes. Quant aux préparations pharmaceutiques, il faut surtout employer les sulfureux : si la seborrhée est sèche, on donnera la préférence aux huiles et aux pommades (soufre précipité et lavé 5/30) ; si elle est huileuse, on ordonnera les poudres (poudres soufrées 10 ou 20/100). Quand le cuir chevelu est irrité, on se sert d'huile, de vaseline, de glycérine étendue d'eau. — Comme adjuvants du traitement par les sulfureux, Brocq indique : les mercuriaux (qui sont loin, dit-il, d'avoir la puissance curative du soufre), sublimé (solution à 1-3/1000), précipité jaune (0,50-1/30 gr.), calomel (1/20 gr.); l'ichthyol, le pétrole, le coaltar saponiné, l'hydrate de chloral et le chlorhydate d'ammoniaque (1/200), le borate et le bicarbonate de soude (en solution à 1/50), les acides lactique, nitrique (0,50-1/250) et borique (2-5/250), le naphtol (solution alcoolisée 0,25-0,50/100, pommade 1-2/20), la résorcine (solution alcoolisée 1 4/100, huile 1-2/60, pommade à 1/10 ou à 1/20), le jaborandi, le pyro- gallol, la chrysarobine. On emploie aussi des frictions à la quinine et au tannin.

SÉDATIFS (CALMANTS) DU SYSTÈME NERVEUX.—On peut les diviser en : 1° *anesthésiques*, modérateurs ou paralysants des nerfs sensitifs (Gubler) : opiacés, solanées vireuses, colchique, cyaniques, acide carbonique ; 2° *soporifiques*, modérateurs ou paralysants du cerveau (Gubler) : chloroforme, éther (Trousseau) ; 3° *hypocinétiques* ou *acinétiques* : paralyso-moteurs.

SÉLÉNIUM. — Plus toxique que le soufre, avec lequel il a quelque analogie au point de vue des propriétés chimiques et physiques. *Pommade* : 2 parties de sélénium amorphe, pour 30 de vaseline, contre certaines maladies de peau.

SÉLIN DES MARAIS. — Cette plante a été employée contre l'épilepsie. Poudre de racine : 1-5 gr.

SEMEN CONTRA. — Voy. Ascarides lombricoïdes.

SÉNÉ. — De tous les drastiques, c'est celui qui donne le moins de coliques. Il réveille la contractilité musculaire et convient particulièrement quand il y a atonie de l'intestin, comme chez les gens à vie sédentaire. Le séné forme la base de la *médecine noire* et des *thés purgatifs*. Doses: 10-15-25 gr.

SENEÇON VULGAIRE. — Emménagogue (*Memento des médicaments nouveaux* par Soulier. — 1895.

SÉROTHÉRAPIE. — Voy. Sérumthérapie.

SERINGUES. — Voy. Sérumthérapie.

SERPENTS (**Morsures des**) — **Traitement local.** Pour empêcher l'absorption du venin, on aura recours aux moyens suivants : ligature élastique entre le cœur et la plaie ; débridement et même excision de cette dernière, si le serpent est très dangereux ; aspiration (ventouses à pompe, succion); lavages, cautérisations. Viaud-Grand-Marais et Bérenger-Féraud préfèrent la cautérisation ignée aux caustiques chimiques : beurre d'antimoine, acides minéraux, potasse ou soude caustiques. D'après Gauthier, l'injection dans la plaie d'une petite dose de potasse caustique pourrait donner de bons résultats. Contre les morsures de la vipère, Kauffmann a recommandé les injections avec l'acide chromique 1/100 ou le permanganate de potasse 1 0/0. On injecte exactement, au point de pénétration de chaque crochet, II ou III gouttes de l'une de ces solutions, à la même profondeur que la plaie elle-même; puis, on pratique encore 3 ou 4 injections semblables à une petite distance du point mordu et on termine par un pansement humide avec l'une des solutions. A défaut de seringue, on inciserait la plaie et on y verserait directement II ou III gouttes de solution (Kauffmann. — Les vipères de France). Calmette a conseillé d'injecter autour de la plaie 8 à 10 c. c. d'une solution stérilisée de chlorure d'or à 1 0/0. Il engage aussi à faire d'autres injections sous-cutanées ou intra-musculaires vers la racine du membre, au niveau et en deçà de la ligature élastique. — **Traitement interne.** Tout le monde s'accorde pour reconnaître que les alcooliques, à haute dose, constituent le meilleur moyen de lutter contre le refroidissement et l'adynamie déterminée par le venin. Les infusions chaudes de thé, de café et d'excitants aromatiques, l'ammoniaque liquide X-XX gouttes et l'acétate d'ammoniaque (on est allé jusqu'à 30 gr.), les injections d'éther, de caféine, rendent aussi des services comme stimulants. — **Traitement des suites**. Médication symptomatique.

SERPENTAIRE DE VIRGINIE (Aristolochia serpentaria. Aristolochiées). — Stimulant, diaphorétique : 0,50 à 2 gr., en poudre ; 20/1000, en tisane ou infusion.

SÉRUMS ARTIFICIELS.—On donne ce nom à des solutions salines qu'on emploie soit en injections intraveineuses soit quelquefois en injections hypodermiques.

Les *injections intraveineuses* sont utilisées surtout dans l'anémie aiguë (à défaut de la transfusion sanguine), le choléra, etc., pour restituer à la masse sanguine la quantité de liquide soustraite par les hémorragies ou les évacuations (diarrhée, vomissements) et rétablir la circulation languissante par suite de la vacuité des vaisseaux (hémorragie), ou de l'épaississement du sang (choléra) — Il faut que le liquide injecté n'altère pas les éléments figurés du sang; les solutions de sel de cuisine n'ont pas cet inconvénient, pourvu qu'on les emploie en proportions déterminées (une solution à 0 gr. 6 pour 100 dissout les globules Hayem), comme dans la formule d'Hayem, par exemple : eau distillée, 1000 ; chlorure de sodium pur, 5 ; sulfate de soude, 10 (Voyez Choléra). On a ajouté diverses substances aux solutions chlorurées sodiques, entre autres du sucre, qui, d'après Landerer, conserve les globules, favorise l'endosmose et rend les solutions nourricières. — On doit dénuder la veine (saphène interne, immédiatement au-dessus de la malléole — ou une veine du pli du coude) avant de faire l'injection.

Quant aux *injections hypodermiques*, on les emploie, soit pour obtenir des effets analogues (relèvement de la pression vasculaire, etc.) à ceux de la transfusion (1) intra veineuse (transfusion hypodermique de sérum artificiel), soit pour produire de simples effets stimulants (solution de phosphate de soude) analogues à ceux qu'on cherche à produire avec les extraits organiques de testicule ou de substance cérébrale, chez les névropathes. En fait de liquide, on peut employer la solution de Sahli (chlorure de sodium 7 p. 1.000), celle de Cantani (3 gr. de carbonate de soude et 4 gr. de chlorure de sodium), ou celle de Chéron. Les formules suivantes conviennent pour injections hypodermiques, contre la neurasthénie et les affections nerveuses. *Formule de Chéron* : Chlorure de sodium 2 gr., sulfate de soude 8 gr., phosphate de soude 4 gr. acide phénique neigeux 1 gr.; eau distillée 100 gr. Injecter, tous les 2 ou 3 jours, dans les cas moyens, tous les jours, dans les cas graves, 5 à 10 gr. dans la région rétro-trochantérienne. *Formule d'Huchard* : Eau distillée, 10 gr. ; phosphate de soude, 8 gr. sulfate de soude, 4 gr. ; chlorure de sodium, 2 gr. ; acide phénique neige, 0,50. Injecter, 3 fois par semaine, 2 gr. de cette solution, dans les cas de neurasthénie et d'affections nerveuses. *Formule de Crocq*. Phosphate de soude neutre, 2 gr. ; eau distillée, 100 gr. Dans la neurasthénie, injecter 1 gr. de cette solution que Crocq, Luys, Lutaud préfèrent aux liquides organiques.

(1) On a injecté sous la peau (en plusieurs régions) jusqu'à 3 litres de solutions salines en 24 heures (Cantani, Samuel, Sahli). On se sert soit d'une seringue, soit d'un injecteur à poire en caoutchouc servant de pompe aspirante et foulante (Hayem), soit d'un siphon placé au-dessus du malade; toujours on aura soin de stériliser l'appareil. L'eau doit être à 40. (Berlioz). On peut injecter un litre en 1/4 d'heure.

SÉRUMTHÉRAPIE ou **SÉROTHÉRAPIE**. — La sérumthérapie est le traitement d'une maladie infectieuse par le sérum d'animaux immunisés contre la même maladie.

Les premiers travaux relatifs à cette méthode de traitement avaient conduit à essayer la sérumthérapie dans la tuberculose, puis dans le tétanos, mais sans succès marqués ; il n'en fut pas de même après que Behring et Kitasato eurent démontré la propriété qu'a le sérum d'un animal immunisé contre la diphtérie de rendre inactive la toxine diphtéritique, par son mélange *in vitro* avec cette dernière, et de rendre réfractaires à cette toxine les animaux auxquels on l'inocule.

L'application de cette donnée à l'homme parut satisfaisante et après une série de travaux commencés en 1891, M. Roux put, non seulement démontrer la valeur thérapeutique de la sérumthérapie dans la diphtérie (congrès de Budapest, 1894), mais encore créer une installation qui permet de livrer du sérum antidiphtéritique dans tous les points de la France.

Comme producteur de sérum, Roux a choisi le cheval, dont l'immunité est facile, et le sérum inoffensif pour l'homme.

Les chevaux sont immunisés à l'aide d'une toxine très active obtenue en cultivant le bacille diphtéritique virulent dans du bouillon alcalin peptonisé, puis filtrée sur une bougie Chamberland, et enfin additionnée d'un tiers de son volume de la solution iodo-iodurée de Gram. L'iode a pour effet d'atténuer la toxine dans son activité, de façon qu'elle n'entraîne pas d'accidents graves chez l'animal.

Après avoir injecté des doses d'abord très faibles de toxine iodée (un quart de centimètre cube) qu'on augmente progressivement, on arrive à injecter la toxine pure, à la dose de 1 cc. tous les cinq jours ; on va jusqu'à 5 cc. et plus et l'on répète l'injection tous les deux jours de manière à charger l'animal de toxine (L. Martin). Il faut deux à trois mois pour immuniser un cheval. L'immunisation est telle, qu'on a pu, en 2 mois et 20 jours, arriver à injecter des doses de 250 cc. de toxine pure.

Si l'on ajoute du sérum à la toxine diphtéritique,

celle-ci devient inoffensive ; cette action se produit aussi dans l'organisme. On peut même injecter d'abord la toxine, puis le sérum plusieurs heures après, sans faire périr l'animal. Ces propriétés du sérum, découvertes par Behring, sont la base du traitement de la diphtérie par le sérum.

L'immunisation est suffisante quand l'injection de 1/50000e du poids d'un cobaye assure l'immunité contre l'inoculation d'une dose de culture virulente ou de toxine capable de faire périr des cobayes témoins, en moins de trente heures. On dit alors que l'activité du sérum est de 50.000. On arrive facilement à une activité de 100.000.

Pour préparer le sérum, on pratique une saignée à la jugulaire. Le sang, reçu dans un flacon stérilisé, se coagule par le repos. Le sérum qui se sépare est soutiré au moyen d'un ballon pipette, puis réparti dans de petits flacons stérilisés, d'une capacité de 20 centimètres cubes. On assure sa conservation en y ajoutant une très petite quantité de camphre. Chauffé au-dessus de 50°, le sérum devient inactif.

L'injection se pratique avec la seringue stérilisable de Roux qui contient 20 centimètres cubes. On choisit de préférence la peau du flanc. Le siège de l'injection doit être rendu aseptique. La seringue est stérilisée par une ébullition de quinze minutes environ dans l'eau, puis refroidie et remplie de sérum. L'injection se pratique comme une injection sous-cutanée, mais elle demande l'emploi des deux mains en raison du volume et du poids de la seringue. Celle-ci, munie de son aiguille, doit être tenue à pleine main, de la main droite, le pouce et l'index à la base de l'aiguille. Puis, lorsque l'aiguille est enfoncée sous la peau, elle est passée dans la main gauche et le piston peut être manœuvré de la main droite.

Le traitement par le sérum consiste à injecter une certaine quantité de sérum en une seule fois, *dès que l'on soupçonne la diphtérie*, car le traitement doit être institué aussitôt que possible après le début de la maladie (Roux). La dose à employer varie suivant l'âge du malade, le moment de l'intervention, l'intensité de la maladie : 5 à 10 centimètres cubes suffisent pour les diphtéries bénignes prises au début ; 15 à 20 centimètres cubes sont nécessaires si la maladie est sévère ou si elle date de plusieurs jours ; il faut exceptionnellement jusqu'à 30 centimètres cubes et même au-delà dans les cas très graves, notamment dans ceux où l'on est obligé de pratiquer la trachéotomie. Il est donc impossible de fixer la quantité de sérum qui guérit un cas de diphtérie. Le médecin devra se guider sur la marche de la température et du pouls, ainsi que sur l'état général du malade. Aussi longtemps que la température rectale n'est pas tombée au-dessous de 38°, on ne peut considérer la maladie comme terminée.

Chez les enfants au-dessous d'un an, on injectera autant de centimètres cubes de sérum que l'enfant compte de mois. Il n'est pas nécessaire, à moins d'une gravité exceptionnelle de l'affection, de dépasser 15 à 20 centimètres cubes pour la première injection chez les adultes. (Instruction accompagnant les flacons de sérum de Roux.)

Le renouvellement de l'injection est subordonné au diagnostic bactériologique. Celui-ci doit consister à reconnaître si la diphtérie existe et, dans ce cas, si le bacille diphtérique est seul ou associé. Il exige la culture sur sérum coagulé et l'examen microscopique. Plusieurs cas peuvent se présenter, pour lesquels M. L. Martin donne les conseils suivants :

1° Après 24 heures de séjour à l'étuve, l'ensemencement sur sérum ne donne aucun résultat : il n'y a pas diphtérie ; on cesse le sérum.

2° Il se développe en 24 heures, à la surface du sérum, de petites colonies d'un blanc grisâtre, arrondies, à contours réguliers, plus opaques au centre qu'à la périphérie ; il s'agit de diphtérie pure ou associée.

Quelques coccus cependant produisent des cultures analogues en 24 heures ; mais celles-ci présentent une surface plus humide et ne sont pas plus opaques au centre qu'à la périphérie (L. Martin).

Supposons que l'examen bactériologique ait montré que la diphtérie est pure ; si, d'autre part, l'examen clinique montre qu'elle est bénigne, si le pouls et la température s'améliorent simultanément, pas de nouvelle injection.

3° Si, au contraire, l'angine diphtéritique est *pure* mais *grave*, il faut pratiquer une nouvelle injection de 10 à 20 centimètres cubes, ou mieux, injecter 5 à 10 centimètres cubes le matin et autant le soir.

Toutefois, si la température restait élevée, Roux recommande de pratiquer encore une nouvelle injection de 10 ou de 20 centimètres cubes.

4° Si l'angine diphtéritique est associée à des streptocoques, la situation est plus grave ; souvent alors, le 3e jour, le pouls et la température subissent une ascension brusque et considérable, et la respiration s'accélère énormément. Il est urgent d'augmenter la dose et d'injecter 20 centimètres cubes (L. Martin).

5° S'agit-il d'un *croup opéré pur* ?

Injecter 15 à 20 centimètres cubes le 1er jour, autant le 2e, le 3e jour on peut se contenter, suivant le cas, d'injecter à nouveau 10 centimètres cubes.

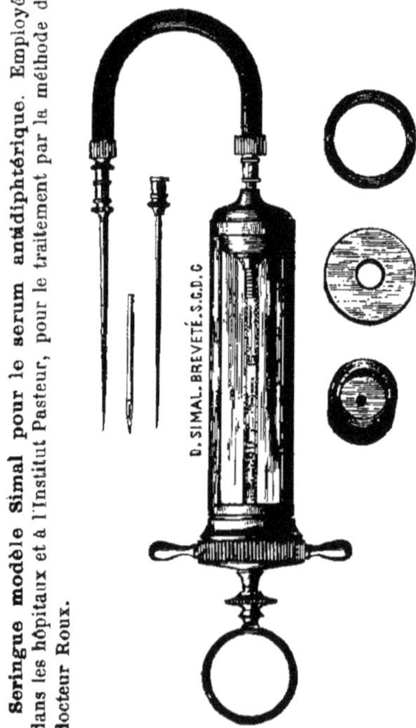

6° Dans les *croups opérés associés* à des streptocoques le pronostic est très grave. On est généralement obligé de recourir à une nouvelle injection de 10 centimètres le 4e jour, et même parfois d'injecter 5 centimetres cubes le jour suivant (d'apres une observation de L. Martin).

On tend actuellement à abaisser les doses de sérum.

Il résulte des observations de M. Roux que les injections de sérum évitent assez souvent la trachéotomie; aussi, recommande-t-il, en présence d'un enfant qui a du tirage, de ne pas se presser d'opérer. Quand l'indication d'intervenir est formelle, il est à peu près indifférent de pratiquer la trachéotomie ou le tubage, cependant ce dernier paraît un peu plus favorable.

Le traitement par le sérum exclut tous les traitements locaux qui s'accompagnent de traumatisme, en particulier les caustiques et les antiseptiques forts. Roux proscrit l'acide phénique, le sublimé et conseille de grands lavages, trois fois par jour, avec des solutions boriquées, de l'eau bouillie ou une solution de 50 grammes de liqueur de Labarraque dans un litre d'eau bouillie. On peut encore pratiquer des attouchements avec de la glycérine salicylée à 5 p. 100.

En cas d'albuminurie, régime lacté.

L'injection est peu douloureuse, et, si elle est faite aseptiquement, on n'observe pas d'accidents locaux. La boule d'œdème qu'elle forme disparaît en 15 ou 20 minutes.

Dans les cas les plus favorables, les fausses membranes cessent d'augmenter dans les 24 heures qui suivent la première injection. Après 36, 48, 72 heures au plus tard, elles se détachent; exceptionnellement, elles persistent plus longtemps.

Souvent, la température baisse brusquement dès la première injection. Dans les angines graves, elle ne tombe qu'après la deuxième ou la troisième. Le pouls redevient normal moins rapidement que la température (Roux).

Dans quelques cas rares, l'injection de sérum est suivie, après un temps variable, de phénomènes qui dénotent une intoxication. C'est quelquefois une simple élévation de température qui reste passagère et n'implique aucune gravité; d'autres fois, ce sont des éruptions cutanées, telles que l'urticaire (qui est la plus fréquente), des érythèmes scarlatiniformes ou polymorphes, exceptionnellement du purpura.

L'érythème polymorphe s'accompagne quelquefois de phénomènes généraux intenses et de gonflements articulaires douloureux; mais quelle qu'ait été l'intensité, parfois assez grande, de ces complications, elles n'ont jamais présenté, jusqu'ici du moins, une gravité sérieuse.

Le sérum antidiphtérique n'est pas seulement employé comme curatif dans la diphtérie, il a encore été conseillé comme préservatif dans le but d'empêcher les personnes (enfants ou adultes) exposées à la contagion de contracter la maladie. La dose des injections préventives est de 5 c. c. de sérum.

L'immunité obtenue est passagère; elle dure quatre à six semaines.

La mortalité moyenne de tous les cas de diphtérie étant de 50 à 60 p. 100, le traitement par le sérum fait tomber ce chiffre à 26 p. 100 au maximum, souvent beaucoup moins. L'ensemble des résultats est tel qu'on peut espérer, avec Roux, que toute angine *pure* traitée à temps devra guérir. Les angines associées sont beaucoup plus graves : elles ont donné, malgré le sérum, une mortalité de 14 à 34 p. 100. Enfin, dans les croups opérés, la mortalité s'est élevée de 40 à 46 p. 100, et dans les croups associés elle est allée jusqu'à 63 p. 100; mortalité notablement inférieure toutefois à celle qu'on observait avant la sérumthérapie et qui atteignait environ 75 p. 100.

L'albuminurie paraît moins fréquente avec le traitement par le sérum, mais les paralysies diphtériques ne semblent pas avoir diminué notablement.

SIALAGOGUES.—Agents qui activent la sécrétion salivaire: mercuriaux, iodiques, chlorates alcalins, Jaborandi, pyrèthre, bétel, cresson de Para, raifort, tabac, galega, condiments. On appelle masticatoires les sialagogues qui agissent mécaniquement (A. Héraud).

SIEGESBEKIA ORIENTALIS (Herbe divine. Synanthérées).Feuilles.—Antisyphilitique,antigoutteux. Extrait aqueux 0,50. Teinture 5 gr.

SIGNATURES (doctrine des). A une certaine époque, on attribuait des propriétés curatives aux plantes, etc., d'après certaines particularités de forme, d'odeur, de couleur, présentant quelque grossière analogie avec l'organe atteint ou la maladie à traiter; on prescrivait alors: la pulmonaire, dans les affections du poumon; les bulbes d'orchidées, contre les maladies du testicule et l'impuissance; la vipérine, contre les morsures de vipère; le saxifrage, contre la pierre, parce qu'il pousse dans la fente des rochers; le nénuphar blanc (nymphœa) comme anaphrodisiaque, à cause de la vertu des anciennes nymphes (Monnin).

SILICATES. — S. de magnésie. Voy. Talc. **S. de potasse.** A l'extérieur : en solution sirupeuse, pour la confection des appareils inamovibles. A l'intérieur : dialytique, contre la goutte et le rhumatisme; peut-être ne doit-il son action qu'à l'alcali qu'il contient (L. Garnier).

SIMABA CEDRON. — Voy. Cedron.

SIMAROUBA. — Ecorce du Simarouba officinalis (Rutacées-Quassiées). A faibles doses: action des amers purs; à hautes doses : éméto-cathartique (comme l'ipéca). Outre ses usages comme amer (anorexie), tonique, on le prescrit encore contre la diarrhée estivale, la dysenterie. Poudre : 1-5 gr. Infusion : 5-10 gr. Comme anti-diarrhéique, on l'emploie de la manière suivante : 10 gr. en décoction dans un verre et demi d'eau; réduire à ½ verre; boire dans la journée.

SIMULO (fruits du copparis coriacea ou du capparis olleoïdes? Capparidacées. Pérou-Bolivie). — Antispasmodique: épilepsie (Hale White, Larrea, Poulet), douleurs de l'ovaro-salpingite (Poulet). En pilules (de 0,20), 0,40 — 1 gr. 20. Teinture, 2-8 gr., 3 fois par jour (Vaucaire. *Formulaire*). Extrait fluide, 9 à 14 gr., 3 fois par jour (Bocquillon-Limousin, *Médicaments nouveaux*).

SIROPS. —*S. de Boutigny.* Voy. Syphilis. *S. de chicorée composée.* Voy. Rhubarbe. *S. de Gibert.* Voy. Syphilis.

SIZYGIUM JAMBOLANUM. — Voy. Jambul.

SODA POWDERS. — *a*) Bicarbonate de soude 2 gr. (paquet bleu).— *b*) Acide tartrique pulvérisé 1-3 décigr. (paquet blanc). — Pour obtenir une eau gazeuse : faire dissoudre le paquet blanc dans un verre d'eau, puis ajouter le paquet bleu (Manquat).

SODIUM. — Les propriétés des composés de sodium et de potassium ayant entre elles beaucoup d'analogie, on avait naguère tenté de substituer les premiers aux seconds, à cause de leur peu de toxicité (42 fois moindre que celle des sels de potasse), mais les recherches de G. Sée et de Laborde ont opéré un certain revirement en faveur du chlorate de potasse, du bromure et de l'iodure de potassium. *Sodium* (*oxyde de*). *Soude caustique*. Voy. Caustiques alcalins. *Acétate de soude*. 4-20 gr. Diurétique, résolutif, contro-stimulant, à petites doses; laxatif, à doses plus élevées. — Inusité (Dujardin-Beaumetz et Yvon).

Arséniate de soude. Voy. Arsenic. *Benzoate de soude.* Voy. Benjoin. *Bicarbonate de soude.* Voy. Alcalins. *Borate de soude* (sous). Voy. Borax. *Bromure de sodium.* Sédatif du système nerveux, comme le bromure de potassium, mais moins toxique. Il agit moins sur le cœur que ce dernier ; aussi, peut-on l'administrer à doses plus élevées. *Carbonate de soude.* Voy. Alcalins. Le sous-carbonate (*sel de soude du commerce, cristaux de soude*) jouit des propriétés des alcalins, mais il n'est guère employé qu'à l'extérieur : en bains alcalins, 125-250 gr. (Voy. Bains) et en pommades (alcalines), contre les maladies de peau. Pour l'usage interne (1-2 gr.), on lui préfère le bicarbonate, qui est moins irritant. *Chlorate de soude.* Incomparablement moins actif que le chlorate de potasse (Laborde). *Chlorure de sodium* (*sel marin, sel gemme*, gisements). Voy. Chlore.— Il entre dans la composition d'un grand nombre d'eaux minérales. Le sel marin est purgatif, mais, à cause de son goût désagréable, il n'est employé qu'en lavements, 20-30/500, pour hâter l'effet d'un purgatif (à condition que ce ne soit pas le calomel). On remplace, quelquefois, la transfusion du sang par la solution de chlorure de sodium, qu'on injecte dans la veine basilique : 6 gr. de sel pour 1.000 d'eau (Von Werdt). Voy. Sérum artificiel. *Chlorure de soude* (Hypochlorite de soude). Voy. Chlore. *Citrate de soude.* Purgatif 40-60 gr. en limonade. Effets tardifs. *Hypochlorite de soude,* (liqueur de Labarraque). Voy. Chlore (chlorure de soude). *Hypophosphite de soude.* Voy. Phosphore. *Hyposulfite de soude.* Antiputride. Voy. Soufre. *Iodure de sodium.* 1-4 gr. Succédané de l'iodure de potassium, mais il peut être administré à doses plus élevées. Laborde le considère comme incomparablement moins actif que l'iodure de potassium (Acad. méd. mars 90). *Lactate de soude.* A été employé, par Petrequin, comme antidyspeptique. Preyer a obtenu, avec le lactate de soude des effets hypnotiques que Von Bötticher et Lothar Meyer n'ont pas observés. *Phosphates de soude.* Voy. Phosphore. *Savon médicinal ou amygdalin.* Voy. Savons. *Soude caustique* (hydrate de sodium). Voy. Caustiques alcalins. *Sulfate de soude.* (Sel admirable de Glauber). Diurétique, à la dose de 1-3 gr. ; purgatif, à 30 à 40 gr., comme le sulfate de magnésie. Il agit rapidement (en 3 ou 4 heures) et n'irrite pas la muqueuse (moins que le sulfate de magnésie). *Sulfovinate* ou *éthylsulfate de soude* (Rabuteau). Purgatif agréable au goût, mais peu usité, à cause de son prix élevé et de son instabilité (il peut se transformer en bisulfate, qui est très irritant) et parce qu'il contient quelquefois du sulfovinate de baryte (dangereux). Doses : 25 à 30 gr. *Tartrate de soude neutre.* Diurétique, altérant à 1-2 gr. ; laxatif, à 15 gr. *Sulfites et sulfures de sodium.* Voy. Soufre.

SOIF CHEZ LES FIÉVREUX. — Badigeonnages de la langue avec la glycérine (Cotter).

SOJA. — Voy. Soya.

SOLANINE. — Corps mal défini contenu dans plusieurs solanées, mais surtout dans les germes et même la partie charnue des pommes de terre. Son action élective porte sur le bulbe et la moelle qu'elle narcotise, ce qui donne lieu à de l'anesthésie et à de la paralysie. A doses toxiques, les effets sont inverses : les convulsions remplacent la paralysie. *Thérapeutique.* La solanine convient surtout contre la douleur et l'exagération des réflexes. Comme analgésique : névralgies anciennes, douleurs gastriques et douleurs fulgurantes des ataxiques. (Sarda). Comme modérateur de l'excitation réflexe : trépidation épileptoïde, tremblement de la sclérose en plaques, tremblement et mouvements désordonnés liés à une névrose. — 0,20-0,30, en cachets (Grasset, Sarda, Geay de Convalette).

SOLDANELLE (convolvulus soldanella). — Purgatif. Poudre de racine 0,50-5 gr. Résine 0,30 à 1 gr.

SOLEIL. — Voy. Héliante.

SOLUTOL. — Crésol (60 gr. pour 100 gr. de solutol) rendu miscible à l'eau au moyen de crésolate alcalin. Désinfectant : crachats, selles, cadavres, voitures de transport pour bétail, murs, sol, etc.

SOLVÉOL. — Liquide soluble dans l'eau et dans lequel les crésols (45 de solvéol renferment 10 gr. de crésol) sont tenus en solution, grâce à du crésotinate sodique. Antiseptique externe : pansements, accouchements, cystite purulente, maladies de peau, etc.

SOLVINE ou polysolves. — Synonymes d'acide sulforicinique ou plutôt de sulforicinates alcalins (Soulier).

SOMNAL (éthyl-chloral-uréthane). — Hypnotique douteux, préconisé par Radlauer. Il n'influencerait ni le pouls, ni la respiration. Doses : 2 à 5 gr. en potion, avec du sirop de framboises, 1/2 heure avant le sommeil.

SOMNIFÉRINE. — Voy. Withania.

SON. — Le son de blé est très nutritif (riche en azote, en phosphates) et laxatif. Voy. Constipation. — *Bains de son* : 2 kilogr.

SOPORIFIQUES. — Voy. Hypnotiques.

SOUDE. — Voy. Caustiques alcalins.

SOUFRE. — **Soufre en nature.** *Action locale.* Parasiticide, antipudride, excitante. *Absorption et élimination.* Le soufre traverse, sans grandes altérations, le tube digestif ; une faible partie seulement est convertie en sulfures et en hydrogène sulfuré, qui joue le principal rôle dans l'action des sulfureux proprement dits, soufre, hydrogène sulfuré, sulfures alcalins (Berlioz). L'élimination de l'hydrogène sulfuré a lieu par les poumons et la peau, tandis que les sulfures, transformés en sulfate dans le sang, sont ensuite excrétés sous cet état par les urines (Lauder Brunton). *Action générale.* Aux doses massives de 5-10-15 gr., le soufre agit comme laxatif mécanique et un peu aussi par la stimulation que les sulfures produisent sur les muscles intestinaux. Aux mêmes doses, mais fractionnées, il provoque (comme les stimulants diffusibles) une excitation générale, avec fièvre, sueurs, congestion viscérale. Si la dose a été exagérée, on peut observer, outre l'entérite, des vomissements et des convulsions, avec abaissement de la température et prostration. On ne connaît guère d'empoisonnement aigu par ce métalloïde (Dujardin-

Beaumetz. Dictionnaire).— Les très petites doses, 0,30-1 gr., ne produisent pas d'effets bien appréciables (Gubler), si elles ne sont pas continuées pendant un certain temps. Au contraire, on observe une action générale excitante, tonique, altérante après leur administration prolongée. En somme, le soufre a une action générale excitante, tonique, antiseptique ; toutefois, lorsqu'on recherche les effets généraux, on emploie les sulfures alcalins (surtout sous forme d'eaux minérales) plutôt que le soufre en nature *Usages externes*. A l'extérieur, le soufre (de même que ses composés) est employé comme parasiticide, antiseptique, stimulant, révulsif. Semmola et Lane l'ont proposé pour le pansement des plaies rebelles à la cicatrisation (surveiller, car il peut se former des produits caustiques). Semmola a conseillé aussi, dans les fièvres infectieuses, de saupoudrer les draps avec du soufre, pour produire une atmosphère sulfureuse autour du malade. Kiener a fait de même dans le rhumatisme, la sciatique, et Cowded entoure d'une couche de soufre le membre malade. — Le soufre rend de grands services, comme parasiticide, dans certaines dermatoses parasitaires, gale, pityriasis versicolor et du cuir chevelu, prurigo pédiculaire, teigne (pommade soufrée), variole (Pétresco), impétigo contagiosa (Pétresco). *Usages internes*. Parasiticide : ascarides lombricoïdes, furonculose (Gingeot). Désinfectant du tube digestif et antiseptique général : fièvres gastriques (Semmola), fièvre typhoïde et maladies infectieuses (Semmola). Excitant général, tonique, altérant, modificateur de la nutrition : scrofule, arthritis. Expectorant, tonique, substitutif, antiseptique : maladies chroniques des voies respiratoires (on préfère les eaux sulfureuses). Le soufre peut rendre des services comme purgatif (mellites, électuaires), quand les purgatifs violents sont contre indiqués : constipation habituelle, grossesse, hémorroïdes, fissures à l'anus. On l'a prescrit aussi contre l'intoxication chronique par le mercure, l'arsenic et le plomb. Il combat l'accumulation du plomb, en formant un sulfure soluble qui est éliminé par la peau. *Hygiène*. On se sert fréquemment du soufre pour pratiquer (dans les locaux) des fumigations désinfectantes ; il faut brûler 40 à 50 gr. de soufre par mètre cube.

On emploie le soufre en nature sous trois états : 1° en canon (soufre fondu, puis coulé en bâtons); 2° sublimé ou fleur de soufre (purifié par sublimation) ; 3° précipité ou magistère de soufre. Ce dernier, quoique plus actif, est bien moins usité que le soufre sublimé qui, débarrassé de l'acide sulfureux et de l'acide sulfurique qu'il contient, constitue la *fleur de soufre lavée*, seule administrée à l'intérieur. — Glycéré 1/4 de fleur de soufre (Codex). Pommade 1/10. *Pommade d'Helmerich*. Voy. Gale. *Bol de soufre* : soufre sublimé et lavé 0,50, miel, racine de réglisse pulv. ãã Q. S. m. pour un bol. Dose : 1-4 par jour. *Baume de soufre anisé* : soufre mou 1 gr. ; essence d'anis 4. — Dose : V à X gouttes. *Mellite de soufre* : miel, soufre ãã 25. Purgatif doux (colique de plomb). *Pilules sulfuro-alcalines* (Mialhe) soufre lavé, carbonate de magnésie ãã 0,10, savon médicinal 0,06, eau Q. S. m. p. une pilule. — 5 à 20 par jour. **Sulfhydrique** (acide ou **hydrogène sulfuré**. **Sulfure d'hydrogène**. Ce gaz se dégage des matières organiques en putréfaction ; il existe dans l'intestin et (en dissolution) dans les eaux sulfureuses. — Comme nous l'avons déjà dit, c'est à l'acide sulfhydrique auquel ils donnent naissance, qu'on attribue l'action des sulfureux. Lorsqu'il est introduit dans l'organisme, une partie s'élimine en nature par les bronches et la peau ; l'autre, par les urines à l'état de sulfates ou même de sulfures. Froschauer, Niepce considèrent l'hydrogène sulfuré comme antiseptique.

A petites doses, l'hydrogène sulfuré serait stimulant, tonique et concourrait, suivant l'expresssion de Borden, « au remontement général » (Dujardin-Beaumetz. Dictionnaire de thérapeutique) : il stimulerait la circulation, la respiration, le tube digestif ; ce serait lui qui, d'après Bokai, provoquerait les mouvements péristaltiques de l'intestin. A doses toxiques, il paralyse les centres nerveux, particulièrement ceux de la circulation et de la respiration ; si la mort est lente, il agit aussi comme poison hématique. Toxique violent lorsqu'il est inhalé (il produit la suffocation foudroyante ou *plomb* des vidangeurs et des égoutiers), il est moins dangereux lorsqu'on l'introduit dans les voies digestives (injections rectales gazeuses d'hydrogène sulfuré mélangé d'acide carbonique, suivant la méthode de Bergeon, contre la tuberculose pulmonaire), qui paraissent ne l'absorber qu'en très faible quantité. — On n'emploie guère ce gaz que dans les eaux minérales sulfureures, dont quelques-unes représentent de véritables solutions d'hydrogène sulfuré : Allevard, Aix (Savoie), St-Honoré, Uriage, Enghien. C'est à lui qu'on attribue, comme nous l'avons dit, la plus grande part dans l'action des sulfureux. **Sulfite et hyposulfite de soude**. Antiseptiques (Polli) sudorifiques : maladies cutanées et d'estomac, bronchites fétides, fièvres graves (sulfate de soude), phtisie. A l'intérieur : 4-5 gr. A l'extérieur (hyposulfite de soude) : solution 5 p. 100, glycérolé 15 p. 100. **Sulfures**. *S. d'antimoine*. Voy. Antimoine. *S. d'arsenic*. Voy. Arsenic. **Sulfures alcalins**. — Voy. Sulfures de potassium, de sodium, de calcium, (le sulfure de magnésium est inusité). Ces composés solubles sont des réservoirs d'hydrogène sulfuré, qu'ils dégagent très facilement. *Sulfure de calcium*. Epilatoire, antipsorique. Fontaine (de Bar-sur-Seine) l'a préconisé à l'intérieur contre l'angine diphtéritique. *Sulfure de carbone*. Voy. Carbone. *Sulfure de fer hydraté* (per). Antidote des composés métalliques (plomb, etc.) *Sulfure d'hydrogène*. Voy. Sulfhydrique (acide). *Sulfures de mercure*. Voy. Mercure. *Sulfure de potassium*. Inusité. **Polysulfure de potassium ou foie de soufre**. Mélange de polysulfures de potassium (surtout de *trisulfure*) et d'hyposulfite de potasse. On l'emploie en pommades lotions 1-2 p. 100 ; mais surtout en bains stimulants, (affections cutanées et rhumatismes chroniques, scrofule, chlorose). Généralement, on prépare d'avance une solution, 100/200, qu'on verse dans la baignoire, qui doit être en bois ou émaillée. On prescrit aussi quelquefois le polysulfure de potassium en sirop. **Sulfures de sodium**. 1° *Monosulfure*. Il sert à la préparation des eaux sulfureuses artificielles. Dose :

0,02-0,05. Sirop 0,10/100 : une à 3 cuillerées. Les eaux pyrénéennes contiennent du monosulfure de sodium. 2°-*Polysulfure* (trisulfure) 50 à 125, en bains. Il entre dans certaines poudres épilatoires. **Sulfureux** (acide). Liquéfiable et très soluble, irrespirable, plutôt que toxique. Généralement, employé à l'état gazeux, comme désinfectant (il s'empare de l'oxygène des matières en décomposition) et parasiticide (tuberculose). Macdonald a administré l'acide sulfureux en potion et en pulvérisations, dans la diphtérie. **Sulfurique** (acide). Voy. Acides et Caustiques. *Limonade* : acide dilué (1/10) 2 p. 1000. *Eau de Rabel* ou *alcool sulfurique alcoolisé* 1/4 d'acide. Collutoire : eau de Rabel 5, miel rosat 50. — **Eaux sulfureuses.** La médication sulfureuse est surtout employée sous forme hydro-minérale. — L. Garnier, adoptant la classification de A. Gauthier, divise les eaux sulfureuses en 4 classes . 1° *Eaux sulfhydriques* ne contenant que de l'acide sulfhydrique libre ou très faiblement combiné, qui se dégage à l'air. Température moyenne. — Aix, Savoie (T. 45°) Uriage, Allevard, St-Honoré, Bagnoles, Molitg, Vernet. 2° *Eaux sulfhydriques chlorosulfatées* qui renferment, à côté de l'hydrogène sulfuré, des chlorures et des sulfates : Uriage, Bondonneau, Aix-la-Chapelle, Bade. 3° *Eaux sulfureuses* **vraies**. Sont presque toujours thermales. « Leur minéralisation est due à un mélange de sulfure neutre Na^2S et de sulfhydrate de sodium NaHS. A côté des éléments sulfureux, elles contiennent un peu de chlorure, carbonate et silicate de soude, de carbonate de magnésie et quelquefois du brome, de l'iode et des traces d'arsenic (St-Honoré). Elles s'oxydent rapidement au contact de l'air, tandis que l'acide sulfhydrique déplacé par l'acide carbonique donne naissance à du soufre libre (aussi la plupart de ces eaux blanchissent-elles dans les baignoires). Aigues, Bonnes, Barèges, Bagnères de Luchon, Molitg, St-Sauveur, Cauterets » (L. Garnier). Quelques eaux sulfureuses de ce type sont froides : Challes (iodurée), St-Boës. 4° *Eaux sulfureuses accidentelles ou sulfatées*. Sont généralement froides et résultent de la réduction des sulfates par les matières organiques des terrains qu'elles traversent. A côté des sulfates de chaux et de magnésie, elles contiennent de l'hydrogène sulfuré libre ou du sulfure de calcium : Enghien, Cauvallat, St-Amand, Schinznach (L. Garnier. Chimie médicale 1895 .Berlioz divise les eaux sulfureuses en *sulfurées sodiques* et *sulfurées calciques* : les premières correspondent au 3e groupe de la classification précédente ; les secondes, au 4°.— Les sulfurées sodiques, dit Berlioz, prennent naissance dans les terrains primitifs ; elles sont chaudes et renferment par litre 1 à 8 centigr. de sulfure de sodium ; elles contiennent en outre, par suite de la décomposition de celui-ci au contact de l'air, une petite quantité d'hydrogène sulfuré. Telles sont la plupart des eaux des Pyrénées. Les sulfurées calciques proviennent des terrains de transition et sont généralement froides. Elles ne sont pas sulfureuses à leur origine : elles renferment du sulfate de chaux qui, réduit par les matières organiques des terrains traversés, se décompose en sulfure de calcium et en hydrogène sulfuré qui se dégage. — L'hydrogène sulfuré constitue surtout leur principe sulfureux. Ces eaux contiennent en outre du chlorure de sodium et du sulfate de soude (Berlioz). Parmi les principales sulfurées calciques, Berlioz cite : Aix-les-Bains, Allevard, Uriage. — Nous y ajouterons : Enghien, Pierrefonds, Euzet, Schisnach (Suisse).

Les eaux sulfureuses sont surtout conseillées contre les maladies suivantes : affections cutanées, particulièrement celles d'origine arthritique (en cas d'acuité, préférer les sulfurées sodiques, moins minéralisées et moins irritables) ; scrofule (surtout les eaux sulfureuses chlorurées sodiques, en bains), goutte, rhumatisme (sulfurées sodiques, en cas d'irritabilité) ; syphilis (en favorisant l'élimination du mercure, les eaux sulfureuses permettent un traitement intensif) ; affections chroniques des voies respiratoires (inhalations surtout) sans tendance aux hémoptysies ; métrite, cystite, arthrites chroniques, etc. (l'action stimulante favorise la réaction). (Berlioz).

SOYA (Soja hispida. Haricot de Chine. Légumineuses). — Renferme très peu d'amidon, beaucoup de matières protéiques et une huile résineuse laxative. On a fait du pain de soya à l'usage des diabétiques.

SOZOIODOL (acide diiodo paraphénylsulfonique — acide sozoïdolique). — Il forme des sels cristallisables avec les bases alcalines et métalliques. Ceux de soude et de zinc sont solubles dans l'eau et la glycérine, contrairement à ceux de mercure et de potasse. Ce sont des succédanés inodores et non toxiques de l'iodoforme.

SOZOLIQUE (acide). — Voy. Aseptol.

SPARADRAPS. — Etoffes (de lin, de coton, de soie) ou papier, dont l'une des faces est recouverte de matière emplastique.

SPARTÉINE (sulfate de). — Voy. Genêt.

SPASME DE LA GLOTTE. — Contracture spasmodique des muscles constricteurs du larynx (1). Traiter la cause : coqueluche, laryngite, croup, adénopathie bronchique, corps étrangers, asthme thymique, vertige laryngé de l'épilepsie et de l'ataxie locomotrice. *Dans l'intervalle des accès* : bromure de potassium, belladone, ipéca, bains tièdes. Changement d'air (Reid). Eviter toute excitation ou contrariété. Pour les enfants, recommander l'allaitement naturel. *Pendant les accès* : aspersions d'eau froide sur le visage, frictions, flagellation, sinapismes et, au besoin, marteau de Mayor, électricité, inhalations de chloroforme, intubation du larynx, insufflation. D'après Kürt, l'attouchement des fosses nasales, avec les barbes d'une plume chargées d'une solution de quinine, produirait une action suspensive sur les récurrents. Quelquefois, la trachéotomie est nécessaire, lorsque le spasme se prolonge.

SPASMES PROFESSIONNELS (crampes, contractures). — Hydrothérapie, sudations, gymnastique localisée, courants galvaniques.

SPÉCIFIQUES. — La plupart des spécifiques sont des antiseptiques : mercure, dans la syphilis ; quinine, dans le paludisme ; acide salicylique, dans la fièvre rhumatismale ; copahu, dans la blennorrhagie (Bouchard).

(1) Dans certains cas, chez les très jeunes enfants, le spasme pourrait envahir le diaphragme (phréno-glottisme).

SPERMATORRHÉE. — Supprimer les causes : abus du coït, incontinence d'urine, onanisme, constipation, oxyures, matière sébacée, lit moelleux (ne pas se coucher sur le dos), excès de boisson, excitation morale ou physique ; maladies de l'urèthre, de la prostate, du rectum (fissures), etc. — Pollutions sthéniques des pléthoriques : mariage, lupulin 1 à 2 gr., bromure de potassium 1 à 4 gr., camphre 0,25-0,50. — Pollutions asthéniques : régime tonique, fer, hydrothérapie, frictions sur les lombes, électricité, phosphure de zinc (1/4 de milligr., 4 fois par jour).

SPERMINE. — Existe à l'état de phosphate double de spermine et de calcium dans le sperme des mammifères (Schreiner). Elle est identique à l'*éthylénimine* et se transforme rapidement en son polymère la *pipérazidine* (L. Garnier). L'action stimulante du suc testiculaire de Brown-Séquard serait due à la spermine. (Tarchanoff, Victoroff, Maximovitch). En Russie, on a interdit la vente de la substance vendue sous le nom de spermine et qui contenait des peptones (Manquat). Quant à la pipérazidine (qu'on peut préparer par synthèse), on l'a préconisée comme un diurétique et un dissolvant de l'acide urique, supérieur aux sels de lithine, contre la diathèse urique. Dose : 0,50-1 gr.

SPIGÉLIE ANTHELMINTIQUE. — Très efficace à l'état frais, contre les ascarides. Poudre : 0,30-0,60 aux enfants de 3 ou 4 ans et 1 à 2 gr. aux adultes (Gubler). Poison narcotique âcre.

SQUINE (Smilax china). — Sudorifique peu actif. Infusé : 20 à 40 gr.

STAPHYSAIGRE. Delphinium staphysagria (herbe aux poux). — Les graines renferment un alcaloïde toxique, la delphine ou la delphinine, qui a des propriétés semblables à celles de la vératrine, ou plutôt à celles de l'aconitine. Les graines sont employées comme parasiticides (poux). La delphine a été donnée contre les névralgies faciales : 1/2 à 2 centigr. (progressivement), en pilules.

STATICE BRASISIENSIS (Guaycuru du Brésil Plombaginées). — Astringent puissant. Cette plante (de même que le cestrum parqui) diminuerait la douleur des contractions expulsives de l'utérus et celle qui accompagne quelquefois la menstruation (Porak, Cornu, Bouilly, Vincent).

STÉRÉSOL. — Vernis alcoolique, composé (1) de résines et de baumes, additionné de 10 0/0 d'acide phénique. Il adhère à la peau et sur les muqueuses : angines diphtériques, ulcérations tuberculeuses de la langue, de la peau, eczéma, etc. Grâce à ses propriétés protectrices et à son phénol, il calme énergiquement les démangeaisons (Berlioz).

STERILISATION. — Voy. Antiseptiques, Asepsie, Désinfection.

STERNUTATOIRES. — Substances qui provoquent l'hypercrinie nasale : asaret, euphorbe, ipéca, iris, lavande, marjolaine, tabac.

STILLINGINE (extrait du stillinga sylvatica). — Purgatif cholagogue très employé aux Etats-Unis (Berlioz).

STIMULANTS. — Voy. Toniques (névrosthéniques).

STOMATITES. S. simple ou **érythémateuse.** — Suppression des causes locales : lésions dentaires, malpropreté, ingestion de substances irritantes. — Au début, émollients, lavages antiseptiques : thymol 1 p. 100, phénol 1 p. 100, hydrate de chloral 1 p. 100, sublimé 1 p. 4000. Plus tard, collutoires astringents (alun, borax), attouchements avec les solutions iodo-iodurées fortes, l'acide chromique. **S. mercurielle.** *Prophylaxie.* Enlever le tartre et brosser les dents avec poudre de charbon et quinquina ââ (Mauriac) ; applications de divers topiques astringents, tannin, cachou (Panas) ; chlorate de potasse, en gargarisme, 15-20/1000, et, à l'intérieur, 5-6 gr. en 24 heures. *Traitement.* Collutoires au borax, à l'alun. Cautériser les ulcérations avec un bourdonnet d'acide chlorhydrique (Diday), la teinture d'iode, le perchlorure de fer ou le crayon de nitrate d'argent. On a conseillé aussi l'iodure de potassium, qui paraît favoriser l'élimination du mercure. **S. ulcéro-membraneuse.** Contagieuse, épidémique ; maladie des casernes, des hôpitaux, des prisons. — *Traitement.* Isolement. Chlorate de potasse, à l'intérieur, 4-5-6 gr., dans un julep. Lavages de la bouche avec une solution de chlorate de potasse 4/100, ou une solution antiseptique, eau boriquée 4/100, sublimé 0,25 p. 1000. Si les ulcérations sont atoniques, on les cautérisera avec le nitrate d'argent, la teinture d'iode, l'acide chlorhydrique étendu, le chlorure de chaux sec (3 p. 30 de miel), l'acide phénique à 1/20. En cas d'état gastrique : émétо-cathartique. En cas de fièvre : sulfate de quinine, antisepsie intestinale (naphtol, etc.) **S. folliculeuse** ou **aphteuse.** Epidémique et contagieuse, paraît causée souvent par le lait de vaches atteintes de la fièvre aphteuse (David). *Traitement.* Gargarismes antiseptiques : salicylate de soude 10 p. 100 (Hirtz). Badigeonnages cocaïnés, contre la dysphagie. Collutoires astringents (borax, alun) ; toucher légèrement les ulcérations avec le jus de citron, l'éther, le crayon de nitrate d'argent. S'il y a de l'embarras gastrique : purgatifs doux. Eliminer le lait, le fromage, le beurre de provenance suspecte. **S. crêmeuse** ou **Muguet.** Avec un linge, enlever les plaques parasitaires, qui repullulent ; puis, 3 fois par jour, appliquer un collutoire alcalin : glycérine 20, borate de soude 4, ou même ââ. Les alcalins tuent le parasite, tandis que l'acidité de la bouche favorise son développement. — On peut aussi employer l'eau oxygénée (Damaschino), le bicarbonate de soude 1-2/10-15, les gargarismes avec l'eau de Vichy, l'eau de Vals ou l'eau de chaux. Fourrier a préconisé les badigeonnages à la saccharine, 1 gr. pour 50 gr. d'alcool à 40°. Lorsque la douleur est intense, chez l'adulte, les cautérisations au nitrate d'argent soulagent immédiatement (Morel-Mackenzie). Eaux alcalines, en boisson. Eviter l'emploi des substances amylacées et sucrées, qui fermentent et favorisent le développement du muguet. Chez les adultes, soutenir les forces, car le muguet est un stigmate de cachexie. Aux très jeunes enfants, donner une bonne nourrice. **Noma** ou **gangrène de la bouche.** Soutenir les forces : alimentation fortifiante, quinquina et toniques. Traiter, s'il y a lieu, la fièvre intermittente, qui est cause du noma, en certains pays. Avec le thermocautère, détruire le

(1) Delpech indique la formule suivante : gomme laque purifiée 270 gr., benjoin purifié 10 gr., baume de Tolu 10, acide phénique cristallisé 100, essence de cannelle de Chine 6, saccharine 6, alcool pour faire un litre. Q. S.

foyer gangréneux, jusqu'à ce que la plaie devienne bourgeonnante. Antisepsie buccale (solution d'eau boriquée à 4 p. 100).

STRANGULATION. — Voy. Asphyxie.

STRONTIUM. — Dans des expériences sur les animaux (chiens), Laborde ayant reconnu l'innocuité des sels de strontiane, leur action antiputride, tænifuge, diurétique, ainsi que la stimulation qu'ils produisent sur les échanges nutritifs et les excreta, appela, le premier, l'attention de l'Académie de médecine sur leurs effets physiologiques. Le bromure de strontium a été administré contre l'épilepsie (Ferré) et l'irritation gastrique, gastralgie, etc. (G. Sée); l'iodure, contre les maladies du cœur (G. Sée); le nitrate, contre le rhumatisme articulaire; le lactate, contre le mal de Bright (C. Paul, Dujardin-Beaumetz, Bucquoy). Ce dernier diminue l'albumine quand il n'y a pas de néphrite interstitielle et si le sujet n'est pas arrivé à la période d'insuffisance urinaire et d'urémie (C. Paul). Le tartrate est apéritif (Crinon). Le bromure et l'iodure de strontium, le lactate, le nitrate, etc., peuvent être prescrits à doses plus élevées que les sels de potassium ou de sodium : 2-6 gr. et plus (on a donné jusqu'à 10 gr. de lactate et 15 gr. de nitrate). Il faut avoir soin de ne pas employer de strontium, contenant du baryum.

STROPHANTUS. — On emploie les semences du *S. glabre*, du *S. hispidus* et du *S. kombé*. D'après Blondel, le kombé constituerait une variété de l'hispidus. Le glabre est plus actif que le kombé et le kombé plus que l'hispidus. C'est du kombé qu'on a retiré la *strophantine* (glucoside) dont la formule varie suivant les procédés d'extraction (E. Hardy, Gallois, Fraser, Catillon, Wurtz, Arnaud). La strophantine d'Arnaud (qui ne diffère de l'*ouabaïne* extraite de l'*acocanthera ouabaïo* que par CH^2) est la plus pure, mais la plus toxique (Manquat).

Le strophantus est un succédané de la digitale : il relentit le cœur et élève la pression artérielle. Le ralentissement du cœur résulte d'une excitation du pneumo-gastrique. L'augmentation de pression doit être attribuée à une contraction des artérioles, consécutive à l'action du strophantus sur le bulbe, les nerfs périphériques et peut-être aussi sur les ganglions nerveux des tuniques artérielles, ou même sur les fibres lisses (Manquat).

Le strophantus irrite le rein (Dujardin-Beaumetz a observé de l'hématurie, G. Lemoine une augmentation d'albumine chez les brightiques) ; ce n'est qu'à cette condition qu'il produit une action diurétique, du reste très inconstante. Mis en contact avec la cornée, il l'anesthésie, mais l'irrite.

A fortes doses, il produit une faiblesse générale et de la paralysie.

Les **usages** sont ceux de la digitale. *Teinture à 1/5* : III à X gouttes; *teinture à 1/20* (préférable) : V à XXX gouttes (Dujardin-Beaumetz et Yvon). *Extrait hydro-alcoolique* : 1 milligr., au début; puis, progressivement, 2 à 4 par jour. *Strophantine*. Dose 10 fois moindre que l'extrait. On la prescrit en granules de 1/10 de milligr., dont on donne 2 à 4 par jour. D'après Fraser, Rosenbach, Dresche, le strophantus ne s'accumule pas, néanmoins, il ne faut pas prolonger son administration, car il peut provoquer une mort subite (Fürbringer, Lépine).

STROPHULUS. — Eruptions prurigineuses, qui ne sont en somme que des urticaires, des éruptions sudorales, des érythèmes, des lichens aigus, des prurigos (Brocq).

STRYCHNINE. — Voy. Vomiquier.

STUPÉFIANTS. — Voy. Narcotiques.

STYPAGE. — Voy. Anesthésie locale.

STYRAX LIQUIDE OU LIQUIDAMBAR. — Baume produit par le liquidambar orientalis (Balsamifluées). N'est usité qu'à l'extérieur : comme antiseptique, excitant des plaies et parasiticide (pediculi pubis, gale). Pommade contre la gale : huile d'olive 8; styrax 3 (Pastau). *Onguent de styrax*, huile d'olive 150, styrax liquide 100, colophane 180, résine élémi 100, cire jaune 100. L'huile essentielle ou *styrone* retirée du styrax est un antiseptique très puissant (Popoff) et a été employée en pansements (Beach).

SUBLIMÉ CORROSIF. — Voy. Mercure (bichlorure).

SUBMERSION. — Voy. Asphyxie.

SUBSTITUTIFS. — Leurs effets interprétés depuis si longtemps en faveur de l'homœopathie sont dus, le plus souvent, à l'antisepsie; le nitrate d'argent, les sels de cuivre et de zinc, le bichlorure de mercure, le calomel, les oxydes de mercure, agissent surtout de cette façon, dans l'ophtalmie, etc.

SUCCIN. — (Ambre jaune). Excitant (antispasmodique). Inusité.

SUCCINIMIDE MERCURIQUE. — Voy. Mercure.

SUDORIFIQUES (*diaphorétiques*). — Les sudorifiques sont des agents qui excitent la sécrétion sudorale, sans nuire à l'organisme. **Division des sudorifiques**. Les sudorifiques produisent leurs effets par l'intermédiaire du système nerveux : les uns, comme le jaborandi, agissent directement sur les terminaisons des fibres excito-sudorales (nerfs sudoraux) dans les glandes, ce sont les *sudorifiques directs ou vrais*; d'autres, comme les agents thermiques, n'influencent que réflexement (par l'intermédiaire de leurs centres d'origine) ces nerfs sécréteurs, ce sont les *sudorifiques indirects ou réflexes* (Manquat). La congestion cutanée n'est qu'une condition adjuvante (expériences de Vulpian, Luchsinger, Nawrocki), mais non essentielle de la transpiration : celle-ci peut apparaître malgré l'anémie de la peau; d'autre part, la sécheresse accompagne quelquefois la congestion cutanée. De même, il ne suffit pas qu'il y ait chaleur pour que la sueur se produise, car dans certaines maladies fébriles, la peau est très sèche. Quant à l'ingestion d'eau, elle favorise la sueur, mais ne la provoque que dans certaines conditions de température; car, prise froide, elle s'élimine par les urines; en hiver, elle ne provoque pas la sudation. *Sudorifiques vrais ou directs*. Le jaborandi est le type de ces sudorifiques. Dans ce groupe, on place aussi généralement le gayac, la salsepareille, le sassafras, la squine, les fleurs d'œillet, de chèvre-feuille, de bourrache, etc., mais, pour le plus grand nombre de ces substances, l'effet sudorifique doit être rapporté à la température et à la quantité du liquide d'infusion. Toutefois, quelques-unes de ces plantes renferment des principes volatils et excitants, susceptibles de s'éliminer en grande partie par la peau et d'activer la sécrétion des glandes sudoripares. *Sudorifiques indirects ou réflexes*. Les uns relâchent les vaisseaux cutanés et y déterminent un afflux de sang plus considérable (calorique, stimulants de la thermogenèse organique vaso-paralytique, vomitifs et nauséeux, ipéca, antimoniaux); les autres augmentent la masse du sang (boissons gazeuses); ces différents effets ont un résultat commun, celui d'augmenter la transsudation des liquides contenus dans le réseau capillaire sous-cutané. L'exercice violent, l'enveloppement dans des étoffes épaisses et mauvaises conductrices, le calorique sous toutes ses formes, rayonnement, atmosphère élevée, étuves, chaleur dégagée de la chaux vive au moment de son hydratation, certaines pratiques hydrothérapiques (enveloppement dans un drap humide, par dessus lequel on roule plusieurs couvertures, etc.), sont autant de moyens de provoquer l'hypercrinie sudorale. La sueur est une espèce de soupape de sûreté qui s'oppose à l'hyperthermie : l'évaporation produit une réfrigération qui permet à l'organisme de maintenir sa température dans des limites normales. **Thérapeutique**. En favorisant l'expansion périphérique, la sudation peut être utile au début des maladies suivantes : angine catarrhale, trachéo-bronchite, rhumatisme et certaines manifestations de la diathèse urique, accès de fièvres palustres, hydropisie, flux exagérés (diarrhée, polyurie). Elle peut condenser et épaissir le sang dans l'entraînement, où l'on provoque des sueurs par un exercice violent (Gubler); modifier les dermatoses. Quant à l'élimination des venins, virus et autres principes toxiques ou morbifiques, par la sueur, c'est une question pleine d'inconnues.

SUETTE. — Ipéca 0,50-1 gr. Quinine, si la fièvre a des allures périodiques (Dieulafoy). — Médication tonique. Boissons fraîches, acidules ou toniques (eau coupée avec du vin rouge ou du cognac, tisane de quinquina); 1/2 diète. Lotions et affusions froides, bains froids (si la température atteint 41°). Contre l'oppression, l'épisgastralgie : révulsifs (ventouses, sinapismes). Contre l'agitation : antispasmodiques, narcotiques, chloral (Pritchard).

SUEURS MORBIDES. — Dans un grand nombre de maladies, on ne doit pas craindre de combattre les sueurs, qui constituent des épiphénomènes et qui débilitent : rhumatisme articulaire aigu, phtisie, suette, fièvre pernicieuse. On recommandera la stimulation des fonctions de la peau, les frictions, les lotions avec de l'eau vinaigrée ou de l'eau aussi chaude que possible, une température peu élevée, des vêtements légers. A l'intérieur, on prescrira les antisudorifiques : les uns agissent sur les nerfs sudoraux (atropine, acide agaricique); d'autres, par vaso-constriction, coagulation (astringents, toniques); d'autres, par dérivation (diurétiques). *Atropine*. Le plus puissant des antisudoraux : 1/2 milligr. à 1 milligr. et demi de sulfate neutre. *Agaric blanc*, 0,25 à 1 gr., en pilules. *Acide agaricique (agaricine)*. 0,02-0,04, en pilules (paralyse l'appareil nerveux des glandes sudoripares. Hofmeister). *Acide camphorique*, 2 gr. et plus (on est allé à 4-5 gr.), en potion ou en cachets, contre les sueurs nocturnes des phtisiques. D'après Combemale, il agirait en détruisant les produits solubles septiques, cause des sueurs dans la tuberculose. *Tellurate de soude*. Antisudoral puissant, supérieur à l'acide camphorique : 0,05 (sueurs noctures des phtisiques). *Tellurate de potasse*, 2 centigr., en pilules (Neusser). *Astringents* : tannin 0,30-1 gr., ratanhia, kino 1 à 4 gr., cachou (sueurs de l'âge critique), monésia, acétate de plomb 0,25 (inefficace), perchlorure de fer, limonades minérales ou végétales. *Amers* (resserrent les vaisseaux). *Sauge* (stimulante, astringente). **Sueur fétide des pieds** (Bardet). Lavages quotidiens ou bi-quotidiens, suivis de lotions à l'alcool. Introduire chaque jour dans les chaussettes une petite quantité de cette poudre : talc 40 gr., sous-nitrate de bismuth 45 gr., permanganate de potasse 13 gr., salicylate de soude 2 gr. Badigeonnages, tous les 8 ou 15 jours, avec une solution à 10 p. 1000 d'acide chromique (dans l'armée allemande on se sert d'une solution à 5 0/0). — On a aussi conseillé le chloral 1/200, les pédiluves avec de l'alun.

SUGGESTION. — Voy. Hystérie.

SUIE. — Contient des sels ammoniacaux et une substance amère, l'*absoline*, réputée parasiticide (lombrics), antidartreuse (pommade).

SULFALDÉHYDE ou **THIALDÉHYDE**. — Huile à odeur désagréable qu'on obtient par l'action de l'hydrogène sulfuré sur l'aldéhyde éthylique en solution aqueuse. Hypnotique plus énergique que la paraldéhyde.

SULFAMINOL (thiooxydiphénylamine). — Se décompose dans l'économie, en soufre et en phénol. Antiseptique. Peu toxique.

SULFANILIQUE (acide). — Anticatarrhal (coryza). Acide sulfanilique 10 gr., carbonate de soude 8,50, eau distillée 250; 3 à 6 cuillerées par jour (Soulier).

SULFATES. — *Sulfate d'alumine et de potasse*. Astringent. Voy. Alun. *S. d'atropine*. Voy. Belladone. *S. de cadmium*. Vomitif et astringent. Voy. Cadmium. *Sulfate de caféine et de sodium*, etc. Voy. Symphorols. *Sulfate de cuivre*. Caustique, vomitif, antispasmodique. Voy. Cuivre. *S. de fer* (de protoxyde). Astringent, tonique, désinfectant (latrines : 500 gr. pour 10 litres d'eau). Voy. Désinfection. *S. de magnésie*. Purgatif. *S. de potasse*. Diurétique, purgatif. *S. de quinine*. Voy. Quinquina. *S. de soude*. Diurétique, purgatif. *S. de zinc*. Comme le sulfate de cuivre.

SULFITES. — Voy. Soufre.

SULFOCAFÉINATES (Sulfocaféates. Caféine sulfates). — Voy. Symphorols.

SULFOCARBOL. — Voy. Aseptol.

SULFOLÉINE. — Voy. Sulforicinate.

SULFONAL (diéthylsulfone-diméthylméthane). — Petits cristaux incolores, insipides, à peine solubles dans l'eau. Hypnotique excellent, mais non analgésique : convient surtout contre l'insomnie nerveuse, mais non contre l'insomnie causée par la douleur. Ses effets se prolongent plus que ceux du chloral. Il n'a aucune influence fâcheuse sur le cœur et le système vasculaire (Kast, Kriès) : 1-3 gr., en cachets de 1 gr., ou dans de l'eau chaude.

SULFONE (Onguent au). — Composé d'axonge et d'acide sulfurique.

SULFOPHÉNATE DE ZINC. — 0,15-0,30 pour 30 gr., en injections.

SULFORICINATE DE SOUDE.—Acide sulforicinique (dénomination impropre). **Polysolve.Solvine. Sulfoléine**. Pour l'obtenir, on fait agir l'acide sulfurique sur la soude; on lave ensuite à l'eau froide, puis à l'eau salée, et on ajoute de la soude jusqu'à réaction acide. C'est un excipient gras. Il dissout (chauffer modérément) 10 p. 100 de naphtol ou de créosote, 15 p. 100 de salol, 40 p. 100 de phénol. Il dissout aussi l'acide chrysophanique, la cantharidine, le camphre. Il se mélange avec le chloroforme, le terpinol et les huiles volatiles (Berlioz, Ruault).

SULFOVINATE DE SOUDE. — Purgatif : 15-30 gr. Voy. Sodium.

SULFURES. — Voy. Soufre.

SULFUREUX (acide). — Voy. Soufre.

SULFURIQUE (acide). — Voy. Acides dilués, Caustiques.

SUMAC ODORANT. Rhus aromatica. Térébenthacées. — Tonique, excitant des fibres lisses : incontinence nocturne d'urine, ménorrhagie. Poudre et extrait fluide,2 gr.50.Teinture XX à L gouttes (Mema).

SURALIMENTATION. — Voy. Gavage.

SUREAU. Sambucus nigra. Caprifoliacées.—Fleurs : sudorifiques. Deuxième écorce : drastique (30 à 150 gr. de suc, dans les hydropisies).

SUSPENSION. — Voy. Ataxie.

SYCOSIS *non parasitaire ou mentagre*. — Combattre ou éloigner les causes professionnelles ou diathésiques (scrofule, arthritisme). Couper les poils ras. Épilation. Contre les phénomènes inflammatoires, pulvérisations d'eau boriquée. Vider les pustules et les abcès. Plus tard : pommades au calomel, au turbith minéral, au précipité jaune (2 à 5 0/0), à l'ichthyol, à la chrysarobine, à l'acide salicylique. Emplâtres à l'oxyde de zinc, boriqué, à l'ichthyol soufré, au calomel; emplâtre rouge de Vidal, emplâtre de Vigo (Brocq). *Sycosis tuberculeux*. Mouchetures, scarifications et, au besoin, raclage. *Sycosis parasitaire*. Voy. Tricophytie de la barbe.

SYMPHOROLS (Heinz). Ce terme sert à désigner les caféinesulfates ou sulfocaféinates de sodium (symphorol N), de strontium (S-S[1]) ou de lithium (S-L). Diurétiques, qui ont l'avantage de ne pas influencer la pression sanguine et de ne pas exciter le système nerveux (Heinz).— Dose : 4-5 gr., en cachets (de 0,25-0,50), ou en solution (Heinz) : ascite, obésité, dégénérescence graisseuse du cœur. Le sulfocaféate de lithine a été proposé contre la diathèse urique; celui de strontium, contre la néphrite.

SYNCOPE. — Coucher le malade les bras élevés, la tête un peu plus basse que le tronc (ou même inversion, dans la syncope chloroformique), car l'anémie cérébrale est une des causes les plus fréquentes de la syncope. Desserrer les vêtements ; aérer. Réveiller l'action du cœur; chatouillement des narines ; aspersion d'eau froide ou de vinaigre, sur le visage; frictions irritantes, sur les tempes, la région précordiale ou épigastrique; fustigation, sinapisation, marteau de Mayor, faradisation. Inhalations de nitrite d'amyle (V-X gouttes), d'éther, d'odeurs fortes (ammoniaque, alcool, eau de Cologne, sels anglais, acide acétique, vinaigre des 4 voleurs, oxygène). Au besoin, pratiquer la respiration artificielle. A l'intérieur : boissons excitantes très froides ou très chaudes, alcooliques (alcoolat de menthe ou de mélisse, alcoolat de la grande chartreuse 2-4 gr.). Lavement stimulant (vin, eau-de-vie, vinaigre). Injections sous-cutanées d'éther : 1 ou 2 seringues et même plus, à la fois.

SYPHILIS. Accident primitif. Chancre induré ou infectieux. — S'abstenir de caustiques et de topiques irritants (nitrate d'argent, etc.), qui peuvent créer une induration artificielle, capable d'induire en erreur, pour le diagnostic. Se borner aux lotions avec la liqueur de Van Swieten dédoublée ou une solution de chloral à 10 0/0, et faire suivre les lotions d'applications pulvérulentes, de calomel, d'iodoforme, de résorcine, de salol, d'aristol, de sous-nitrate de bismuth, ou de sous-carbonate de fer. La suppression du chancre par l'*excision*, n'a pas grande influence sur l'évolution de la syphilis ; en tous cas, elle ne doit être tentée qu'au début, avant que le chancre soit induré et accompagné d'adénite, mais alors souvent on ne sait ce qu'on excise. — Le phagédénisme du chancre induré sera combattu par des applications d'onguent napolitain (sur l'ulcération), l'iodoforme et le traitement mixte. Voir plus loin. — **Traitement général de la syphilis**. Il n'y a pas de chancre induré sans diathèse syphilitique préalablement développée (aphorisme de Fournier) : si donc le chancre est manifestement syphilitique, il faut recourir immédiatement aux mercuriaux (Fournier) ; si, au contraire, le diagnostic est douteux, on se bornera à l'expectation jusqu'à l'apparition des symptômes décisifs (adénopathie cervicale, roséole, plaques muqueuses). On ne risque pas beaucoup en agissant de la sorte, car si c'est un chancre infectieux, on ne peut faire avorter la syphilis (elle existe déjà) ; s'il s'agit d'une autre affection, on n'aura qu'à se féliciter de l'abstention. — Le traitement général consiste dans l'emploi des préparations mercurielles et iodurées : les premières conviennent plus spécialement aux périodes initiales ; les secondes, aux manifestations (scléreuses) tardives (Thibierge). Cependant, cette règle est loin d'être absolue : c'est ainsi qu'on administre l'iodure de potassium, contre le phagédénisme du chancre (Mauriac), la céphalée, les douleurs ostéocopes ; ou qu'on emploie le mercure, contre certains accidents tertiaires. Voy. Traitement mixte.

Le **mercure** est le médicament de la **période secondaire**. Il s'attaque au poison lui-même et neutralise le virus syphilitique. La méthode de Montpellier, ou par extinction, dont Haguenot eut l'idée, en 1734, est généralement adoptée. La méthode des *traitements successifs* ou *interrompus*, de Fournier, n'est qu'une modification de la précédente : elle consiste dans une série de traitements mercuriels, suspendus, puis repris, à des intervalles réguliers, et cela indépendamment de l'absence d'accidents syphilitiques (1) M. Fournier évite les hautes doses, intercalle des stades de repos au milieu des stades thérapeutiques, suspend le médicament, diminue la dose, change la préparation mercurielle ou le mode d'administration, suivant les effets produits par le mercure. Au début, il rapproche les stades thérapeutiques, puis les espace de plus en plus. En moyenne, dit M. Fournier, on est obligé de continuer le traitement mercuriel pendant 2 ans, sur lesquels il y a 14 mois de repos. On continue au moins jusqu'à la disparition des accidents. — On administre le mercure par l'estomac, par la voie cutanée et en injections hypodermiques. Bien que par la voie stomacale, ce médicament agisse moins rapidement qu'en frictions ou en injections, c'est celle qu'on préfère, sauf en cas de syphilis grave, quand le danger est imminent : elle expose moins à la salivation et à la stomatite (quelquefois grave). Si des troubles digestifs apparaissent, il faudra recourir aux autres méthodes. — Les préparations les plus employées, en France, sont celles à

(1) La *méthode opportuniste* individualise les cas, réserve le mercure pour les périodes actives (poussées) de la diathèse et le suspend lors des périodes latentes.

base de sublimé et surtout de protoïodure. — L'intolérance buccale et intestinale pour le protoïodure étant plus rare que l'intolérance gastrique pour le sublimé, et le premier de ces médicaments pouvant être prescrit à doses plus élevées que le second, le *protoïodure constitue le médicament de choix* dans la syphilis, lorsqu'il n'y a pas d'indication spéciale. On administre le protoïodure aux doses de 0,05 à 0,07 ou 0,08 (chez les femmes), 0,10 à 0,12 (chez les hommes), qu'on fait prendre, en pilules, au moment des repas. (Fournier). Le plus souvent, on prescrit 2 ou 3 pilules de 0,025 milligr., en 24 heures. Les pilules de Ricord (1) sont à 0,05 ; le protoiodure y est associé à l'extrait d'opium, 0,015 (pour diminuer l'action purgative du mercure). Ces pilules contiennent trop d'opium : 1 centigr. suffit. — Le *sublimé corrosif* est administré aux doses de 0,01-0,02 (chez les femmes) 0,03 (chez les hommes), en solution à 1/1000 ou dans un sirop amer, ou, plus rarement, en pilules. La liqueur de Van Swieten est une solution de sublimé à 1/1000 : dix grammes renferment 0,01 ; dose, 1 cuillerée à café, 2 fois par jour, avant ou au milieu des repas. Pilules de Dupuytren : bichlorure de mercure 1 centigr., extrait thébaïque 2 centigr., extrait de gaïac 4 centigr.; pour une pilule. Il vaut mieux mettre moitié d'opium et supprimer le gaïac.

Si le protoiodure produit de la salivation, de la stomatite, on lui substitue le sublimé ; inversement, si le sublimé provoque de la gastralgie (femmes), on le remplace par le protoiodure.

Cazanovo a préconisé le tannate de mercure (0,15, en pilules), qui n'irriterait pas le tube digestif.

Quelques médecins prescrivent le biiodure de mercure, qui agirait à la fois (dans la période de transition) par le mercure et l'iode, mais l'iode est en bien petite quantité pour avoir beaucoup d'action. Le biiodure est très irritant. Gubler et Mauriac le regardent comme dangereux. — On l'emploie en pilules ou en solution (ou en injections. Voy. ce mot), aux mêmes doses que le sublimé. Presque toujours, on l'associe à l'iodure de potassium (sirop de Gibert, etc. Voy. Traitement mixte).

Les frictions, les injections mercurielles conviennent dans les cas où le mercure est mal supporté par l'estomac, ou produit peu d'effets ; dans ceux où le temps presse (syphilis cérébrale, syphilis oculaire) et dans la syphilis infantile (où il importe de ménager les voies digestives). En France, on donne la préférence aux *frictions avec l'onguent napolitain* (4 gr. et plus par jour), qui constituent le procédé de choix lorsqu'on veut obtenir une action rapide et énergique. On n'a recours qu'exceptionnellement aux *injections hypodermiques* : si les frictions ne peuvent être pratiquées par suite d'une irritation cutanée (2) ou par suite de certaines considérations de milieu social ; si l'on redoute quelque supercherie ou irrégularité dans le traitement (hôpitaux), ou si l'on veut combattre des accidents locaux rebelles ou graves (gommes palatines, syphilis oculaire, syphilides du visage). Pour ces injections, il existe 2 procédés : l'un, consiste à faire des injections quotidiennes d'un composé mercuriel soluble ; l'autre, à injecter, à de longs intervalles, des doses massives d'un composé mercuriel insoluble (3 ou 4 injections, de chacune 0,10 de calomel ou d'oxyde jaune, suffiraient pour toute la durée du traitement). Avec ce dernier procédé, la lenteur de la dissolution du mercure dans les liquides de l'organisme crée une mercurialisation continue, mais il peut arriver que tout à coup (surtout sous l'influence de contractions musculaires fréquentes. Lewin) de grandes quantités du sel mercuriel se trouvent versées dans la circulation et que l'intoxication en soit la conséquence. Malgré cet inconvénient, les injections de composés insolubles sont plus en faveur que celles de sels solubles : ces dernières permettent, il est vrai, de doser le médicament, mais elles sont très douloureuses, nécessitent de très nombreuses piqûres, provoquent plus de douleur et exposent davantage aux abcès et aux indurations ; on ne les emploie guère qu'en cas d'accidents graves menaçant la vie. Comme composé soluble (1), on s'est surtout servi de la solution de peptone mercurique renfermant 1 centigr. de sublimé par seringue de Pravaz, dose journalière. Aujourd'hui le sublimé est presque abandonné. On a préconisé le benzoate de mercure, etc. Quant aux composés insolubles (2), les plus employés sont le calomel, l'oxyde jaune (on injecte 0,05-0,10 de l'un ou de l'autre, dans 1 gr. 20 de vaseline) et l'huile grise de Lang (moins douloureuse). Si l'on adopte les composés insolubles, on pratique d'abord une injection chaque semaine, mais, à partir de la 3e semaine, on augmente les intervalles (à cause des reliquats), qui doivent être de 10 ou 15 jours (Balzer) et plus.

Comme lieu d'élection, on préfère maintenant l'injection intra-musculaire dans la fesse ou la masse sacro-lombaire. On doit prendre toutes les précautions antiseptiques (stérilisation du liquide, de la seringue et de la peau) et enfoncer l'aiguille perpendiculairement et profondément dans les muscles. En cas de douleur, on fera des applications froides (G. Lyon).

Les méthodes externes accessoires, c'est-à-dire les bains de sublimé, 15 gr. (syphilides généralisées), les emplâtres, les fumigations de calomel, de cinabre (accidents des voies respiratoires) ne sont généralement employées que dans des cas spéciaux.

Quelle que soit la méthode adoptée pour l'adminis-

(1) *Pilules de Ricord* ; extrait thébaïque 1 gr., thridace, protoiodure de mercure ãã 3 gr., conserve de roses 6 gr.

Les préparations, dont le *mercure métallique* constitue la base, sont moins souvent prescrites : *pilules de Sédillot* (onguent napolitain 0,05), 2 à 4 par jour ; *pilules de Belloste* (0,05 de mercure, uni à des substances purgatives, pour faciliter son élimination), 2 par jour.

(2) Les injections peuvent rendre des services dans les pays chauds, à cause de la susceptibilité de la peau et du tube digestif.

(1 et 2) Voici quelques formules relatives aux injections mercurielles : biiodure de mercure 4 centigr., huile stérilisée 100. Une seringue contient 4 milligr. de bi-iodure. Dose : 1/2 seringue ou 1 seringue et demie (Panas). Benzoate de mercure 0,30, chlorure de sodium 10, chlorhydrate de cocaïne 1, eau distillée 40 (Stoukovenkoff). Calomel à la vapeur 1 gr. 50, huile de vaseline 15 gr. Une seringue de Pravaz contient 0,10 de sel (Balzer). Dose 1/2 seringue ou 1 seringue. Mêmes proportions pour l'oxyde jaune. *Huile grise de Lang* : mercure métallique 5 gr., lanoline 3, huile d'olive 4. Lang conseille d'injecter, chaque semaine, trois dixièmes de centimètre cube, soi 0,10 de mercure (chaque centimètre cube contient 39 centigr. de mercure). L'huile grise de Lang s'épaissit rapidement : pour lui rendre sa fluidité, il faut la chauffer.

tration du mercure, il faudra conseiller : des soins minutieux de la bouche (stomatite, parfois avec sphacèle, adénopathie) et des dents (enlever le tartre). On prescrira aussi le chlorate de potasse, en gargarismes et à l'intérieur. **L'iodure de potassium** est, par excellence, le médicament de la période tertiaire (Vidal). Déjà indiqué vers la fin de la 2e année (c'est-à-dire la fin de la période secondaire, entre la période des syphilides et les accidents tertiaires), il est très utile dans la 3e (1), non plus alors associé au mercure ou alternant avec lui, comme dans la période de transition, mais administré seul, à titre de succédané du mercure (Fournier). C'est un médicament héroïque contre les accidents tertiaires, ou accidents tardifs (lésion des os, muscles, viscères). On l'administre aux doses de : 2-3 gr. chez les femmes, en commençant par 1 gr. 50 ; 3-4-5 gr. chez les hommes, en débutant par 2 gr. Des doses de 50 à 75 centigr. sont absolument insuffisantes et on ne doit jamais les prescrire, même au début : elles peuvent même être dangereuses et provoquer, par exemple, l'œdème glottique, qui apparaît plutôt avec ces petites doses. On peut arriver à 6-8-12 gr. (commencer par 3 gr. et augmenter de 2 gr. par jour), mais seulement dans certains cas spéciaux, syphilis cérébrale, phagédénisme aigu, gommes du larynx, du voile du palais, etc. Quant aux doses plus fortes, elles fatiguent inutilement (Fournier). On prescrit l'iodure pendant 2 ans, par cures de 6 semaines : 3 ou 4 cures la 1re année ; 3 cures, la 2e année ; 2 cures, la 3e (Fournier). Certains médecins continuent, pendant nombre d'années encore, à faire prendre 2 fois par an (printemps, automne) de l'iodure de potassium. La belladone peut atténuer certains accidents de l'iodisme (catarrhe naso-pharyngien, etc. Aubert). On suspendra l'iodure si l'on voit apparaître des éruptions bulleuses ou du purpura (G. Lyon). Dans les cas d'affections syphilitiques des voies respiratoires (ulcérations du larynx, etc.), il faut être très prudent dans l'administration de l'iodure de potassinm et le cesser s'il provoque de la dyspnée ; de même, dans la syphilis oculaire, s'il détermine des accidents congestifs du côté des yeux (Vidal, G. Lyon, p. 826). On le suspendra aussi en cas de ménorrhagie.

Rarement, on emploie l'iodure de sodium qui est moins antisyphilitique que celui de potassium (Thibierge. — Traité de médecine par Charcot et Bouchard).

En somme, la syphilis, même très bénigne, nécessite 3 ou 4 ans de traitement au minimum « non pour guérir, mais pour conjurer les manifestations dangereuses ». (Fournier).

Le **traitement mixte** consiste dans l'administration simultanée du mercure et de l'iodure de potassium. Certains médecins le prescrivent systématiquement (sirop de Gibert, etc.) à la fin de la 2e période. Il est nécessaire, soit dans les périodes précoces, soit dans les périodes tardives, contre les accidents rebelles à chaque médication isolée, ou contre ceux qui présentent des localisations dangereuses et nécessitent un traitement énergique et rapide, c'est-à-dire, en somme, dans tous les cas graves : accidents secondo-tertiaires ou de transition (iritis, choroïdite, sarcocèle, syphilides ulcéro-croûteuses, syphilides tuberculeuses sèches) ; syphilis nerveuse, etc. On peut

(1) Les préparations iodées ont, en général, d'autant plus d'action contre les lésions de la syphilis que l'infection remonte à une date plus éloignée (Vidal).

associer les 2 médicaments dans une même préparation, ou, ce qui est préférable, les administrer séparément. Dans ce dernier cas, on peut, à l'exemple de M. Fournier, donner le mercure (pilules de Dupuytren, etc.) avant le déjeuner du matin et le dîner, et l'iodure avant le déjeuner de midi et le coucher ; ou mieux encore (pour ménager l'estomac), faire prendre l'iodure aux repas et prescrire des frictions le soir. Si, au contraire, on veut administrer le mercure et l'iodure dans une même préparation, on pourra ordonner l'une de celles que nous allons indiquer : *Sirop de Gibert*. Sirop simple 500, biiodure d'hydrargyre 0,20 centigr., iodure de potassium 10 gr. Ce sirop ne contient pas assez d'iodure de potassium : 1 gr. pour deux cuillerées (dose quotidienne, qu'on ne dépasse guère, car elle correspond à 2 centigr. de biiodure). M. Vidal emploie la formule suivante : biiodure de mercure 0,15, iodure de potassium 15 gr., eau distillée 50, sirop de quinquina 450. Dose : 2 cuillerées à bouche par jour. On peut remplacer le biiodure par le sublimé : liqueur de Van Swieten 200, iodure de potassium 50 gr., eau Q. S. pour faire un litre. Chaque cuillerée contient 1 gr. d'iodure et 4 milligr. de sublimé (G. Lyon).

Moyens adjuvants. Les partisans du mercure comme ses adversaires (peu nombreux d'ailleurs) s'accordent pour reconnaître que l'hygiène, les toniques et surtout les ferrugineux, l'hydrothérapie, les eaux sulfureuses (toniques, éliminatrices du mercure mais non révélatrices de la diathèse) et les eaux chlorurées (surtout en cas de scrofule) jouent un rôle très important dans le traitement de la syphilis. Beaucoup de cliniciens éminents ne doutent même pas que nombre de syphilis puissent guérir d'elles-mêmes par ces seuls moyens. Parmi ces médecins, les uns proscrivent complètement le mercure et basent tout le traitement sur les toniques les iodures et les moyens locaux (1) ; d'autres distinguent des syphilis faibles et des syphilis fortes et ne traitent, par le mercure, que ces dernières. Comme il est impossible (2) de distinguer les unes des autres au début, et qu'on ne peut savoir alors quelles seront les conséquences de la maladie (Fournier), on doit instituer le traitement mercuriel.

Quant au traitement de la syphillis par la *sérothérapie*, il est encore à l'étude.

SYPHILIS INFANTILE. — La mère, même indemne de tout accident, peut toujours allaiter impunément son enfant, elle possède une immunité absolue contre la vérole (loi de Beaumès ou de Colles). A défaut de la mère ou d'une nourrice, ayant déjà eu la syphilis, conseiller l'allaitement au moyen d'une chèvre ou d'une ânesse, pour éviter la contamination d'une nourrice saine. Quant au biberon, il donne des résultats déplorables chez les enfants syphilitiques. On

(1) Les médications exclusives par les sels d'or, d'argent, de platine, d'arsenic, d'antimoine, de potasse sont abandonnées.

(2) Les accidents tertiaires les plus graves n'ont souvent eu pour point de départ que le chancre le plus petit, le plus insignifiant (Fournier) et n'ont été précédés que d'accidents secondaires bénins ; on ne peut donc savoir si la syphilis sera bénigne ou non.

instituera sans retard un traitement spécifique (les enfants supportent bien le mercure par suite de l'absence de dents), car la syphilis infantile est souvent mortelle. Frictions avec l'onguent mercuriel double (pour ménager les voies digestives). Liqueur de Van Swieten : XX gouttes par jour, au nouveau-né, en 3 ou 4 fois, dans du lait, puis élever progressivement la dose. Après 2 ou 3 mois : 5 à 30 centigr. d'iodure de potassium. En cas d'intolérance des voies digestives, administrer l'iodure à la nourrice, pour qu'il passe dans le lait. Soustraire l'enfant aux refroidissements, car, chez lui, ceux-ci peuvent être mortels. *Coryza*. Lotions avec une solution faible de sublimé, pommades au calomel et au protoiodure 1/30. *Lésions de la bouche*. Cautérisations avec le nitrate d'argent. *Tumeurs osseuses*. Emplâtre de Vigo. *Fractures*. Bandages inamovibles (Picot, Taylor).

TABAC (Nicotiana tabaccum. Solanées).—Son principe actif est la *nicotine*, alcaloïde caustique. Localement, le tabac a une action parasiticide. Ingéré, il produit des effets purgatifs et narcotiques. La narcose est précédée d'une période d'excitation. A hautes doses, on voit survenir des accidents convulsifs (contractions tétaniques accompagnées ou suivies de tremblements). Aux convulsions succèdent promptement des phénomènes paralytiques. **Hygiène**. Une substance produit à petites doses un effet opposé à celui qu'elle détermine à doses élevées, or, le tabac qui, à hautes doses, fait apparaître des effets narcotiques ne détermine qu'une légère stimulation (cérébrale, etc.) chez les fumeurs aguerris : il facilite le travail intellectuel, la digestion (en stimulant les fibres lisses et les sécrétions du tube digestif), la défécation, l'expectoration. **Nicotine**. VIII gouttes peuvent tuer un cheval.

TABES. **Tabes dorsualis**. Voyez Ataxie locomotrice progressive. **Tabes dorsal spasmodique** maladie de Little, paralysie spinale spastique). P. Marie l'attribue à une absence de développement du faisceau pyramidal. *Symptômes principaux*. Parésie des membres inférieurs, rarement des supérieurs; secousses involontaires ; contractures, en extension, passagères, puis permanentes; trépidation épileptoïde des membres inférieurs (épilepsie spinale) ; exagération des réflexes. *Traitement*. Aux révulsifs, cautères, vésicatoires, pointes de feu, qui sont aussi pénibles qu'inutiles. il faut préférer l'éducation méthodique des membres, la gymnastique, le massage et les mouvements passifs, avec ou sans ténotomie préventive (P. Marie). Erb a conseillé les courants continus.

TACAMAQUE. Résine de divers guttifères. On s'en sert comme stimulant et en emplâtres.

TACHYCARDIE (accélération du cœur).— Combattre la cause: troubles nerveux, hypertrophie du cœur, goitre exophtalmique, anémie, fièvres, phlegmasies. **Tachycardie essentielle paroxystique**. Cette névrose survient par accès. On l'attribue à une paralysie de la partie des centres et des rameaux du pneumo gastrique, qui constitue l'appareil modérateur du cœur (Bouveret). *Traitement des accès*. Immobilité, décubitus horizontal. Huchard recommande l'antipyrine, la compresssion du nerf pneumo gastrique gauche, au cou, et les pulvérisations de chlorure de méthyle (stypage) ou d'éther sur la région précordiale. Rendu, Faisans, Debove ont souvent obtenu de bons résultats avec les injections de morphine. Quant à la digitale, elle serait non seulement inefficace, mais dangereuse (Bouveret). En cas d'affaiblissement cardiaque : injections de caféine et d'éther. Le nitrite d'amyle est contre indiqué, car il ne fait qu'augmenter l'hypotension artérielle, qui caractérise cette névrose (Huchard). Dans l'intervalle des accès : arsenic, ergot (Huchard) ; vie calme, suppression des alcooliques, du thé et du tabac.

TÆNIAS. — Voy. Ténias.

TALC (Silicate de magnésie).— Usage de la poudre d'amidon. Debove l'a préconisé contre la diarrhée: 100-200-400 gr. en suspension dans du lait.

TAMARINIER (Tamarindus indica). Pulpe laxative: 50-100 gr. en électuaire.

TANAISIE. Vermifuge, 5 gr. dans de l'eau. L'injection de II gouttes d'essence, dans les veines d'un lapin, produit des convulsions qui ressemblent à celles de la rage.

TANGUIN. (Apocynacées). La tanghinine présente beaucoup d'analogie avec la digitaline cristallisée (Arnaud). Outre son action sur le système circulatoire, cette substance produit des effets convulsivants.

TANNAL ou tannate d'alumine.—Il n'est pas soluble comme le tanotartrate d'alumine (Soulier).

TANNATES. *T. de mercure*. Voy. Syphilis *T. de zinc*: 0,50-0,80, en injections, dans la blennorrhagie.

TANNIGÈNE (Acétyltannin).—Astringent, recommandé contre les diarrhée chroniques et qui agit jusque dans le gros intestin. Il est inefficace contre les diarrhées infantiles et les diarrhées aiguës. Doses : 0,50 à 3 gr., en cachets.

TANNIN. Antiputride, antiseptique (tuberculose), astringent (diarrhée), contre-poison des alcaloïdes : 2 à 4 gr. en pilules ou potion ; 1 à 4 gr. p. 100, en lotions, injections.

TARTRATES. *T. d'antimoine et de potasse*. Voy. Antimoine (Tartre stibié ou émétique). *T. ferrico-potassique*. Voy. Fer. *Tartrates de potasse*. Purgatifs. Voy. Potassium. *Tartrate de soude*. Voy. Sodium.

TARTRE STIBIÉ. —Voy. Antimoine (émétique).

TARTRIQUE (acide)—Tempérant. Usages de l'acide citrique. Dose: 2 à 6 gr. Sirop 1/100. Limonade 1/1000. L'acide tartrique constitue, avec le bicarbonate de soude, la base des potions et poudres effervescentes (*soda powders*). Il a été employé, en badigeonnages 10/35 (Vidal), dans la diphtérie.

TASI ou **TASIS** (Morrenia brachistephana. Asclépiadées. République Argentine).— Feuilles, 25-30 gr., en infusion ; fruits, 30-50, en décoction.

TATZÉ ou **ZARECH**. Baies du myrsina africana. Tænifuge : 10-25 gr.

TAYUYA. Racines de plusieurs cucurbitacées du Brésil : trianospermaficifolia, dermophylla, pendulina. Diurétique, purgatif (4-8 gr. de racine), antihydropique, antisyphilitique (très douteux). Infusion, 0,10 0,30 : teinture, II à XV gouttes.

TEIGNES. — Voy. Favus. Tricophytie (teigne tondante ou tonsurante). Pelade (teigne achromateuse ou décalvante).

TELLURATES. — Voy. Sueurs.

TENIAS ou **TÆNIAS**. — Engourdir le ver au moyen d'un ténifuge : puis, l'expulser, par une purgation. La veille du jour de l'administration du ténifuge (le moment le plus opportun est celui où les selles contiennent des anneaux très développés) : manger très peu (diète lactée, panade, potages clairs) et prendre un lavement le soir. Un second lavement, immédiatement avant le ténifuge, est très utile pour rejeter les matières contenues dans l'intestin : le ver, ainsi isolé, subit plus complètement l'action du médicament. Les ténifuges les plus employés en France sont : le kousso, l'écorce de grenadier, la fougère mâle et les semences de courge. **Kousso** (1). Ténifuge le plus efficace, soit contre le ténia mediocanellata ou inerme, soit contre le ténia solium ou armé et le botriocéphale. Il est délaissé à cause de la répugnance qu'il inspire. Dose : 15-20 gr. Faire infuser 1/2 heure, dans 250 gr. d'eau bouillante; avaler le tout, infusion et marc, en 2 ou 3 fois; ne pas boire ensuite. Le kousso provoque généralement des évacuations alvines (le ver est expulsé à la 3e ou à la 4e) mais si, après 1 heure, il ne produit aucun effet, il faut donner 60 gr. d'huile de ricin ou une bouteille d'eau de Sedlitz. **Ecorce de grenadier**. Doit être employée fraîche. Faire macérer, pendant 24 heures, 61 gr. d'écorce dans 750 gr. d'eau; réduire à 500 gr. Boire en 3 fois, à 1/2 heure d'intervalle. Deux heures après : 30 gr. d'huile de ricin. *Pelletiérine*. Principe actif de l'écorce de grenadier (2). Dose : 0,30. La pelletiérine parésie l'intestin (analogie avec le curare); aussi est-il nécessaire, pour expulser le ténia, de donner un purgatif (10 gr. de séné, ou 30 gr. d'eau-de-vie allemande) 1/2 heure après la pelletiérine. Ce ténifuge occasionne des vertiges passagers (ne pas le donner aux enfants). Pour diminuer son absorption et permettre au médicament d'arriver jusqu'à l'intestin, on ajoute du tannin à la solution de pelletiérine. On formule ainsi : sulfate de pelletiérine 0,30, tannin 0,50, potion gommeuse 150; à prendre en 2 fois, en 1/2 heure (P. Girod). C'est cette préparation qu'on appelle, à tort, tannate de pelletiérine. **Fougère mâle**. Le rhizome, employé frais, réussit surtout contre le ténia inerme et le botriocéphale (comme aussi contre l'ankylostome), mais échoue, le plus souvent, contre le ténia solium (contre lequel le kousso et l'écorce de grenadier sont efficaces). Poudre : 5-15. Huile éthérée : 2-4-8 gr. (ne pas dépasser 10 gr.). La poudre ou l'extrait s'administrent en bols de 1 gr., ou en électuaire, ou dans du pain azyme, en 4 fois, à 1/2 heure d'intervalle. Trousseau conseille de prendre, après la dernière prise, 50 gr. de sirop d'éther (1), qui dissout le principe actif encore mal connu (acides filicique et filixoïde?) de la fougère mâle. Une demi-heure ou 1 heure après : huile de ricin. L'administration de la fougère mâle peut être répétée 2 jours de suite (4 gr. chaque jour. Trousseau). **Graines de courge**. Elles ne réussissent que contre le botriocéphale et le ténia inerme. Elles peuvent, sans inconvénients, être administrées aux femmes débiles et aux enfants. Dose : 60 gr., pendant au moins 8 jours de suite. Les semences doivent être débarrassées de leur première enveloppe, mais non de la seconde, qui est la partie active. Cette médication est infidèle. **Musenna** : 25-50 gr., dans de la bouillie de farine de froment. **Kamala**. Surtout efficace contre le botriocéphale. Il a un goût moins désagréable que le kousso et ne nécessite pas de purgation. Dose : 5-15 gr., en électuaire (avec de l'eau de menthe, 120 gr. et du sirop, 10 gr. Davaine), en 4 fois, d'heure en heure. Ne donner un purgatif que si, 2 heures après l'ingestion du médicament, le ver n'est pas expulsé. **Soaria** (drupe du mœsa picta). Ne trouble aucune fonction. Dose : 30-40 gr. **Tatzé**. 10-25 gr. Convient seulement aux personnes robustes.

(1) Le kousso paraît devoir son action à un principe cristallisable, la kousséine ou kossine. (Manquat.)

(2) La punicine, qu'on considérait comme le principe actif de l'écorce de grenadier, renferme 4 alcaloïdes (Tanret) : la pelletiérine, l'isopelletiérine, la pseudo-pelletiérine et la méthylpelletiérine. Seuls, les 2 premiers sont ténifuges. Ils sont toxiques et leur emploi doit être surveillé.

Quoique très réputés en Abyssinie, ces derniers ténifuges ont fréquemment échoué chez nous ; on n'a sans doute pas pu les employer assez frais.

Lorsque le ver n'est pas rendu en pelote et arrive déroulé, on a soin de ne pas le tirer et de le laisser progresser de lui-même. Pour éviter sa rupture, on doit même aller à la garde-robe sur un vase rempli d'eau tiède : le ver soutenu par l'eau ne se brise pas et la tête est expulsée plus facilement. Si la tête n'était point rendue, tout serait à recommencer, après un intervalle de plusieurs mois, quand le ver se serait suffisamment développé. — En dehors de l'indication parasiticide : traitements symptomatiques des accidents locaux ou généraux, troubles gastriques, coliques, convulsions, etc. Toniques.

TÉREBÈNE. — Isomère de l'essence de térébenthine. Antiseptique, désinfectant, calmant : 0,25-1,50, en capsules, contre les affections des voies urinaires.

TÉRÉBENTHÈNE. — Antiseptique : bronchites chroniques, dyspepsie flatulente, IV à VI gouttes toutes les 4 heures (Murrell).

TÉRÉBENTHINES. — Sucs résineux qui s'écoulent de divers conifères (térébenthines de Bordeaux, de Venise, etc.), térébenthacées (baume de la Mecque), légumineuses (baume de Copahu). Elles sont formées par un mélange de résine et d'huile essentielle ou essence (Voy. **Résines**). L'essence constitue le principe actif ; la résine peut être considérée comme à peu près inactive (Blondel). A l'extérieur, les térébenthines ont une action antiseptique, stimulante, rubéfiante, vésicante. Absorbées, elles s'éliminent par les reins, les poumons, la peau et peuvent agir comme diurétiques, anticatarrhales (voies urinaires), hémostatiques, antispasmodiques.

TÉRÉBENTHINE (Essence de). — **Action locale**. En frictions, cette essence produit une rubéfaction; en compresses, une vésication ; injectée sous la peau, elle détermine des abcès. **Action générale**. L'essence de térébenthine déprime l'excitabilité du système nerveux central, la circulation, la respiration et la température (Rossbach). La paralysie atteint d'abord le cerveau, puis la moelle : 4-8 gr. produisent de l'assoupissement; 8-15 gr., du coma. Quinze grammes peuvent tuer un enfant ; la mort survient au milieu de convulsions dues vraisemblablement à l'as-

(1) A hautes doses, la fougère mâle peut irriter les voies digestives, provoquer des troubles nerveux (convulsions, paralysie) et de l'albuminurie (Lépine). D'après Poulsson, il faut éviter la dissolution (intoxication) de l'acide filicique, en prescrivant de l'huile de ricin, etc.

phyxie. A fortes doses, l'essence de térébenthine détermine, en outre, une irritation du tube digestif avec douleurs gastralgiques, coliques, vomissements, purgation ; elle provoque aussi une inflammation des voies urinaires et pulmonaires, ainsi que de la peau (éruptions). **Usages externes.** A l'extérieur, on emploie cette essence : comme révulsif, en frictions (seule, ou mélangée avec parties égales d'huile), en compresses, en injections sous-cutanées (elle provoque des *abcès dits de fixation*. Voy. Pneumonie.) On l'emploie aussi en bains, soit liquides (ajouter 25 gr. d'essence à l'eau d'un bain), soit (le plus souvent) en bains de vapeur térébenthinés (on fait passer de la vapeur d'eau sur des copeaux de bois de pin). Ces derniers, auxquels on attribue une action éliminatrice, sont utilisés contre le rhumatisme, la goutte, etc. L'essence de térébenthine est un peu délaissée comme antiseptique, en inhalations (coqueluche), vaporisations (5-25 pour 1 litre), fumigations (30 gr. d'essence et 40 gr. de goudron. Delthil), contre la diphtérie. **Usages internes.** Hémostatique (hémorragies du poumon, de l'intestin, des voies urinaires), diurétique (à petites doses seulement), anticatarrhale (vessie), analgésique (sciatique rebelle, lithiase biliaire (?),cholagogue (Lewascheff), lithontriptique ou dissolvant des calculs du foie (*remède de Durande*), parasiticide (vers intestinaux, échinocoques, trichines),antidote de l'empoisonnement par le phosphore. Doses : 1 à 4 gr. et plus, en capsules (de 0,25-0 50), en pilules, ou en sirop à 1/10 (50 à 100 gr.). L'essence de térébenthine, 8 gr., constitue avec l'éther (antispasmodique), 12 gr., le remède de Durande, prescrit quelquefois contre la lithiase hépatique.

La **TÉRÉBENTHINE** peut être donnée à l'intérieur à doses 3 fois plus fortes que l'essence. Elle entre dans beaucoup d'emplâtres et d'onguents stimulants (plaies atoniques, etc.).

TERPILÈNE (hydrate de). — Désinfectant des plaies (pulvérisations).

TERPINE et **TERPINOL**. — 0,50-1 gr. en capsules. Ces substances sont des hydrates de térébenthine et jouissent de propriétés anticatarrhales ; la terpine est, en outre, diurétique, antinévralgique.

TÉTRAÉTHYLAMMONIUM (Hydroxyde de). — Dissolvant de l'acide urique. Conseillé, par Peterson, contre le rhumatisme articulaire aigu. Doses : XV à XXX gouttes (dans une cuillerée d'eau-de-vie) d'une solution à 1/9.

TÉTRONAL (diéthylsulfondiméthylmétane). — Hypnotique plus énergique que le trional et le sulfonal, autres disulfones. Dose : 0,50-1-2 gr.,en une seule fois, le soir.

TEUCRIUM SCORDIUM (Germandrée aquatique. Labiées). — Feuilles excitantes (apéritives), antiputrides, antiprurigineuses (démangeaisons vulvaires et anales). — Poudre 0,50, en cachets. — *Teucrine*. Extrait de teucrium scordium. A l'intérieur : en injections,dans les abcès froids,les adénites fongueuses, le lupus. Ces injections déterminent une vive réaction.

THALICTRUM MACROCARPUM. — Son action se rapproche de celle de l'aconit.

THALLINE. — Antipyrétique dangereux (A. Robin) : 0,05-0.50-1 gr.

THALLIUM. — Le nitrate et le sulfate ont été employés, par Gall, en injections à 2 0/0, contre la blennorhagie. Contre la blennorrhagie chronique, Gall a aussi préconisé les bougies avec 5 0/0 de sulfate.

THAPSIA GARGANICA (Ombellifères). — On fabrique, avec la résine, un sparadrap révulsif, qui est un succédané de l'huile de croton.

THÉ (thea-sinensis), — Il contient de la caféine (théine), une huile essentielle (surtout abondante dans le thé noir), et beaucoup de tannin. Stimulant (indigestions), astringent (collyre). Infusion, 4-10 gr. pour 500.

THÉ PURGATIF ou **THÉ DE ST-GERMAIN** (**espèces purgatives**). — Feuilles de séné 120 ; fleurs de sureau et fruits d'anis, ãã 50 ; fruits de fenouil et bitartrate de potasse, ãã 30. Mêlez et divisez en paquets de 5 gr. Un paquet pour une tasse d'infusion, qu'on boit en une fois.

THÉBAÏNE. — Voy. Opium.

THÉOBROMINE. — (Voy. Cacao). Homologue inférieur de la caféine. Diurétique, tonique cardiaque vaso-dilatateur (contrairement à la caféine, qui est vaso-constrictive). **Salicylate de théobromine.** Voy. Diurétine.

THÉRIAQUE. — Voy. Opium.

THERMODINE (para-éthoxyphénylacétyluréthane) — Antithermique (action lente), antinévralgique : 0,50 0,75.

THILANINE (lanoline sulfurée). — Antiprurigineux

THIOFORME (θεῖος soufre) ou **dithiosalicylate de bismuth**. — Poudre grisâtre. Siccatif, antiseptique interne (0,50) et externe (1/10 ou 1/5). C'est un congénère du dermatol. (Soulier. *Médicaments nouveaux*).

THIOL. — Succédané de l'ichthyol.

THIOPHÈNE. — Hydrocarbure sulfuré, dérivé du goudron de houille. — Le biiodure et le thiophène sulfaté de soude (poudre blanche), antiseptiques puissants, succédanés de l'iodoforme, sont employés, en poudre et en pommade, aux mêmes doses que ce dernier.

THIORÉSORCINE. — Succédané de l'iodoforme.

THIOSINAMINE (allylsulfocarbamide). — Dérivé de l'essence de moutarde, obtenu en faisant digérer celle-ci avec l'ammoniaque. Elle ramollit les tissus cicatriciels, résout les exsudats (lupus, rétrécissements uréthraux, périmétrites, opacités cornéennes, etc.) — Injecter 1/2 ou 1 seringue de Pravaz d'une solution à 15 0/0.

THIURET (paraphénolsulfate de). — Succédané de l'iodoforme.

THRIDACE. — Voy. Laitue.

THROMBOSE. — Coagulation du sang au niveau de la paroi d'une veine enflammée. Traitement de la phlébite.

THUYA OCCIDENTALIS. — Comme la sabine. Teinture : XX à XXX gouttes et plus, à l'intérieur, contre les végétations.

THYM (Thymus vulgaris.Labiées). — Antiseptique excitant, anticatarrhal. Essence, 0,20-1 gr.

THYMACÉTINE. — Dérivé du thymol,qui est à ce dernier ce que la phénacétine est au thymol. Usages et doses de la phénacétine.

THYMOL ou **acide thymique**. — Phénol extrait de l'acide phénique. Très peu soluble dans l'eau, facilement soluble dans l'alcool, l'éther, etc. Antiseptique puissant (Pasteur), succédané de l'acide phénique. Il s'emploie aux mêmes doses que l'acide phénique.

THYROIDINE. — Extrait sec de corps thyroïde de mouton. Elle a été proposée contre le myxœdème, la cachexie strumiprive, l'aliénation avec goitre, l'obésité, la syphilis maligne, 0,25-0,50 (Soulier. *Médicaments nouveaux*, 1895). Voy. Brown-Séquard.

TILLEUL (Tilia europœa. Tiliacées). — Stimulant, sudorifique. Bains : 500 gr. Infusé : 10/1000. L'eau distillée est employée comme véhicule de potions.

TOLU (Baume de). — Voy. Baumes.

TOLYPYRINE (paratolydunéthylpyrazolosie). — Succédané de l'antipyrine. S'emploie aux mêmes doses que celle-ci.

TOLYSAL (salicylate de tolypyrine). — Indications et doses de la tolypyrine.

TONIQUES. — Les toniques sont des réconfortants, c'est-à-dire des agents qui donnent plus de force à l'organisme. Ils accroissent l'énergie et la vitalité des tissus, excitent la circulation capillaire, activent la nutrition moléculaire en rendant aux organes le ton (*tonus*, de τονος *tension*) qui leur manque. La plupart des auteurs, séparent les toniques des stimulants.Les véritables **toniques** sont des reconstituants (aliments, fer, chlorures, phosphates); ils ont une action lente, mais durable « ils augmentent les forces radicales, (*in posse*) »; en un mot emmagasinent de la force. Voy. **Toniques du sang**); les **stimulants**, au contraire, déterminent une excitation passagère « accroissent les forces agissantes (*in actu*) », sollicitent à l'effort, c'est-à-dire à la dépense de la force (café, thé, alcooliques, éther, essences, ammoniaque, etc.). Cette distinction est loin d'être absolue : la fonction d'un organe entretient et favorise sa nutrition (Grancher) ; de plus, le même médicament peut, suivant la dose, être tonique ou stimulant à la fois (Voy. **Névrosthéniques**). **Classification des toniques, d'après Garrod.** 1° *Toniques du sang* (fer, huiles). 2° *Toniques du système nerveux* (quinquina, noix vomique-quassia, arsenicaux). 3. *Toniques vasculaires* (digitale, acides. astringents). 4° *Stomachiques*: apéritifs, eupeptiques (amers, acides, noix vomique, pepsine, pancréatine). **Classification de Bouchardat.** 1° *Fébrifuges* : quinquina, quinine et succédanés. 2° *Amers*. 3° *Corroborants* : ferrugineux. **Classification de Trousseau et Pidoux.** 1° *Toniques astringents*. 2° *Analeptiques* : rendent au sang les principes réparateurs organisables. 3° *Névrosthéniques* : impriment immédiatement aux forces vives de l'économie, la résistance vitale. — **Classification de Luton.** « Les toniques, dit Luton, se prêtent à deux grandes divisions : 1° les *toniques analeptiques* et 2° les *toniques névrosthéniques*, correspondant aux deux aspects de la tonicité, *in posse* et *in actu* » (Luton. Etudes de thérapeutique, p. 149.) Les analeptiques sont des modificateurs lents et physiologiques de l'organisme vivant: au moyen des aliments, des boissons, de l'air, etc., du régime en un mot, ils relèvent les forces radicales. Quant aux névrosthéniques, Luton les divise en 5 groupes : 1° les *agents impondérables* empruntés à la physique (chaleur, lumière, électricité, magnétisme) ; 2° les substances douées de propriétés dynamiques ou *toniques dynamiques* (quinquina, fer, ergot de seigle, noix vomique, névrosthéniques spéciaux (1) tels que la digitale, les amers, etc.) ; 3° *to-*

(1) Les névrosthéniques spéciaux limitent plus particulièrement leurs effets à certains organes ou certaines fonctions : ergot de seigle (système utéro-ovarien), digitale (tonique du cœur), noix vomique (excito-moteur de la moelle), fève de Calabar (fibres circulaires de l'iris), amers (toniques des voies digestives) (Luton).

niques excitants (calorique, vin et excitants diffusibles, ammoniaque, huiles essentielles, substances aromatiques, éther, hydrothérapie); 4° *toniques astringents*, toniques assez indirects, dont l'action est éminemment topique quoique susceptible de s'étendre à la totalité de l'appareil vaso-moteur; 5° *toniques par circonstance*.

En somme, la classification des toniques peut se réduire à 2 grands groupes : les analeptiques et les névrosthéniques. Les **analeptiques** ou *plastiques directs*, ou *reconstituants*, ou *fortifiants*, accroissent lentement les forces par apport d'éléments constitutifs des tissus ou de matériaux de calorification. Ce sont les **toniques du sang** de Gubler (aliments, fer, etc.). Les **névrosthéniques** *ou* **toniques du système nerveux** n'ont qu'une action indirecte sur la nutrition, par l'intermédiaire du système nerveux. Ce sont, en réalité, les dynamophores de Gubler, les excitants de Trousseau et de Bouchardat : vin et alcooliques, noix vomique, café, thé, kola, ammoniaque, huiles essentielles et substances aromatiques, éther, hydrothérapie, etc. Ils conviennent pour donner un coup de fouet (collapsus, algidité cholérique, etc.).

TORTICOLIS *aigu* : liniment calmant avec baume tranquille, chloroforme āā (Polaillon); *paralytique* : électricité. En cas de contracture : massage, appareils de traction; au besoin, redressement sous le chloroforme et application d'appareils de maintien. Ténotomie, s'ils existe de la rétraction (Plicque). Résection du nerf spinal, dans le torticolis spasmodique (Schwartz) Pyschothérapie, dans le torticolis mental (hystérie).

TOURBE. — Antiputride, succédané du charbon (Neuber).

TOUX. — Supprimer ou combattre les causes : poussières, corps étrangers, maladies des voies respiratoires, hystérie, maladie de l'estomac (toux gastrique), vers intestinaux, dentition, etc. *Traitement*. Opiacés, belladone et atropine (toux spasmodique), aconit, eau de laurier cerise 5-15 gr., chloral, piscidia erythrina (O. Seifert), oxalate de cerium (0,30, matin et soir. Cheermann), bromure de potassium (toux nerveuse), lobélie (toux nerveuse). Applications de cocaïne sur les points d'où partent les réflexes (larynx, trachée). Injections intra-trachéales d'huile mentholée 1 à 6 p. 10. Inhalations d'acide carbonique.

TRACHÉITE. — Voy. Bronchite.

TRAGIA VOLUBILIS (Racine). — Sudorifique puissant : 30/500, en décoction.

TRANCHÉES UTÉRINES. — Antipyrine, opium.

TRANSFUSION. — La transfusion proprement dite (1) consiste à faire passer le sang d'un homme ou d'un animal sains dans les vaisseaux d'un homme malade. Le mieux est de la pratiquer avec 60 à 120 gr. de *sang humain complet* : le sang défibriné peut causer davantage d'embolies (même tamisé, il contient toujours des caillots invisibles); de plus, « ses éléments sont pour ainsi dire frappés de mort » (Hayem). Quant au sang des animaux (2), il donne lieu à une coagulation trop précipitée; en outre, les globules hétérogènes subissent une dissolution complète dans le sang humain (Vanlair).

A la rigueur, une simple seringue suffit pour pratiquer l'opération, mais il est préférable de se servir des appareils de Roussel, de Collin, de Mathieu.

On choisit ordinairement une veine apparente du bras. Si la veine est très superficielle, on peut simplement y introduire, par ponction, une aiguille trocart; dans le cas contraire, on dénude (1) la veine par dissection, on l'incise en V ou longitudinalement (Berlioz) et on y introduit la canule que l'on y fixe. On saigne ensuite le bailleur de sang; on reçoit ce dernier dans un récipient (2) préalablement chauffé et on pratique lentement l'injection. Si, pendant l'opération, on éprouvait une résistance, par suite de l'obstruction de la canule, il ne faudrait pas chercher à vaincre l'obstacle, mais à rétablir la perméabilité de la canule, pour ne pas provoquer d'embolie.

(1) Manquat définit la transfusion « une opération qui consiste à faire passer dans la circulation un liquide capable de réparer la quantité ou quelquefois la qualité du sang. »

(2) On a surtout employé le sang d'agneau et de veau. Bertin, Picq Bernheim (de Paris) ont transfusé aux tuberculeux du sang de chèvre, animal qu'on supposait réfractaire à la tuberculose et dont le sang devait, selon eux, agir comme bactéricide (Voy. Tuberculose).

La transfusion convient surtout dans les anémies consécutives à des hémorragies qui mettent la vie en danger. Elle a aussi été conseillée contre l'anémie pernicieuse, la leucocythémie, certains empoisonnements (oxyde de carbone), l'urémie (Dieulafoy), le coma diabétique. Contrairement à l'opinion de Roussel (de Genève), Cl. Bernard et M. Hayem pensent que le sang transfusé ne se greffe pas; il ne fait qu'exciter les fonctions hématopoïétiques et pousser à la multiplication des globules par l'opéré lui-même; le sujet ne doit donc pas être trop épuisé. Dans les cachexies avancées, la transfusion peut produire des coagulations rapides et la phlegmatia alba dolens (Hayem).

Karst, Landerberger, Ponza, Poncet, Voisin, ont pratiqué des *injections sous-cutanées* de sang de mouton et ont ainsi amélioré l'état général d'aliénés qui refusaient toute nourriture ou de certains cachectiques. Ils déclarent cette méthode inoffensive. D'après Fles, on doit, pour ces injections : 1° employer du sang humain, car le sang d'animaux ne donne pas de résultat favorable; 2° des instruments à une température de 30 à 40°; 3° masser l'endroit où l'on fait l'injection, afin de la faire pénétrer dans le torrent circulatoire et l'empêcher de subir les altérations ordinaires du sang épanché dans le tissu sous-cutané.

On a pratiqué aussi des *injections péritonéales* ou la *transfusion péritonéale* (la séreuse abdominale absorbe le sang). Cette méthode provoque souvent de la douleur; dans 2 cas, elle a déterminé une péritonite mortelle.

Au lieu de sang, on s'est servi de lait (les injections intraveineuses de lait sont dangereuses), de sérum artificiel (Voy. Sérums artificiels). Ce dernier a surtout été employé dans le choléra (Voy. ce mot), mais il a donné aussi de bons résultats dans l'anémie post-hémorrhagique. Pour l'injecter dans les veines, on se sert, soit de l'appareil d'Hayem, soit du transfuseur improvisé de Rouvier. On ne doit employer que de l'eau filtrée et bouillie et des instruments stérilisés.

TRANSFUSION NERVEUSE. — Voy. Brown-Séquard (méthode de).

TRAUMATICINE (Auspitz). — Solution de gutta-percha (1 partie) dans le chloroforme (90 parties). Employée comme excipient des médicaments solubles dans le chloroforme, ou susceptibles d'y être tenus en suspension, et qu'on veut appliquer sous forme d'enduit permanent sur la peau (chrysarobine 10 0/0, acide pyrogallique, acide salicylique, etc.).

TRÈFLE D'EAU. — Voy. Ményanthe.

TRIBROMURE D'ALLYLE. — Voy. Allyle.

TRICHINES. *Prophylaxie*. — Cuisson prolongée, salure complète. Le froid tue aussi les trichines. *Traitement de la trichinose*. Lorsque les trichines sont encore dans le tube digestif : purgatifs répétés; essence de térébenthine (Elie Goubert). Plus tard : soutenir les forces, pour arriver à l'enkystement; médecine symptomatique.

TRICHLORACÉTIQUE (Acide). — **Acide acé-**

(1) Ce temps de l'opération peut s'exécuter rapidement en faisant un pli à la peau et en incisant la base du pli d'un coup de ciseau tenu à plat.

(2) Pour la transfusion directe, on opère de veine à veine.

tique trichloré. Cristaux déliquescents. Caustique préconisé par Ehrmann, contre les affections de la gorge et du nez (polypes, hypertrophie des amygdales et des glandes linguales, pharyngite folliculaire). Il produit une cautérisation plus localisée que celle de l'acide chromique. Solution glycérinée à 1 p. 100. Ehrmann emploie la formule suivante : Iode 0 gr. 10, iodure de potassium 0,15, acide trichloracétique 0,30, glycérine 30,00.

TRICHLOROPHENOL. — Aiguilles fines solubles dans l'alcool, la glycérine, l'éther. Il forme des sels avec les oxydes; on n'emploie que ceux de calcium et de sodium. Antiseptique, non irritant, préférable au phénol. Collyre : 2 0/0 de trichlorophénate de magnésie, contre l'ophtalmie purulente.

TRICHLORURE D'IODE. — Poudre jaune. Antiseptique, désinfectant: solution à 1/1.000. Le trichlorure d'iode est employé en sérumthérapie pour affaiblir les cultures microbiennes (diphtérie).

TRICOPHYTIE. — Affection cutanée produite par un champignon parasitaire, le *tricophyton tonsurans.* La tricophytie revêt **trois formes cliniques** (Guibout) :1° herpès circiné parasitaire (érythème circiné parasitaire, tricophytie cutanée), sur les parties glabres; 2° teigne tondante ou tonsurante ou herpès tonsurant, sur le cuir chevelu : 3° sycosis parasitaire, dans les poils de la barbe. **Tricophytie des parties glabres. Erythème tricophytique.** L'indication est de favoriser l'élimination du parasite par une exfoliation épidermique active : la teinture d'iode,en badigeonnages, constitue le traitement le plus simple. On pourra appliquer la teinture le soir, et l'enlever le lendemain matin, avec une solution d'iodure de potassium. **Tricophytie du cuir chevelu (herpès tonsurant, teigne tonsurante, teigne tondante**). *Prophylaxie.* Isolement. Maintenir la tête toujours couverte d'un bonnet imperméable, éviter la communauté des coiffures et objets de toilette, avec les teigneux et leur entourage; desinfecter ces objets par les lavages au sublimé ou à l'étuve à vapeur. *Traitement.* Repose sur l'épilation, le raclage, le grattage, les lotions et pommades parasiticides, l'occlusion. Couper les cheveux ras. Nettoyage de la plaque avec de l'eau savonneuse. Badigeonnages avec de la teinture d'iode. Plus tard, épilations (très difficiles à cause de la friabilité des cheveux) partielles et successives, autour de la partie malade, renouvelées jusqu'à ce que les cheveux repoussent avec leurs caractères normaux. L'épilation enlève une partie du champignon et permet à l'agent parasiticide, de pénétrer jusqu'au parasite, dans le bulbe. Après chaque épilation, lotions au sublimé et applications de pommades parasiticides (turbith 1/30, etc.). *Traitement de Besnier.* Couper les cheveux ras ; lavages quotidiens avec des savons au goudron, à l'acide salicylique, au soufre ou la solution suivante : alcool à 90°, 100 gr., acide borique 1, chloroforme 5. Raclage. Lotions avec : liqueur de Van Swiéten 100, acide acétique cristallisant 1. Recouvrir les plaques tricophytiques, avec du taffetas de Vigo acétique (onguent de Vigo 100, acide acétique 1). *Quinquaud* a préconisé le traitement suivant: 1° Savonnage de la tête et lavages avec une solution de sublimé 1/1000. 2° Raclage des plaques tricophytiques, avec la curette, pour enlever les squames et les cheveux malades. Pour atténuer la douleur du grattage, on peut le faire précéder d'un stypage au chlorure de méthyle. 3° Lotions avec biiodure de mercure 0,15-0,20, bichlorure 1 gr., alcool à 90°, 40 gr., eau distillée 250 gr. 4° Application d'une rondelle d'emplâtre composé de : biiodure de mercure 0,20, bichlorure 1 gr., emplâtre simple 250. Tous les 2 jours on enlève la rondelle d'emplâtre et on recommence les savonnages et les frictions. De temps en temps,on renouvelle les raclages. Si la guérison tarde, on a recours à l'épilation et à cette pommade : acides salicylique, borique, chrysophanique ââ 2 gr., vaseline 100. Le traitement de Quinquaud amènerait la guérison en 3-4 ou 5 mois. — *Butte* prescrit le collodion iodé, — *M. du Castel* pratique d'abord des badigeonnages avec la teinture d'iode, puis (lorsque les plaques sont devenues lisses), l'épilation, le raclage et des injections intra-dermiques de sublimé : sublimé 0,01, acide tartrique 0,40, chlorure de cocaïne 1 gr., alcool et eau distillée 30 — une goutte dans chaque piqûre — *Hallopeau* emploie des frictions avec une solution composée d'alcool, d'essence de térébenthine,d'ammoniaque, et les fait suivre d'onctions avec la vaseline iodée. Les cheveux sont coupés toutes les semaines. Bonnet de caoutchouc en permanence. **Tricophytie de la barbe. Sycosis parasitaire.** A la période érythémateuse, couper les poils ras, avec des ciseaux, et faire des badigeonnages avec la teinture d'iode. Dans la période véritablement sycosique, l'élément inflammatoire peut jouer un grand rôle, et c'est à lui qu'il faut s'adresser tout d'abord : pulvérisations boriquées; enveloppement avec de la tarlatane pliée en doubles nombreux, imbibée d'infusion de camomille boriquée et recouverte de taffetas gommé (Brocq); vaseline boriquée ou renfermant 2 gr. (p. 40) de calomel (P.de Molènes); applications de toile caoutchoutée; bandelettes d'emplâtre de Vigo; au besoin, scarifications (Berlioz). Quand la dermite sera calmée : épilation : applications parasiticides, teinture d'iode, pommades au turbith 1/30-1/15, au calomel, à la résorcine, aux acides pyrogallique et salicylique. Emplâtres à l'acide chrysophanique 1/30 ou 1/10, àl'ichthyol soufré (Brocq), à la résorcine, à l'acide salicylique.

TRICRÉSOL. — Mélange des 3 crésols (ortho 35 0/0, meta 40 0/0 et para 25 0/0), obtenu en purifiant le coaltar. C'est un liquide limpide, miscible à l'eau, 3 fois plus antiseptique que l'acide phénique (Frankel, Gruber) et dépourvu de toxicité. On l'a préconisé comme antiseptique intestinal (1,50-2 gr., en capsules), dans la fièvre typhoïde. Pour les usages chirurgicaux, on emploie une solution à 1 p. 100, mais on peut obtenir des solutions plus concentrées à l'aide de savons ou d'alcalis.

TRIMÉTYLAMINE. — Voy. Ammoniaque (ammoniaques composées).

TRINITRINE. — Voy. Nitrites.

TRIONAL.— (diéthylsulfone, méthyléthylmétane). Dérivé du sulfonal, de même que le tétronal (Voy. ce mot). Hypnotique plus énergique que le sulfonal : 0,50-2 gr., en cachets ou en potion gommeuse, 1/4 ou 1/2 heure avant de se coucher. A hautes doses (3-4 gr.), ou longtemps continué, le trional peut amener (plus souvent que le tétronal) une dépression de la motilité (incoordination des mouvements, marche titubante) et des organes des sens, avec somnolence, céphalée. etc.

TRYPSINE. — Un des ferments du suc pancréatique. Il a été employé pour dissoudre les fausses membranes diphtériques.

TUBERCULOSE PULMONAIRE. — Nous indiquerons successivement : 1° les médications spécifiques ou bacillicides; 2° celles qui ont pour but de fortifier l'organisme et, par conséquent, d'augmenter sa résistance vis-à-vis du bacille; 3° les médications symptomatiques ; 4° le traitement hygiénique ; 5° la prophylaxie. **Médication causale ou bacillicide.** Depuis la découverte du bacille de Koch, en 1882, on s'est efforcé, par de nombreuses méthodes antiseptiques, d'enrayer la reproduction des microphytes, mais il n'existe encore aucun traitement spécifique. Nous ne dresserons donc pas la liste fastidieuse de tous les remèdes présentés comme bacillicides, nous citerons seulement parmi les moyens récents : l'administration, par la voie buccale, sous-cutanée ou pulmonaire, de la créosote (prescrite souvent aussi par la voie rectale), du gaïacol, des essences (myrtol, eucalyptol, menthol) ; l'iodoforme (aujourd'hui employé surtout contre les tuberculoses chirurgicales); les injections intra-pulmonaires (Lépine, Hiller, Turc, Koch), ou intra-trachéales de substances antiseptiques ; les inhalations d'acide fluorhydrique (excitent l'appétit), d'acide sulfureux (Auriol), d'ozone, de vapeurs humides (Krull), de vapeurs d'un mélange d'aniline et d'eau (antiseptiques et anesthésiques. Poletika); les inhalations d'air surchauffé; les injections rectales d'acide sulfhydrique (Bergeon). Nous devons mentionner aussi : les injections sous-cutanées de cantharidate de potasse, qui provoquent dans le poumon une transsudation séreuse supposée bactéricide (Liebreich); les essais d'antagonisme bacillaire (bacterium termo, erysipèle, charbon, vaccin de génisse); les inoculations de cultures atténuées ou des produits solubles des bacilles de la tuberculose; les injections de sang (chèvre) ou de sérum (chien) d'un animal plus ou moins réfractaire à la tuberculose; les inoculations de sérum vaccin ou sérum immunisé.

Tous ces moyens ont échoué jusqu'ici contre la vitalité du bacille de Koch, mais peut-être trouvera-t-on dans la vaccination antituberculeuse (qui cherche à communiquer au sang des phtisiques des propriétés bactéricides) le traitement spécifique tant désiré.

Quant aux médicaments antiseptiques actuellement employés, ils n'agissent guère que contre les infections secondaires. Ils produisent surtout une amélioration de certains symptômes (dont l'énumération constitue une sorte de cliché qu'on réédite à l'apparition de chaque nouveau médicament préconisé contre la tuberculose) : diminution de la toux, de l'expectoration, de la fièvre et des sueurs ; retour du sommeil, augmentation de l'appétit, accroissement du poids du corps: quelquefois, diminution du nombre des bacilles (1). Telle est la créosote (le moins inefficace des médicaments employés contre la tuberculose pulmonaire). A côté d'elle, il faut placer le gaïacol, son principe actif (vraisemblablement). Puis, viennent l'arsenic, le tannin, les sulfureux.

Le pouvoir antibacillaire de la *créosote*, vis-à-vis du bacille de Koch, est faible, mais elle agit sur les microbes des infections secondaires, qui sont ordinairement associés au bacille de la tuberculose ; elle diminue la toux et l'expectoration et se montre, sous ce rapport, le plus puissant des balsamiques (Marfan). Pour Guiter, elle agirait plutôt par ses propriétés irritantes et en favorisant la sclérose curative, que comme anti-microbien. Elle réveille l'appétit. Elle convient dans les phtisies torpides et apyrétiques, avec expectoration abondante et réussit mieux à la 2e et surtout à la 3e période (suppuration) qu'au début (G. Lemoine). Elle est contre-indiquée dans les phtisies fébriles (Marfan), avec éréthisme, toux sèche, hémoptysie. Dose : 0,20-0,60-0,80. Préférer la voie stomacale, et, à son défaut, la voie rectale (Marfan). 1° *Voie stomacale.* Capsules, 0,10. Pilules : créosote 10 gr., poudre de savon amygdalin séchée à l'étuve 25; diviser en 100 pilules - 8 à 10 par jour. Solution : créosote 50 gr., huile de foie de morue Q. S. pour 1 litre. Chaque cuillerée = 0,75 de créosote. Dose 1 ou 2 cuillerées matin et soir. 2° *Voie rectale.* Lavement : créosote 1 gr. (XVIII-XXX gouttes) dans 120 gr. d'eau; 2 ou 3 fois par jour (Guiter) — ou : créosote rectifiée, 1-3 gr., eau, 100 à 300 (Chabaud). — Suppositoires 0,10-0,20. 3° *Pulvérisations :* créosote 10, alcool 200, glycérine, 20, eau 770 ; répandre dans la chambre, au moyen d'un pulvérisateur (Tapret). 4° *Injections hypodermiques* (entre les épaules et la colonne vertébrale). Permettent d'administrer des doses considérables de créosote. Gimbert injecte 10 à 30 centimètres cubes d'une solution à 1/15 de créosote dans l'huile lavée à l'alcool et stérilisée. Il opère très lentement (1/2 heure), à l'aide d'un appareil à pression d'air. Burlureau a injecté jusqu'à 5 gr. de créosote par jour. Ces injections sont aujourd'hui moins en faveur. On les a vues produire de véritables embolies graisseuses (F. Plicque). G. Lemoine injecte 0,50, tous les 2 jours ; il se sert de la solution suivante : huile d'olive stérilisée 5 cent. cubes, créosote de hêtre 0,60.

(1) D'après P. Villemin, un très petit nombre de substances stérilisent les cultures du bacille : acide hydrofluosilicique, ammoniaque, fluosilicate de fer, de potasse, polysulfure de potassium, silicate de soude. Le biiodure de mercure est inférieur à tous ces agents chimiques et même à la créosote, à l'iodoforme et au salol.

Carbonate de créosote (Chaumier) 5 gr. et plus par jour.

Gaïacol. Doses et formules de la créosote. Diamantberger et Picot l'ont administré en injections hypodermiques, 0,25-0,50, tous les 2 jours. On l'associe souvent à l'iodoforme et à l'eucalyptol (Picot, Morel-Lavallée) : résultat médiocre (malaise. Marfan). Le *carbonate de gaïacol* (R. Seifert, F. Holscher), jusqu'à 6 gr., le *benzoyl-gaïacol* (Valzer), jusqu'à 3 gr. (Haas), qui agissent comme le gaïacol, sont insipides et bien tolérés (Marfan).

Loin de la créosote, viennent les *essences volatiles* (antiseptiques) et les huiles balsamiques : l'essence de térébenthine et la terpine (G. Sée) ; l'eucalyptol, 0,25-0,50, surtout en injections sous-cutanées (Roussel); le myrtol, 0,30-0,50, en capsules de 0,10-0,15 (Eicchorst); le menthol, 0,10-0,15, en injections intratrachéales (solution huileuse à 1/5), en injections intra-pulmonaires (L. Braddon), ou en inhalations; l'essence de cannelle, en évaporation dans la chambre des phtisiques (Daremberg).

L'*arsenic* (2 à 10 milligr. d'arséniate de soude ou X gouttes de liqueur de Fowler — eaux minérales) et le *tannin* (1) agissent à la fois comme toniques et

(1) Le tannin agirait, soit en précipitant les alcaloïdes toxiques et les albuminoses produites par des végétations du bacille, soit parce

antiseptiques. L'arsenic est contre-indiqué par la diarrhée ou les congestions. Quant au tannin, il est surtout utile au début et peut être prescrit dans les formes fébriles, aussi bien que dans celles qui sont apyrétiques (G. Lemoine). Arthaud recommande la formule suivante : tannin à l'alcool 5-20 gr., glycérine 150, alcool 50, vin de Banyuls 800. Un verre à bordeaux après les repas.

Médication eutrophique. Dans l'état actuel de la science, cette médication est plus utile que la précédente : elle fortifie l'organisme et augmente sa résistance vis-à-vis de l'élément infectieux. Outre le tannin et l'arsenic (qui, nous venons de le dire, s'adressent surtout à la nutrition), l'huile de foie de morue, la glycérine, les préparations phosphorées, sont les médicaments les plus recommandables, comme eutrophiques, dans la tuberculose. L'*huile de foie de morue* convient surtout au début de la maladie et dans les formes apyrétiques, lorsqu'il n'existe ni diarrhée, ni anorexie. La dose est de 3-6-8 (Jaccoud), 12 (Daremberg) et même 20 (Grancher) cuillerées, progres-

que, au moyen de l'acide gallique, il soustrait l'oxygène aux bacilles aérobies et le restitue aux hématies et aux tissus (Cuffer. Marfan. *Traité de méd.* Charcot et Bouchard, p. 787). Teissier et Laveran conseillent le sirop iodo-tannique.

sivement. Il faut prescrire l'huile de foie de morue immédiatement après les repas, car, à jeun, elle est mal supportée. Les malades qui en feront usage devront prendre de l'exercice et cesser pendant la saison chaude. Ceux auxquels ce médicament inspire une invincible répugnance, le remplaceront par ses succédanés : les graisses, la crème, le beurre, le cacao, le chocolat, la glycérine. (Voy. Huile de foie de morue.) L'huile de foie de morue est, en somme, un excellent aliment gras. *Glycérine.* Agit comme aliment d'épargne. On peut la prescrire à la dose de 50 gr. par jour (Bouchard). Comme les alcools (la glycérine est un alcool polyatomique), elle peut être donnée aux fébricitants. On aura soin qu'elle soit neutre et de ne la donner ni aux enfants (car elle produit les effets de l'alcool), ni aux sujets qui ont de la diarrhée. *Préparations phosphorées*. On prescrit surtout les phosphates (1) et les hypophosphites, spécialement ceux de chaux. **Médication symptomatique**. *Congestion* et *inflammations broncho-pulmonaires*. Suspendre la créosote. Prescrire : le sulfate de quinine 0,25-0,30 (Lemoine) ; l'ergot de seigle 0,10-0,25, pendant 3 jours (G. Lemoine) ; l'ipéca ; l'oxyde blanc d'antimoine, 1 gr. à 1 gr. 50 ; le kermès, 0,15-0,30 ; le tartre stibié. Ce dernier est utile dans les congestions avec fièvre (Fonssagrives, Bucquoy). Bucquoy emploie cette formule : julep gommeux 100, sirop diacode ou de morphine 30, tartre stibié 0,10-0,15 ; une cuillerée à soupe toutes les 2 heures, sauf au moment des repas (Bucquoy) ; éviter de prendre des boissons abondantes. Purgatifs légers, bains de pieds. Sinapismes, ventouses sèches, petits vésicatoires volants, mouches de Milan, chlorure de méthyle (stypage), pointes de feu (peuvent provoquer de la fièvre, des hémoptysies) ; plus tard, frictions alcoolisées. *Dyspnée*. Sirops d'éther et de morphine associés. Inhalations d'oxygène, de pyridine, d'iodure d'éthyle. *Sueurs*. Sulfate d'atropine, agaric et agaricine, acide camphorique, tellurates. Voy. Sueurs. Vessies de glaces sur l'abdomen, plusieurs heures par nuit (Rosenbach). Lotions d'eau alcoolisée ou vinaigrée (Péter), ou de l'eau aussi chaude que possible (R. Druitt). La cure à l'air libre fait disparaître la fièvre et les sueurs. *Toux*. Fomentations chaudes, sur le larynx et la trachée. Extraits d'opium. Morphine, en sirop, pilules, injections. Extrait de belladone. Teinture de ciguë : X gouttes. Injections sous-cutanées d'eau pure, dans la région sous-claviculaire ou cervicale, au niveau des points où les malades éprouvent des fourmillements (Landouzy).

(1) Les phtisiques perdent chaque jour une quantité très considérable de phosphate.

Recommander aux malades de discipliner leur toux, c'est-à-dire de ne pas tousser sans nécessité (sans besoin d'expectoration. Dettweiler). *Expectoration difficile.* Terpine. Inhalations d'eau chaude, aromatisée avec de la teinture de benjoin (Marfan). Iodures de potassium, de sodium, d'ammonium. Il faut être prudent dans l'administration des iodures, qui peuvent provoquer des hémoptysies. *Expectoration exagérée* : créosote, sirops de tolu, de térébenthine, sulfureux (contre-indiqués en cas d'éréthisme de fièvre, d'hémoptysie). *Douleurs thoraciques* (G. Lyon). Antipyrine. Révulsifs (teinture d'iode, sinapismes, vésicatoires, pulvérisations du chlorure de méthyle, badigeonnages avec un mélange à parties égales de glycérine et de gaïacol. *Compresse échauffante* : serviette imbibée d'eau froide, puis recouverte de flanelle, de taffetas gommé et maintenue au moyen d'un bandage de corps). *Hémoptysie.* L'hémorragie qui précède la période d'excavation est congestive et constitue rarement un danger imminent (Jaccoud) ; celle qui suit cette période est érosive ou par rupture : elle est plus grave. L'hémorragie tardive est à peu près constamment mortelle (Jaccoud).

Traitement externe : — Position demi-assise, immobilité, révulsifs sur les membres (sinapismes, ventouses, etc.). Inhalations d'air frais, pulvérisations d'eau frappée, boissons froides (fragments de glace). Dans les cas graves, lorsque le danger est imminent (hémorragies tardives de la période cavitaire) : compresses froides ; glace sur la poitrine, sur les organes génitaux (testicule, vulve. Gros), ligature des membres (Piorry).

Traitement interne : — Astringents : cachou, alun 2-4 gr., tannin 0,50-1,50. Acide gallique 0,50-1 gr., ratanhia (décoction 20/1000, extrait 0,50-4 gr.)., acétate de plomb 0,10-0,40, perchlorure (1) de fer XX-XXX gouttes. Acides minéraux : limonades sulfurique, chlorhydrique ; eau de Rabel ; élixir de Haller (acide sulfurique, alcool, ââ), 2-5 gr. dans un verre d'eau. Seigle ergoté. Ergotine, en potion, pilules, dragées, injections sous-cutanées. Ergotinine. Jaccoud déconseille la digitale, qui augmente la contractilité du cœur et la pression vasculaire. Essence de térébenthine (capsules). Eaux de Pagliari (1 p. d'alun, 2 p. de benjoin) ; de Brochieri (copeaux de sapin) : par cuillerées à bouche. Opium, à haute dose (Jaccoud), s'il y a de l'éréthisme circulatoire (si l'hémoptysie a été précédée de palpitations). — Dérivatifs intestinaux. — Lorsque les autres moyens sont insuffisants, on a quelquefois recours (surtout dans les hémoptysies avec fièvre) aux nauséeux, aux vomitifs qui déterminent : suivant les uns, la contraction des vaisseaux (Marfan) ; suivant d'autres, l'abaissement de la tension artérielle. Trousseau conseille de donner l'ipéca à dose vomitive : 3-4 gr., en 4 paquets, administrés de 10 en 10 minutes. Graves, au contraire, recommande les doses nauséeuses : 10 centigr. de poudre tous les quarts d'heure, jusqu'à production de l'état nauséeux (sans vomissements). G. Sée préfère l'opium à l'ipéca et déconseille ce dernier, car le vomissement (qui parfois survient même avec les doses nauséeuses) peut favoriser l'hémoptysie. En tous cas, si l'on veut donner l'ipéca, il faut préférer la méthode de Graves à celle de Trousseau, et surveiller les effets pour éviter le collapsus. A l'exemple de Laennec, de Monneret, Peter et Bucquoy prescrivent le tartre stibié (0,30 dans une potion de 120 gr., à prendre par cuillerée toutes les 2 heures), mais ce médicament produit une trop grande dépression. Dans les hémorragies fébriles (plus longues et plus fortes que celles qui sont apyrétiques), Jaccoud emploie le sulfate de quinine au lieu des nauséeux, lorsque les malades sont débilités. *Fièvre.* La fièvre des phtisiques reconnaît 2 causes : au début, l'inflammation et, plus tard, la résorption (1). 1° *Fièvre de granulation ou de tuberculisation ou d'inflammation.* Antithermiques : sels de quinine, antipyrine (doit être administrée avant l'élévation de température, pour éviter des sueurs ou des vomissements), antifébrine (0,25-2 gr.), phénacétine (0,25-2 gr.). Aconit. Digitale. Tannin (Teissier et Laveran). Tartre stibié 5-10-15 centigr. par jour. Dérivatifs. Revulsifs (chlorure de méthyle, etc.) — Récemment, on a proposé les badigeonnages de gaïacol (0,50-1,50 à 2 gr.) : ils abaissent la température en quelques heures, mais peuvent, outre un goût désagréable dans la bouche, du gonflement de l'érythème, déterminer des sueurs abondantes, du collapsus (à la période de ramollissement et de formation de cavernes) De plus, la dépression thermique, peut être suivie d'une réaction excessive. *Fièvre septique ou de résorption.* Acide salicylique 2-3 gr., par cachets de 0,50, plusieurs heures avant l'exacerbation. Aux malades dont l'estomac ne peut supporter cet acide, on donnera le salicylate de soude, seul ou associé à l'acide arsénieux (Ten Cate, Hœdemaker) — Alcool à doses modérées (très utile chez les fébricitants qui s'alimentent difficilement et s'affaiblissent. — Jaccoud). Lotions fraîches avec de l'eau aromatisée ou de l'alcool. — Pendant les poussées fébriles, les malades devront rester dans l'immobilité. Celle-ci forme la base du traitement (Dettweiler) dans les sanatoria. *Anorexie.* Inhalations d'oxygène (présente, en outre, l'avantage de transformer le pus en acide carbonique. Mathieu et Urbain). Lavage de l'estomac. Injections sous-cutanées de liquide testiculaire. *Hypochlorhydrie.* Acide chlorhydrique, II ou III gouttes, aux repas Pepsine. *Vomissements.* Alcool rectifié 10 gr. menthol 5 gr. : V ou VI gouttes, dans un peu d'eau, au commencement de chaque repas. Créosote. Alimentation à la sonde. *Dysphagie.* Toucher, avec une solution de cocaïne, la face dorsale de la langue et de l'épiglotte. — *Diarrhée.* Suspendre l'huile de foie de morue. Salicylate de bismuth 2-5 gr. Tannin 1 gr. à 1,50. Acide lactique 2-6 gr. Eau de chaux. Phosphate de chaux 4 gr. Cotoïne, 0,20-0,60, en cachets (anti-diarrhéique, antisudorifique). Opium. Au besoin, si l'on soupçonne des ulcérations : nitrate d'argent, en pilules de 0,01 ; 1 pilule le premier jour, puis 4-5, progressivement. Lavements de créosote ou d'ipéca (5 gr.)

(1) Marfan rejette le perchlorure de fer, qui, lorsqu'il est absorbé, agit en tant que fer et augmente la tension artérielle.

(1) Dans la 1re période (granulations), comme dans la phtisie aiguë, la fièvre résulte de l'inflammation qui accompagne la formation des granulations. Dans la 2e période (ramollissement) et la 3e (excavations), elle a surtout pour cause la résorption des produits pyrétogènes (micro-organismes, qui encombrent les poumons) : c'est une fièvre septique.

Ces derniers sont très efficaces contre la diarrhée colliquative. — Régime : lait, képhir, panade, œufs, viande crue rapée. La diarrhée des phtisiques arrivés à une période avancée a presque toujours pour cause des lésions ulcéreuses ; aussi, pour que leurs crachats ne s'inoculent pas sur les différentes parties de l'intestin, doit-on recommander aux malades de ne pas avaler leurs crachats. **Traitement hygiénique**. Le tubercule étant une néoplasie de misère et ne pouvant guérir que par le processus scléreux (tantôt enkystement, tantôt envahissement de la masse caséeuse), il faut fournir à l'organisme les matériaux nécessaires à ce travail cicatriciel. Actuellement, le traitement hygiénique peut seul entretenir et développer l'activité cellulaire, indispensable pour enrayer ou tout au moins retarder la marche des lésions, c'est-à-dire le mouvement de dégénérescence vitreuse ou de nécrose du tubercule (Grancher). *Alimentation.* Recommander principalement : la viande (les carnivores sont plus réfractaires à la phtisie que les herbivores), quelquefois, la pulpe et le jus de viande crue (dans du bouillon), la poudre de viande et même, dans certains cas, les peptones ; le poisson (huîtres, etc.) ; les graisses animales (crème beurre, etc.); le lait (phosphaté), et, s'il est mal supporté, le koumys, le képhir ; les œufs frais (riches en soufre et en phosphate) ; le chlorure de sodium (1). Le gavage (suralimentation avec la sonde œsophagienne) ne convient que dans les cas d'anorexie, de dégoût, de vomissements, chez les phtisiques dont le tube digestif est en bon état, mais qui, par suite de leur état nerveux, repoussent les aliments (Bouchard): l'aptitude digestive n'est pas nécessairement solidaire de l'appétit et un malade peut bien digérer, malgré son horreur de la nourriture. *Cure d'air.* Les phtisiques doivent vivre à l'air le plus possible. Sauf les temps pluvieux, ils laisseront toujours ouvertes, même pendant la nuit, les fenêtres de leur chambre à coucher, en protégeant toutefois le lit avec un paravent. On arrive progressivement, mais sans peine, à l'acclimatation et à l'endurcissement, car le phtisique s'habitue vite au froid (Sabourin). Pendant un hiver rigoureux, M. Debove a pu, à l'hôpital, faire vivre des tuberculeux dans une chambre dont les fenêtres avaient été enlevées (Dubief). D'après Dewiler, les malades s'habituent mieux à l'air lorsqu'ils sont couchés. Ceux qui auront de la fièvre resteront dans l'immobilité. Dans les sanatoria (1), les phtisiques, suffisamment couverts, restent, pendant 10 ou 12 heures, étendus sur une chaise longue, sous des vérandahs (exposées au midi) ouvertes sur le devant. Sabourin recommande de ne pas exposer directement le malade au soleil, qui pourrait provoquer de la fièvre, de la céphalalgie, de l'inappétence et des congestions.

(1) Les phtisiques perdent beaucoup de chlorures par les crachats (Daremberg) et les urines (Rommelaëre).

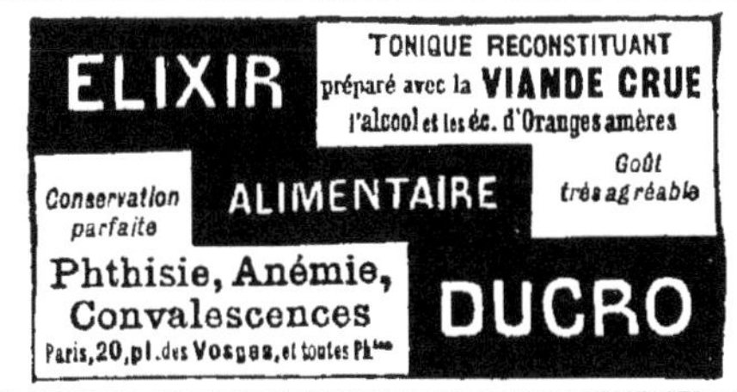

Prophylaxie. L'air expiré par les phtisiques est inoffensif (Tappeiner, Charrin); c'est la dissémination des particules de crachats desséchés, qui constitue le plus grand danger de contamination. Autant que possible, on supprimera les tapis, les rideaux, etc. Les malades ne devront cracher ni sur le sol, ni dans un linge, mais dans un vase avec fermeture mobile (2), rempli de liquide (non de cendres ou de sciure de bois), eau, ou mieux, solution de sublimé. On videra les crachoirs dans les fosses d'aisance, puis on les passera à l'eau bouillante. On lavera à l'eau bouillante, les verres, les cuillères, les fourchettes, dont se servent les malades. On engagera ceux-ci à se laver les mains, le visage et surtout la barbe avec la solution de sublimé 1/1000. Les personnes qui donneront des soins aux phtisiques se laveront les mains avec cette solution. On aérera autant que possible les locaux. On interdira le coït (congestion pulmonaire, hémoptysie, débilitation, grossesse, contamination). Après le décès : désinfection méthodique de la literie, des tentures et du mobilier (pulvérisations avec la solution de sublimé), lavage des murs et du sol avec la solution de sublimé. Le blanchissage des murs à la chaux est insuffisant (Giaxa).

En fait de viande, ne manger que la partie charnue (presque toujours indemne) et suffisamment cuite (sans dépasser toutefois une cuisson conforme aux lois de la physiologie. G. Sée). Faire bouillir le lait.

Pour les enfants nés de parents tuberculeux, recommander : une bonne nourrice, un allaitement prolongé (18 mois au moins), la vie à la campagne, les exercices du corps, l'hydrothérapie ; réduire au minimum le travail intellectuel. Tonifier l'organisme. Eviter toutes les causes de débilitation et de bronchite. Surveiller la convalescence de la coqueluche, de la grippe, de la rougeole. **PHTISIE AIGUE** (Dreyfus-Brissac et Bruhl). Le plus souvent, l'évolution est trop rapide pour que la lésion locale puisse parcourir son cycle complet et aboutir à la fonte caséeuse du néoplasme. La créosote, l'iodoforme, etc., qui n'agissent qu'à la longue, dans la tuberculose chronique, n'ont qu'une action précaire dans la phtisie aiguë ; en raison de leurs propriétés congestivantes, ces substances peuvent même présenter de sérieux inconvénients. Le tannin, qui est bien supporté par l'économie, même aux doses de 2 et 3 gr. par jour (les seules actives), rend surtout des services dans les formes moins rapides, la pneumonie caséeuse (forme pneumonique circonscrite), la phtisie

(1) *Sanatoria* : Gobersdorf (Silésie), fondé par Brehme ; Falkenstein (Taunus), par Dettweiller ; Davos (Engadine), par Turban ; le Canigou, au-dessus du Vernet (Pyrénées Orientales), par Sabourin ; Leysin (Suisse, canton de Vaud), par Lauth. Dans ces établissements, les malades acceptent sans réserve la tutelle des médecins (établissements fermés).

(2) On fabrique des espèces de crachoirs de poche, sortes de bouteilles à large ouverture, avec couvercle.

galopante (forme broncho-pneumonique disséminée), où, en dehors de son action tonique, il influence l'état local et enraye la fonte pulmonaire. Le plus souvent, on ne peut qu'instituer une médication symptomatique : combattre la fièvre (1), avec la digitale, l'acide salicylique et ses sels, l'antipyrine, les sels de quinine, 1,50-2 gr. (antipyrétiques, toniques, antiseptiques, décongestifs); soutenir les forces (2); enrayer les manifestations locales des voies respiratoires. **Traitement local.** Dans la *forme pleurale*, on se bornera aux révulsifs et aux diurétiques, dont certains médecins contestent, à tort, l'utilité. Quant à la thoracentèse, il faut la réserver pour les cas où l'épanchement est considérable, s'accompagne de phénomènes dyspnéiques, ou déplace le cœur, car l'évacuation ou la résorption rapide d'un épanchement abondant, peut donner lieu à une poussée granulique dans le poumon.

TUBERCULOSES LOCALES. — L'intervention chirurgicale (amputation des tumeurs blanches, etc.), même dans les cas de phtisie avancée, peut, en supprimant un foyer d'auto-infection et de suppuration, retarder l'évolution de la tuberculose, quelquefois pendant 10-15 ans (S. Duplay, Ollier). Les résultats ne sont pas toujours aussi favorables (Verneuil, J. Bernard, Leroux): il n'est pas rare, après la destruction d'une colonie tuberculeuse, de voir se produire une phtisie aiguë (Quinquaud).

TUMENOL. (Voy. Ichthyol.) — On désigne ainsi des produits sulfurés, dérivés des huiles minérales obtenues par distillation sèche des schistes bitumineux (3). Le tuménol se présente sous 3 formes : 1° *Tuménol commun ou brut.* Mélange (presque solide) de tuménosulfone et d'acide tuménosulfonique. On l'emploie en solution aqueuse et en pommade à 5 0/0. 2° *Tuménosulfone ou huile de tuménol.* Liquide épais, insoluble dans l'eau, soluble dans l'éther. Il est moins irritant que le tuménol brut. 3° *Acide sulfotuménolique* (*Poudre de tuménol*). Poudre jaune foncé, soluble dans l'eau Pommade ou solution éthéro-alcoolique à 10 0/0. Les tuménols sont des succédanés de l'ichthyol (réducteurs (4) énergiques, parasiticides faibles, siccatifs

(1) G. Lemoine préfère les méthodes externes, le drap mouillé, les bains tièdes (diminuent l'excitation nerveuse). Quant aux bains froids (conseillés par quelques auteurs, lorsque la température dépasse 40°), ils échouent ordinairement. On ne devra pas les employer dans la forme suffocante.

(2) Souvent, par suite de l'intensité de la fièvre, le malade n'accepte guère que des aliments liquides : lait, képhir, bouillon dégraissé, café, vin vieux (G. Lyon).

(3) Le radical de tuménol est le mot bitume, débarrassé de sa première syllabe (Soulier).

(4) On emploie les tuménols, non à cause de leur contenu en soufre, mais pour leurs propriétés réductrices (ces huiles sont très riches en hydrocarbures non saturés).

anti-prurigineux). On les emploie contre l'eczéma aigu, l'impétigo, les dermatoses prurigineuses, les brûlures.

TURBITHS. — Composés d'ammoniaque, de nitre et de mercure. D'autres fois, l'appellation résulte de la coloration jaune. **Turbith minéral.** Voy. Mercure (Sulfate ou *précipité jaune*). **Turbith végétal** (racine). Ipomœa turpethum. Drastique. Résine : 0,20-1 gr. La racine de jalap entre dans la composition de l'eau-de-vie allemande.

TURNERA. — Voy. Damiana.

TUSSILAGE (*Pas d'âne*). — Béchique.

TYLOPHORA ASTHMATICA. (Asclepiadacées. Indes, Réunion) — Feuilles — Succédané de l'ipéca : expectorant (0,15-0,30), émétique (1,50-2 gr.), diaphorétique, anti-dysentérique.

TYPHLITE-APPENDICITE-PÉRITYPHLITE. — La typhlite est l'inflammation du cæcum; la pérityphlite, celle du tissu cellulaire rétro-cæcal ; l'appendicite, celle de l'appendice vermiforme. Ces 3 lésions peuvent exister séparément ou simultanément, mais, le plus souvent, celles de l'appendice vermiculaire sont indépendantes. **Typhlite stercorale** (1). Suivant les cas, essayer les cataplasmes, les sangsues, les ventouses scarifiées, les vessies de glace, pour diminuer l'inflammation. L'emploi des purgatifs s'impose, pour désobstruer l'intestin (Courtois-Suffit). On n'emploiera que les purgatifs doux, huile de ricin, magnésie (Dieulafoy), les purgatifs salins (C. Paul). On pourra y joindre les lavements et les irrigations intestinales (2 lavements par jour avec de l'eau à 38°). Bouchard conseille les grands lavements avec 5 gr. de borate de soude et 3 cuillerées à café de la mixture suivante : teinture de benjoin, alcool camphré, ââ 50. Antisepsie intestinale, naphtol. S'il y a suppuration, ouvrir l'abcès. Lait, alcool. Régime de la constipation. **Appendicite et péritonites appendiculaires.** Les lésions de l'appendice ont, le plus souvent, pour cause la présence d'un corps étranger. Celui-ci peut occasionner, soit simplement des phénomènes douloureux (comparables à la colique hépatique), soit l'inflammation (appendicite simple se terminant par résolution), l'ulcération, la gangrène, la perforation et, consécutivement, une péritonite circonscrite (péritonite suppurée enkystée, abcès enkysté du péritoine), si le processus inflammatoire et ulcéreux évolue lentement (appendicite perforante avec péritonite localisée ou enkystée), ou une péritonite (2) généralisée, si la marche du processus est rapide (appendicite aiguë, appelée aussi appendicite perforante avec péritonite généralisée ou simplement appendicite perforante). D'après **Maurin**, la péritonite généralisée est la plus fréquente. — L'empâtement de la région, la limitation de la douleur, la constance de la fièvre, l'apparition de frissons, témoignent de la formation de l'abcès. Cet abcès peut s'ouvrir dans le cæcum ou à la paroi abdominale. Quand la perforation se fait dans le péritoine, la douleur qui signale l'instant de la perforation est extrêmement vive ; le ventre se météorise, les vomissements se succèdent coup sur coup, la constipation est absolue, les symptômes simulent un étranglement interne. Alors les accidents péritonéaux se précipitent, tels sont le hoquet, la petitesse et l'accélération du pouls, le refroidissement des extrémités, la tendance à la syncope, au collapsus et la mort. *Traitement médical.* Rien n'est plus dangereux que les purgatifs répétés et les lavements qui, en activant le

(1) Outre la constipation, les principales causes de la typhlite sont : la fièvre typhoïde, la dysenterie, la tuberculose, le froid.

(2) En cas de suppuration, il ne s'agit pas d'une inflammation du tissu cellulaire iliaque, mais d'une péritonite suppurée enkystée, car presque toujours les lésions consécutives à l'appendicite sont intra-péritonéales, au moins au début (Filz).

péristaltisme intestinal, peuvent précipiter la perforation ou transformer en péritonite généralisée une péritonite primitivement localisée. Seule, la médication opiacée (1), associée aux réfrigérants (glace), est indiquée et compte de nombreux succès dans l'appendicite simple (Dreyfus, Brissac). Quant aux émissions sanguines, elles affaiblissent inutilement le malade, sans s'opposer au processus ulcératif (Dreyfus-Brissac). Dieulafoy conseille les boissons glacées, acidulées, contenant une petite quantité de manne, qui agit comme laxatif doux. Diète lactée (E. Jeanselme). *Traitement chirurgical.* Attendre, dans certains cas, la fluctuation pour intervenir, dit G. Lyon, c'est exposer le malade à de graves complications, car elle ne devient évidente que vers le 7e ou le 8e jours : aussi, en présence de l'impossibilité d'affirmer l'existence de la pérforation avant le 7e ou le 8e jours, quelques chirurgiens français, à l'exemple des Américains, conseillent l'intervention précoce, dès les 3 ou 4 premiers jours et même dès le 2e ou le 3e jours, quand les symptômes ne s'amendent pas. Voici leurs raisons : on ne peut savoir quelle sera la marche de l'appendicite ; la mort peut survenir vers les 2 ou 3 premiers jours ; l'intervention précoce est bénigne. Généralement, en France, à moins d'appendicite perforante suraiguë (le traitement médical suffit dans les appendicites sans perforation), on temporise pendant 5 ou 6 jours (2) : ou, après ce temps, on constate une amélioration manifeste (résolution de la péritonite localisée, absence de perforation), et alors l'intervention est inutile ; ou, la fièvre, la tumeur persistent, et l'on doit intervenir (G. Lyon). En résumé, le traitement chirurgical est indiqué : dans les cas de péritonite généralisée, de foyer volumineux présentant des signes de suppuration (œdème de la peau, fluctuation). En cas de tumeur peu volumineuse, sans suppuration, ni péritonite, on n'interviendra que si la température dépasse pendant plusieurs jours 39° (Chaput). Le traitement chirurgical est aussi indiqué dans l'appendicite récidivante (Chaput). *Mode d'intervention.* En cas d'abcès volumineux : incision parallèle à l'arcade crurale, résection de l'appendice, s'il est facile à découvrir, et fermeture de la plaie intestinale, par une double rangée de sutures. Si l'extirpation est difficile, on se contentera de nettoyer et de drainer la cavité purulente (E. Jeanselme). En cas de péritonite généralisée : laparotomie médiane (ligne blanche), résection de l'appendice (inciser la fosse iliaque parallèlement à l'arcade crurale), lavage (eau boriquée) et drainage de la séreuse (Chaput).

TYPHUS (exanthématique, pétéchial, fever, typhus des camps). — Isolement, destruction ou au moins désinfection des linges et effets. Traitement de la fièvre typhoïde.

ULCÈRE ROND DE L'ESTOMAC. — Réduire au minimum le travail de l'estomac : diète lactée. Le lait sera pris, par tasses, à des intervalles égaux : toutes les 2 heures, par exemple. Le malade commencera par de petites quantités ; puis, arrivera à boire 4 litres de lait, par 24 heures (Dieulafoy). Le régime lacté devra être continué aussi longtemps que la douleur ou les vomissements persisteront. Le retour à l'alimentation solide sera toujours graduel et la transition établie au moyen d'aliments très digestibles et nourrissants : jaune d'œuf, féculents, biscottes, échaudés, jus de viande dégraissé, peptone, 2-4 gr., poudre de viande ; viandes blanches, d'abord crues, pilées. Le vin et les alcools doivent être proscrits. **Traitement symptomatique.** Pour favoriser la digestibilité du lait et diminuer l'acidité du suc gastrique : bicarbonate de soude 1-2 gr. par litre de lait, eau de chaux. Debove a donné jusqu'à 30 gr. de bicarbonate de soude par jour, pour supprimer le fonctionnement de l'estomac (le maintenir en repos), neutraliser l'acidité exagérée du milieu gastrique et entraver l'auto-digestion de la muqueuse. *Douleur* : opiacés (gouttes noires anglaises, injections de morphine), chloral (calmant, antiputride), cocaïne. Bamberger recommande le mélange suivant : chlorhydrate de cocaïne, hydrochlorate de morphine ââ 0,10, eau de laurier-cerise 10. — Dose : V gouttes. Récemment, Fraser a préconisé le bicarbonate de potasse (antiseptique, analgésique) à la dose de 5 milligr., 3 fois par jour. *Vomissements* : révulsifs sur la région épigastrique, narcotiques, boissons glacées, potion de Rivière ; eau chloroformée ; créosote, IV ou V gouttes dans 200 gr. d'eau sucrée ; teinture d'iode III-IV gouttes. « De très « petites doses de morphine et de cocaïne associées, « donnent de bons effets (Dieulafoy). » Le sous-nitrate de bismuth (2-3 gr. une demi-heure avant les repas) et les absorbants, dans les cas de *pituites acides*, calment l'irritation gastrique. — Quant aux lavages, ils présentent des dangers (hématémèse, perforation). *Hématémèse* : repos au lit, immobilité, glace, perchlorure de fer, injections sous-cutanées d'ergotine, astringents (tannin), antipyrine, absorbants (bismuth), etc. ; ventouses sèches sur les membres inférieurs. On pourra aussi donner de l'opium, pour diminuer les mouvements de l'estomac. Le malade sera mis à la diète, ou ne s'alimentera qu'au moyen de lavements de peptones. Quand il recommencera à s'alimenter par la bouche, il ne prendra que du lait et du bouillon froids. *Perforation* : supprimer toute alimentation et toute boisson ; calmer la soif, en mouillant la langue ou au moyen de lavements ; opium à haute dose, par le rectum, injections de morphine (pour immobiliser l'estomac). — Laparotomie, nettoyage du péritoine, suture de la plaie stomacale (Delpeuch). **Traitement curatif** (Médication cicatrisante). On a vanté divers modificateurs locaux : nitrate d'argent, 0,03 à 0,10, progressivement, le matin à jeun (Trousseau, Niemeyer) ; le perchlorure de fer, V-X gouttes, dans 1/4 de verre d'eau, 3 ou 4 fois par jour (Luton) ; le sous-nitrate de bismuth 70 à 80 gr. (Bonnemaison).

ULMAIRE (Spiræa ulmaria. Rosacées). — Diurétique.

URAL (chloral uréthane). — Hypnotique inférieur au chloral, mais plus énergique que l'uréthane. Influence peu la pression artérielle 1,50-3 gr., en cachets (alcoolisme).

(1) 0,20 par jour, en 10 prises (E. Jeanselme).

(2) « Jusqu'au moment où le pus est déjà collecté mais où l'abcès n'a pas encore eu le temps de se frayer un passage, soit vers l'extérieur, soit vers l'un des viscères abdominaux (G. Lyon), on ne dois opérer que les appendicites à rechutes, les appendicites avec abcè localisés, les appendicites suraiguës perforantes avec péritonite généralisée » (G. Lyon).

URANIUM. — Les sels d'uranium sont les plus toxiques que l'on connaisse parmi les sels métalliques (Dujardin-Beaumetz. Dict. de thérap.) Ils ont une action spécifique sur le sang : sous leur influence l'hémoglobine retient l'oxygène d'une façon anormale. En entravant ainsi la réduction de l'oxyhémoglobine (c'est-à-dire en l'empêchant d'abandonner son oxygène), ils agissent comme le sang veineux, sur les parois vasculaires, qu'ils dilatent. Ils troublent profondément la nutrition, le système nerveux, le foie, les reins : d'où l'émaciation qu'on observe chez les animaux en expérience. Un des symptômes les plus caractéristiques de l'empoisonnement est une glycosurie considérable, signe d'oxydation imparfaite, c'est à cause de cette glycosurie que les homœopathes ont prescrit les sels d'uranium contre le diabète sucré. (Dujardin-Beaumetz. Supplément au Dict. de thérap.)

UREE (nitrate). – Diurétique, 1-2 gr., mélangé avec du sucre.

UREMIE. — Voy. Albuminurie.

URETHANE (Éthyluréthane, carbanate d'éthyle, éther ethylcarbamique).— Hypnotique faible, mais plus fidèle que l'hypnone ; déprime moins le cœur que le chloral. Dose : 0,50-1-3 gr., dans une potion, en une seule fois. Conviendrait surtout chez les enfants.

URTICAIRE. — Avant tout, supprimer la cause : agent extérieur irritant, ingestion de certains aliments (moules, fraises, etc.) *Traitement*. Les bains (surtout froids) sont généralement contre-indiqués. Contre le prurit intense : lotions avec de l'eau alcoolisée, vinaigrée ; ou, avec : acide phénique, 4-15/500 (Huxley); ou, sublimé, 0,25/250 (Hardy) ; ou, chloral, 3/200 (Vidal) ; ou, menthol, 5-10 gr., alcool 100 (P. Colombini). Pommade : oxyde de zinc, poudre d'amidon āā 0.25, menthol 0,50-3 gr., vaseline 50 (Chatelain). Poudres inertes additionnées de camphre 1/50, de salicytate de bismuth 1/10, d'acide salicylique 1/100 (E. Chatelain). En cas de douleurs très vives, administrer, à l'intérieur, le bromure de potassium, l'aconit, le laudanum, l'antipyrine ; faire des injections sous-cutanées de morphine et des pulvérisations d'éther (Besnier). L'urticaire étant une angio-névrose cutanée, on pourra quelquefois le modifier au moyen des agents vaso-moteurs : sulfate de quinine, 0,30-0 50 ; sulfate d'atropine, 1 milligr. ; ergotine (Faliu). Quinquaud a aussi conseillé l'arsenic ; Lanz, l'ichthyol : un cachet de 0,20, aux repas. Boissons délayantes et rafraîchissantes : chiendent, limonade, orangeade (Hardy), eaux alcalines. En cas de troubles digestifs (cause fréquente d'urticaire) : moyens appropriés. Dans **l'urticaire chronique** : arséniate de soude, alcalins, vaso-moteurs. Enveloppement ouaté, pour calmer le prurit (Jacquet). S'abstenir de bains (Quinquaud). Régime sévère.

UVA URSI (raisin d'ours, busserole, arbousier.— Arbutus uva-ursi. Ericacées). — Les feuilles contiennent 1/3 de leur poids de tannin et un glucoside, l'*arbutine*. Propriétés des astringents végétaux: diurétiques, antiseptiques. catarrhales (voies urinaires). Antiseptique. Tisane 10/1000. Extrait 0,50-1.50. L'*arbutine* est antiseptique ; elle empêche la putréfaction de l'urine, qu'elle colore en vert. Dose : 3 gr.

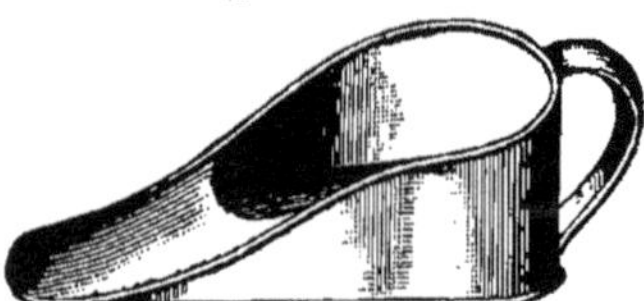

VACCINATIONS. — Il y a quelques années à peine, le mot de vaccination servait à désigner les procédés par lesquels on obtenait l'immunité à l'égard de la variole. Jusqu'à la fin du XVIIIe siècle, on ne craignait pas d'inoculer le pus ou les croûtes desséchées des pustules d'une variole bénigne, dans l'espérance, souvent déçue, de déterminer une variole de même intensité. A cette époque. Jenner substitua à une pratique aussi dangereuse l'inoculation du cow-pox, qui provoque une maladie toujours bénigne, et confère cependant une solide immunité (encore que temporaire) contre la variole. Cette vaccination a conservé le nom de *vaccination jennérienne.* Toutefois la variolisation se pratique encore de nos jours en Chine, dans l'Inde, l'Egypte, l'Ethiopie, etc.

De nos jours, la découverte, par Pasteur (9 février 1880), de l'atténuation du virus du choléra des poules, et de la possibilité de vacciner à l'égard du virus le plus fort à l'aide du virus atténué, est devenue le point de départ de procédés divers susceptibles de conférer artificiellement l'immunité à l'égard d'un certain nombre de maladies infectieuses. Cette nouvelle méthode a reçu le nom de *vaccination pastorienne*, et le terme de vaccination s'est ainsi étendu à l'ensemble des procédés qui permettent de conférer artificiellement l'immunité à l'égard d'une maladie infectieuse.

Plus tard encore le nom de vaccination s'est étendu et s'est appliqué à des procédés curatifs analogues aux précédents et même à l'immunité conférée expérimentalement à l'égard des venins.

D'une façon générale, le terme de vaccination se rapporte surtout aux méthodes ci-après : I. **Inoculation d'une maladie afin d'en empêcher la récidive**; méthode dangereuse souvent suivie de décès; scientifiquement abandonnée. II. **Inoculation d'une maladie différente, ou généralement considérée comme différente** (1), **plus bénigne** ; c'est la vaccination jennérienne, de laquelle certains faits expérimentaux doivent être rapprochés, par exemple ce fait que des lapins, rendus réfractaires au bacille pyocyanique, deviennent en même temps réfractaires au streptocoque (Bouchard). III. **Inoculation du virus atténué de la maladie**. Les procédés d'atténuation des virus sont très nombreux ; citons : 1° *le chauffage* (Toussaint, Chauveau), applicable au sang charbonneux, aux cultures du bacillus anthracis, à la sérosité virulente du charbon symptomatique (Arloing, Cornevin et Thomas), à la diphtérie (C. Fränkel), etc. ; 2° *l'addition de substances antiseptiques*, applicable au bacillus anthracis (Toussaint, Chamberland et Roux), au charbon symptomatique (Arloing, Cornevin et Thomas), à le septicémie gangreneuse (Cornevin), au tétanos (Kitasato), à la diphtérie (Behring), etc. Les antiseptiques les plus employés dans ce but sont : l'acide phénique à 1/800 environ, l'iode, le trichlorure d'iode, le bichromate de potasse, etc.; 3° *par les rayons solaires*; 4° *par l'influence de l'oxygène de l'air* c'est-à-dire par le vieillissement au contact ne l'air ; observée primitivement par Pasteur, à propos du choléra des poules et du charbon, puis par Rodet à propos du staphylocoque pyogène doré. Mais l'oxygène de l'air n'a une action atténuante que sur les bactéries sans spores. Aussi, pour atténuer le virus charbonneux par ce procédé, est-il nécessaire d'agir sur une culture en bouillon développée à 42°,5, tempéra-

(1) Constamment la variole a donné la variole, et la vaccine la vaccine ; de plus, les 2 maladies peuvent évoluer séparément et simultanément chez un même sujet si on pratique la vaccination trop tard.

ture à laquelle le mycélium seul se développe, dépourvu de spores. Dans ces conditions, la virulence nouvelle est fixée par la bactéridie, en sorte que si les cultures mycéliennes sont transportées à 37°, les spores qui naîtront fixent pour longtemps la virulence des bacilles (Pasteur); 5° *par l'oxygène ou l'air comprimés* (Paul Bert, Chauveau); 6° *par des produits de culture d'autres microbes* : ainsi, le bacillus anthracis peut être atténué par culture dans un bouillon ayant servi aux vibrions du choléra (Zagari) ou du bacille typhique (Pavone); 7° *par la dessiccation*; 8° *par le passage à travers certains animaux.* : ainsi, le virus du rouget des porcs, inoculé successivement à une série de lapins, s'exalte vis-à-vis du lapin, mais s'atténue vis à-vis du porc (Pasteur); l'organisme du singe a la propriété d'atténuer le virus de la rage commune (Pasteur). IV. **Inoculation de certains virus non atténués**, mais pratiquée de telle façon qu'on s'oppose à la rapide dissémination des germes ou bien que tout en injectant le microbe on injecte aussi son produit qui vaccine par le procédé indiqué ci-après. Ceci explique qu'on pourra injecter dans le sang les agents de la gangrène gazeuse (Chauveau et Arloing) ou du charbon symptomatique (Arloing, Cornevin et Thomas) sans provoquer d'accidents, alors que, inoculés dans le tissu cellulaire sous-cutané, ils provoqueraient l'infection complète. V. — **Inoculation de substances chimiques extraites des cultures du microbe de la maladie ou vaccins chimiques** : on peut, grâce aux produits sécrétés par les microbes et débarrassés de ceux-ci par filtration, conférer l'immunité pour la maladie pyocyanique (Charrin), la gangrène gazeuse, le charbon symptomatique, le choléra des poules, etc. Parfois le liquide filtré doit être soumis au chauffage : il en est ainsi du tétanos (Vaillard); ou encore le vaccin chimique peut être obtenu par distillation dans le vide; c'est le cas du vibrion avicide (Gamaleïa). VI. — **Inoculation de produits non bactériens**, tels que trichlorure d'iode, eau oxygénée (pour la diphtérie), neurine, etc.

Nous ne comprenons pas dans cette énumération les sérums antitoxiques dont les effets sont passagers et ne possèdent pas une propriété immunisante comparable à celle des vaccins (voir Sérumthérapie). Les vaccinations proprement dites sont appliquées efficacement à la prophylaxie de la variole (voir Vaccine) et au traitement de la rage (voir Rage), chez l'homme, à la prophylaxie du charbon (1) (voir Charbon), chez les animaux. Expérimentalement, elles ont été étudiées dans le choléra des poules, le rouget des porcs, le choléra, la tuberculose, le charbon symptomatique, le vibrion septique, le vibrion avicide, la maladie pyocyanique, le tétanos, la diphtérie, etc.

L'immunité vaccinale a été expliquée par deux hypothèses : 1° l'apparition dans le sang de substances bactéricides ou antitoxiques s'opposant au développement des microbes; 2° une activité plus grande conférée à certains éléments anatomiques, qui permet à ces derniers d'englober les parasites et de les détruire (phagocytose). Les substances bactéricides sont d'ailleurs distinctes des vaccins ; ceux-ci n'agissent pas par leur présence, car l'immunité ne suit pas immédiatement la vaccination, elle ne se développe que peu à peu, et se trouve à son maximum à une époque où toute la substance introduite artificiellement par la vaccination a fatalement disparu par élimination. Les substances protectrices dériveraient d'éléments de l'organisme, à la suite de modifications imprimées au fonctionnement de ces derniers par les vaccins. Parmi les éléments capables de donner naissance à ces substances protectrices, on a invoqué surtout les leucocythes (Hankin, Denys, Havet, Charrin); mais il y aurait encore participation du foie, du corps thyroïde, des capsules surrénales, etc.

(1) A la suite des travaux de Pasteur et de la fameuse expérience de Pouilly-le-Fort, la vaccination charbonneuse est entrée dans la pratique courante. Elle se pratique chez les animaux à l'aide de deux inoculations successives à douze ou quinze jours d'intervalle; la première avec un virus très atténué, la seconde avec un virus plus actif. Il en résulte une maladie très affaiblie qui confère l'immunité.

L'hypothèse de l'état bactéricide défendue par les uns, attaquée par les autres, a perdu notablement de terrain dans ces dernières années, en même temps qu'elle a subi certaines transformations. Son importance semble se restreindre, au bénéfice de la phagocytose (Metchinkoff), dont la preuve n'est plus à faire. D'après cette deuxième théorie, les vaccins seraient des stimulants des cellules phagocytaires (cellules amiboïdes, mobiles ou fixes de l'organisme), lesquelles protégeraient l'économie contre les microbes en les englobant et en les dissolvant. Il serait téméraire dans l'état actuel de la science de vouloir établir la part respective absolue de ces deux procédés.

VACCINE. — La vaccine est une maladie infectieuse, inoculable, qui donne l'immunité (1) variolique (Jenner, Jesty). Elle a une origine bovine (cow-pox) ou équine (horse-pox). Inoculée, elle produit, sur le point où l'on introduit le virus, des pustules, qui peuvent servir à inoculer d'autres sujets, hommes ou animaux. Le virus (2) ainsi transmis, ou vaccin, peut être recueilli sur l'homme (vaccin humain) ou sur l'espèce bovine (vaccin animal). La vaccination est l'inoculation du virus vaccinal, emprunté à l'homme ou aux animaux de l'espèce bovine (veaux et génisses) (Chavasse).

Si l'on veut employer le vaccin humain, on choisit comme vaccinifère un sujet sain vacciné pour la première fois et âgé au moins de 3 mois, âge auquel les enfants, s'ils sont issus de syphilitiques, portent des traces de la diathèse. Le vaccin est recueilli du 5e au 6e jour, car l'efficacité du vaccin commence à diminuer dès le 7e jour (Picot et d'Espine). En somme, il faut opérer avec de la lymphe, c'est-à-dire avant que la vésicule ne soit devenue pustule. Le pus exposerait aux phlegmons.

Aujourd'hui, pour éviter l'infection syphilitique, on a presque partout abandonné le vaccin humain et on n'emploie plus guère que le vaccin de génisse. Il produit une pustulation plus nombreuse et plus large que la vaccine humaine (Hervieux). Voici comment on obtient le vaccin de génisse : on choisit des génisses de 3 à 4 mois (S. Bernheim) ou de 6 à 8 mois et sevrées (Chaumier) On fixe d'abord la génisse, au moyen de courroies, sur le plateau d'une table à bascule, disposé verticalement; puis, on fait basculer ce plateau de façon à le placer horizontalement. Après un savonnage, on rase le ventre et le flanc (moitié inférieure de la région thoraco-abdominale) du

(1) Dans les cas où la préservation n'est pas complète, la variole est généralement bénigne chez les vaccinés et insignifiante chez les revaccinés. En Angleterre et en Allemagne, la vaccination est obligatoire (Terrier et Péraire).

(2) On ne connaît pas encore le micro-organisme de la vaccine.

côté (1) opposé à celui qui est appliqué contre la table; on lave (eau boriquée, sublimé) la partie rasée; on y pratique des scarifications superficielles de 1-2-3 centimètres de hauteur, distantes de 3 à 4 centimètres les unes des autres; on insère ensuite du vaccin dans les scarifications et on enveloppe l'animal avec une couverture aseptisée. Du 4e au 6e jour (l'évolution des pustules est plus rapide que chez l'enfant), la pustule est développée et on peut recueillir le vaccin. Après avoir lavé avec un liquide aseptique et essuyé avec de l'ouate stérilisée la région vaccinée, on comprime, entre les mors d'une pince à forcipressure, la base de chaque pustule et on gratte légèrement la surface de celle-ci avec une curette (2). La raclure, triturée dans un mortier, additionnée avec parties égales (Chaumier) de glycérine (stérilisée) chimiquement pure (qui la rend imputrescible sans diminuer ses propriétés vaccinales), est enfermée, soit dans des tubes (remplis par aspiration et fermés au chalumeau), soit dans des cupules, soit entre des plaques, ou réduite en poudre (3). Tous les objets employés pour cette récolte doivent être soigneusement stérilisés à l'autoclave. Le vaccin recueilli aseptiquement et contenu dans des tubes clos hermétiquement, peut se conserver plusieurs mois (S. Bernheim), un an quelquefois, si on le laisse dans un endroit frais, en été. Après la récolte du vaccin, la génisse est conduite à l'abattoir et autopsiée. On ne livre la viande à la consommation et on n'emploie le vaccin que si la viande est saine. De cette façon, on ne risque pas de transmettre la tuberculose, comme lorsqu'on vaccine avec la génisse vivante (S. Bernheim). D'après S. Bernheim, la transmission de la tuberculose par la vaccination avec une génisse vivante ne serait pas aussi difficile, sinon impossible, qu'on le croit généralement. A l'appui de son opinion, il cite le fait suivant : « Ayant été prié, par le directeur d'un pensionnat de Paris, de revacciner les enfants, j'ai amené ma génisse dans cet établissement et j'ai inoculé 22 enfants. En abattant cette même génisse, qui avait de brillantes apparences de santé, j'ai trouvé la plupart des viscères criblés de tubercules. Or, de ces 22 enfants, 8 sont morts, depuis, de manifestations variables de tuberculose. Ces pauvres enfants ont-ils gagné une tuberculose vaccinale ou ont-ils été infectés par une autre source? » (S, Bernheim. *Traité de médecine*, 1895.)

Choix du moment (âge, saison, contre-indications). La vaccination dès les premiers jours de la naissance est d'une parfaite innocuité (Husson, Barthez); aussi, dans les maternités, vaccine-t-on tous les nouveaux-nés avant leur sortie. En cas d'épidémie, on doit vacciner ou revacciner les sujets de tout âge. Si, au moment de l'inoculation, l'un des vaccinés était déjà en incubation de variole, la vaccine ne pourrait qu'atténuer cette maladie. Généralement, on attend 2 mois pour que l'enfant puisse mieux supporter la réaction consécutive à la vaccination. Il ne faut pas attendre plus de 2 ou 3 mois, à moins de contre-indications : athrepsie, eczéma suintant généralisé (le vaccin pourrait exaspérer la dermatose). Les maladies générales ne fournissent pas de contre-indications; la coqueluche serait même atténuée par la vaccine (Comby). On évitera la période des grandes chaleurs. **Opération.** Le lieu d'élection est la partie moyenne et externe du bras (insertions deltoïdiennes). Les vaccinations sur les jambes (pour éviter les cicatrices des bras, chez les femmes) exposent à des lymphangites et à des engorgements des ganglions inguinaux (1). Avant l'opération, on doit procéder à l'antisepsie de la peau, avec une solution de sublimé à 1/1000. (chez les enfants, certains médecins emploient l'eau boriquée.) Le vaccin peut-être inoculé, soit par grattage, soit par piqûres, soit par scarifications (scarifications simples, doubles, triples ou quadrillées, d'environ 5 millimètres et n'intéressant que l'épiderme). Habituellement, on vaccine les jeunes sujets par piqûres (4 ou 6 : 2 ou 3 sur chaque bras, à moins de débilité). Comme instruments, on se sert soit d'une lancette, soit d'une aiguille (Lorain, Guéride) ou d'une plume spéciale (vaccinostyle du docteur Mareschal), en ayant soin de les stériliser avant de vacciner chaque sujet (étuve, eau bouillante, solution phéniquée à 1/20), pour éviter de transmettre la syphilis, l'impétigo, etc. Les aiguilles et les plumes à vacciner n'ayant que peu de valeur, on peut en employer une nouvelle pour chaque sujet. La lancette ou le vaccinostyle étant chargés de vaccin pris dans le bouton (éviter d'inoculer du sang), ou sur une plaque de verre, on l'introduit sous la peau par une petite ponction très oblique et de 2 millimètres environ de profondeur (dans la couche sous-épidermique), en évitant de faire saigner (le sang entraînerait le vaccin). Après l'opération, on recouvre les parties vaccinées de baudruche gommée, de taffetas gommé ou de gutta-percha, stérilisés avec de l'eau boriquée, saturée et bouillie ; puis, on enveloppe le tout avec du coton hydrophile. Si le sujet portait un nævus ou une tumeur érectile, on ferait sur ces tumeurs (au lieu de vacciner dans les régions indiquées) de nombreuses piqûres ou scarifications ou même on les traverserait avec des fils (comme des sétons) imprégnés de vaccin, pour en amener l'atrophie et la disparition cicatricielle. **Evolution de la vaccine.** Le 4e jour, apparaît une tache rouge saillante (papule) ; le 5e, la papule devient vésicule. A partir du 6e jour,

(1) De préférence le côté droit, plus commode pour la récolte.

« Pendant l'évolution de l'éruption, la génisse sera nourrie avec 8 à 12 litres de lait tiède et un ou deux œufs crus, en 2 repas ; s'il survient de la diarrhée, on diminue la quantité de lait, on limite l'alimentation à 3 ou 4 œufs et on administre de la poudre de bismuth ou de magnésie calcinée » (Chavasse).

Il est admis que tout animal atteint de diarrhée rebelle ou de fièvre intense pendant l'évolution vaccinale doit être laissé de côté » (Chavasse).

(2) Dans certains établissements vaccinogènes, on recueille d'abord avec des pipettes la sérosité ou partie liquide de la pustule, puis, on gratte avec une curette, pour enlever très superficiellement la couche solide sous-jacente. Employée seule, la sérosité est peu active (et se conserve mal); aussi, la mélange-t-on généralement à la partie solide (pulpe).

(3) « On fait dessécher dans le vide le produit obtenu par le raclage de la pustule ; puis, on le pulvérise et on le conserve dans des tubes hermétiquement fermés. » (P. Chavasse. *Petite chirurgie*, 1893.)

(1) Chez les nourrissons, l'irritation produite par l'urine peut être une cause de complication ; aussi a-t on proposé de vacciner sur le thorax.

la vésicule se trouble, s'ombilique, devient pustule ; les tissus sous-jacents s'enflamment (8e jour) peu à peu et sont le siège de démangeaisons, en même temps que surviennent de la fièvre, de l'anorexie, un état général plus ou moins sérieux et quelquefois un rash morbilleux (roséole vaccinale). Le 12e ou 13e jour, il se forme une croûte, qui tombe après 3 ou 4 semaines, en laissant une cicatrice indélébile (Picot et d'Espine).

Les phénomènes réactionnels, rares chez les enfants, sont plus communs et plus marqués chez les adultes. **Complications de la vaccine** : érysipèle, eczéma, lymphangites, adénites, ulcérations des boutons, gangrène, abcès, éruptions vaccinales multiples (sujets atteints de maladies chroniques de la peau). **Fausse vaccine.** D'après Jaccoud, tout bouton qui achève son évolution en 7-8 jours n'est pas une vaccine légitime et préservatrice, mais une fausse vaccine. **Revaccination.** L'immunité peut se prolonger quelquefois pendant 15-20 ans et plus, mais, généralement, on considère une période de 10 ans, comme le terme moyen de la revaccination. D'après Marson, Austié, Alison, il serait utile de revacciner de bonne heure ceux qui n'ont eu qu'un ou deux boutons.

VAGINISME. — Affection caractérisée par une hypéresthésie excessive de la vulve et du vagin, le plus souvent accompagnée de contracture spasmodique, reconnaissant pour cause des lésions variables de ces organes et s'opposant au coït (Lutaud). — **Traitement.** Traiter la cause : hystérie, fissures (vulvaire, quelquefois anale), herpès, eczéma, vulvite, vaginite, endométrite, caroncules myrtiformes enflammés, excroissances épithéliales (excision, suivie de cautérisations), polypes de l'urèthre. **Traitement général.** Bromure de potassium, hydrothérapie. **Traitement local.** Grands bains. Avant le coït, applications calmantes : cocaïne 1 gr., vaseline 10 (Girard) — ou : cérat cocaïné 1/20 (Auvard) — ou : menthol 1, extraits de valériane et de belladone 2, vaseline 30 (Girard) — ou : suppositoires vaginaux : chlorhyd. de cocaïne 0,10, beurre de cacao 4 gr. (Vaucaire). *Dilatation.* La dilatation brusque est généralement préférable à la dilatation graduelle : on la pratique sous le chloroforme, jusqu'à la déchirure du sphincter, comme pour la dilatation de l'anus, dans le cas de fissure. *Section du sphincter vaginal.* Dans les cas graves de vaginisme, avec contracture et hypéresthésie : « double incision latéro-postérieure sous-cutanée, ou plutôt sous-muqueuse, destinée à sectionner les fibres musculaires les plus superficielles du *custode vaginal* (constricteur du vagin et releveur périnéal) ». Cette section devra être suffisante pour permettre une large ouverture de l'orifice vulvo-vaginal. Terminer par l'application d'un tampon vaginal à la gaze iodoformée, aussi serré que possible et qu'on laissera 4 ou 5 jours en place (Auvard).

VAGINITE. — Voy. Blennorrhagie. Supprimer les causes d'irritation locale : pessaires, oxyures, catarrhe utérin. etc., (Demelin. *Guide des sc. médic.*). Dans la vaginite gravidique, avoir soin, pendant l'accouchement, surtout au début de la période d'expulsion, de faire des lavages vaginaux, pour ne pas provoquer chez le nouveau-né une ophtalmie purulente, par contamination au moment du passage (Auvard).

VALDIVIA ou **WALDIVIA** (valdivia ou pricolemma valdivia. Rutacées). La *valdivine* est très toxique, mais agit fort lentement. Elle produit une profonde torpeur précédée (chez les chiens et chez l'homme, mais non chez les lapins) de vomissements. On l'a prescrite, à la dose de 4 milligr., contre la rage pour empêcher les convulsions) et contre les fièvres intermittentes (inefficace).

VALÉRIANE. (Petite valériane, herbe aux chats. Valériana officinalis. Valérianacées). — La racine (seule employée) contient, lorsqu'elle est sèche, une *essence* (huile verdâtre) et de l'*acide valérique* ou *valérianique*, (liquide incolore, oléagineux, soluble dans l'alcool, l'éther), qui, d'après Bouchardat, ne préexistent pas dans la racine fraîche. Si la valériane a quelque action, elle la doit à son essence et non à l'acide valérianique, qui paraît inerte. A petites doses, cette dernière est stimulante ; à hautes doses, elle paralyse le cerveau (vertige, assoupissement) et la moëlle épinière; elle pourrait même empêcher les convulsions de l'empoisonnement par la strychnine (Grisar). Elle produit en somme les effets de l'essence de térébenthine (Grisar). — La valériane (qui, avec certaines gommes d'Ombellifères, fait partie des *antispasmodiques fétides*) est surtout prescrite (comme stimulant nerveux et circulatoire), contre l'hystérie, le nervosisme, l'adynamie ; elle relèverait momentanément les forces et ferait disparaître les accidents. D'après Bouchard, elle diminue la soif, dans la polydypsie et l'urée, dans le diabète azoturique. — Poudre de racine : 2-10 gr. Infusion : 10/1000. Eau distillée ou hydrolat : 10 à 100 gr (potions). Teinture alcoolique : 5-15 gr. Teinture éthérée : 2 gr. Extrait alcoolique : 1-5 gr., en pilules. (Voy. *Pilules antinévralgiques de Méglin.*) Essence : V-X gouttes. Acide valérique ou valérianique : II-III-V gouttes, comme stimulant diffusible (Gubler). **Valérianates.** Ces sels ne valent que par leur base et coûtent fort cher. *Valérianate d'ammoniaque.* Sel blanc, très hygrométrique. Stimulant diffusible, régulateur de l'innervation (antispasmodique), quand le désordre provient d'un défaut de stimulus ou de tonicité du système nerveux (Gubler) : vertige asthénique, nervosisme. *V. d'atropine.* Indications de l'atropine. On l'a plus spécialement recommandé dans la coqueluche, l'hystéro-épilepsie (Michéa, Moreau, de Tours). *V. de caféine* 0,10 : coqueluche. *V. de fer* 0,10-0,50 : chorée. *V. de quinine* (76 0/0 de quinine) : 0,10-0,50 et même 1 et 2 gr. : névralgies, fièvre. *V. de zinc*, 0,10-0,40 : névralgies.

VALS (Ardèche) — Voy. Alcalins.

VANILLE (Vanilla planifolia. Orchidées). — Stimulant aromatique, réputé aphrodisiaque, mais employé surtout comme parfum et correctif. Poudre : 0,50. Teinture (appelée aussi essence) : 8 gr. La **vanilline** (aldéhyde méthylprotocatéchique) constitue le principe odorant de la vanille et le *givre* des gousses. On peut aussi l'obtenir par oxydation de la coniférine (glucoside, contenu dans les conifères) ou de l'eugénol. La vanilline paraît, d'après Grasset, se rapprocher de la strychnine, dont elle serait un diminutif très atténué. Dose : comme correctif, 0,05 ; comme excito-moteur, 0,05-0,25 (Grasset).

VARICES. — **Traitement palliatif** (seul employé ordinairement). Supprimer les jarretières, les corsets trop serrés, les ceintures étroites ; éviter la station debout prolongée, les irritations de la peau. Poudres antiseptiques ou isolantes. Ablutions chaudes (40°) en hiver, froides en été (E. Dupré). Compression à l'aide d'une bande de flanelle, d'une bande élastique ou d'un bas élastique lacé. En cas de complications : position horizontale du membre inférieur. **Traitement curatif.** En cas de grosses varices, très douloureuses et avec hémorragies, la seule intervention rationnelle est l'extirpation au bistouri (Chaput). Quant aux injections de liqueur iodo-tannique ou de perchlorure de fer (II ou III gouttes), ce sont des moyens aveugles et dangereux (Chaput). En fait de moyens médicaux, on pourra essayer l'ergotine ou l'hamamelis virginica (XV-XXX-L gouttes d'extrait fluide, par jour), qui pourraient, suivant certains médecins, améliorer les varices et leurs complications (ulcère, œdème, etc.). S'il existe un ulcère variqueux, on aura recours, outre la position horizontale, aux pansements avec la solution de sulfate de cuivre 1/100 (Chaput) ou la liqueur de Labarraque, d'abord coupée d'eau, puis pure), à l'iodoforme, à l'aristol, au sous-carbonate de fer (avec lequel on saupoudre l'ulcère), à la greffe d'Ollier Thiersch.

VARIOLE. Invasion. — Aération, atmosphère douce, ne pas trop couvrir le malade (l'excès de chaleur augmente l'agitation, la fièvre et peut-être aussi le nombre des pustules) Boissons abondantes, tièdes (bourrache, violette), ou même fraîches. Alimentation liquide : lait, bouillon. Liberté du ventre et antisepsie intestinale : laxatifs légers; lavements boriqués, naphtolés ; benzonaphtol, 0,50, par la bouche. En cas d'état saburral, certains auteurs recommandent l'ipéca (ce vomitif peut favoriser l'expansion périphérique et l'éruption). *Rachialgie.* Liniments chloroformé ou térébenthiné ; injection de morphine. *Fièvre.* Bains tièdes à 30-34° : abaissent la température, calment le système nerveux, dilatent la peau, favorisent l'éruption. Les bains froids (18° à 20°, pour les adultes, 21 à 23°, pour les enfants) congestionnent trop vivement la peau et amènent une éruption trop abondante (Vinay, G. Lemoine). On n'y aura recours que si la fièvre (40-41°) et les symptômes nerveux (dyspnée, somnolence, coma) atteignent une grande intensité (G. Lemoine) et on les renouvellera toutes les fois qu'après trois heures le thermomètre remontera à 40° (Delpeuch). L'antipyrine et la quinine (qui irritent le rein) sont inutiles si l'on emploie les bains (G. Lemoine). Quant à la saignée (elle n'empêche pas l'éruption), il faut s'en abstenir, à moins de phénomènes congestifs très accusés du côté des poumons ou du cerveau (convulsions, coma), chez les sujets très vigoureux. **Eruption et suppuration.** L'éruption a lieu vers le 3e jour, dans les varioles confluentes. Quant à la suppuration (1), elle débute vers le 8e jour et ramène une poussée fébrile, pendant 3 ou 4 jours. Si l'éruption se fait difficilement, on peut essayer de favoriser le mouvement d'expansion périphérique, au moyen de la chaleur et des stimulants : acétate d'ammoniaque (10-15 gr.), boissons chaudes, sudorifiques, bains chauds (quelquefois même sinapisés). Dans les cas graves (variole confluente), la médication la plus capable de modifier la marche de la variole, est, actuellement, la médication éthéro-opiacée (du Castel). Ce qui frappe, quand on y a recours, c'est le peu d'intensité de la suppuration : il semble que la variole soit tranformée en varioloïde (Dreyfus-Brissac). On peut administrer l'éther (excitant du système nerveux), à l'intérieur, mais la voie hypodermique est préférable, à cause de son activité : on injecte, matin et soir, le contenu d'une seringue de Pravaz remplie d'éther. Du Castel prescrit (1) l'extrait thébaïque par l'estomac : 0,15, pour les femmes, 0,20, pour les hommes, dans une potion de 125 gr. Souvent, il donne aussi XX gouttes de perchlorure de fer, dans une autre potion, qu'on alterne avec la première. La médication éthéro-opiacée doit être instituée le plus tôt possible, car si l'on tarde au-delà du 4e jour, après l'éruption, la suppuration a lieu. On continuera cette médication jusqu'au début de la dessiccation.

Quelques médecins prescrivent le sulfate de quinine, les antiseptiques, contre la fièvre secondaire de la période de suppuration, mais sans grand succès.

Quelque soit le traitement adopté, il faut soutenir les forces par l'alimentation (lait bouillon), les stimulants et les toniques (alcool et boissons vineuses, café, quinquina perchlorure de fer. — (Guépon), qui conviennent surtout pendant la période de suppuration. Si le cœur faiblit, on aura recours au champagne, aux injections de caféine (myocardite, anurie). *Traitement local* (Antisepsie des téguments. Traitement abortif des pustules). Les bains tièdes antiseptiques (2) (avec 10-20-25 gr. de sublimé) sont nécessaires pendant la période de suppuration, pour déterger le tégument, prévenir les infections secondaires et diminuer l'inflammation cutanée (Stokes), la douleur, le délire. On entretiendra, en outre, autour du varioleux, une propreté parfaite : on changera fréquemment le linge, on lavera les yeux (3), les fosses nasales (irrigations), le visage et l'on fera gargariser (4) le malade avec de l'eau boriquée tiède, pour empêcher la stagnation du pus.

Les moyens employés pour faire avorter les pustules de la face, sont généralement inefficaces ; en tous cas, ils ne peuvent réussir que dans les 4 premiers jours, avant la transformation des vésicules, en papulo-pustules. — Suppression de la lumière (5). Ouverture des pustules (Bretonneau). Cautérisations

(1) Aujourd'hui les varioles sont généralement atténuées par la vaccination et arrivent plus rarement à la suppuration (G. Lyon).

(1) L'efficacité de l'opium dans la variole, efficacité signalée déjà par Sydenham, n'a pas encore reçu d'explication satisfaisante. Pour les uns, c'est spécifique ; pour d'autres, il agit par ses effets anesthésiques, qui atténuent les réactions.

(2) Certains auteurs recommandent les bains antiseptiques dès le début.

(3 4) Ouvrir avec une aiguille à cataracte les pustules qui se forment sur la cornée. Cautériser avec un crayon de nitrate d'argent les pustules conjonctivales ou pharyngées. Lorsque ces dernières deviennent douloureuses et gênent la déglutition, on les touche avec un pinceau imbibé du mélange suivant : huile d'amandes douces, 15 gr. eau de laurier cerise 5, chlorhydrate de quinine 0,30 : cocaïne, 1 (G. Lemoine). S. Bernheim conseille le gargarisme suivant : résorcine 15 gr., menthol 5, infusion de feuilles de ronces 500.

(5) Pour éviter les cicatrices, Finsen ne laisse arriver dans la chambre du varioleux que les rayons rouges du spectre solaire, qui agissent moins sur la peau que les rayons violets. C'est le traitement de *la chambre rouge.*

avec le nitrate d'argent (Velpeau), l'acide phénique, la teinture d'iode. Compresses froides (Hebra). Compresses imbibées d'une solution de sublimé. Glycérolé de sublimé. Topique de Revilliod : onguent mercuriel 20, savon 10, glycérine 4. Masque avec le sparadrap de Vigo. Collodion mercuriel : collodion 30, sublimé corrosif 1. Traumaticine : 50 gr. pour 0,50 de sublimé (Legendre et Broca). — Pulvérisations, 3 4 fois par jour, et pendant une minute environ (jusqu'à ce que les pustules blanchissent), avec : sublimé, acide tartrique, ââ 1 gr.; alcool (à 90°) 5 cent. cubes ; éther, q. s. pour faire 50 cent. cubes (Talamon). Avant la pulvérisation, il faut placer un tampon d'ouate sur les yeux, pour les protéger. — Onctions avec l'huile phéniquée 1/10 (du Castel), la vaseline boriquée (Biache). Poudre avec parties égales de talc, d'amidon et de salol (G. Lemoine). La diarrhée, qui survient quelquefois dans la période de suppuration, doit être respectée si elle est peu abondante, mais si elle est sanguinolente, elle dénote une éruption intestinale et doit être combattue par les lavements astringents (nitrate d'argent 0,05-0,10, aux enfants, 0-20-0-30, aux adultes) et opiacés, le salicylate de bismuth, la limonade lactique. **Dessication.** Continuer les bains : pour faciliter la chute des croûtes et empêcher le pus de se collectionner au-dessous de celles-ci. Après les bains : onctions avec la vaseline salolée 1/15, ou au sublimé 1/30 (Delpeuch). S. Bernheim indique les formules suivantes : glycérine neutre 100, borate de soude 20, huile d'olive stérilisée 100, acide salicylique 5. — Ouverture, drainage et pansements antiseptiques des *abcès*. **Varioles malignes ou anormales.** *Ataxie* (délire, insomnie, spasmes). Bains (Voy. Fièvre). Opium 0,05-0,10, chloral 2 gr., teinture de castoreum ou de musc (1 gr.). *Variole hemorragique.* Presque toujours mortelle. Ergotine 1-3 gr. Astringents : extrait de ratanhia, perchlorure de fer (inefficace), boissons acidulées. Toniques. Potion de Trousseau : tartrate ferrico-potassique 4-8 gr., eau distillée 100 gr. hydrolat de cannelle 20 gr., sirop de Tolu 30 gr. ; une cuillerée à bouche d'heure en heure. **Prophylaxie.** Vaccination et revaccination (Voy. Vaccine). Déclaration obligatoire de tout cas de variole. Isolement du malade pendant 40 jours environ (jusqu'à la chute complète des croûtes). Dans les hôpitaux : baraquements ou pavillons spéciaux ; n'employer que des infirmiers revaccinés ou ayant déjà eu la variole. Soumettre à une espèce de quarantaine, les personnes qui approchent les malades. Désinfection (étuve, eau bouillante, etc.).

VASELINE ou **PÉTROLÉINE** (**pétréoline**, cosmoline, piméléine, **graisse minerale**). — Résidu décoloré et purifié de la distillation du pétrole. C'est un mélange d'huiles lourdes et de paraffines de pétrole (25 p. 100). La vaseline se présente sous l'aspect d'un corps demi-solide, neutre, onctueux, inodore, inaltérable à l'air. Elle dissout le brome, l'iode, les alcaloïdes, certains sels et oxydes métalliques. Elle constitue un bon excipient pour les pommades. Préférable, sous le rapport de la conservation, à l'axonge et au glycérolé d'amidon, elle a l'inconvénient de s'opposer plus que ces dernières substances, à l'absorption des médicaments qu'on y incorpore ; aussi, doit-on la réserver pour les cas où l'on recherche une action locale, sans absorption (Manquat). D'après Dujardin-Beaumetz et Yvon (*Formulaire*), voici les proportions de substances actives pour 1.000 gr. de vaseline, prescrites à l'hôpital St-Louis : turbith, 65 — oxyde de zinc, 50 — calomel, 20 — iodure de potassium, 100 — soufre, 65 — acide borique, 50 — iode, 20. **Huile de vaseline** (*vaseline liquide, pétrobaseline*). C'est de la vaseline privée de paraffine et qui reste liquide à la température ordinaire. Insoluble dans l'eau, la glycérine, elle dissout le chloroforme, les essences, le sulfure de carbone, le borax, le phosphore, l'iodoforme, la cocaïne, l'eucalyptol, mais ne dissout pas l'acide salicylique, le sublimé, le calomel, la plupart des alcaloïdes et des glucosides. Elle enlève à beaucoup de substances leur action irritante (A. Meunier, Dujardin-Beaumetz). On s'en sert pour excipient d'injections sous-cutanées, mais, comme elle est peu absorbable, on commence à lui préférer les huiles stérilisées (A. et G. Bouchardat).

VASOGÈNE ou **vaseline oxygénée.** — Huile minérale émulsionnable, qui a probablement été traitée par l'oxygène à haute pression (Delpech). Elle dissout l'iodoforme, le menthol, le pyrogallol, etc.

VÉGÉTATIONS. — Lotions astringentes : sous-acétate de plomb, alun, tannin, nitrate d'argent (1-4/100). Pansements secs (poudre de sabine, de calomel, d'alun, ââ parties égales). Cautérisation avec : nitrate d'argent — acides chromique, acétique, phénique, nitrique. Ligature, excision, raclage. — Teinture de thuya occidentalis.

VÉRATRINE. — Alcaloïde cristallisable, qui existe dans diverses plantes du genre *veratrum*. (Colchiacées) : ellébore blanc (veratrum album), cévadille (veratrum sabadille) (1), etc., etc. **Physiologie, Action locale.** D'abord irritante (cuisson, rougeur, vésicules) ; puis, analgésique (action sur la terminaison des nerfs sensitifs). La vératrine provoque : des éternuements, du larmoiement, lorsqu'on la respire ; des effets éméto-cathartiques, accompagnés de dysphagie et d'une soif ardente, lorsqu'on l'ingère. **Action générale.** *Absorption.* Lente. *Elimination.* Par les reins. *Toxicité.* La vératrine est un poison musculaire et, par suite, un poison du cœur. Gubler la considère comme un poison narcotico âcre, produisant à la fois des effets irritants et stupéfiants. La dose de 1 centigr., et même celle de 5 milligr., peuvent provoquer des accidents (Nothnagel et Rossbach) : fourmillements, nausées, vomissements, diarrhée, sueurs, diurèse, salivation, dysphagie, vertige ; mouvements involontaires, puis paralysie musculaire ; ralentissement du cœur et de la respiration. A dose toxique : étourdissements, oppression, anxiété, vomissements, prostration, insensibilité, refroidissement général, pouls misérable, convulsions, tétanos, asphyxie, mort (E. Ferrand, d'après Gubler). *Action sur les muscles.* La vératrine agit sur tous les muscles striés. Elle exagère l'énergie et la durée de leur contraction : le retour du muscle à son état primitif dure 40 à 60 fois plus qu'à l'état normal, (Kollitrer, Bezold, Fick et Bohm) ; aussi, quoique la contraction ne soit nullement ralentie, les mouvements sont-ils très lents néanmoins. A la période de contraction succède une période de résolution, de paralysie, qui coexiste avec du collapsus et du refroidissement des extrémités. — La vératrine agit directe-

(1) Outre la vératrine, l'ellébore blanc contient aussi de la *jervine* et de l'acide *jervique*; et la cévadille, de la *sabadilline*. D'après Oulmont, la vératrine n'est pas le principe actif du *veratrum viride*.

ment sur la fibre musculaire, sans l'intermédiaire du système nerveux : elle peut produire ses effets malgré le curare (qui paralyse les nerfs moteurs), malgré la destruction du cerveau et de la moëlle épinière (Nothnagel et Rossbach, Prévost) ; mais, par contre, si on lie les vaisseaux d'un membre et qu'on y empêche la pénétration du poison, les muscles échappent à l'action de celui-ci. *Circulation.* La vératrine produit un ralentissement cardiaque (qui domine toute la scène, dit Martin Damourette) : le nombre des pulsations peut tomber de moitié. Ce ralentissement résulte surtout d'une paralysie du muscle cardiaque lui-même (d'après Bezold, une part d'action devrait être attribuée à la paralysie du centre vaso-moteur). La période de paralysie peut être précédée d'une période d'excitation, pendant laquelle on observe une augmentation d'énergie des contractions cardiaques (battements plus lents, mais plus énergiques) et une élévation de la pression artérielle. Avec de faibles doses de vératrine, 0 gr. 001, on peut observer cette période chez les chiens et les lapins (Nothnagel et Rossbach). L'atropine n'empêche pas cette action de se produire. *Température* Abaissée. *Système nerveux.* Le système nerveux est peu influencé, relativement au système musculaire ; on pense, cependant, que de fortes doses de vératrine peuvent paralyser certaines parties, comme le centre du pneumo-gastrique, les centres vaso-moteurs et respiratoires (Nothnagel et Rossbach). — La paralysie des nerfs sensitifs est précédée d'un certain degré d'hypéresthésie : d'où, les fourmillements, les démangeaisons, les douleurs produites par la vératrine (soit ingérée, soit en frictions). — Les troubles circulatoires et intestinaux (effets éméto-cathartiques), qui produisent l'hypothermie et l'hyposthénie, doivent aussi avoir une grande part dans la production de l'analgésie (1). *Respiration.* Accélérée avec les faibles doses ; ralentie avec les doses élevées (paralysie du centre respiratoire). **Thérapeutique.** La vératrine a été proposée : par Liégeois, contre les troubles cardiaques, avec hypertension vasculaire, ainsi que contre le goître exophtalmique et la chorée ; par Berlioz, contre les paralysies (pour prévenir la dégénérescence graisseuse des muscles) et l'atrophie musculaire progressive. — Elle est abandonnée : comme antithermique et antiphlogistique, dans le traitement de la pneumonie (les effets controstimulants de la vératrine résultent d'une intoxication, qui n'abrège pas la durée de la maladie) ; comme antirhumatismal, (préférer la médication salicylée) ; comme antinévralgique (inférieure à la morphine, à l'atropine, à l'antipyrine) ; comme diurétique (douteux), contre les hydropisies. *Posologie.* A l'intérieur, 1 à 15 milligr., en pilules. A l'extérieur, en pommade (douleurs superficielles) : 0,05 pour 5-10 gr. de vaseline ou d'axonge (Berlioz) et même 1/30. **SUCCÉDANÉS DE LA VÉRATRINE** : vératres ou varaires, ellébores. On n'emploie plus les ellébores : ni comme drastiques, diurétiques, contre les hydropisies ; ni comme parasiticides.

VERATRUM (Voy. Vératrine). — **V. album.** Mêmes propriétés que le suivant (Rabuteau), mais plus toxique. Teinture III à V gouttes. **V. viride.** Succédané de l'aconit : VI gouttes de teinture toutes les 2 heures, comme contro-stimulant (Bouchardat), jusqu'à production d'effets modérateurs.

VERGE D'OR (Solidago virga aurea. Synanthérées). — Diurétique : 15-30/1000.

VERMIFUGES. — Voy. Helminthes.

VERNONIA. — Voy. Batenjor.

VERONIQUE. — Koroniko. Anti-diarrhétique. Extrait aqueux : X à XX gouttes.

(1) Suivant Rabuteau, l'action analgésique a été exagérée : si l'animal ne réagit pas contre la douleur, c'est à cause de la paralysie musculaire.

VERRUES. — **Traitement interne.** Magnésie, teinture de thuya occidentalis (LX à LXXX gouttes), arsenic (Brocq). **Traitement local.** Ligature, cautérisation (nitrate d'argent, acides acétique, phénique, chromique, nitrique, trichloracétique, thermo-cautère), précédée ou non de raclage ou d'excision (rasoir). Comme topiques pouvant guérir les verrues sans opérations (chez les sujets pusillanimes), Brocq mentionne : le savon mou de potasse, contenant 1/20 d'acide salicylique ; les emplâtres mercuriels, les emplâtres salicylés, résorcinés, etc., et différents collodions. *Collodions.* Extrait de chanvre indien, 0,60 ; acide salicylique 1,20 ; collodion 32 gr. (Hyde). Bichlorure d'hydrargyre, 1 ; collodion riciné, 30 (Kaposi). — La disparition d'une verrue peut entraîner celle des autres (Marcel, du Mans, C. Paul).

VERS INTESTINAUX. — Voy. Helminthes.

VERTIGE. — Traiter les causes : affections cérébrales ou médullaires, névroses (épilepsie, quelquefois hystérie), maladie de l'estomac (vertige stomacal), de l'intestin (vers), des oreilles (1), des yeux (diplopie, glaucome), de l'utérus, du système circulatoire (vertige des aortiques et des artério scléreux), empoisonnements, goutte, alcoolisme, pyrexies.

Dans le vertige congestif : émissions sanguines, drastiques, altérants. Chez les arthritiques : salicylate de soude 2, puis 3 gr. (Charcot). Dans le vertige anémique : médication tonique. Contre le vertige oculaire : hydrothérapie ; extrait de belladone, 1 centigr., puis, élever la dose jusqu'à intolérance (Abadie). Dans le vertige de Ménière, le sulfate de quinine, 0,60-0,80 à 1-2 gr., constitue une médication efficace (Charcot). On administre le sulfate de quinine par périodes de 7 à 8 jours, séparées par des intervalles de repos. Il faut prévenir le malade que le traitement augmente d'abord les vertiges et les bruits d'oreilles, mais que l'aggravation apparente est de moins en moins forte au début de chaque stade thérapeutique, et l'amélioration plus marquée à la fin de chacun de ceux-ci. — Voy. Mal de mer.

VÉSICATOIRES (Voy. Révulsifs). — Outre les vésicatoires cantharidés (Voy. Cantharide), on emploie quelquefois des vésicatoires ammoniacaux : on verse

(1) Toute augmentation du liquide intra labyrinthique peut provoquer le vertige (Moynac). Diverses lésions de l'appareil auditif, mais surtout la maladie de Ménière (hémorrhagie dans le labyrinthe), peuvent produire cette augmentation de pression.

La maladie de Ménière est caractérisée par des vertiges et une perte de connaissance se produisant tout à coup, en pleine santé, comme une attaque d'apoplexie. Après quelques minutes, le sujet reprend connaissance, en conservant une surdité plus ou moins complète (Moynac, *Path. générale* 1891).

VIII ou X gouttes d'ammoniaque sur une rondelle de linge, placée dans un verre de montre ou sur une pièce de monnaie. (Voy. Ammoniaque).

VIANDE CRUE. — Le mot viande sert surtout à désigner la chair des mammifères (Dujardin-Beaumetz et Yvon). Raclée ou hachée aussi finement que possible (mais à cette condition seulement (1), car la rapidité de la digestion est proportionnelle à l'état de division), la viande crue est plus digestible et plus nutritive que la viande cuite. Elle expose au ténia inerme; aussi, pour éviter cet inconvénient, on doit préférer la viande de cheval (qui occupe du reste le premier rang au point de vue de la valeur nutritive) ou de mouton, à celle de bœuf. On administre la viande crue (en pulpe ou hachée) en pilules, ou mêlée à des œufs brouillés, des purées (lentilles, etc.), des potages, des légumes, des confitures (2), du chocolat, des conserves, des bocks. Elle convient dans le traitement de la diarrhée chronique (surtout de celle des enfants au moment du sevrage. Trousseau), de la tuberculose pulmonaire (Fuster) et des consomptions. La dose moyenne est de 100 gr., mais cette dose peut être doublée. **Jus de viande**. Mettre sous la plaque de pression, un morceau de filet, passé au feu très légèrement; à l'aide d'un tour de vis, le jus s'échappe par les trous de l'appareil : on recueille le liquide dans un verre. Le jus de viande n'a pas la valeur alibile que lui accorde le public (Manquat). **Poudre de viande**. Viande desséchée au-dessous de 100 degrés, puis réduite en poudre. Examinée au microscope, elle doit présenter des fibres striées et ne pas contenir des bactéries en trop grand nombre (Dujardin-Beaumetz et Yvon. *Formulaire*). La poudre de viande étant privée de l'eau, qui constitue 70 à 80 pour 100 du poids de la chair musculaire, est théoriquement plus nutritive que la viande fraîche, néanmoins elle ne peut être considérée comme capable de nourrir sous un plus petit volume que celle-ci et ne doit être conseillée que comme un pis aller (Poincaré. *Annales d'hygiène* 1886 T. XV). Ses indications sont celles de la viande crue : états diathésiques, chloro-anémie, dyspepsie, diarrhée, dysenterie, ulcère de l'estomac (pour établir la transition entre le régime lacté et le régime normal), tuberculose (Voy. *Gavage*). Il serait aussi à désirer, dit Bardet, que l'on fabriquât des cartouches alimentaires, destinées aux soldats en campagne (1) et aux voyageurs qui s'aventurent dans des expéditions lointaines, où il est difficile d'emporter des approvisionnements volumineux. **Peptones**. Voy. ce mot.

(1) Il n'est pas certain que la viande crue soit plus assimilable que la viande cuite; ses avantages résultent (indépendamment de sa digestibilité propre sous forme de pulpe très divisée) de l'absence de toutes parties réfractaires à la digestion (tendons, aponévroses) et de l'absence de graisses (indigestes).

(2) *Conserve de Damas* : filet de bœuf 60 gr., sel marin 1 gr., gelée de fruits 15 (Trousseau).

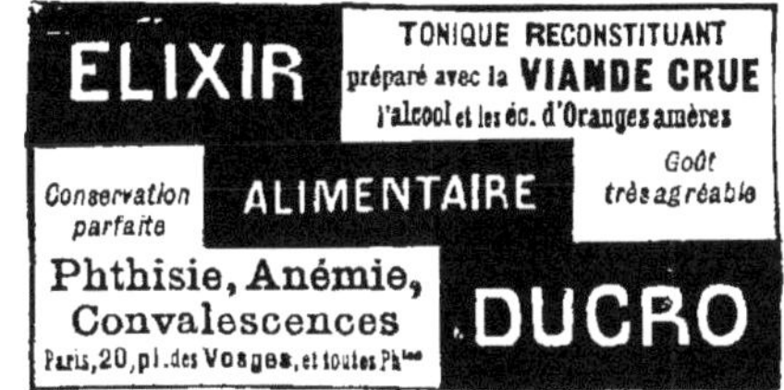

VIBURNUM PRUNIFOLIUM (Caprifoliacées). — Outre la **viburnine**, son principe actif (Dujardin-Beaumetz et Yvon. *Formulaire*), cette plante contient de l'acide valérianique et du tannin. Le viburnum est un modérateur du pouvoir excito-moteur de la moëlle. Son action antispasmodique semble se localiser plus spécialement sur l'appareil utéro-ovarien : c'est pourquoi on l'utilise contre la dysménorrhée (Voy. ce mot). On l'a prescrit aussi contre la ménorrhagie. Extrait fluide : 3 à 10 gr. Extrait mou : 0,10-0,20. Teinture d'écorce : 5 gr. *Viburnine* : 0,10-0,15.

VICHY (Allier). — Voy. Alcalins.

VILLATTE (liqueur de). — Voy. Cuivre.

VINS. — Les éléments constituants des vins sont l'eau, l'alcool (ordinairement 7 à 10 pour 100 dans les vins ordinaires), la glycérine, le tannin, des huiles essentielles, des éthers et des sels. Les vins liquoreux (vins d'Espagne, de Portugal, de Sicile) renferment plus de 15 0/0 d'alcool (cordiaux). Les vins *blancs* contiennent moins de tannin que les vins *rouges* (plus toniques), mais sont plus riches en tartrates, et, par suite, plus diurétiques. Les vins *mousseux* sont anti-vomitifs (Dujardin-Beaumetz et Yvon).

(1) La poudre de viande a déjà été essayée pour l'alimentation des troupes, sous Louvois et pendant la guerre de Crimée. Elle a été introduite en thérapeutique par Debove (Manquat).

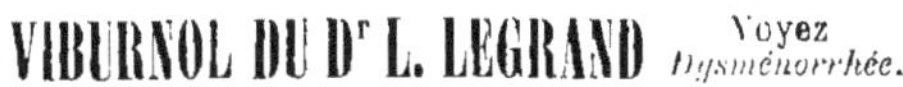

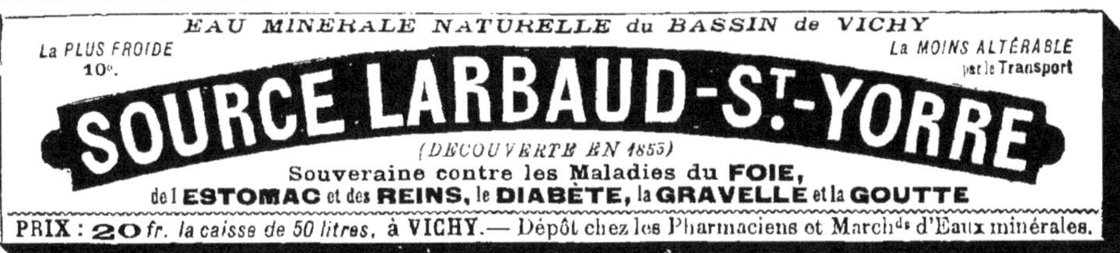

Vins médicinaux ou **œnolés**. (Voy. Absinthe, Colombo, Gentiane, Quassia, Quinquina, Rhubarbe, etc). *Vin aromatique*. Alcoolature vulnéraire (1) 125 ; vin rouge 875. Antiseptique : pansements. *Vin Chalibé*. Citrate de fer ammoniacal 5 ; vin de grenache (ou vin blanc) 1.000. Vingt grammes = 0,10 de citrate de fer. *Vin diurétique de la Charité*. (*Vin amer scillitique*). Racine d'asclepias ,15 gr. ; racine d'angélique, 15 gr. ; squames sèches de scille, 15 gr. ; écorce de quinquina huanuco, 60 gr. ; écorce de Winter, 60 gr. ; feuilles d'absinthe, 30 gr. ; mélisse, 30 gr. ; baies de genièvre, 15 gr. ; macis, 15 gr. ; alcool, à 60°, 200 gr. ; vin blanc, 4.000 gr. Faites macérer 10 jours et filtrez. Dose : 100 gr. en une fois, le matin. *Vin diurétique de l'Hôtel-Dieu*. (*Vin de digitale composé, vin de Trousseau*.) Baies de genièvre. 300 gr ; scille, 30 gr. ; acétate de potasse, 200 gr. ; feuilles de digitale, 60 gr. ; vin blanc, 4.000 gr. ; alcool, à 90°. 500 gr. Dose : 2 à 3 cuillerées par jour.

VIOLET DE METHYLE. — Voy. Pyoctanines.

VIOLETTE (Viola odorata. Violariées). — Les fleurs sont émollientes et pectorales. Infusion : 5-10-15/1000. C'est l'eau qui agit. La racine est émétique ; 2-4 gr. La *violine* a été appelée *émétine indigène*.

(1) *Alcoolature* (ne pas confondre avec l'alcoolat vulnéraire) ou *teinture vulnéraire*. *Eau vulnéraire rouge*. Feuilles fraiches d'absinthe, d'angélique, de basilic, de calament, de fenouil, d'hysope, de marjolaine, de mélisse, de menthe poivrée, d'origan, de romarin, de rue, de sarriette, de sauge, de serpolet, de thym, sommités fraiches et fleuries d'hypericum et de lavande ãã 100 gr. alcool (à 80°) 3.000 gr. (Codex).

VIPÈRE. Voy. Serpents.

VITILIGO. — Dystrophie pigmentaire, caractérisée par des taches blanches, entourées d'une zone hyperchromique. *Traitement général*. Modificateurs du système nerveux : hydrothérapie (douches froides, sur la colonne vertébrale), électricité (bains électriques, électrolyse, courants continus, courants sinusoïdaux), bromures, valerianates. Révulsifs (sur la colonne vertébrale), iodures (Brocq). *Traitement local*. Irritants : sublimé 1/300, naphtol 1/10, emplâtres mercuriels (Brocq), teinture d'iode, vésicatoires.

VOLVULUS. — Voy. Occlusion intestinale.

VOMIQUIER (Strychnos nux vomica). — La semence (noix vomique) et l'écorce (fausse angusture) contiennent (de même que la fève de St-Ignace) de la strychnine, de la brucine (12 fois moins active, dit-on, que la strychnine) et de l'igasurine (produit mal défini, dont l'action, plus faible que celle de la strychnine est supérieure à celle de la brucine). La noix vomique et la strychnine ont une saveur extrêmement amère. **Strychnine**. Outre celui de la noix vomique et de la fève de St-Ignace, elle constitue le principe actif de diverses autres strychnées, bois de couleuvre, hoang nan, etc. *Action locale.* La strychnine agit comme les amers (1) en général. Ingérée, elle stimule l'appétit, augmente les sécrétions, favorise la liberté du ventre. Elle jouit de propriétés antifermentescibles, suspend les mouvements amiboïdes des leucocytes et empêche l'oxygénation des globules rouges. *Action générale.* A un premier degré, la strychnine n'engendre qu'un simple accroissement des réflexes, sans exaltation de la sensibilité (Gubler, Stannius). C'est ainsi qu'à faible dose, elle produit la contraction réflexe des muscles lisses, favorise le péristaltisme intestinal, le travail digestif, la défécation, la miction, l'expectoration, les érections, élève la tension vasculaire, produit la chair de poule (par contraction des muscles cutanés). Administrée pendant longtemps, elle exalte la sensibilité générale et spéciale (vision colorée : apparence verdâtre des objets).— A doses moyennes, 5-10 milligr., en une fois, la strychnine produit seulement, outre l'hypéresthésie tactile et sensorielle, des raideurs de la mâchoire et de la nuque, qui se contractent au moindre mouvement.— A fortes doses (la dose léthale commence à 30 milligr.), elle provoque d'abord des secousses convulsives accompagnées de douleurs fulgurantes, puis de l'opisthotonos. Des convulsions tétaniques surviennent à la moindre impression olfactive, visuelle, auditive, etc., et peuvent tuer le sujet. La mort arrive par asphyxie mécanique ou convulsive (2). *Mode d'action.* La strychnine agit : sur la moëlle, dont elle augmente le pouvoir réflexe; sur les nerfs sensitifs, dont elle exagère l'impressionnabilité.

Les phénomènes spasmodiques provoqués par ce poison sont de nature réflexe. (Vulpian); les convulsions ne se produisent que sous l'influence d'une cause excitative centripète, c'est-à-dire partant de la périphérie et non directement de la moëlle épinière, comme dans le tétanos; c'est pourquoi, elles ne sont pas continues et c'est pourquoi aussi la section des racines postérieures (sensibles) des nerfs rachidiens, empêche les effets de la strychnine.

On ne peut rapporter les convulsions à une excitation des nerfs moteurs : elles ne se produisent pas, si on sectionne les racines antérieures motrices (Berlioz). **Usages thérapeutiques.** A petites doses, la noix vomique et la strychnine ne produisent, comme les amers en général, que des effets tonidigestifs et circulatoires. On les administre dans les maladies suivantes : anémie, anorexie (alcoolique, etc.), dyspepsie atonique et flatulente, constipation, coliques des peintres, diarrhée chronique, parésie vésicale et génitale (anaphrodisie, impuissance), incontinence d'urine et spermatorrhée asthéniques, prolapsus rectal, bronchite chronique, hypérémies, fièvres (les dosimètres la donnent pour combattre la paralysie des vaso-moteurs). A doses plus élevées, on prescrit la noix vomique et la strychnine comme régulateurs des fonctions de la moëlle, contre le tremblement, la chorée; ou, comme stimulants du système nerveux et du pouvoir excito-moteur de la moëlle, dans les paralysies essentielles (diphtéritique, saturnine, rhumatismale, tabagique), l'amblyopie essentielle (perte de la faculté d'accommodation) ou traumatique (sans altération du nerf optique). La strychnine et la noix vomique sont abandonnées dans le traitement de la paralysie consécutive à l'apoplexie cérébrale : elle y produit peu d'effet thérapeutique, peut épuiser, sans profit, l'activité nerveuse et déterminer de l'intoxication. *Poudre de noix vomique.* Comme stomachique, 5 centigr. (en pilule), à chaque repas ; comme excito-moteur, 0,25-0,60. — *Extrait alcoolique.* Correspond à 10 fois son poids de poudre. Comme stomachique, 1-2 centigr. par repas; comme excito-moteur, 5-15 centigr., progressivement, en pilules. *Teinture.* Stomachique, 0,25-0,50 ; excito-moteur, jusqu'à 2 gr. La **strychnine** a une activité 8 fois plus grande que la noix vomique (Trousseau) : 5-15 milligr., en granules de 1 milligr. (1 toutes les deux heures, en surveillant les effets). Ne jamais donner de doses massives. A la strychnine, on préfère son *sulfate*, plus soluble ; on administre celui-ci à dose 3 fois moindre. Le sirop contient 5 milligr. par cuillerée à bouche. *Injections hypodermiques de strychnine* 0,50/100. XX gouttes ou 1 gr. de cette solution renferment 5 milligr. de sulfate de strychnine. Dose : V-X-XX gouttes. G. Lyon conseille la solution suivante : eau distillée, 10 gr., sulfate de strychnine 1 centigr.; injecter 2 à 4 demi-seringues par jour. *Arseniate de strychnine.* Propriétés et posologie du sulfate.

Lors de l'emploi de la strychnine ou de ses sels, il faut s'arrêter lorsqu'apparaissent les signes physiologiques : chaleur du visage, picotements dans les doigts, les orteils, hypéresthésie auditive. On ne doit pas non plus oublier que la strychnine s'accumule comme la digitale. **Brucine** 0.01 à 0.03. Excitant de l'estomac et du tube digestif (apéritif), hypercinétique. On l'emploie quelquefois de préférence à la strychnine, chez les enfants.

VOMISSEMENTS. — Combattre la cause : maladies des voies digestives, du cerveau, des reins ou de l'utérus, fièvres éruptives, hystérie, diathèses, intoxications, choléra. Dans les cas d'**irritation gastrique** : extrait d'opium ou de belladone, 1-2 centigr. ; laudanum ; injections sous-cutanées de morphine, 0,01 ; chloroforme, XX-XL gouttes ; éther sulfurique ; bromure de potassium. Lorsque les vomissements accompagnent un état inflammatoire de l'estomac : applications calmantes, révulsifs, réfrigérants.

S'il existe de l'**hyperchlorhydrie** : alcalins et absorbants (eau de Vichy, magnésie, bismuth, charbon); lavages de l'estomac. Si l'**hypochlorhydrie** est en cause : pepsine, acide chlorhydrique ; boissons froides effervescentes (potion de Rivière) ; amers (avant les repas) ; aromatiques (menthe, spiritueux).

Vomissements nerveux (hystérie, etc.) : bains, injections hypodermiques d'eau froide, bromures, alimentation avec le tube de Faucher, lavage de l'estomac (Dieulafoy). — **Vomissements des phtisiques.** Voy. Tuberculose. **Vomissements incoercibles de la grossesse.** On doit, avant tout, remédier aux divers états anormaux qui produisent l'excitation utérine et empêchent l'extension de cet organe : pessaire de Gariel ; décubitus dorsal, dans l'antéflexion ; décubitus abdominal ou latéral, dans la rétroflexion (Graily-Hewitz) ; dilatation du col (qui peut être pratiquée sans interrompre la grossesse. (Copermann) ; frictions sur le col avec l'extrait de belladone (Cazeaux), la cocaïne, la morphine ; cautérisation avec le nitrate d'argent, sur la portion vaginale du col (Velponer, Baun, Femal). On a recommandé aussi : les bains ; les pulvérisations d'éther (3-5 minutes) sur l'épigastre et la partie correspondante du rachis ; les sachets de glace, les ventouses sur l'épi-

(1) A doses excessives, les principes immédiats, doués d'amertume, arriveraient à produire les phénomènes caractéristiques de l'empoisonnement par les strychnos (Gubler).

(2) En pratiquant la respiration artificielle, pour empêcher l'animal de succomber à l'asphyxie, on voit, après la période convulsive, survenir une période paralytique (Richet). La paralysie peut aussi survenir après quelques convulsions, lorsqu'on injecte, dans les veines, de fortes doses de strychnine.

D'après Cl. Bernard, la strychnine influence surtout les cordons postérieurs, et, après avoir exalté la sensibilité, peut paralyser ensuite, par épuisement, les nerfs sensitifs et moteurs. D'après Brown-Séquard, Marshal-Hall, Vulpian, la paralysie porte sur les plaques terminales motrices, comme pour le curare.

gastre. *Traitement interne.* Lait. Purée de viande (en pilules). Eau de Vichy. Boissons gazeuses et glacées. Infusions aromatiques et alcooliques, après les repas. Teinture d'iode, II-IV gouttes. Oxalate de cerium, 5 gr., en 20 cachets, 1 toutes les 3 heures. Menthol 1 gr., alcool 20, sirop de sucre 30 : une cuillerée à café toutes les heures (A. Mathieu). Cocaïne 0,10 (A. Mathieu) — 0,40 (Dujardin-Beaumetz) pour 300 gr., d'eau ; une cuillerée à bouche, toutes les heures et rester couché sur le dos, pour éviter le vertige produit par la cocaïne. Antispamodiques : éther, opiacés, chloral, eau chloroformée. Inhalations d'oxygène : 10 litres, le 1er jour : puis, augmenter jusqu'à 15 litres. Beaucoup de femmes seront obligées de manger au lit. Enfin, lorsque tous les moyens échouent et que la vie est en péril, par défaut de nutrition, il n'y a plus d'autres ressources que l'accouchement prématuré.

VOMITIFS. — Les vomitifs sont des médicaments qu'on emploie pour provoquer le vomissement dans un but thérapeutique. Les effets émétiques des substances toxiques (arsenic, digitale, vératrine, colchique), qui ne sont pas administrées dans le but indiqué, ne font donc pas rentrer celle-ci dans le groupe des vomitifs.

L'excitation qui provoque le vomissement peut être périphérique ou agir directement sur le centre vomitif : dans le premier cas, l'excitation partie des extrémités gastriques du nerf vague (elle peut aussi venir du pharynx), est transmise au centre vomitif et détermine des contractions diaphragmatique, abdominale, gastrique, qui rejettent le contenu de l'estomac ; dans le second, l'excitation se produit directement sur le centre vomitif. L'excitation peut aussi avoir une origine cérébrale (lésions cérébrales) (H. Soulier. *Thérap.* 1891).

Avant le vomissement, on observe habituellement un état nauséeux (la nausée peut ne pas être suivie de vomissement, si la dose du vomitif est faible), avec dégoût, vertige, dyspnée (le centre vomitif est sinon identique, au moins en rapport intime avec le centre respiratoire. L. Hermann), anxiété précordiale, état syncopal. Pendant le vomissement, les efforts produisent un mouvement fluxionnaire vers la peau, le cerveau (aussi les vomitifs sont-ils contre-indiqués chez les sujets prédisposés à l'apoplexie). Après lui, le vomissement laisse de la dépression, des sueurs et un abaissement de la température centrale.

Classification des vomitifs, d'après Soulier. 1° Vomitifs dont l'action résulterait exclusivement de l'excitation des extrémités du nerf vague : vomitifs minéraux, sulfate de cuivre, sulfate de zinc, alun, chlorure de sodium, carbonate d'ammoniaque, moutarde. 2° Vomitifs agissant probablement de la même manière mais néanmoins capables d'une action sur le centre émétique : tartre stibié, ipécacuanha. 3° vomitifs agissant surtout sur le centre vomitif : apomorphine, cytisine.

Les vomitifs les plus employés sont l'émétique (V. Antimoine) et l'ipécacuanha (Voy. ce mot). L'émétique ne doit pas être donné aux enfants, à cause de la dépression qu'il produit ; il faut lui préférer l'ipéca. L'apomorphine, qui, en injections hypodermiques, produit un effet vomitif presque immédiat, peut rendre des services chez les malades qui ne peuvent (certains empoisonnements) ou ne veulent (aliénés) avaler. (Voy. Apomorphine). Le sulfate de cuivre (Voy. Cuivre) est délaissé en France.

Indications des vomitifs. On prescrit les vomitifs : comme évacuants du contenu stomacal, dans les empoisonnements (lorsque le poison n'a pas encore été entièrement absorbé), les indigestions, l'embarras gastrique, l'état saburral du début des fièvres et maladies aiguës ; comme désobstruants, exonérateurs, décongestifs mécaniques (les secousses produisent une sorte de massage), dans les bronchites (1) avec expectoration abondante ; comme dérivatifs (congestion dérivative de l'estomac), dans la tuberculose pulmonaire, etc.) ; comme modificateurs (substitutifs) de la muqueuse stomacale, dans l'embarras gastrique, les dyspepsies ; comme sédatifs, dans la coqueluche ; comme anti-pyrétiques, antiphlogistiques contro-stimulants, hyposthénisants, dans la pneumonie, l'angine phlegmoneuse ; comme hémostatiques, dans l'hémoptysie (Voy. Tuberculose). Enfin, on les prescrit encore quelquefois pour favoriser l'éruption, dans les fièvres éruptives, en refoulant le sang vers la peau.

WALDIVIA. — Voy. Valdivia.

WINTER (écorce de) Drimys Winteri. Magnoliacées. — Propriétés de la cannelle.

WINTERGREEN (essence). — Voy. Gaultheria (antiseptique).

WITHANIA COAGULANS. — Diurétique (maladies du foie).

WOOD-OIL. — Voy. Gurjun.

(1) A dose nauséeuse, les vomitifs : émétique kermès, ipéca, polygala, sont expectorants (excitent, fluidifient la sécrétion bronchique). La plupart des sirops pectoraux en contiennent.

XANTHELASMA (Xanthome, fibroma lipomatodes). — Traiter les affections hépatiques (bicarbonate de soude), le diabète. Raclage, excision.

XANTHINIQUES (bases). — Les bases xantiniques, la *caféine* (qui est une triméthylxanthine), la *théine* la *théobromine* (une diméthylxanthine). la *kolanine*, sont des médicaments nervins. Leur parenté animale (leur noyau de constitution est la xanthine (1), alcaloïde du régne animal) fait naître l'idée qu'elles pourraient être des nervins reconstituants, susceptibles de se tranformer en substance nerveuse. Cette hypothèse est plus plausible que celle qui les considérait comme des antidéperditeurs (H. Soulier. *Thérapeutique*. T. 1er, p. 637)

XANTOXYLUM NARANJILO (Xantoxilées. République Argentine). — Succédané du jaborandi.

XERODERMA PIGMENTOSUM (Maladie de Kaposi). *Traitement général.* Tonique. *Traitement local.* Traiter les tumeurs comme l'épithélioma superficiel : destruction au fer rouge, raclage ou excision. Lotions et emplâtre au chlorate de potasse.

XYLÈNE OU XYLOL (diméthylbenzine). — Liquide incolore, retiré du goudron. Antiseptique moins toxique que le phénol. — Préconisé, par Otvos, comme anesthésique général, contre la variole : 2 ou 3 gr., dans du vin ou une potion menthée.

XYLENOSALOLS. — Propriétés du salol.

YERBA SAGRADA. — Voy. Lantana brasiliensis.

YERBA SANTA (Eriodictyon Californicum). — Extrait fluide 2-4 gr., contre les bronchites.

YEUX D'ÉCREVISSE (Astacus fluviatilis. Crustacés décapodes). — Les concrétions calcaires appelées (vulgairement) yeux d'écrevisse, qu'on trouve dans l'estomac de ces crustacés, au moment de la mue, sont formées par du carbonate de chaux uni à une matière gélatineuse. Propriétés du carbonate de chaux (absorbant) : 2 à 5 gr. — Voy. Chaux (carbonate).

ZÉDOAIRE *longue* (Curcuma zedoaria). — *ronde* (c. aromatica) Zingibéracées. Rhizome. — Stimulant aromatique, comme le gingembre, le galega. Poudre, 2-4 gr. La zédoaire ronde entrait dans *l'orviétan*.

ZINC. Physiologie. — Les propriétés des sels de zinc ont beaucoup d'analogie avec celles des composés cupriques. Ces sels sont astringents, irritants (émétiques), en solutions étendues ; caustiques, en solutions concentrées ; antiseptiques (solution de chlorure à 2 0/0. Pettenkofer, Melhausen). Ils passent pour avoir une action spécifique sur le système nerveux, mais cette action est très discutée. Cependant : d'après Meihuzein, l'acétate diminuerait l'excitabilité réflexe et, d'après Michaelis, l'oxyde de zinc déterminerait une vive excitation motrice et même quelquefois des convulsions. Il a constaté, dans le cerveau d'un chien en expérience, une sorte de localisation du zinc. Testa croit avoir observé une paralysie des nerfs périphériques moteurs et sensitifs, après une injection hypodermique de sulfate de zinc (20 0/0) (Dujardin-Beaumetz. *Supplément au Dict. de Thérapeutique*). D'après Harnak, Blake, Lethieby, Falke, leur action primitive porte sur les muscles striés, qu'ils paralysent directement, y compris les muscles cardiaques (Testa) et les muscles respiratoires ; ils amènent la mort par asphyxie (Harnak). Des contractures spasmodiques précèdent la paralysie.

Généralement, les sels de zinc (émétiques, astringents, caustiques) sont absorbés en trop petite quantité pour produire des troubles nerveux et musculaires ; si l'on veut observer ces troubles, il faut injecter, par exemple, du pyrophosphate de zinc et de soude, dans le sang, ou du sulfate de zinc (20 0/0), sous la peau.

Ingérés à hautes doses, les sels de zinc déterminent (*comme les poisons corrosifs*) l'escharification de la bouche, etc., de violentes douleurs gastriques, de l'algidité, la dépression du pouls, le coma et la mort (Dujardin-Beaumetz). *L'intoxication chronique* ou *zincisme* produit, au début, de l'hypéresthésie, de la céphalée, des troubles gastro-intestinaux ; plus tard, de l'anesthésie cutanée, l'exagération des réflexes, des contractions spasmodiques, de l'incertitude dans les mouvements (ataxie), de la faiblesse musculaire, mais sans que les muscles aient perdu leur excitablilité électrique (Schlockow) ; même la cachexie (Binz). D'après Schlockow, le zinc agirait sur la moëlle.

Le zinc, après avoir vraisemblablement circulé dans le sang à l'état d'albuminate, s'élimine par l'urine, la bile, la muqueuse gastro-intestinale (le sulfate de zinc peut faire vomir lorsqu'il est injecté). **Usages thérapeutiques.** Les usages thérapeutiques varient avec les sels employés. **Acétate de zinc.** Propriétés analogues à celles du sulfate, mais moins prononcées. Injections, 0,50 à 2 gr. 0/0. Collyre, 0,01-0,05 0/0. Inusité. **Bromure.** Antiépileptique, 0,50 à 2 gr. en pilules. **Chlorure** (beurre de zinc). Petentoher et Melhausen, contrairement à Koch, le considèrent comme un bon antiseptique. En tous cas, il agit comme désodorisant (Manquat). On l'emploie pour la conservation des cadavres (Suquet). Le chlorure de zinc est surtout un caustique énergique, qui ne produit ni réaction vive, ni suppuration et qu'on emploie, à cause de sa grande diffusibilité, pour agir profondément sur les tissus. Le chlorure de zinc est caustique, même en solution à 1/10-1/20 (Poulet). La chute de l'eschare peut amener l'ouverture de vaisseaux importants (Gester). Les solutions de 2 à 5 0/0 (antiseptiques) sont encore douloureuses et caustiques (Manquat). On l'emploie en injections vaginales et uréthrales, (0,05 0/0), contre la blennorrhagie chronique ; en lavage, après la pleurotomie (2 1/1000) ; en solution à 8 1/1000, contre les fistules et les plaies des os tuberculeux évidés et grattés (Lister). La solution à 6-8 0/0 est un excellent hémostatique. Les injections interstitielles de chlorure de zinc ont été conseillées, par Richet, pour le traitement des loupes : il faut injecter, en différents endroits, une goutte du liquide résultant de la déliquescence du chlorure. Lannelongue a préconisé les injections de chlorure de zinc contre les *lésions tuberculeuses* articulaires. Il injecte, sur plusieurs points, autour du foyer tuberculeux, II ou III gouttes d'une solution

(1) La xanthine peut être envisagée comme de l'acide ureux ; on la retrouve dans l'urine, les glandes, le foie, le pancréas. C'est un produit de désassimilation qui parait provenir principalement de la, nucléine de tous les noyaux cellulaires. On l'a trouvée dans le thé (L. Garnier. *Chimie médicale* 1895.)

de chlorure de zinc à 1/10 et introduit ainsi, en une seule séance, VI-VIII-X-XV-XX gouttes de solution, soit par la même piqûre, en poussant l'aiguille dans des directions différentes, soit en faisant plusieurs piqûres. Il recommande : de faire les piqûres jusqu'au périoste des extrémités osseuses, mais en évitant la cavité articulaire ; de placer le membre dans une bonne attitude avant d'appliquer la méthode. Ces injections déterminent une sclérose, une transformation fibreuse des tissus et empêchent le développement du bacille, en modifiant son terrain. Non seulement la lésion peut s'arrêter, mais rétrograder et même permettre le rétablissement fonctionnel des organes. Cette méthode a été appelée par Lannelongue *méthode sclérogène*. La méthode sclérogène a aussi été employée contre les tuberculoses costales et iliaques, les adénites tuberculeuses (Lannelongue), la tuberculose pulmonaire (Comby a injecté en plein poumon, plusieurs fois par semaine, II ou III gouttes d'une solution de chlorure de zinc à 1/20), la tuberculose du testicule (Ozenne) et le lupus (Féodoroff). Dans la *diphtérie*, Wilhelmy a obtenu de bons résultats d'un badigeonnage unique avec une solution à 5/1000, suivi d'un gargarisme avec de l'eau de chaux glycérinée (1/100). La *pâte de Canquoin* (1) a été très employée pour la destruction des néoplasmes. On la prépare avec une partie de chlorure de zinc pour 2-3 ou 4 parties de farine. Sa ductilité est un avantage, mais l'application de cette pâte doit être précédée de celle de la pâte de Vienne. Contre l'*endométrite*, Dumontpallier et Polaillon ont préconisé les flèches ou les crayons de pâte de Canquoin. Ce traitement peut diminuer la suppuration, arrêter les pertes de sang (endométrite hémorragique), mais expose à l'atrésie (Le Dentu, Dayot, Reclus). Il a surtout été recommandé contre la métrite blennorragique et les métrites parenchymateuses. Il ne doit pas être employé chez les jeunes filles, mais seulement après la ménaupose. La métrite aiguë simple, l'ovarite, la salpingite sont des contre-indications. **Cyanure**. Sédatif. A l'intérieur, 0,05-0,10, en pilules, contre les névroses cardiaques. Pommade 2 0/0. **Lactate**. Antispasmodique : 0,20-2 gr. **Oxyde**. Employé, à l'extérieur, comme absorbant (dessiccatif), sédatif, astringent (dermatoses fluentes et prurigineuses) : en poudre, mélangé à 1 ou 2 ou 3 parties d'amidon ; en pommade à 1/10. A l'intérieur : 0,50-2,3 gr., contre l'épilepsie (les observations de Charcot ne sont pas favorables à cette médication, préconisée par Herpin), le pyrosis, la diarrhée. Il entre dans les *pilules anti-névralgiques de Méglin*. (Voy. Jusquiame) **Permanganate**. N'irrite pas les muqueuses (Berkeley-Hill). Injections : 50 p. 1000 (blennorrhagie). **Phosphure**. Voy. Phosphore. **Sulfate**. Astringent énergique, voisin des caustiques, mais non caustique lui-même (Jeannel). A l'intérieur, on ne le prescrit plus comme vomitif : 0 30-0,50 et même 1 gr. dans 100 gr. d'eau. A l'extérieur, on le prescrit comme astringent, en injections, 0,25-0,50 (seul ou associé au tanin 1 gr. pour 100 de liquide), contre la blennorrhagie ; en collyre, 0,15-0,30 0/0, contre la conjonctivite, après la disparition des phénomènes inflammatoires. Pour que les injections et les collyres ne soient pas douloureux, on y ajoute du laudanum. **Sulfophénate**. Pommade 1/10. Injections uréthrales (blennorrhagie), 50 p. 200. **Tannate**. Injections 1/100. **Valérianate**. Prescrit comme antispasmodique et antinévralgique : 0,10 à 0,40, en poudre, en potion et surtout en pilules. L'action sédative et antispasmodique qu'exerceraient les préparations de zinc (spécialement l'oxyde et le valérianate) sur la sensibilité et la motilité (névroses infantiles, névralgies) est contestée par la plupart des auteurs.

(1) Robiquet, Maunoury, emploient un mélange à parties égales de gutta percha et de chlorure de zinc. En faisant fondre ensemble ces substances, on obtient une matière ductible susceptible de s'adapter à toutes les formes qu'on désire, J. Iliouchskoff a préconisé la gélatine zinguée (conseillée, par Unna, pour les ulcères de la jambe), en badigeonnages.

ZONA. Traitement interne. — Traiter, s'il y a lieu, l'état constitutionnel du sujet ou la maladie générale au cours de laquelle s'est produit le zona (Brousse) : état nerveux, ou névro-arthritique, maladie infectieuse, intoxication (de Molènes). Combattre : la fièvre (1), par le sulfate de quinine, 0.60-1 gr.- 1 gr. 50 ; l'embarras gastrique, par les vomitifs ou les purgatifs. Contre la douleur concomitante : antipyrine, phénacétine, exalgine, acétanilide, aconitine, belladone, salicylate de soude, opiacés et chloral (en cas d'insomnie). Arséniate de soude, en cas de douleur consécutive à la disparition de l'éruption. **Traitement local.** Les traitements abortifs, le collodion, le nitrate d'argent, le perchlorure de fer, l'acide phénique, ne peuvent être essayés que tout à fait au début ; plus tard, ils augmentent la douleur, et peuvent déterminer des ulcérations. On a conseillé aussi : l'application d'un vésicatoire sur le point d'émergence du nerf atteint, une saignée locale (10-15 sangsues, sur le trajet du nerf douloureux. Tenneson, Smith), l'électricité. Brocq conseille d'ouvrir les pustules, avec une fine aiguille flambée, lorsqu'elles sont développées, mais Thibierge considère cette ponction comme inutile et ajoute qu'elle peut être dangereuse si elle n'est pas aseptique. On fera des applications de poudres inertes (amidon, talc, oxyde de zinc), additionnées d'acide borique, d'acide salicylique ou de salicylate de bismuth et, au moyen d'une couche de coton hydrophile, on protégera le placard éruptif contre les frottements. On renouvellera l'ouate toutes les 24 heures. — Les pansements humides (cataplasmes, etc.) doivent être proscrits : ils déterminent la rupture des vésicules et sont suivis d'ulcérations (Thibierge). En cas d'inflammation vive ou d'*ulcérations* : faire d'abord des pansements, soit avec le liniment oléo-calcaire boriqué ou phéniqué et au besoin cocaïné, soit avec la vaseline boriquée ; puis, après disparition de l'inflammation, appliquer un emplâtre adhésif boriqué ou l'emplâtre rouge de Vidal (Thibierge). Si le zona s'accompagne de *sphacèle* : poudre de charbon ou de quinquina, additionnées d'iodoforme, de salol, d'aristol, de dermatol, d'iodol ou de sous-nitrate de bismuth. — Contre la douleur : injections hypodermiques de morphine, de cocaïne ; chlorure de méthyle (stypage). — Lorsque la douleur persiste après la disparition des vésicules : pointes de feu, au niveau de la racine du nerf et aux points d'émergence des branches perforantes (Besnier) ; courants continus faibles ; eaux de Néris, Pfeffers, Schlangenbad. — *Zona ophtalmique*. Il peut déterminer, soit une conjonctivite, soit une ulcération de la cornée, suivie de perforation, soit une iritis grave. Son traitement relève alors de l'oculistique (Tenneson). Occlusion de l'œil ; percer les vésicules le plus tôt possible ; pansements antiseptiques, fréquemment renouvelés ; lavages de la conjonctive, avec de l'eau aseptique ou boriquée, (de Molènes). En cas d'ulcération de la cornée, il faut dilater la pupille, mais cesser l'emploi de l'atropine dès que la dilatation est obtenue. (Tenneson).

(1) Pour les uns, (Leloir, Arnozan), le zona est une trophonévrose ; pour les autres (Brocq, Thibierge, Landouzy), c'est une maladie infectieuse. Il paraît se rapprocher des fièvres éruptives (symptômes généraux, évolution cyclique, absence de récidive). (Brousse).

ERRATA

Article **Anémie**. — Page 10, 2e colonne, 43e ligne. Lire : *La meilleure préparation pour administrer l'iode et remplacer l'huile de foie de morue* ; au lieu de « la meilleure préparation pour administrer et remplacer l'huile de foie de morue ».

Article **Antiseptiques**. — Page 21, 1re colonne, 25e ligne. Lire : *Eucalyptus globulus* $C^{12}H^{20}O$.

Article **Atrophie musculaire progressive**. — Page 27, 2e colonne, 3e ligne de la note. Lire : *se servir d'une bobine à gros fil.*

Article **Bronchite**. — *Capsules Veniez*, page 37. Lire : *Codéine* 0,01 ; au lieu « de 1/2 centig. » — *une heure avant ou deux heures après les repas* ; au lieu de « 1 heure ou 2 heures après les repas ».

Article **Bronchite**. — Page 38, 2e colonne, 57e et 58e lignes. Lire : *Administré quotidiennement aux enfants, facilite la dentition et la croissance. Chez les nourrices...*

Article **Désinfection**. — Page 67, 2e colonne, 25e ligne. Lire : *Etuves municipales : rue des Récollets*, 6 *bis* ; *rue de Chaligny*, 21 *et rue du Château des Rentiers.*

Articles **Dyspepsie**. — Page 78, 2e colonne, 22e ligne. Lire : 2 *à* 4 *capsules* ; au lieu de « cuillerées ».

Article **Eaux minérales**. — Page 82, 1re colonne. Lire : 5e **Ferrugineuses.** 6e **Arsenicales.** 7e **Indéterminées ou inermes.**

Article **Electrothérapie**. — Page 88, 2e colonne, 35e ligne. Lire : *oscillations électrique dont le nombre varie de* 6 *à* 700.000 *par seconde*, au lieu de « 6 à 7.000 ».

Article **Mydriatiques**. — Page 160, 1re colonne, 20e ligne. Lire : *Dilatent la pupille* : *belladone, etc.*

Article **Neurasthénie**. — Page 162, 2e colonne. Lire : *Solutions Henry Mure.* 1° *au biphosphate de chaux arsénié.* 2° *au chlorhydro-phosphate de chaux arsénié.*

Article **Quinquina**. — Page 192, 1re colonne, 28e ligne. Lire : *leucocytes* ; au lieu de « leucolytes. »

Tirage certifié : 10,000 Exemplaires.

A. DAVY.

Vu pour la légalisation de la signature A. DAVY.

Le Maire du VIe arrondissement,

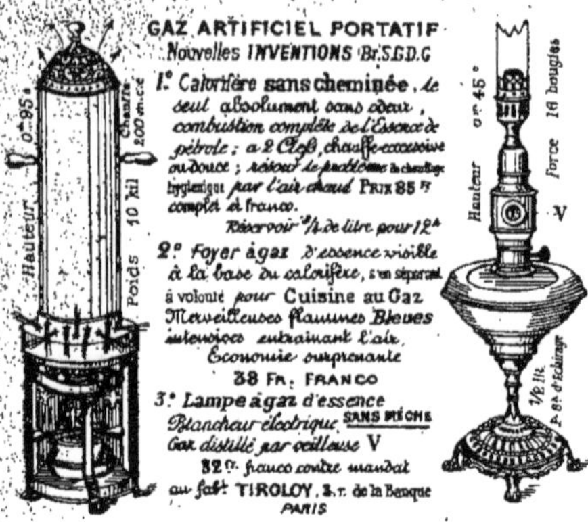

ENCAISSEMENT & RECOUVREMENT

des honoraires de MM. les Médecins

Recouvrement
des notes de MM. les Pharmaciens.

FERNAND LÉPINE, ancien clerc de notaire, à Paris.

21, rue Chaptal, 21, à Paris.

Le matin, de 9 à 11 h. — Le soir, de 5 à 6 h.

Ballons extincteurs d'incendies
(Extinction instantanée des commencements d'incendies, feu de cheminées, etc.).
Pharmacie BARON, à Luçon.
5 fr. les 2 ballons (1 blanc et 1 vert).

Compagnie Anglaise, Faubourg Saint-Denis, 76 PARIS

Lavabo pour Cabinet de Médecins.

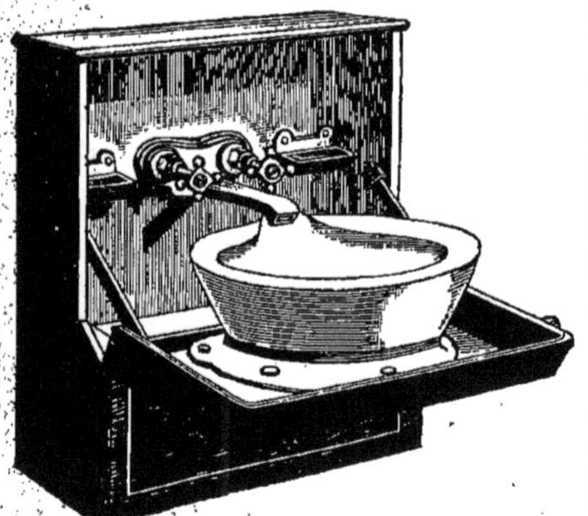

Cuvettes de toutes sortes. — Toilettes anglaises. — Lavabos scolaires avec réservoir en cuivre étamé. — Bidets, Robinets, etc.

Papier hygiénique.

Envoi de prospectus et tarifs sur demande.

WATER-CLOSETS. — Papier hygiénique à partir de 0,40 centimes le rouleau.
Toutes sortes d'articles sanitaires.

« L'UNIVERSELLE »

Encyclopédie Vivante

Unique dans le Monde entier.

Répond à toute question, et exécute tout travail scientifique, technique, littéraire, juridique, industriel ou commercial qui lui est demandé.

Assurée de la collaboration des plus hautes notabilités.

Administrateur : **E. PONCET.**
Directeur technique : **A. RÉMOND**, Ancien élève de l'École polytechnique.

Paris. — 54, rue Jacob, 54. — Paris.

Récompenses obtenues : Diplôme de mérite. — Médailles de bronze, d'argent et de vermeil.
Notice détaillée (Envoi franco sur demande).

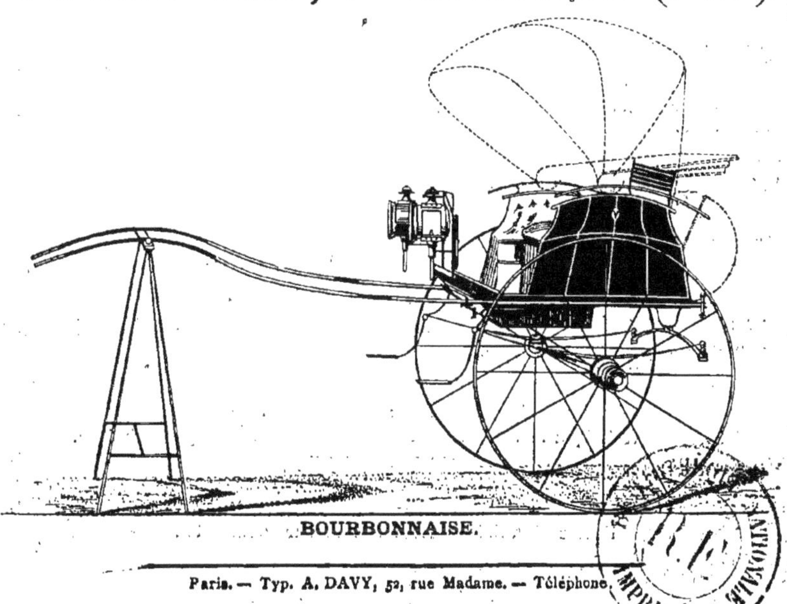

BOURBONNAISE.

Paris. — Typ. A. DAVY, 52, rue Madame. — Téléphone.

Etablissement Hydrothérapique d'Aut

12, RUE BOILEAU

INSTALLATION MODÈLE D'ÉLECTRICITÉ STATIQUE

ISOLEMENT — CONVALESCENCE

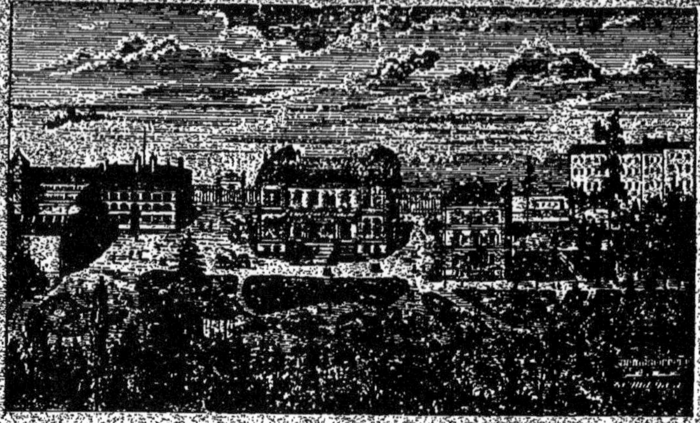

ÉLECTROTHÉRAPIE — KINÉSITHÉRAPIE

M. BENI-BARDE
Médecin-consultant

M. PAUL RODET
Médecin-directeur

MONT-DORE

Villa du Sancy, *rue Meinadier*, 2. — Maison tenue par des Religieuses et ouverte aux dames et aux jeunes filles. — Situation agréable. — Conditions très modérées, surtout en juin et en septembre. — Soins exceptionnels. — On traite avec la supérieure de la Maison, du 1er octobre au 15 mai, rue Sainte-Claire, 43, à Clermont-Ferrand. — *Les religieuses disposent d'une petite villa permettant à une famille une installation indépendante.*

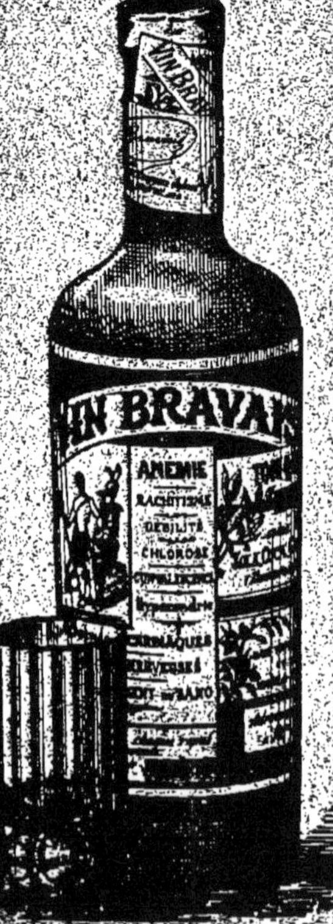

VIN BRAVAIS

KOLA, COCA, GUARANA, CACAO

ÉLIXIR BRAVAIS

ANÉMIE — CHLOROSE

MALADIES NERVEUSES — CONSOMPTION

Convalescences. — Pâles Couleurs

HYPOCONDRIE. — Maux d'estomac.

Faiblesse des Vieillards, des Jeunes Filles et des Enfants.

Appauvrissement du Sang.

Gros : **SOCIÉTÉ DU VIN BRAVAIS**

5, Avenue de l'Opéra. — PARIS

ET TOUTES BONNES PHARMACIES

www.ingramcontent.com/pod-product-compliance
Ingram Content Group UK Ltd.
Pitfield, Milton Keynes, MK11 3LW, UK
UKHW020209250726
13967UKWH00003B/1363